Prof. Dr. Siegfried Akkermann

Kühlungsborner Bilderbogen
und Rostocker Allerlei

Prof. Dr. Siegfried Akkermann

Kühlungsborner
& Bilderbogen
Rostocker Allerlei

Jugenderinnerungen aus den 50er Jahren

Godewind Verlag

©Godewind Verlag

Viereggenhof 5
23970 Wismar
Tel.: +49 (0)3841 783824
Fax.: +49 (0)3841 783825
info@godewindverlag.de
www.godewindverlag.de

ISBN: 978-3-939198-05-5
Preis: 17,50 Euro

INHALT

„Jede Weisheit braucht einen Mutigen, der sie ausspricht."

„Seine Jugend war ein Kühlungsborner Bilderbogen mit einem deftigen Nachtisch von Rostocker Allerlei ..." Als in den 50er Jahren ein bestimmter, stadtbekannter Kühlungsborner „Hallodri" – wieder einmal – vor einem gestrengen Rostocker Richter ob seiner diversen kleinen und mittleren Missetaten reuig gebeugten Hauptes stand, fand ein Vertreter der schreibenden Zunft die vorstehend zitierte griffige Formulierung.

Nun würde ich es weit von mir weisen, mich als „Hallodri" einordnen zu lassen, noch meine ich, Jugendsünden begangen zu haben, die strafrechtliche Verfolgung gerechtfertigt hätten – dennoch wurde mein damaliger Lebensweg in jenem Winkel Nordostdeutschlands, im allgemeinen wie individuellen Mühen der Nachkriegszeit, von verschiedenen des Merkens würdigen Gegebenheiten und Vorfällen begleitet, die eine Benutzung besagten Mottos als Oberbegriff einer Lebensabschnitts-Schilderung meines Erachtens rechtfertigen.

Das Nachfolgende wurde durchweg aus dem Gedächtnis aufgezeichnet, weshalb ich mich für die absolute Korrektheit eines jeden einzelnen Details keineswegs verbürgen möchte. Dennoch – der unbewusst überzeichnenden Phantasie des reinen Memoiren-Schreibers dürften nur unwesentliche Ausschmückungen oder Verzerrungen unterlaufen sein, wobei trotzdem andere Zeitgenossen und Weggefährten jener Jahre – mit der gleichen subjektiven Ehrlichkeit, die auch ich für mich in Anspruch nehme – sicherlich gemäß ihrer Wahrnehmung das eine oder andere Angesprochene völlig anders interpretieren werden. Wie schön, dass die Erinnerung eines jeden Menschen etwas Einmaliges ist! Reflexion darüber, Austausch von Sichten und Wertungen gehören zu der reichen geistigen Welt des Seniorenlebens.

Und manchmal entdeckt auch ein Jüngerer in den Erinnerungen von uns Alten das eine oder andere, was für ihn, in seiner Jetztzeit, nützlich ist.

1. Aus einer frühsozialistischen Feuerzangen-Bowlen-Story

Für unsere Familie bedeutete das zweite Halbjahr 1949 den Aufstieg meines Vaters zum Oberstufen-Lehrer. Damit erhöhte sich nicht nur sein gesellschaftlicher Status in der Pädagogenschaft des Ortes, auch seine Bezüge verbesserten sich spürbar.

Ich begann mit dem im September startenden neuen Schuljahr, endgültig als tauglich für die damalige Oberschule befunden, meinen direkten Weg zu dem nach dem 12. Schuljahr abzulegenden Abitur, das heißt, meinen direkten Weg zu jener Prüfung, deren Bestehen der Schlüssel zur Aufnahme eines Universitäts- beziehungsweise Hochschulstudiums war. Die Abnahme der Reifeprüfungen war zu jenem Zeitpunkt auch in der sowjetischen Besatzungszone Deutschlands – die DDR wurde erst einige Wochen später gegründet – eine Landesangelegenheit; in meinem Fall lag die Kompetenz zur Durchführung besagter Examina also in den Händen der Schweriner Landesregierung von Mecklenburg-Vorpommern.

Die Etablierung der Oberschule – sie nannte sich „Goethe-Oberschule Kühlungsborn" – war, nach kurzzeitiger Entscheidung in unserer Landeshauptstadt Schwerin, mit Hilfe eines gewaltigen Kraftaktes in nur wenigen Wochen bewerkstelligt worden. Es war deshalb nicht weiter überraschend, dass wir „frisch gebackene" Oberschüler – das war ab September 1949 die verbindliche Bezeichnung für uns – verschiedene Provisorien und Übergangslösungen in Kauf nehmen mussten.

Untergebracht war die neue Schule im gleichen Gebäude, in dem bis 1949 die „Höhere Knaben- und Töchter-Lehranstalt" des Ortes ihren Sitz gehabt hatte, im Haus „Strandstraße Nr. 6" von Kühlungsborn-Ost.

Nach 1945 war besagte „Höhere Lehranstalt" als selbstständige Bildungseinrichtung nicht wieder zum Unterrichtsbetrieb zugelassen worden.

Heute ist im gleichen Gebäude eine Schule etabliert, die den Namen des früher in Brunshaupten – dem jetzigen Kühlungsborn-Ost – tätigen Pastors der evangelisch-lutherischen Kirche Heinrich Schreiber trägt; Heinrich Schreiber hat sich neben seiner kirchlichen Arbeit zu Beginn des vergangenen Jahrhunderts auch Verdienste als Volkskundler und Chronist erworben.

Die Räume der quasi „erloschenen" einstigen weiterführenden Schule wurden also jetzt von uns, den „Goethe-Oberschülern" genutzt.

Durch die Auflösung von zwei ehedem im gleichen Gebäude etablierten Wohnungen und die Eingliederung bestimmter anderer Zimmer hatte man weiteren Schulraum gewonnen.

Zum einen war die bis 1946 von meinem Onkel Walter und seiner Ehefrau genutzte Ein-Zimmer-Wohnung – in der auch ich während meines ersten Kühlungsborn-Besuches im Sommer 1943, und später noch einmal von August bis Oktober 1944 gelebt hatte – in einen Klassenraum umgewandelt worden; man hatte die Wand zwischen Küche und Zimmer entfernt, damit eine Räumlichkeit entstehen lassen, die für den Unterricht einer kleinen Schulklasse ausreichend war.

Zum anderen waren die Räumlichkeiten der ehemaligen NSDAP-Ortsgruppen-Leitung von Kühlungsborn durch ähnliche Maßnahmen ebenfalls in einen Klassenraum verwandelt worden; ich habe in diesem nunmehr recht geräumigen Zimmer sowohl mein 9., wie auch später mein letztes, mein 12. Schuljahr absolviert.

Zum Dritten wurden auch die Räume der einst von Rektor Engel bewohnten Wohnung jetzt als Funktionalräume von der Schule benutzt, zum Beispiel war dort das Direktorat der neu eingerichteten Schule untergebracht.

Natürlich hielt die fast plötzlich entstandene „Goethe-Oberschule Kühlungsborn" in punkto Baulichkeiten und Ausstattung keinem Vergleich mit seit langem etablierten, historisch gewachsenen Gymnasial-Betrieben stand – wie beispielsweise von mir in Bad Doberan erlebt, im heutigen Friderico-Franciseum.

In Kühlungsborn musste sich die Lehrmittelausstattung im Wesentlichen auf das stützen, was von den auch dereinst keineswegs allzu üppigen Beständen der früheren „Höheren Lehranstalt" übrig geblieben war, die wilden Monate nach dem Kriegsende im Jahre 1945 überstanden hatte.

Für den inzwischen auch in der sowjetischen Besatzungszone Deutschlands offiziell wieder zugelassenen Unterricht im Fach Körpererziehung hatte man ein nicht sonderlich gut gehendes Tanzlokal in der Cubanze-Straße pachten und zu einer neuen provisorischen Turn- und Sporthalle umfunktionieren können. Zum Sportunterricht – jede Woche eine Doppelstunde – pilgerten wir also in Zukunft stets in jenes umgewidmete Etablissement, das – zumindest für eine kurze Zeit – an den Wochenenden immer noch auch für Tanzveranstaltungen genutzt wurde.

Dennoch – mit Engagement war sehr schnell Beachtliches zusammengebastelt worden, und alles in allem bestanden ausreichende äußere Bedingungen für einen zum Abitur führenden Schulbetrieb; auch anderenorts hatte manche gymnasiale Einrichtung einen sehr kärglichen äußeren Rahmen, zum Beispiel immer dann, wenn sie im Krieg Opfer eines Bombenangriffs gewesen war.

Eilig „zusammengezimmert und zusammengesucht" – wie die Ausstattung und das Mobiliar – waren auch Lehrerschaft und Schülerschaft unserer neuen Schule.

Um einen für den schnellen Start der Kühlungsborner Oberstufe ausreichenden Lehrkörper zusammenzubekommen, waren die folgenden Maßnahmen getroffen worden:

Zum einen hatte man in einem sehr unbürokratischen und für alle Betroffenen überraschenden Verwaltungsakt mehrere als entsprechend geeignet erachtete Lehrer der Kühlungsborner Grundschule ohne langatmiges Abwägen und Erörtern, quasi Knall auf Fall, in den Status von Oberstufen-Lehrern erhoben; mein Vater war einer von ihnen.

Des Weiteren wurden verschiedene in Kühlungsborn wohnende, angemessen ausgebildete, doch derzeit beschäftigungslose pädagogische Persönlichkeiten bei dieser Gelegenheit wieder in den Schuldienst aufgenommen – nachgewiesenes Fehlen von Verstrickungen in den einstigen nationalsozialistischen Machtapparat vorausgesetzt. In der Mehrzahl handelte es sich bei diesen Lehrerinnen und Lehrern um Flüchtlinge oder Vertriebene.

Und drittens wurden einige Lehrer anderer Oberschulen des Landes nach Kühlungsborn versetzt, doch blieben solche Versetzungen auch in den nächsten Jahren eher Ausnahmen. Sie konnten schon allein deshalb kein häufig gewählter Weg zur Behebung von Stellenplan-Kalamitäten sein, weil eine jede Versetzung nur äußerst schwer zu lösende Probleme hinsichtlich der Beschaffung auch nur halbwegs geeigneten Wohnraumes am neuen Arbeitsort nach sich zog.

Für die definitive Umsetzung des von der Landesregierung gefassten

Beschlusses zur Neugründung einer gymnasialen Einrichtung in Kühlungsborn, als Direktor der Schule – als ihren Gründungs-Direktor – hatte man einen ursprünglich aus Stettin stammenden, sehr energischen, geradezu energiegeladenen, lang aufgeschossenen und sich mit auffallendem Nachdruck als leidenschaftlichen Antifaschisten-Sozialisten bekennenden Mann benannt, der bisher nicht in Kühlungsborn gelebt hatte – Hans-Hermann Esser.

Auf diese rastlos-aktive, extrovertierte, in ihrer Leitungsarbeit kaum je auch nur den Ansatz von Widerspruch duldende Persönlichkeit wird wiederholt, und teilweise recht eingehend zurückzukommen sein.

Der im Jahre 1949 neu geschaffenen gymnasialen Oberstufe im Ostseebad Kühlungsborn war nur die kurze Lebensdauer von etwa einem Jahrzehnt beschieden, und ihr Lehrkörper war von Anfang an mit einer erheblichen Fluktuation belastet.

Wenn ich es recht übersehe, waren von jenen Lehrern, mit denen wir im Jahre 1949 auf unseren Weg zum Abitur starteten, die meisten zum Zeitpunkt unserer Reifeprüfung – das heißt, nur vier Jahre später – nicht mehr an unserer Bildungseinrichtung beschäftigt. Es waren immer noch unruhige Zeiten damals, und höhere Schulen ohne altehrwürdige Traditionen litten unter ihnen wohl noch mehr als die Vertreterinnen der deutschen „Efeu-Ligen".

Indessen haben unsere drei Sprachlehrer – wenn meine Erinnerung mich nicht täuscht – uns während unseres gesamten Oberstufen-Schüler-Lebens begleitet. Das waren mein Vater als Vertreter des Sprachfaches Russisch, Fräulein von Florentin als Englisch-Lehrerin, und Frau Köhn mit ihrem steten Bemühen, uns in die schwierige Materie des klassischen Lateins einzuführen.

Mein Vater stand sein ganzes Lehrerleben lang im Ruf, streng, aber gerecht zu sein, was meines Erachtens durchaus berechtigt war. Das einst über lange baltische Zeiten in litauisch-lettischen Fabriken als Werkmeister ausgeübte straffe Regiment hinterließ eben seine Spuren bei der Ausfüllung der neuen beruflichen Aufgabe als Pädagoge. Zudem wären insbesondere in seinem Fach, der russischen Sprache, bei einem laxeren Unterrichtsstil wohl kaum angemessene Ausbildungs-Resultate zu erzielen gewesen – zu tief saßen noch die aus der erbitterten Auseinandersetzung mit den sowjetischen Russen während des Zweiten Weltkrieges und aus ihrem Triumph über uns

Deutsche herrührenden Ressentiments in vielen Familien.

Dazu kam noch ein weiterer Umstand, der speziell im deutschen Bildungsbürgertum – von der kleinen Gruppe der Deutschbalten abgesehen – die Russisch-Ausbildung belastete. In Deutschland war die russische Sprache bisher generell fast eine „Terra incognita" gewesen; kaum ein altgedienter Studienrat, Diplom-Ingenieur oder Chefarzt kannte sie. Auch hochgebildete Persönlichkeiten waren zumeist völlig unfähig, den Kenntnis-Fortschritt ihrer Sprösslinge auf diesem Gebiet kompetent zu beurteilen. Also achtete man selbst in den traditionell bildungsbeflissenen Familien weit eher auf gute Schulkenntnisse in Englisch und Latein als in dem neuen Sprachfach Russisch, in welchem jetzt die schulpflichtigen Kinder dem studierten Vater selbst dann überlegen waren, wenn ihr Lernfortschritt äußerst kümmerlich ausfiel; wie schnell konnte man sich angesichts solcher Gegebenheiten bei dennoch unternommenen Kontrollversuchen als Erwachsener nachhaltig und autoritätsuntergrabend blamieren!

Eine nennenswerte elterliche Stimulierung schulischen Engagements war folglich im Falle der russischen Sprache selbst in diesen Kreisen fast nie gegeben.

Unsere „Englisch-Miss" war eine völlig andere Persönlichkeit als mein Vater. Fräulein von Florentin war damals schon erheblich über 50 Jahre alt, entstammte altem sudetendeutschen Adel. Ihr voller Name lautete Freiin Hilde von Florentin, was auf frühere Reichsunmittelbarkeit ihrer Vorfahren schließen ließ.

Im Zusammenhang mit der radikalen Ausweisung des deutschen Bevölkerungsanteils von dem zu jener Zeit noch bürgerlich regierten tschechischen Staat im Sommer 1945 war sie mit ihren vier Schwestern nach Kühlungsborn gelangt. Alle diese adligen Damen waren lebenslang unverheiratet gewesen, und gingen auch in Kühlungsborn keine Ehen ein. Fräulein von Florentin – im Schüler-Jargon nur „unsere Flora" genannt – war eine herzensgute, lebhafte ältere Dame, die allseits volle Sympathie genoss, recht mild zensierte, sich von verschiedenen Mädchen als Beicht-Mutter, selbst in intimsten Angelegenheiten, in Anspruch nehmen ließ.

Zwischen ihr und ihren Schwestern – einerseits – und unserer Familie – andererseits – entwickelte sich im Laufe der Jahre ein lange währender, freundschaftlicher Kontakt, der von allen Beteiligten auch nach dem Überschreiten der Renten-Alters-Grenze fortgesetzt wurde.

War Fräulein von Florentin spürbar älter als meine Eltern, so war Frau Köhn spürbar jünger als sie. Frau Köhn gehörte zu den wenigen Lehrkräften der neuen Oberstufe, die gebürtige Mecklenburger waren. Sie entstammte dem Rostocker Bildungsbürgertum, hatte relativ früh geheiratet, und trotz Mutterschaft ihre pädagogische Berufsausbildung abgeschlossen. Ihre Tochter war nur wenig jünger als ich, wurde ein Jahr nach mir ebenfalls Schülerin unserer Oberschule.

Der Ehegatte von Frau Köhn hatte als Wehrmachts-Offizier gegen Ende des Krieges sein Leben lassen müssen, das heißt, sie war nun Witwe und alleinerziehende Mutter.

Nach Kühlungsborn hatte es sie meines Wissens verschlagen, weil ihre Rostocker Wohnung etwa 1943-44 durch britisches oder US-amerikanisches Bombardement während eines Luftangriffs zerstört worden war.

Ich habe Frau Köhn als bemerkenswert lebenskluge Frau in Erinnerung, welcher gelegentlich freundlich-ironischer Sarkasmus keineswegs fremd war. Die kritisch-tolerante Dame aus gutem Hause ließ sich auch gerne in eine Plauderei über allzu Menschliches verstricken, wobei die ausgezeichnete, detailreiche Kenntnis der „Chronique scandaleuse" des Rostocks der dreißiger Jahre ihr einen fast unerschöpflichen Argumentations-Fundus sicherte.

Ihr Lebens-Schicksal hatte sie gewiss in eine schwierige Situation gebracht – äußerlich hat sie das aber kaum jemals spüren lassen. Wir Schüler hatten stets den Eindruck, dass sie souverän über den Dingen stand, was ihrer beachtlichen Autorität sehr zugute kam.

Der volle Name unserer Latein-Lehrerin lautete „Lizzy Köhn" – der auch in Kühlungsborn nicht denkfaule Schülerwitz hatte daraus durch simplen Konsonantenwechsel den leicht anzüglich klingenden Spitznamen „Cissy Löhn" entstehen lassen, über den seine derart geadelte Trägerin mit nonchalantem Augenaufschlag hinwegzusehen pflegte. Ihr war sicherlich sehr wohl bewusst, dass sie ein solcher Spitzname in gewissem Sinne aufwertete, interessant machte – immerhin hatte auch sie ihr 40. Lebensjahr damals bereits überschritten. Und sie verstand es durchaus, ihr spezielles Odium ein wenig zu genießen – in allem Anstand, selbstverständlich!

So bedeutsam für uns Schüler die eine oder andere Persönlichkeit des Kühlungsborner Lehrer-Kollegiums auch sein mochte – die zentrale, absolut dominierende Erscheinung in meinen ersten Oberschul-Jahren war der neu berufene Direktor unserer frisch etablierten Ausbildungs-Einrichtung, Hans-Hermann Esser.

Möglicherweise schrieb er sich auch „Eßer", angesprochen zu werden wünschte er jedoch mit dem scharfen „S" in seinem Namen, also mit „Herr Esser".

Das Verhältnis meines Vaters zu seinem Chef war – nach meinem Empfinden und in Erinnerung an von mir zu Hause gelegentlich aufgeschnappte Bemerkungen – von Beginn an ein „zutiefst dialektisches".

Zum einen war mein Vater – durch Veranlagung und Prägung – grundsätzlich unwillig, Dominanz-Ansprüche von anderer Seite widerspruchslos zu akzeptieren. Dazu kam, dass er mit ähnlicher Grundsätzlichkeit nicht bereit war, jedwedem Dogmatismus blind zu folgen, folglich es auch ablehnte, dem enthusiastischen Werben des neuen Direktors für eine vorbehaltlose Bejahung der damaligen politischen Linie in der sowjetischen Besatzungszone zu folgen.

Andererseits war mein Vater als langjähriger Soldat Disziplin gewohnt. Und er fühlte sich durch Verlauf und Ergebnis des Zweiten Weltkrieges in seiner schon im Baltikum gewonnenen diesbezüglichen Grundüberzeugung bestätigt, dass Deutschland ohne gedeihliche Partnerschaft mit dem großen Volk der Russen auf lange Sicht kaum eine friedlich-erfolgreiche Zukunft erlangen kann. Dem stand damals ein von Krieg und Nachkriegs-Erlebnissen stimulierter Antisowjetismus in breiten Kreisen der deutschen Bevölkerung entgegen, der zudem häufig fließende Übergänge zu einer dumpfen Abneigung gegenüber allem Russischen hatte. Und weil beides im realen Gefühlsleben allzu vieler Deutscher allzu sehr verwoben war, bemühte sich mein Vater, diesem potenziell kreuzgefährlichen Empfindungskonvolut entgegenzuwirken, auch die bereits im Oktober 1949 erfolgende Staatsgründung der DDR angesichts der gegebenen machtpolitischen Realitäten als echte Chance für den deutschen Osten zu verstehen – ohne gleichzeitig zum willfährigen Propagandisten beliebiger linker Phraseologie zu werden.

Diese Haltung ergab einen ideologischen Spagat, der ihn für manchen als zwielichtige Persönlichkeit erscheinen ließ, ihn in eine nur durch einwandfreie fachliche Arbeit und strikte Selbstdisziplin zu beherrschende Situation an der Schule brachte.

Es gab jedenfalls wiederholt Reibereien mit Direktor Esser, aber auch manchen mehr oder weniger offenen Anwurf aus der anderen politischen Richtung.

Doch zurück zu unserem damaligen Chef.

Hans-Hermann Esser war – wir haben es schon erwähnt – ein groß gewachsener Mann. Er trug sein mittelblondes Haar immer sehr kurz geschoren, was bei seinem lang gestreckt-kantigen Gesicht einen „paramilitärischen" Gesamteindruck hinterließ, welcher durch seine hagere Gestalt noch betont wurde.

Ich habe ihn sehr selten in dem bei der sonstigen Lehrerschaft damals allgemein üblichen Jackett oder in einem Sakko gesehen. Seine Standard-Oberbekleidung, unter der er im Winter einen Pullover trug, war das Blauhemd der FDJ.

Zum Zeitpunkt der Oberstufen-Etablierung waren nur sehr wenige von uns FDJ-Mitglied. Auch in späteren Jahren trugen wir Schüler es nur dann, wenn es aus besonderem Anlass angewiesen wurde, gewissermaßen als „politisch bekennende Festtagskleidung".

Unser Direktor aber lief den lieben langen Tag in diesem an sich der jüngeren Generation vorbehaltenen Kleidungsstück herum. Das erregte im ganzen Ort Aufmerksamkeit, auch weil unser Chef damals bereits ein Mittvierziger war.

Das FDJ-Hemd war zwar ein zurückhaltend, aber letzten Endes eben doch uniformartig gestaltetes Kleidungsstück. Es hatte zwei von unauffälligen Knöpfen verschlossene Brusttaschen, aus dem gleichen Stoff gefertigte, ebenfalls wenig auffällige Schulterklappen, keine Kragenspiegel – weshalb es in der Regel nach „Schiller-Manier" mit offenem Kragenknopf getragen wurde. Am linken Oberarm befand sich das FDJ-Symbol, ein Wappenschild mit aufgehender Sonne. Teilnehmer besonderer Veranstaltungen, zum Beispiel die Teilnehmer der im Jahre 1951 durchgeführten „Weltfestspiele der Jugend und Studenten", erhielten besondere Stoffaufnäher, die sie dann unter der linken Brusttasche anbrachten und einige Zeit trugen. Das FDJ-Hemd, das es für Jungen und Mädchen in einer etwas unterschiedlichen Schnittführung gab, war ein alles in allem schlicht, keineswegs prätentiös gestaltetes Kleidungsstück. In der Masse getragen verlieh es einem Pulk von Blaubehemdeten dennoch ein gewisses Wir-Gefühl, wozu gewiss der dezent-feierliche Farbton des Hemdenblaus beitrug, den man vermutlich erst nach sorgfältigen Farbvergleichen ausgewählt hatte.

Wenn eine Respektsperson – zum Beispiel ein Schuldirektor – es anlegte, wurde seine autoritäre Ausstrahlung in der immer noch an Uniformen gewöhnten Zeit durch das Blauhemd gewisslich eher gesteigert, als es bei einem „Bratenrock-und-Krawatte-Outfit" der Fall gewesen wäre.

Dazu kamen bei unserem Direx seine nachdrücklich individuellen Ausprägungen von Bewegungsverhalten und Stimme.

Hans-Hermann Esser hatte ausgesprochen lange Beine, mit denen er sehr große und ziemlich schnelle Schritte zu machen pflegte – das heißt, seine übliche Gehgeschwindigkeit war enorm; wollte ein Mensch mit durchschnittlicher Körpergröße bei einem gemeinsamen Weg mit ihm Schritt halten, so blieb einem solchen Begleiter zumeist nichts anderes übrig, als gelegentlich „Zuckeltrab-Einlagen" zu vollziehen. Auch das war der Autorität des zudem über eine scharfe und kräftige Stimme verfügenden Mannes in der Tendenz durchaus zuträglich.

Für Männer seiner beachtlichen Körpergröße eher uncharakteristisch war er körperlich sehr beweglich, ohne jedoch das Empfinden von Hektik aufkommen zu lassen.

Und er kümmerte sich wirklich um alles und jedes, tauchte oft in überraschender Abfolge an den verschiedensten Winkeln seines verschachtelten Pädagogen-Reiches schnell und unvermittelt auf, erließ im Befehlston seine Weisungen, zu denen er kaum je eine Diskussion gestattete – und verschwand wieder.

Sein Hauptaugenmerk galt eindeutig dem politischen Klima an seiner Schule. Er war – „natürlich" – SED-Mitglied, ließ wahrlich keine Gelegenheit aus, das zu betonen.

Die älteren Damen und Herren unseres Lehrerkollegiums bemühten sich in den ersten Monaten nach dem Start der neuen Schule um eine Atmosphäre, die möglichst frei war von Auseinandersetzungen zu tages-, oder gar parteipolitischen Themen, wie sie es aus ihren einstigen Schul- und Berufsjahren während der Weimarer Republik gewohnt gewesen waren.

Eine derartige Auffassung in Bezug auf die Persönlichkeitsbildung „zukünftiger akademischer Leitungs- und Entscheidungsträger" – von uns derzeitigen Schülern – in einem von Direktor Esser ostentativ herbeigesehnten sozialistischen Staat wurde von ihm mit Vehemenz bekämpft, vom ersten Tage seines Kühlungsborner Wirkens an.

Er verlangte von jeder Lehrkraft seiner Schule, dass sie sich sowohl im Schulalltag als auch sonst in der Öffentlichkeit eindeutig im Sinne der von seiner Partei vorgegebenen politisch-ideologischen Linie positioniere, wobei er die zunächst wenigen weiteren Mitglieder der SED in dem von ihm geführten Lehrkörper besonders rigoros zur ständigen Unterstützung seiner diversen einschlägigen politischen Aktionen herbeizog.

Wir Schüler verspürten diesen ab Herbst 1949 wehenden „neuen Wind" zunächst dadurch, dass jetzt die in der unmittelbaren Nachkriegszeit – eingedenk der trüben Praktiken des untergegangenen Nationalsozialismus – ziemlich außer Mode gekommene Agitationsmethode der ideologischen Einstimmung durch optisch eingängige Sicht-Elemente Wiederauferstehung fand, in Form „friedenspolitisch orientierter Ausgestaltungen der Klassenräume".

„Gemeinsamer Wiederaufbau unserer zerstörten Heimat", „Unverbrüchliche Freundschaft zur Sowjetunion", „Ewige Treue dem Führer des Weltproletariats, J. W. Stalin", „Festes Vertrauen in die Nationale Front, unter Führung der SED" waren Stichworte, die nun in verschiedenen Varianten im Schulgebäude plakatiert wurden, allenthalben zu entsprechendem Tun und Verhalten aufriefen.

Dennoch waren das eher die Losungen „der zweiten Reihe".

Absolut im Vordergrund standen damals schon das Friedensthema sowie der Kampf um die Wiedervereinigung Deutschlands. Das waren in der Tat Ideologie-Komplexe, hinsichtlich deren Inhalt und Richtigkeit es kaum einen grundsätzlichen Dissens gab, im Allgemeinen sogar ausdrücklicher Konsens bei allen politischen und sozialen Gruppen Ost-Deutschlands herrschte.

Agitationsstrategisch geschickt bemühte man sich um eine besonders enge und spezielle Verknotung der Propagandaarbeit zu diesen beiden zentralen Fragestellungen, etwa unter dem Motto: „für ein friedliebendes Gesamtdeutschland". Zudem war man sehr bemüht, das Engagement für den Frieden im propagandistischen Gesamtansatz mit einer Bejahung der sozialistischen Ideologie zu verbinden, gemäß der Generalgleichung „Frieden = Sozialismus!"

Um jeden Schüler persönlich in diese Agitationswelle einzubeziehen, wurde eines Tages – auf „Anregung" unseres Direktors – vom Lehrerkollegium „beschlossen", dass ab sofort jeder Schüler ein Tagebuch anzulegen habe, in welchem er – Tag für Tag – in Bezug auf sein Engagement „für den Weltfrieden" Rechenschaft ablegen sollte.

Spätestens nach vier oder fünf Wochen musste indessen selbst unser überengagierter Schuldirektor sich eingestehen, dass eine solche „Tiefen-Maßnahme" auf Dauer nicht durchgehalten werden konnte.

Was hatte sich aus besagtem „Kollegiums-Beschluss" für den Schulalltag ergeben?

Einige schriftstellerisch begabte, oder auch nur von dem „neuen Wind" besonders verängstigte Schüler begannen alltäglich „Romane" über ihren „unentwegten Einsatz im Friedenskampf" zu schreiben, unter Hintansetzung aller eigentlichen schulischen Lernaufgaben. Die allermeisten von uns hatten sich jedoch schnell einige Standard-Floskeln zugelegt, die sie dann mehr oder weniger regelmäßig – und von Woche zu Woche eher unregelmäßiger – in ihre Bekenntnis-Bücher eintrugen.

Als selbst im Kollegium, aller streng-scharfen Blicke und markigen Appelle des Direx zum Trotz, ein allgemeines Kopfschütteln angesichts des zeitaufwändigen und überziehenden Formalismus einsetzte, gab auch Direktor Esser schließlich nach, und der „Kollegiums-Beschluss" wurde auf „ein höheres Niveau" gehoben. Diese Umschreibung für die Aufhebung des erst vor kurzem gefassten unsinnigen Beschlusses gab die Möglichkeit einer Umdeutung des gescheiterten Unternehmens; in Zukunft waren keine individuellen Friedenstagebücher mehr zu führen, sondern jede Klasse hatte ein die Friedensaktivitäten der Gesamtheit aller Schüler darstellendes „Klassen-Friedens-Tagebuch" anzulegen. Begründet wurde das mit der Auffassung, auf diese Weise nicht nur das Friedens-Bewusstsein, sondern auch das Kollektiv-Bewusstsein der Schüler zu stärken.

In pragmatisches Schüler-Deutsch übersetzt hieß dies, dass nunmehr jeder Schüler einmal im Monat mit einem solchen Eintrag in das „Friedensbuch" seiner Klasse dran war, man sich ansonsten die tägliche Friedens-Poesie wieder ersparen konnte.

Selbst das war und blieb verständlicherweise weitestgehend formaler Kram, störte aber den pädagogischen Alltag weit weniger als die glücklich überstandene „individuelle" Stufe derartiger Rechenschaftslegung im Friedenskampf.

So spürbar das allgemeine Aufatmen war – der die „Friedensinitiative qualifizierende" neuerliche Beschluss des Kollegiums wäre möglicherweise höheren Ortes als allzu dürftig empfunden worden, hätte sich das ganze „neue, höhere Niveau des Friedenskampfes" in einer Aussage zu den Friedens-Tagebüchern erschöpft. Und so hatte – wieder auf ausdrückliche Empfehlung unseres Chefs – das Kollegium dann im gleichen Atemzug zusätzlich auch etwas völlig Neues zu beschließen gehabt, nämlich die Einrichtung von „Friedens-Ecken"! Jede Klasse hatte in ihrem Stamm-Raum eine „Friedens-Ecke" einzurichten, die Klassenlehrer wurden zur Durchsetzung des Beschlusses und zur steten Kontrolle einer angemessenen Pflege besagter „Friedens-Ecken" verpflichtet.

Also machten wir Schüler uns nun daran, in unseren Klassenräumen auf einem geeigneten Möbelstück – z. B. einem Tisch – altarähnliche Ausstellungen zu etablieren, mit Fähnchen-, Bilder- und Blumenschmuck, in welchen auch die frisch angelegten „Klassen-Friedens-Tagebücher" ihren würdigen Platz fanden.

Man kann wohl kaum behaupten, dass die Idee der Friedensecken bei uns Schülern – anderes als die bisher von uns geforderten individuellen Friedens-Tagebücher – auf größeren Widerstand stieß. Die schmucktechnische Gestaltung dieser Ecken beflügelte oft unsere jugendliche Phantasie, befriedigte manchen Gestaltungsdrang, führte gelegentlich auch zur Umsetzung von kreativen Ideen und Arbeiten, die seitens der Lehrerschaft eine ausdrücklich anerkennende Akzeptanz fanden. Auf jeden Fall waren die Friedens-Ecken wirklich etwas völlig Neues, das sich schon allein deshalb nicht im formelhaften Nachbeten geformter Lehrsätze erschöpfen konnte.

In unserer Schule haben sich die Friedens-Ecken damals etwa zwei Jahre gehalten.

Gewiss, so interessant sie auch in der ersten Zeit nach ihrer Verordnung gewesen sein mochten – von Quartal zu Quartal wurden sie weniger gepflegt, der Reiz des Neuen verlor sich, allmählich verstaubten sie.

Auch die Führung der Klassen-Friedens-Tagebücher wurde zunehmend lax gehandhabt. Und schließlich stellten wir eines Tages, nach unseren zweimonatigen schönen Sommerferien, fest, dass unsere einst mit viel Enthusiasmus gestalteten Friedens-Ecken anlässlich einer malermäßigen Instandsetzung unserer Klassenräume still und schmerzlos verschwunden waren.

Die Klassen-Friedens-Tagebücher waren bei gleicher Gelegenheit von der Schulleitung in Verwahrung genommen worden – sie galten später als bemerkenswerte Zeugnisse der allerersten Jahre unserer Schule, waren zunächst so etwas wie ein Chronik-Ersatz ihrer Startphase. Nach dem Liquidieren der Abiturstufe Ende der fünfziger Jahre galten sie als museale Belege für „historisch anzusehende Formen politischen Engagements in den Gründungsjahren der DDR".

Über ihren Verbleib nach der politischen Wende in den Jahren 1989/90 ist mir nichts bekannt.

Neben Sichtagitation, Ausgestaltung der Klassenräume, Friedens-Tagebüchern äußerte sich das parteipolitische Wirksamwerden unseres Schuldirektors in regelmäßig an uns Schüler ergehenden Weisungen zur Teilnahme an den damals recht häufigen lokalen Demonstrationen, Protestmärschen, Friedenskundgebungen, politischen Festveranstaltungen, usw.; die Klassenlehrer hatten unser möglichst vollzähliges Erscheinen stets im Auge zu behalten.

Also marschierten wir anfangs der fünfziger Jahre nicht nur am 1. Mai, sondern in der Regel auch am 7. Oktober – dem Gründungstag der DDR – häufig am 8. Mai – dem Tag der deutschen Kapitulation im Jahre 1945 – sowie zu sonstigen, jeweils aktuellen Anlässen in Reih und Glied durch unser schönes Ostseebad, um zum Schluss zumeist am Bahnhofs-Vorplatz von Kühlungsborn-Ost der damals fast obligatorischen Kampfes-Rede zum gegebenen Anlass zu lauschen – mehr oder weniger ermattet, kaum noch andachtsvoll.

In späteren Jahren wurde etwas weniger marschiert. Im politischen Jahreskalender dominierten eine Zeit lang die Festveranstaltungen im „Kursaal Westphal", am Ende der im Ostteil des Ortes von der Strandstraße westwärts geführten Dünen-Straße, einer Parallelstraße zu dem damals für einige Jahre in Stalin-Allee umbenannten Bülow-Weg. Der spätere Name des einstigen Bülow-Weges – nach Stalins Tod – war Straße des Friedens; heute ist er wieder, wie zu Stalins Zeiten, in den Status einer Allee erhoben worden, nennt sich jetzt allerdings Ostsee-Allee.

Der „Kursaal Westphal" war ein damals noch sehr gepflegter, mit geschmackvollen Stuck-Ornamenten verzierter, recht großer, neoklassizistischer Saalbau – nach meiner Erinnerung der schönste Saal in Kühlungsborn – der nach der Wende in den Jahren 1989-90 zunächst stillos verstümmelt und zu einer Kegelbahn umfunktioniert wurde, dann endgültig verkam und schließlich dem Abriss anheimfiel. Heute ist an seiner Stelle ein Hotel- und Appartement-Neubau errichtet worden.

Im Verlauf des Jahres 1950 begnügte sich unser sendungsbewusster Schuldirektor bei seinen ideologisch-pädagogischen Bemühungen nicht mehr mit Sichtagitation und Veranstaltungsbesuchen.

Es war sicher vor allem seinem unermüdlichen Bohren höheren Orts zu danken, dass jetzt die „materiell-technische Basis der umfassenden antifaschistisch-demokratischen Persönlichkeitsbildung" für uns Schüler erheblich erweitert wurde.

So erhielt unsere Schule im Sommer 1950 etwa ein Dutzend Fanfaren, die der älteren Jugend noch aus ihrer Hitlerjugend-Zeit bekannt waren, sowie eine „singende Säge", mit welcher man angeblich „zauberhafte Südseeklänge" produzieren konnte.

Es bedurfte keiner großen Überredungskünste, um eine ausreichende Anzahl von Jungen mit kräftiger Lunge zu bewegen, sich für das Blasen auf den technisch nicht allzu komplizierten Fanfaren ausbilden zu lassen – die Teilnahme an den üblichen Märschen war unter Direktor Esser ohnehin zur Pflicht geworden, und wenn man als stolzer Jüngling nicht mit dem großen Haufen trotten musste, sondern vorneweg mit Hilfe des blinkenden Instrumentes seine Fanfaren-Signale ertönen ließ, dann war man sich zumindest allgemeiner Aufmerksamkeit sicher, auch der – altersgemäß – allmählich spezielles Interesse erlangenden jugendlich-holden Weiblichkeit.

Mit der „singenden Säge" wusste jedoch niemand etwas anzufangen; ich kann mich nicht daran erinnern, dass dieses exotische Instrument jemals irgendwo zum Einsatz gelangt wäre.

Aber es kamen im Rahmen der besagten „Erweiterung der materiell-technischen Basis für die Persönlichkeitsbildung" nicht nur Fanfaren und eine „singende Säge" in unsere Schule, sondern auch „Trageelemente" – das heißt, mit Tragestielen versehene Tafeln, auf welchen Losungen aufgebracht werden konnten – und Fahnen, jede Menge Fahnen!

Uns wurde deutlich gemacht – um den verschiedenen wichtigen politischen Ansätzen der Zeit voll zu entsprechen, benötigte eine derart fortschrittliche Bildungsstätte wie unsere kürzlich gegründete Schule natürlich zumindest auch eine Minimal-Kollektion der gängigsten Flaggen-Symbole.

22

Dazu gehörte – ohne Frage – die „Fahne der Jugend", die blaue FDJ-Fahne mit der gold-gelb aufgehenden Sonne im zentral platzierten Wappenschild; weiterhin – selbstverständlich – das uniforme rote Tuch der Arbeiterklasse sowie die damals noch gesamtdeutsch schwarz-rot-goldene, emblemfreie Staatsfahne der DDR, dann das weiße Tuch mit dem Emblem des Weltjugend-Verbandes usw.

Trageelemente und die angelieferten Fahnen wurden von uns Schülern nach Eingang interessiert bestaunt, sie erwiesen sich indessen schon nach kurzer Zeit als recht zweischneidige Attraktivitäten. Auch der Fahnenschmuck eignete sich nämlich nicht nur zur politisch korrekten und angemessenen Ausgestaltung der für Feste und Feierlichkeiten vorgesehenen Räume, sondern, ähnlich wie die speziellen Trageelemente, gleicherweise zur Mitführung bei Demonstrationen, Kundgebungen und Märschen, möglichst in einem sogenannten Fahnenblock.

Für denjenigen Schüler, der zur Wahrnehmung besagter Ehre eingeteilt wurde – soll heißen, zum Fahnenträger bestimmt wurde – ergab sich daraus die Pflicht, besagte Fahne unter Umständen stundenlang schleppen, zum Schluss in einwandfreiem Zustand bei der Ausgabestelle wieder abliefern zu müssen.

Letzteres Schicksal hatten im Prinzip natürlich auch die Trageelement-Demonstranten, doch bei denen wurde es eher hingenommen, dass sie ihre Tafeln nach Schluss der Veranstaltung auch einmal kurzerhand mit nach Hause nahmen, erst an einem Folgetag wieder ablieferten – die kostbaren Fahnen jedoch waren meines Wissens in jedem Fall sofort nach Demonstrations- beziehungsweise Kundgebungsende ordnungsgemäß wieder dem Schul-Fundus zu überstellen.

Dass dies alles anstrengend und zeitraubend war, hatte sich schon nach den ersten „Fahneneinsätzen" herumgesprochen. Wir Jungen – Mädchen verschonte man in der Regel mit den politisch motivierten Trage- und Schlepparbeiten – nahmen es deshalb in Zukunft stets mit Erleichterung wahr, wenn wieder einmal eines unserer Pracht-Banner irgendwo möglichst stabil etabliert wurde, so dass es einstweilen für die mobilen Einsätze nicht ohne weiteres demontiert werden konnte.

Eine spürbare Veränderung in den zumeist stereotypen Abläufen der diversen politischen Veranstaltungen zeigte sich im Ergebnis des Aufbaus eines Schulorchesters an unserer Schule, bei welchem sowohl die von unserer Bildungseinrichtung im Laufe der Zeit schrittweise angeschafften Instrumente als auch private, im Besitz einzelner Schüler befindliche, eingesetzt wurden.

Fortan hatten in geschlossenen Räumen durchgezogene Versammlungen, Feierstunden usw. fast obligatorisch einen musikalischen Kulturteil. Gar mancher, dem von seiner Familie eine Geige zur Verfügung gestellt werden konnte – und auch manches musikbegeisterte Flüchtlingskind, dem die Schule eines ihrer Instrumente auslieh – fiedelte nun regelmäßig, weitgehend befreit von den üblichen gesellschaftlichen Verpflichtungen, in dem neuen Schulorchester bei allen sich bietenden Gelegenheiten mit.

Die Familien unterstützten ein solches Tun zumeist nachdrücklich, durch die regelmäßigen Proben konnte man einen großen Teil der Aufwendungen für einen privaten Instrumentalunterricht einsparen.

Und so verwandelte sich mancher Sprössling aus gutbürgerlichem Hause unversehens in einen Aktivisten politisch-kultureller Agitationsarbeit im Sinne der zu jener Zeit herrschenden politischen Kräfte des Landes.

Als Standard-Repertoire unseres Instrumental-Körpers hatte sich bald ein „Blütenstrauß polnischer Volkslieder" etabliert. In den ersten Vorstellungen ergab sich ein die Ohren arg strapazierendes Gekratze und Getute, aber unsere fiedelnden und blasenden Schulkameraden wurden von Monat zu Monat besser, und in meinem letzten Schuljahr wurde von ihnen dann tatsächlich recht unterhaltsame Musik geboten.

Wenn wir die musischen Komponenten unseres unermüdlichen Bemühens um „Frieden in der Welt und Deutschlands Einheit" hier beschreiben, muss auch unser Schulchor die ihm gebührende Würdigung erfahren.

Unser Schulchor machte im Laufe der Jahre eine ähnlich qualifizierende Metamorphose wie das Orchester durch, doch das Bedingungsgefüge seines Wandels zu ansprechender Klangkultur war ein wenig anders.

Seine Geburt war ebenfalls das Ergebnis eines bindenden Direktorats-Erlasses – alle Oberschüler, die nicht bei anderweitiger musisch-politischer Arbeit der Schule eingebunden waren – neben dem Orchester gab es inzwischen auch eine Volkstanzgruppe – wurden eines schönen Tages, ungeachtet persönlicher Neigungen und Musikalität, verpflichtet, sich ad hoc zu einem Schulchor zusammenzufinden, um in

Zukunft ebenfalls die diversen Veranstaltungen innerhalb und außerhalb der Schule kulturell aufzuwerten, und zwar mit Gesangseinlagen.

Ich befand mich gerade im Stimmbruch, wie so mancher meiner Klassenkameraden – kein Einwand wurde akzeptiert, keine noch so geschickt formulierte Ausrede half, wir hatten uns in das alle massenpolitische Arbeit gewisslich weiter aufwertende Chorleben einzufügen, etwa nach der Devise „fehlen auch Übung und Talent, so wird es die große Masse schon richten!"

Das sofortige Resultat besagten Erlasses von Direktor Esser war ein für Kühlungsborner Verhältnisse geradezu gewaltig großer Chor – etwa 30 Jungen und mindestens genauso viele Mädchen.

Nun war eine gehörige Lautstärke mein Problem nie gewesen, ich habe meiner Stimme bei Bedarf schon immer angemessenes Gehör verschaffen können; was es das Treffen der angesagten Stimmlage anbelangte, konnte ich bei Gesangsübungen dagegen nie besonders sicher sein. Ähnlich erging es damals auch manch anderem Jungen, den der Direktor zum Chorgesang quasi zwangsverpflichtet hatte. Dazu kam – wie gesagt – unser sich zu jener Zeit gerade in der heftigsten Phase befindlicher Stimmbruch.

Weshalb unser Musiklehrer und Chorleiter uns Stimmwunder nicht gleich nach den ersten Chorproben 'rausgeworfen hat, weiß ich bis heute nicht genau.

Vermutlich hatte das etwas mit gewissen listig-schlauen Absichten des Maestros zu tun. Er hatte hinsichtlich der direktoralen Vorgehensweise bei der Gründung des Großchores so seine Bedenken gehabt, sie auch geäußert, sich jedoch zunächst nicht durchsetzen können. Er musste folglich eine weiter fassende Strategie wählen, um zu erreichen, dass seine Sicht der Dinge zu guter Letzt doch Gehör und Akzeptanz fand – die Bildung eines solchen Chores an unserer Schule, in dem sich ausschließlich hierfür stimmlich geeignete und sangesfreudige Mitglieder zusammenschlossen.

Für die Richtigkeit dieses Weges bedurfte es eindeutiger Belege, und diese konnten bei unter Ausschluss der Öffentlichkeit stattfindenden Chorproben kaum gewonnen werden – nur bei einem öffentlichen Auftritt, gewissermaßen trotz revolutionärer Leidenschaft und Hingabe erzeugte, unüberhörbare und unleugbare Dissonanzen konnten in besagter Angelegenheit bei der – wieder einmal – verbohrten Obrigkeit unserer Schule vielleicht doch einen Sinneswandel bewirken.

So kam dann anlässlich unseres ersten großen öffentlichen Auftrittes, was kommen musste.

Wir alle hatten – mehrheitlich ohne jede Leidenschaft, doch mit der seit frühen Kindesbeinen uns anerzogenen Disziplin – die erforderlichen Liedertexte fleißig geübt, und da man als Halbwüchsiger bei aufkommenden gesanglichen Unsicherheitsempfindungen generell dazu tendiert, eher lauter als leiser zu werden, ließen wir Stimmbruch geplagten werdenden Männer von Minute zu Minute unsere unreifen Stimmorgane vor dem voll besetzten Saal mit sich stetig steigernder Lautstärke erklingen. Die Mädchen mit ihren zarten Glockenstimmen waren hilflos überfordert, als sie ihrerseits versuchten, diesem sich zu einem allgemeinen vielstimmig-dissonanten Dröhnen auswachsenden Männerchoral zumindest näherungsweise Paroli zu bieten.

Natürlich kam auch uns Nachwuchs-Barden das Resultat unserer kollektiven gesanglichen Leistungsbemühungen irgendwie befremdlich vor, doch jeder vermutete die offensichtlichen Misstöne bei seinen Nebenmännern, kaum bei sich selbst.

Noch mehr allerdings irritierte uns, dass die lyrischen und kämpferischen Inhalte unserer Volks- und Kampflieder im Publikum nicht die erhoffte ergriffene Hingabe, sondern mehr und mehr eine ausgesprochen heitere, ausgelassene Stimmung hervorriefen – wir waren doch nicht als Karnevalsklub oder Bänkelsänger angetreten, sondern als ernst zu nehmender Schulchor einer respektablen Oberschule!

Der Dirigent – unser Musiklehrer – behielt indessen unverändert seine stoische Miene bei, ließ von uns das ganze vorgesehene Programm absingen; nur gegen Ende der Vorstellung registrierte ich einige verräterische Zuckungen seiner Mundwinkel.

Unser Direktor saß in der ersten Reihe des Publikums und fixierte, scheinbar voll konzentriert, unentwegt den Fußboden zu seinen Füßen – was in ihm vorging, war weder seiner Haltung noch seinem Gesichtsausdruck zu entnehmen.

Neben dem Schuldirektor saß auch die Mehrheit unserer sonstigen Lehrer im Parkett; mir schien es, dass auch manche von ihnen die allergrößten Schwierigkeiten hatten, eine in ihnen hochkommende unbändige Heiterkeit zu unterdrücken – denn der besonders ernste textliche Inhalt des von uns zum Schluss Vorgetragenen verbat eigentlich selbst den leisesten Anflug von ausgelassener Lustigkeit.

Auf seine Weise war wohl jeder im Saal erleichtert, als wir schließlich geendet hatten – das Auditorium, weil es jetzt seine durch unsere unfreiwillige Komik strapazierte Selbstbeherrschung endlich aufgeben konnte, was sich in einem von mir selten erlebten, gewaltigen und ungewöhnlich lang anhaltenden Applaus entlud; wir, die Garde der noch nicht ganz reifen Männer, dass wir unseren jetzt mit ungeahntem Beifall bedachten, aber auch in unseren Ohren befremdlich-eigenartig geklungenen Auftritt endlich hinter uns gebracht hatten; unsere Mädchen – von denen einige, in eigenartigem Kontrast zur Stimmung im Saal, den Tränen nahe waren – dass unsere sie völlig an die Wand dröhnenden Brumm- und Krächzstimmen Gott sei Dank verstummt waren; unser Schuldirektor, und wohl auch die sonstige Lehrerschaft, dass unsere unstrittig leidenschaftliche, aber sehr exzentrische Gesangs-Artistik mit ihren zum Teil geradezu chaotischen Akzenten im Saal alles in allem freundlich-augenzwinkernde Aufnahme gefunden hatte.

Sehr gemischte Gefühle nach unserem großen Schluss-Applaus dürfte nur unser Musiklehrer gehabt haben – sooo sicher konnte er sich doch nicht sein, dass der von ihm exerzierte Experimental-Vortrag seines frisch gebackenen Riesen-Chores bei unserem Direktor wirklich den erhofften Erkenntnisprozess auslösen werde!

Nun – es passierte tatsächlich das, was unser lebenserfahrener Maestro bezweckt hatte. In Zukunft brauchten im Chor nur Schüler mitzusingen, die das gerne taten, und auch über die ausreichenden stimmlichen Voraussetzungen hierfür verfügten.

So wie ich, konnte auch eine Reihe anderer Jungen problemlos aus dem vor kurzem geschaffenen Schulchor wieder austreten.

Auch später, nach Abschluss meines Stimmbruches, hat mich nichts zum Chorgesang gezogen, es sei denn als gelegentlicher, echte stimmliche Qualität und gesangliche Meisterschaft genießender Zuhörer.

2. Direktor Hans-Hermann Esser „macht Ernst"

Kehren wir nach dieser Episode zum Ernst des Schulalltags unserer Kühlungsborner Goethe-Oberschule in den ersten Jahren nach ihrer Gründung zurück.

Spätestens im Winter 1950 begann unser Direktor, sich nicht mehr mit der Forderung nach Sichtagitation und der Teilnahme an diversen massenpolitischen Veranstaltungen zu begnügen, sondern eindeutige persönliche Bekenntnisse für die neue Zeit durch den Eintritt in politische Organisationen zu verlangen.

Unter der Lehrerschaft wurde eine intensive Kampagne für Bewerbungen um Aufnahme in die „Sozialistische Einheitspartei Deutschlands", die SED, gestartet.

Als Russisch-Lehrer gehörte mein Vater – ungeachtet manch überstandener kleiner Reibereien mit seinem Direktor – zu den bevorzugten Adressaten besagter Werbe-Bemühungen. Er tolerierte die von ihm als belastend empfundenen Diskussionen über eine SED-Mitgliedschaft nicht lange, beendete sie durch seinen Eintritt in die „Nationaldemokratische Partei Deutschlands", die NDPD, die erst sehr kurze Zeit vorher im Osten Deutschlands etabliert worden war.

Meinem Vater war bewusst, dass er sich damit eindeutig positionierte, aber auch einen gewissen persönlichen Freiraum sicherte. Er blieb bis zu seinem Lebensende im Jahre 1968 Mitglied dieser Partei, hat diesen Schritt – soweit ich es beurteilen kann – nie bereut.

An uns Schüler wurde vor allem das Ansinnen herangetragen, formelles Mitglied der „Freien Deutschen Jugend", der FDJ, zu werden – ursprünglich als parteineutrale Jugendorganisation gegründet, wurde sie bereits damals mehr und mehr von den Führungsgremien der SED dominiert, sowohl ideologisch als auch personell.

Einige Monate vor Ende meines 9. Schuljahres war etwa jeder zweite Schüler unserer Schule FDJ-Mitglied geworden, ich nicht. Als die zahlenmäßige Stärke der FDJ ausreichte, um auf Klassenbasis sinnvolle FDJ-interne Veranstaltungen durchzuführen, wurden wir Nicht-Mitglieder zum gleichen Termin systematisch von unserem Direktor zu Gesprächs-Runden einbestellt, in denen von ihm – zum Teil in einer Art öffentlich geführten persönlichen Dialoges mit einzelnen von uns – immer wieder das „zwingende Erfordernis eindeutigen politischen Positionierens jedes zukünftigen Akademikers" thematisiert wurde. Damit waren wir gemeint.

Ich räume gern ein, dass sich unser Direx in diesen Runden als lebenskluger, gleichzeitig fest im Marxismus verankerter Sozialist und Freund der Jugend darzustellen verstand, in den Gesprächen mit uns Widerspenstigen durchaus auch kritische Einwände sachlich aufzunehmen, auf sie einzugehen bemüht war – ganz im Gegensatz zu seinen durch den kategorischen Imperativ geprägten Auftritten im großen Rahmen, unter den Augen einer „unsortierten" Öffentlichkeit.

Jedenfalls wurde der Kreis der FDJ-Nichtmitglieder von Monat zu Monat kleiner, die Grundorganisation der FDJ dementsprechend größer.

Im Frühjahr 1950 erklärte schließlich auch ich meinen Eintritt in die FDJ, unter anderem auf Anraten meiner Eltern, die mich vor einer Außenseiter-Position in meiner Klasse bewahren wollten.

Hans-Hermann Esser war in seiner Kühlungsborner Zeit eine wahrlich sehr facettenreiche und interessante Persönlichkeit; dass besagter Facettenreichtum allerdings auch noch eine weitere, ungeahnte Dimension haben sollte, offenbarte sich uns jedoch erst geraume Zeit später.

Vordergründig imponierend war der radikale öffentliche Autoritätsanspruch unseres Direktors. Es wurde schon an anderer Stelle zur Sprache gebracht, dass ein offener Widerspruch gegen seine Weisungen fast total ausgeschlossen war. Auch in den kommunalen Ämtern war er ein allseits gefürchteter Diskussionspartner.

Stieß er mit einer bestimmten Forderung auf anhaltenden, seiner Meinung nach nicht gerechtfertigten Widerstand, kam oft von ihm die provozierende und den Konfliktgegner fast stets erheblich verunsichernde rhetorische Frage: „Soso, und haben Sie das bei Adolf Hitler auch so gemacht?"

Natürlich assoziierte der in dieser Weise Angesprochene damit meist sofort einen in Richtung seiner Person gehenden Verdacht einer möglichen Verstrickung in Geschehnisse während der NS-Zeit, was auch noch in den fünfziger Jahren – zumindest in der DDR – schnell existenzbedrohend werden konnte.

Aber – Hans-Hermann Esser konnte auch anders – zum Beispiel in den zitierten Gesprächsrunden mit den Nicht-Mitgliedern der FDJ. Legendär war sein Elefanten-Gedächtnis.

Schon wenige Wochen nach Eröffnung unserer Schule kannte er jeden Schüler und jede Schülerin in seinem Verantwortungsbereich – immerhin über 100 Jungen und Mädchen – nicht nur mit Vor- und Familiennamen, sondern auch in Bezug auf Herkunftsort, sozialen Hintergrund, ein wenig später auch hinsichtlich ihrer schulischen Stärken und Schwächen, ihrem politisch relevanten Verhalten.

Einen guten Teil dieser Kenntnisse hatte er sich bereits bei den Vorbereitungen für die Eröffnung der Kühlungsborner Oberstufe angeeignet.

Grundvoraussetzung zur Umsetzung des im Sommer 1949 durch die Schweriner Landesregierung gefassten Beschlusses, in Kühlungsborn eine zum Abitur führende Bildungseinrichtung zu schaffen, war – natürlich – das Vorhandensein einer ausreichenden Anzahl hierfür geeigneter Schüler.

Diesem banalen Sachverhalt zu entsprechen, war erheblich schwieriger, als zunächst angenommen.

Die Organisation der 9. Klassen-Stufe war dabei noch relativ unkompliziert. Man stornierte bereits ausgesprochene Delegierungen von Kühlungsbornern an gymnasiale Oberstufen anderen Orts, vor allem an die damalige Doberaner Goethe-Oberschule, das heutige Friderico-Francisceum; man dirigierte von anderen Schulen – speziell in Schwaan und Satow – vorgenommene Delegierungen nach Kühlungsborn um; und man überzeugte auch den einen oder anderen Schüler mit Kühlungsborner Wurzeln, der bereits seit kürzerem oder längerem anderenorts eingeschult worden war, von der Zweckmäßigkeit eines Wechsels nach Kühlungsborn. Letzteres geschah in meinem Fall, denn ich besuchte schon ab Winter 1949 die Doberaner Schule, war dort bereits vor der Etablierung der Abiturstufe in Kühlungsborn in die 9. Klasse versetzt worden.

Aber in Kühlungsborn sollte – nach dem Willen der Schweriner Landesregierung – am 1. 9. 1949 nicht nur mit der 9. Klassen-Stufe begonnen werden, sondern man hatte festgelegt, dass zu besagtem

Datum auch zwei Klassen der 10. Stufe vorhanden zu sein hatten.

Woher nun diese Schüler nehmen, in wenigen Wochen geradezu aus dem Hut zaubern?

Die vorstehend angesprochene Umlenkung junger Leute aus Kühlungsborn, die an auswärtigen Schulen bereits fest in zum Abitur führenden Klassenverbänden integriert waren, gelang nur in wenigen Fällen, und nicht selten handelte es sich in diesen Fällen um junge Menschen mit besonderen persönlichen Schwierigkeiten.

Hans-Hermann Esser war es vermutlich bewusst, dass es von der Lösung dieses Problems in erheblichen Anteilen abhing, wie sein persönlicher Stellenwert von seinen vorgesetzten Instanzen in Zukunft eingeordnet werde – er setzte sich jedenfalls den ganzen Monat August über unermüdlich dafür ein, irgendwie eine Lösung des Besetzungsproblems der geforderten 10. Klassen zuwege zu bringen.

Den Ausweg aus dem zunächst kaum lösbar erscheinenden Dilemma boten schließlich vor allem die Zöglinge der ehemaligen kleinen Privatschule des Ortes, die im Jahre 1945 – im Gegensatz zu den sog. Volksschülern der staatlichen Kühlungsborner Schule – keine Versetzung in eine höhere Klassenstufe erfahren hatten.

Was es speziell jene Kinder der Privatschule anbelangte, die 1945 von der 5. in die 6. Klasse zu versetzen gewesen wären – die man aber eben nicht versetzt hatte – so waren sie im Spätsommer 1949 zu jungen Leuten herangewachsen, die gerade ihre 8. Klasse im inzwischen allgemeinverbindlichen staatlichen Schulsystem hinter sich gebracht hatten. In jenen Klassenverbänden, denen sie im letzten Schuljahr angehört hatten, waren sie zumeist in der Leistungsspitze angesiedelt gewesen, zumindest im oberen Leistungsdrittel – was allein in Anbetracht ihres Vorsprunges an Alter und persönlicher Reife gegenüber den einstigen Volksschülern nicht weiter verwunderlich war; außerdem hoben sie sich auch im Hinblick auf ihren persönlichen sozialen Hintergrund fast durchweg vorteilhaft von der Mehrheit ihrer Klassenkameraden ab.

Der zukünftige Oberschul-Direktor machte nun Hausbesuch nach Hausbesuch, überzeugte tatsächlich die meisten dieser Schüler und ihre Eltern von den echten – oder vermeintlichen – Vorteilen, jetzt die im Jahre 1945 unterbliebene Versetzung in die nächsthöhere Klassen-Stufe quasi nachzuholen, die 9. Klasse zu überspringen, somit gleich mit der 10. Klasse den zum Abitur führenden Oberstufenbesuch zu beginnen.

Im Osten Deutschlands war auch das Jahr 1949 immer noch ein

Jahr des allgemeinen Mangels, in den meisten Elternhäusern ein in der Perspektive um ein ganzes Jahr verkürzter Ausbildungszeitraum ein sehr eingängig wirkendes Argument.

Am 1. 9. 49 wurde jedenfalls in der neu gegründeten Kühlungsborner Oberschule schließlich tatsächlich auch in zwei 10. Klassen der Unterricht aufgenommen.

Aber diese Lösung des Bestückungsproblems der 10. Klassen hatte einen dicken Pferdefuß – die 9. Klassen waren dadurch in der Schlussphase der Schul-Schöpfung eines erheblichen Anteiles ihres ursprünglich geplanten, gewissermaßen natürlichen Bestandes verlustig gegangen!

Also setzte sich das Werben um bereitwillige Springer in den letzten Tagen vor Schuleröffnung bei Familien mit recht guten Schülern ehemaliger 7. Klassen fort, und tatsächlich landeten zu guter Letzt einige Kinder nach ihrem siebten Schuljahr direkt in unseren 9. Klassen, unter Umgehung der ansonsten erforderlichen Auswahlprozeduren vor dem Start in die zum Abitur führende Oberstufe.

Und natürlich war fortan jeder Mann und jede Frau in Kühlungsborn endgültig überzeugt – der neue Schuldirektor verfügte über ungewöhnliche Sondervollmachten!

Sondervollmachten hin, Sondervollmachten her – die Klassenzusammenstellung war für unseren Direx im Sommer 1949 ein unstrittig hartes Stück Arbeit gewesen.

Ein Nebeneffekt der vielen Hausbesuche und Aussprachen war, dass Hans-Hermann Esser dadurch sehr schnell sehr tief gehende Einblicke in viele häusliche Strukturen gewinnen konnte, vor allem in den Mittelschichten-Familien der früheren Privatschüler. Einige Jahre später vorkommende Ereignisse rechtfertigen die Annahme, dass er dabei nicht nur die reibungslose Funktion der neu geschaffenen Schule im Auge hatte.

Direktor Esser blieb während seiner ganzen Kühlungsborner Amtszeit an Kenntnissen über Umfeld und Hintergrund eines jeden an seiner Schule befindlichen jungen Menschen interessiert, und sein exzellentes Gedächtnis war in der Lage, das alles abrufbereit zu speichern.

Der Respekt, den wir alle vor ihm hatten, war vom ersten bis zum letzten Tage seines Wirkens in Kühlungsborn stabil gewährleistet.

3. Unsere Klasse

Wenden wir uns jetzt etwas eingehender meiner Klasse zu, in der ich am 1. 9. 1949 jene Phase meiner Schülerlaufbahn begann, die für mich im Frühsommer 1953 mit einem „sehr gut" bestandenen Abitur ihren Abschluss fand.

Am besagten 1. 9. 1949 waren wir die Schüler der Klasse „9 A" der Goethe-Oberschule Kühlungsborn. Der Großbuchstabe „A" stand nicht – wie später gelegentlich irrig interpretiert – für „altsprachlich", sondern – etwas phantasielos – für „neusprachlich". In Kühlungsborn gab es meines Wissens nie einen gymnasialen altsprachlichen Zweig – mit Griechisch-Unterricht – ein solcher fand sich zu meiner Jugendzeit nur an einigen wenigen Schulen in den größten Städten des Landes; er trug dann das Klassifizierungskürzel „C".

Den zahlenmäßig größten Anteil an den Schülern der zum Abitur führenden Klassenverbände stellten unsere Schulkameraden der „B-Zweige". Das waren die auf mathematisch-naturwissenschaftliche Lerninhalte in besonderem Ausmaß ausgerichteten Klassen; auch in Kühlungsborn gab es – selbstverständlich – neben unserem „A-Zweig" einen „B-Zweig". Im Konkreten unterschieden sich die „A-" und die „B-Klassen" dadurch, dass im „A-Zweig" neben Russisch und Englisch auch Unterricht in Latein erteilt wurde, im „B-Zweig" dagegen nicht. Dafür gab es im „B-Zweig" – seiner speziellen Ausrichtung entsprechend – einige Stunden mehr Mathematik, Physik, Chemie und Biologie.

Insbesondere bei meiner Mutter hatte sich bereits damals, im Spätsommer 1949, die Auffassung entwickelt, dass ich nach dem Abitur ein Medizinstudium anstreben sollte, was zu jener Zeit bei mir noch keineswegs auf eine eindeutig positive Resonanz stieß. Ich schwankte im Jahre 1949 hinsichtlich meiner Berufswünsche eher zwischen Jura und Publizistik, hatte aber dessen ungeachtet – neben weiteren denkbaren späteren Karrieren – auch die Überlegungen meiner Mutter durchaus in meine diesbezüglichen abwägenden Betrachtungen einbezogen. Ich neigte also zwar eher anderen Berufsbildern zu, wollte mir aber auch die Möglichkeit eines späteren Medizinstudiums nicht von vorn herein verbauen. Um mir eine solche Option offenzuhalten, akzeptierte ich schließlich den speziellen Rat meiner Mutter, mich für den „A-Zweig" zu entscheiden – denn das im Fach „Latein" nach mindestens 4-jährigem Unterricht abgelegte Abitur wurde von Universitäts-Seite dem „kleinen Latinum" gleichgesetzt, zu jener Zeit eine Voraussetzung für den Zugang zum Medizinstudium in beiden deutschen Staaten. Absolventen des „B-Zweiges" mussten ihr „Latinum" – wenn sie Medizin studieren wollten – irgendwie nachholen; also – warum sich bewusst in dieser Frage absehbaren Schwierigkeiten aussetzen?!

Doch nun zurück zu unserer Klasse.

Zum Zeitpunkt des Beginns unseres gemeinsamen Oberschüler-Lebens waren wir – die Schüler der „9 A" – 13- bis 16-jährige junge Leute, etwa 12 Jungen und eine gleiche Anzahl Mädchen.

Wir waren wahrlich ein sehr bunt zusammengewürfeltes Häufchen!

Die relativ größte landsmannschaftliche Gruppe bildeten zweifelsohne die Sprösslinge alteingesessener Kühlungsborner Familien, doch auch sie stellten nicht annähernd die absolute Mehrheit.

Die zweite große Gruppe von uns waren Halbwüchsige aus Familien, die aus ihrer angestammten Heimat im Osten gegen Ende des Krieges – oder kurz danach – entweder geflüchtet oder vertrieben worden waren. Diese Gruppe war indessen auch in sich sehr heterogen – stammten die schon im Winter und Vorfrühling 1945 in Kühlungsborn Untergekommenen zunächst vorzugsweise aus Ost- und Westpreußen, ein wenig später aus Hinterpommern – insbesondere aus Stettin -, so wurde im Sommer des gleichen Jahres noch eine beträchtliche Gruppe Sudetendeutscher nach Kühlungsborn gelenkt.

Eine dritte Schülergruppe war bei angloamerikanischen Bombenangriffen auf Berlin, west- und norddeutsche Großstädte – insbesondere Hamburg – ausgebombt, anschließend in Kühlungsborn mit Wohnraum versorgt worden.

Und viertens gab es auch das eine oder andere Kind aus ehemals auslandsdeutschen Familien, die man schon einige Jahre vor 1945 nach Kühlungsborn umgesiedelt hatte. Einen gebürtigen Balten gab es jedoch

– soweit ich mich erinnern kann – außer mir in meiner Klasse nicht.

Eine breit gestreute Heterogenität war nicht nur in Bezug auf landsmannschaftliche Herkunft gegeben, auch der soziale Hintergrund meiner Klassenkameraden variierte stark.

Fragen einer bestimmten Religionszugehörigkeit waren sicher schon 1949 in der Sowjetischen Besatzungszone Deutschlands nachrangig geworden, gänzlich belanglos waren sie aber auch nicht. In der Mehrheit waren wir Schüler der „9 A" – gemäß familiärer Herkunft – Lutheraner; durch die Zuwanderung der Sudetendeutschen im Sommer 1945 war indessen der Anteil von Katholiken in Kühlungsborn keineswegs mehr so marginal wie vorher. Schließlich gab es auch einige Familien, die sich zu freikirchlichen christlichen Gemeinschaften bekannten.

Trotzdem kamen wir alle miteinander von Anfang an recht gut aus.

Ich registrierte ein Phänomen, das mir schon anderen Orts aufgefallen war – unsere Klasse war offensichtlich eine zu kleine Gemeinschaft, um in Anbetracht ihrer fast diffusen Struktur stabile Cluster auf der Basis gleicher Landsmannschaft, gleicher sozialer Schicht, usw. bilden zu können.

Untergruppen-Spannungen, ernsthaftere Reibereien zwischen stabilen Gruppen – wie ich sie noch vor einem Jahr bei der Zusammenlegung der Jungen aus der Privatschule mit der Masse der stets „staatlich" Erzogenen in einer einzigen großen Kühlungsborner Knaben-Klasse erlebt hatte – sind in unserem neu geschaffenen Oberstufen-Kollektiv nie aufgetreten.

Die sich später entwickelnden Freundschaftsnetze entstanden ausnahmslos auf andersartigen Grundlagen; zudem standen diese Netze kaum je in Opposition zueinander, sondern waren bald auch untereinander vielfach verflochten.

Unser Klassengeist war – im Großen und Ganzen – von konstruktiv-solidarischer Kameradschaft gekennzeichnet. Das schloss gewiss interindividuelle Rivalitäten nicht aus, in dem einen oder anderen Einzelfall herrschte auch eine unübersehbare gegenseitige Antipathie – doch das Klassenklima wurde dadurch nicht bestimmt. Ich kann mich an keine einzige tätliche Auseinandersetzung zwischen uns in den vier Jahren meiner Oberschulzeit erinnern. Wir wussten – wenn wir die Oberstufe, und später, nach dem Abitur, auch unser Universitäts- oder Hochschulstudium erfolgreich absolvierten, hatten wir real begründete Aussichten, unser Erwachsenenleben als Angehörige geachteter und materiell passabel gestellter, qualifizierter Berufsgruppen führen zu können. Wir waren folglich durchweg disziplinierte und fleißige Schüler, zumal sich gute Zensuren bei den allermeisten von uns nicht im Selbstlauf ergaben. Und dass die Versetzung in die nächste Klassenstufe nach Ende des Schuljahres damals keineswegs eine Selbstverständlichkeit war, sollte mancher von uns schon nach Abschluss der 9. Klasse leidvoll erfahren.

In gewissem Sinne reflektierte sich in unserem Lernverhalten der allgemeine, vorsichtige Stimmungswandel jener Zeit. Selbst wenn die Ausgrenzung des verbliebenen deutschen Ostens mit der Gründung der Bundesrepublik im Sommer 1949 uns alle mehr oder weniger bewegt, teilweise auch verunsichert hatte, so dominierte doch das Gefühl, dass nach der Katastrophe des Jahres 1945 jetzt das Schlimmste überstanden war. Nach den Jahren der absoluten Not begann es, wenn auch sehr langsam, wieder aufwärts zu gehen. Es stellte sich ein zögerlicher, aber zunehmend stabiler werdender Optimismus ein, auch das Gefühl einer nunmehr wieder gegebenen Planbarkeit von Lebensentwürfen.

Eine wichtige Fundamentierung besaß dieses Stimmungsbild durch die erfolgte Zurückdrängung von sozialen Gruppenschranken, die mich bei meiner Umschulung nach Kühlungsborn aus dem einstigen „Warthegau" im Kriegsjahr 1944 noch erheblich irritiert hatten.

Ich will – in aller Kürze – den Versuch unternehmen, das dieser Entwicklung zugrunde liegende Bedingungsgefüge sowie das Zustandekommen eines echten egalitären Gesamtgefühls in meinem damaligen Umfeld zu skizzieren.

Zum einen hatte das drastische Mega-Erlebnis von Krieg und unmittelbarer Nachkriegszeit wohl in der Psyche jedes Überlebenden massive Spuren hinterlassen. Fast jede deutsche Familie – auch die vergleichsweise glimpflich, ohne Verlust von Heimat und Wohnstatt davongekommenen – hatte schwere Einbußen, bittere Verluste verkraften müssen. In kaum einer Familie hatte es keine Kriegstoten gegeben.

Nach der vom Nationalsozialismus erzeugten Hybris war nun eine gewisse Demut – zumindest eine gewisse Zeit lang – in unser Volk eingekehrt, man war – teils aus eigenem Bedürfnis, teils durch Befolgung allgemeinen sozialen Druckes – irgendwie zusammengerückt, registrierte das unumgängliche Erfordernis notgemeinschaftlichen Sozialverhaltens.

Protziges Vorzeigen von über die schweren Zeitläufe geretteten Statussymbolen war bis auf weiteres total out.

Sicherlich waren die Grenzmarkierungen zwischen den sozialen Schichten auch in Kühlungsborn in jenen Jahren niemals völlig aufgehoben gewesen – selbst im Elend gibt es Abstufungen von Intensität und Ausmaß. Aber niemandem lag damals daran, eine etwas weniger bedrängte persönliche Situation nach außen hin zu unterstreichen.

Schon wenige Jahre später sollten die klassischen Grenzen zwischen dem sozialen Oben und dem sozialen Unten auch im Osten Deutschlands wieder stärker hervortreten – doch Ende der 40er Jahre waren sie, zumindest bei meinen Kühlungsborner Altersgefährten, sehr in den Hintergrund getreten.

Neben dem Erleben der Mega-Katastrophe Zweiter Weltkrieg und unmittelbare Nachkriegszeit sind bei der Auflistung der wichtigsten Faktoren einer gewissen sozialen Nivellierung zu jener Zeit selbstverständlich in keinem Fall die verschiedenen administrativ-regulativen Maßnahmen außer Acht zu lassen. Im Osten Deutschlands gab es solche in erheblicher Zahl, mit denen nicht nur formale Elemente der früheren Klassen-, Schichten- und Gruppenschranken, sondern auch – und das besonders – Unterschiede in den realen materiellen Existenz- und Entwicklungsbedingungen minimiert werden sollten. Sie wurden zum Teil äußerst rigoros durchgesetzt, zogen manche grundsätzliche Potentialverschiebung nach sich. Die weitestgehende Aufhebung des sogenannten Bildungsprivilegs gehörte ausdrücklich dazu, drückte sich auch in der Zusammensetzung meiner neuen Schulklasse deutlich aus.

In der Summe war dieses Faktoren-Knäuel meines Erachtens sehr dazu angetan, damals an der neu geschaffenen Kühlungsborner Oberschule eine Atmosphäre kameradschaftlichen Leistungsstrebens zu fördern, in welcher auch ich mich in den nächsten Jahren grundsätzlich sehr wohl gefühlt habe, trotz mancher von Direktor Esser ausgelösten politischen Überspitzungen.

4. Und nun – Schülerpersönlichkeiten im Profil

In meinem neu zusammengestellten Klassenverband traf ich auf den einen oder anderen Schüler, mit dem ich schon in früheren Jahren zusammen gewesen war; die beiden Jungen jedoch, die mir damals in Kühlungsborn am nächsten standen, waren nicht dabei – Rolf Schulz und Klaus Praefcke befanden sich in anderen Klassen, aus unterschiedlichen Gründen.

Rolf Schulz, seit meinem 10. Lebensjahr mein bester Freund, hatte sich schon das ganze letzte Schuljahr über in einem bedenklichen gesundheitlichen Zustand befunden, seine hartnäckige Herzmuskel-Entzündung hatte nur kurze und unregelmäßige Schulbesuchs-Intervalle zugelassen. Die Folge war, dass ihm der Übergang in die Oberstufe verwehrt wurde, er die 8. Klasse wiederholen musste. Er hat dann dieses Ziel trotz seiner schlechten körperlichen Verfassung ein Jahr später mit viel Energie erreicht. Doch diese Anstrengungen forderten einen sehr grausamen Tribut – mein bester Freund erlag im Hochsommer 1950 seinem Leiden, kurz nach seinem 16. Geburtstag. Sein Tod war auch für mich ein sehr herber Verlust.

Klaus Praefcke, mit dem ich insbesondere in meinem 7. Schuljahr viel beisammen gewesen war, erfreute sich – im Gegensatz zu Rolf – einer stabilen Gesundheit. Ihm war – wie den meisten einstigen Zöglingen der Kühlungsborner Privatschule – von Direktor Esser das Überspringen der 9. Klasse angeboten worden; er hatte dieses Angebot angenommen, startete sein neues Oberschüler-Leben gleich in einer 10. Klasse.

Damals suchte ein Flüchtlingsjunge aus Stettin – ein neuer Klassenkamerad – meine Freundschaft, Manfred Krüger. Er war ruhig, freundlich und anhänglich; wir kamen recht gut miteinander aus, hatten auch fast den gleichen Schulweg. Leider war Manfred im Hinblick auf die

schulischen Anforderungen der Oberstufe nicht ausreichend leistungs-
stark und musste unsere Schule recht bald wieder verlassen; wir verloren uns dann aus den Augen.

Erst gegen Schuljahresende stieß mein späterer lebenslanger Freund
Gerhard Schmidt zu uns, er hatte bis dahin die Oberschule in Neustrelitz besucht. Auf unsere freundschaftlichen Beziehungen wird noch
wiederholt zurückzukommen sein.

Zu jenen Jungen, die vom ersten Tag unseres gemeinsamen Starts in
der „9 A" bis zum erfolgreich abgeschlossenen Abitur im Sommer 1953
mit mir im gleichen Klassen-Verband waren, gehörten Peter Praefcke,
der jüngere Bruder von Klaus Praefcke, Hans-Joachim Höflich und
Wolfgang Pieper. Ich hatte zu jedem von ihnen bald ein gutes kamerad-
schaftliches Verhältnis, ohne das wir jemals wirkliche persönliche Freunde wurden. Peter Praefcke studierte später Volkswirtschaft, wanderte
nach Norwegen aus und beendete sein Berufsleben in einer leitenden
Position eines größeren norwegischen Holzverarbeitungsbetriebes.

Hans-Joachim Höflich – der während seiner ganzen Oberschulzeit
davon träumte, eines Tages Bibliothekar in einer großen und bedeutenden Bibliothekseinrichtung zu sein – wurde später ebenfalls Ökonom
und war zur Wendezeit 1989/90 Hauptbuchhalter eines mittleren
Werft-Betriebes in Rostock. Leider starb er bereits in der unmittelbaren
Nach-Wende-Zeit.

Wolfgang Pieper schließlich verließ – wie Peter Praefcke – bald nach
dem Abitur die DDR, studierte Medizin, wurde Arzt. Auch er ist inzwischen gestorben.

Die herausragende männliche junge Persönlichkeit unseres Klassenverbandes wurde im Laufe der Jahre unstrittig ein Junge mit dem Namen Joseph Pischel, später im vertraulichen Umgang, auch als Erwachsener, kurz „Sepp" genannt. Spätestens ab Klassenstufe 11 war er der
von uns allen anerkannte Klassenbeste, unser intellektueller Überflieger;
schon in der 10. Klasse hatte sich diese Entwicklung zunehmend deutlich abzuzeichnen begonnen.

Sepp Pischel stammte aus sogenannten kleinen Verhältnissen, war
als Staatsbürger der damaligen Tschechoslowakei zur Welt gekommen.
Seine Mutter hatte sehr jung, meines Wissens mit 16 Jahren geheiratet,
und dann bald, im Spätherbst 1935, ihr erstes Kind geboren, eben jenen
Joseph oder Sepp oder Seppel, wie er zeitweise alternativ gerufen wurde, von dem in den folgenden Zeilen die Rede sein soll.

Die Pischels, eine seit langem im Sudetenland ansässige deutsche Familie, hatten einen kleinen Bergbauernhof in einem zu jenem Landstrich gehörigen Mittelgebirgszug. Das Leben auf diesem Anwesen war naturverbunden, hart und arbeitsreich, aber sicherte der ganzen Familie einen bescheidenen Wohlstand.

Kurz nach ihrem Erstgeborenen brachte die junge Frau, bei sehr kurzen Geburtenabständen, nacheinander weitere Kinder zur Welt. Erinnerlich sind mir ein Bruder und zwei Schwestern meines Schulkameraden.

Da Sepp zum Zeitpunkt der Einverleibung des Sudetenlandes in das Deutsche Reich erst zwei Jahre alt gewesen war, gingen auch seine frühesten Erinnerungen nicht mehr in jene Zeit zurück, als seine angestammte heimatliche Scholle zum tschechoslowakischen Staatsverband gehört hatte. In seiner persönlichen Rückschau hatte er auch bis 1945 stets in einem deutschen Milieu gelebt. Im Jahre 1942 wurde Sepp – damals natürlich nach guter Landessitte allgemein „Seppel" gerufen – eingeschult, bald darauf sein Vater als Soldat der Deutschen Wehrmacht zum Kriegsdienst einberufen. Die arbeitsreiche Versorgung des Bergbauernhofes lag jetzt, neben der Sorge um die Kleinkinderschar, allein in den Händen seiner Mutter. Unter diesen Gegebenheiten war es eine Selbstverständlichkeit, dass der älteste Sohn, obwohl noch selbst ein kleiner ABC-Schütze, für die Beaufsichtigung der noch Kleineren auf dem abgelegenen Gehöft herbeigezogen wurde.

Sepp hat mir gelegentlich erzählt, wie sehr damals von ihm stets der Winter mit seinem Schneefall herbeigesehnt wurde – witterungsbedingt musste dann das ländliche Leben auf Sparflamme umgestellt werden, es trat allenthalben eine gewisse erholsame Ruhe ein. Das Schönste am Winter war aber der schnelle Weg zur Schule. Musste er als Kind ansonsten etwa eine Stunde vor Schulbeginn seinen Weg zur Bildungseinrichtung in der im Tal gelegenen nächsten größeren Ortschaft antreten, so genügte es jetzt, ausreichende Schneeverhältnisse vorausgesetzt, sich erst eine Viertelstunde vor dem Ertönen der Schulglocke die Skier unterzuschnallen, um nach einer rasanten, immer wieder als Erlebnis empfundenen Schussfahrt durch Feld, Wald und Flur pünktlich im Klassenraum einzutreffen. Der Rückweg war dann im Winter umso mühseliger, aber das nahm ein Gebirgsjunge als gottgegeben ohne Murren in Kauf.

Wie die große Mehrheit der Sudetendeutschen wurde Familie Pischel im Sommer 1945 von ihrem Grund und Boden vertrieben. Über Einzelheiten ihrer Vertreibung, über die Zwischenstationen, Drangsale und Mühen, bis die 26-jährige, immer noch junge Mutter und ihre Kinder an der mecklenburgischen Ostseeküste endlich eine Bleibe finden konnten, hat sich Sepp Pischel während seiner Schulzeit konsequent ausgeschwiegen – er wollte nicht daran erinnert werden, hatte diesen Abschnitt seiner Kindheit schon sehr früh und vollständig innerlich abgehakt.

Die Pischels bewohnten zunächst einen einzigen Raum, später mehrere Zimmer in einem eine Zeit lang als Reservelazarett der Deutschen Wehrmacht genutzten größeren Hotel am westlichen Abschnitt des Bülow-Weges, der heutigen Ostsee-Allee. Das Haus ist nach der politischen Wende der Jahre 1989/90 abgerissen und durch Neubauten ersetzt worden.

Vater Pischel wurde lange in Kriegsgefangenschaft gehalten, stieß erst in den 50er Jahren wieder zu seiner Familie.

Für Frau Pischel und ihre Kinder hatte die nach dem Krieg entstandene Lebenssituation zur Folge, dass Sepp in der zweiten Hälfte der 40er Jahre nicht nur auf seine jüngeren Geschwister achten, sondern auch Aufgaben im Haushalt übernehmen musste; Mutter Pischel war völlig damit ausgelastet, die elementarsten Lebensvoraussetzungen für ihre Familie durch die Übernahme jeglicher halbwegs angemessen entlohnter Arbeit zu sichern, insbesondere durch Hilfsarbeiten auf bäuerlichen Gehöften in der Umgebung ihres neuen Wohnortes.

Trotz dieser für einen kleinen Schuljungen ungewöhnlichen Belastungen blieb der damalige Seppel ein ausgezeichneter Schüler. Er verstand alles, was die Lehrer in der Schulklasse erklärten, auf Anhieb, und sein Gedächtnis speicherte alles, was den Schülern als Wissensstoff vermittelt wurde, sofort ab, wohlsortiert und zugriffsbereit. Zudem behielt der kleine Seppel, bei aller Arbeit und allen Pflichten, stets seine gute Laune, war allgemein beliebt, immer zu einem harmlosen Scherz aufgelegt.

Als im August 1949 von unserem zukünftigen Schuldirektor die breit gefasste Auffüllaktion vollzogen wurde, schlug man Frau Pischel vor, dass auch ihr aufgeweckter ältester Sohn die 8. Klasse überspringe, schon ab September des gleichen Jahres seinen Oberstufen-Besuch mit der 9. Klasse beginne. Sicher wollte Sepps Mutter ihren offensichtlich überdurchschnittlich begabten Ältesten – nicht zuletzt angesichts der bedrängten materiellen Lage der Familie – so schnell wie möglich im Besitz der Hochschulreife sehen, was dann auch den Zugang zu entsprechenden Universitäts-Stipendien zu erbringen versprach. Sie stimmte jedenfalls sehr bald dem entsprechenden Vorschlag zu, und auch Sepp hatte nichts dagegen.

So fand sich dann am 1. 9. 1949 in unserer „9 A" auch ein freundlicher und stets gut aufgelegter kleiner Junge ein, der sich überall mit: „Ich bin der Seppel!" vorstellte. Sepp Pischel war und blieb alle vier Oberschuljahre einer der Allerjüngsten in unserer Klasse, im damaligen Spätsommer 1949 war er erst 13 Jahre alt. Selbst in Relation zu seinen Altersgefährten – die es normalerweise zu jenem Zeitpunkt im günstigsten Fall bis in eine 8. Klasse geschafft hatten – war er eher kleinwüchsig, doch wohlproportioniert, weder besonders stämmig noch besonders hager. Anders als es mir in einer ähnlichen Situation zwei Jahre früher ergangen war – ich habe mein 7. Schuljahr in einer durch spezielle Sanktionen der sowjetischen Besatzungsmacht generell überalterten Klasse der ehemaligen Kühlungsborner Privatschule überstehen müssen – wurde der kleine Seppel sehr schnell der allseits umsorgte Liebling vor allem meiner ältesten, zum Teil 16-jährigen Mitschülerinnen, die ihm gegenüber fast durchweg geradezu schwesterliche Gefühle zu entwickeln schienen. Mir 12-Jährigem war damals in der 7. Klasse seitens meiner weiblichen, um ein bis zwei Jahre älteren Klassenkameradinnen lange Zeit eine Atmosphäre arroganter Damenhaftigkeit, gar Schurigelei entgegengeschlagen – die etwa 14-jährigen, halbflüggen Mädchen glaubten wohl, ihre gegenüber allem Männlichen noch sehr unausgegorene Gefühlswelt an mir damals körperlich kleinem Jungen straffrei abreagieren zu können.

Sepp hatte unter derartigen Allüren nie zu leiden gehabt. Bei den um etwa zwei weitere Jahre gealterten und entsprechend gereiften Weiblichkeiten – unseren jetzigen Klassengefährtinnen – schienen die betreffenden Sichtachsen erheblich anders zu liegen, als ich es erleben und erleiden musste. Es waren keinerlei Anhaltpunkte mehr dafür auszumachen, dass sie noch ein Bedürfnis verspürten, sich für von männlichen Wesen irgendwann erfahrene Kränkungen an einem körperlich unterlegenen Knaben rächen zu wollen – im Gegenteil, nicht wenige von ihnen ließen ihm gegenüber deutliche Ansätze besagter schwesterlicher, zum Teil gar ersatzmütterlicher Zuwendung erkennen.

Und da der kleine Mann sich bei aller Vitalität auch gegenüber uns großen Jungs niemals frech oder bockig aufführte, auch weiterhin jeden gutmütigen Unsinn gerne mitmachte, begegneten ihm auch seine männlichen Klassenkameraden bald mit freundlicher Sympathie.

Es dauerte aber nicht lange, und unser kleiner Seppel begann uns alle – Jungen wie Mädchen – nicht nur durch freundliche Aufgeschlossenheit, sondern auch durch seine außergewöhnlichen geistigen Talente zu beeindrucken. Obwohl seine Familie auf ihrem Bergbauernhof mit größter Wahrscheinlichkeit einst von allen intellektuellen Ressourcen des damaligen deutschen Bildungsbürgertums fast völlig isoliert gewesen sein dürfte, und er auch in Kühlungsborn als unbemittelter Flüchtlingsjunge keineswegs in einem Milieu allgemeiner Bildungsbeflissenheit gelebt hatte, besaß er für sein Alter von 13 Jahren bereits ein erstaunliches Allgemeinwissen. Und er merkte sich tatsächlich alles auf Anhieb, verstand alles schon bei der ersten Erläuterung durch unsere Fachlehrer, seien es mathematische Lösungswege, die verschlungenen Konstruktionen der lateinischen Grammatik, die zunächst uns oft kryptisch erscheinenden Formeln, die unser Physiklehrer an die Wandtafel schrieb.

Während unsereins den diversen Menschheitsgeheimnissen mit maximaler Konzentration auf den Grund zu gehen trachtete, hatte unser kleiner Seppel oft bereits alles erfasst und lächelte die uns unterweisende pädagogische Persönlichkeit mit blanken Augen freundlich an, erwartungsvoll auf das gespannt, was nun weiter folgen würde. Dennoch kann man nicht behaupten, dass Joseph Pischel bereits von Beginn an in allen Fächern zur Leistungsspitze gezählt hätte – dazu war seine bisherige Prägung wegen seines kargen Herkunftsmilieus zu dürftig gewesen, und auch der übersprungene Lehrstoff der 8. Klasse musste irgendwie nachgeholt werden. Doch im Gegensatz zu anderen Mitschülern, die zu uns direkt aus siebten Klassen gesprungen waren, hatte er bereits zur Weihnachtszeit keinerlei nennenswerte Defizite mehr, gehörte in der zweiten Schuljahreshälfte unzweifelhaft zum oberen Leistungsdrittel.

Im nächsten, im 10. Schuljahr, vollzog sich bei ihm ein erheblicher Habituswandel. Unser Seppel streckte sich gewaltig, recht schnell war aus dem kleinen Jungen vom September 1949 ein stattlicher junger Mann mit einer Körpergröße von über 1,75 m geworden, der nun auch darauf Wert legte, dass man bei der Kurzform seines Vornamens in Zukunft das „el" weglasse, ihn nicht mehr mit „Seppel", sondern mit „Sepp" ansprach. Geschah das dennoch – ohne kränkende Absicht, aus alter Gewohnheit – tolerierte er eine solche Anrede wohl für den Augenblick, um später aber doch – in passendem Zusammenhang – darum zu bitten, seine ihm nunmehr zugewachsene Körpergröße auch bei der Anrede zu berücksichtigen. Spätestens ab 11. Klasse hatte er sich in dieser Frage überall durchgesetzt.

Nicht nur in punkto Körpergröße gab es bei Sepp nun zunehmend deutlichere Veränderungen, sein ganzes Wesen machte im Verlauf des 10. Schuljahres eine Metamorphose durch. Der bei unserem Oberschul-Start noch sehr kindlich-unbefangene Junge verwandelte sich in einen nach wie vor freundlichen, doch zunehmend beherrscht wirkenden Jugendlichen. Sepp Pischel wurde – vom Fach Körpererziehung abgesehen – langsam, aber sicher die absolute Nr. 1 unserer Klasse. Sein Gedächtnis blieb phänomenal, was sich unter anderem in einer fast spielerischen Bewältigung der Lernanforderungen in den drei auf unserem Stundenplan stehenden Fremdsprachen bemerkbar machte. Auch im Russischen war er – z. B. – mir eindeutig überlegen; möglicherweise hatte er einst doch tschechische Grundkenntnisse gehabt, die ihm jetzt zugute kamen, da es zwischen Russisch und Tschechisch eine gewisse sprachliche Verwandtschaft gibt. Andererseits kann ich mir seine Überlegenheit ebenso gut allein durch seine außergewöhnliche Lernfähigkeit erklären.

Zu staunender Bewunderung gab immer wieder sein mathematisches Abstraktionsvermögen Anlass – er erfasste, wie schon im 9. Schuljahr, auch weiterhin fast jedes Axiom auf Anhieb!

Neben brillantem Gedächtnis und ungewöhnlicher Auffassungsgabe offenbarte unser sicherlich zunehmend selbstbewusster, doch keineswegs überheblicher oder gar arroganter Star noch ein weiteres sehr beachtliches Talent – was selbst langjährig erfahrene Pädagogen uns allzu irdischer Schülerschaft auch nach wiederholten Erklärungsversuchen nicht recht plausibel hatten machen können – z. B. in Mathematik oder Physik – erklärte uns Sepp schließlich mit einigen klaren und knappen Aussagen. Und siehe da – nun hatten zumindest die meisten von uns das Schwerverständliche endlich kapiert! Sepp hatte also auch in didaktischen Belangen eine ausgesprochene Naturbegabung.

Da er für die Erledigung seiner Schulaufgaben wesentlich weniger Zeit als unsereins aufwenden musste, seine jüngeren Geschwister inzwischen einen angemessenen Anteil an der Führung des Familienhaushaltes übernehmen konnten, begann Sepp sich jetzt in seiner Freizeit mit Bildungsinhalten auseinanderzusetzen, die den stofflichen Rahmen jeder allgemeinbildenden Schule sprengten, zum Teil mit einer solchen überhaupt nichts zu tun hatten. Er begann, historiographische und literaturwissenschaftliche Standardwerke durchzuarbeiten, bis hin zu Schriften über dramaturgische Probleme und die Regieführung bei Theater und Film.

Es dauerte nicht lange, und er verfasste Hörspiele, die er unaufgefordert verschiedenen Rundfunkanstalten zusandte. Sie wurden dann zum Teil tatsächlich gesendet. In der Schule sprach er über diese Aktivitäten möglichst überhaupt nicht, speziell nicht über die Sendezeiten und Sendeanstalten seiner Hörspiele.

Spätestens nach Abschluss unseres 10. Schuljahres, der inzwischen zu guter Normalgröße herangewachsene Sepp war auch jetzt erst 15 Jahre alt, waren sich die Pädagogenschaft und seine Klassenkameraden völlig einig – mit unserem Sepp Pischel hatten wir unstrittig einen echten Hochbegabten in unserer Mitte.

Ein Wort ausdrücklicher Anerkennung verdient an dieser Stelle seine Mutter. Die immer noch auf die Rückkehr ihres Ehemannes aus sowjetischer Kriegsgefangenschaft wartende, unermüdlich rackernde, ihre Kinderschar allein versorgende Frau hat meines Wissens ihren Ältesten nie veranlasst, sie während seiner Oberschulzeit durch die Übernahme bezahlter körperlicher Arbeiten bei der Sicherung der materiellen Grundlagen der Familie zu entlasten – sie hielt ihm, der bereits in früher Kindheit viel für seine Geschwister geleistet hatte, jetzt den Rücken frei, ließ ihn seine außergewöhnlichen geistigen Fähigkeiten voll entfalten und war natürlich unsagbar stolz auf ihn. Das Kind vom abgelegenen Bergbauernhof im Sudetenland war zum Ausnahmeschüler in einer gymnasialen Einrichtung an der mecklenburgischen Ostseeküste avanciert!

Sepp ließ mit seinen intellektuellen Leistungen alle Sprösslinge der einheimischen Intelligenz, aber auch so manchen jungen Menschen aus Mittelstandsfamilien Berlins, Hamburgs, Danzigs, Stettins, usw. hinter sich. Wie konnte man auf einen solchen Sohn anders als mit tiefem mütterlichen Stolz blicken! Doch nicht nur Mutter Pischel – alle jetzt in Kühlungsborn ansässig gewordenen ehemaligen Sudetendeutschen behielten das „Kind" aus ihrer Mitte im Auge, bezogen aus seinen überragenden schulischen Erfolgen einen guten Teil neuen Selbstwertgefühls. Nach Jahren der persönlichen Not, nach schweren Kränkungen und Erniedrigungen war das für diese Menschen von unschätzbarem Wert.

Ich versuchte damals wiederholt, Sepp in das zwischen mir und Gerhard Schmidt entstehende Freundschaftsverhältnis einzubinden, etwa nach dem Motto: „Du seiest, gewähr' uns die Bitte, in unserem

Bunde der Dritte!". Allein – mir ist dies nie gelungen, und, soweit ich das damalige Szenarium an unserer Schule mir in Erinnerung rufen kann, auch keinem anderen, keinem Jungen und auch keinem Mädchen.

Sepp hat sich schon damals – und in ähnlicher Weise wohl auch in seinem ganzen späteren Leben – kaum jemals einem Menschen seiner Umgebung gegenüber wirklich geöffnet, bei aller höflichen Freundlichkeit, die ihn nur selten verließ. Vermutlich verspürte er kein Bedürfnis danach – wenn er glaubte, Kommunikation könne ihm in einer bestimmten Situation, im Zusammenhang mit der Lösung eines bestimmten Problems hilfreich sein, suchte er stets den Gruppen-Dialog; spontane Einzelmeinungen waren ihm wohl zu wenig aussagekräftig, eine intensive Auseinandersetzung mit ihnen zu zeitaufwendig. Bevor er sich in langwierige Zwiegespräche über einen bestimmten Sachverhalt einließ, stürzte er sich gegebenenfalls lieber auf anspruchsvolle Fachliteratur.

Und – sich die Köpfe anderer zu zerbrechen, war ihm von Mutter Natur auch nicht gegeben. Er war eben viel mehr an den Dingen an sich interessiert, als an deren Reflexion durch seine Mitmenschen.

Am für unsere damalige Entwicklungsphase typischen – und entwicklungspsychologisch wohl auch zwingend erforderlichen – Selbstfindungsprozess wollte er, seine eigene Person betreffend, keinen anderen teilhaben lassen. Fürchtete er möglicherweise auch die Offenlegung bestimmter, durch sein vergleichsweise sehr niedriges Alter bedingte Blößen? Ich weiß es nicht.

Dass sich selbst für einen begnadeten Kopf dadurch langfristig bestimmte Defizite – mit unter Umständen gravierenden Konsequenzen – ergeben können, wurde mir offenkundig, als unsere unbestrittene „Nr. 1" nach einem mit blendenden Zensuren absolvierten Abitur wochenlang schlecht schlief, weil er nicht mit sich selbst ins Reine in Bezug auf den jetzt einzuschlagenden Berufsweg kam. Nur zu jener Zeit hatte ich mit Sepp einige Gespräche, bei denen er etwas tiefer in sich blicken ließ, mich auch um Rat und persönliche Meinung bat.

Unter dem Strich haben wir beide vier gemeinsame Schuljahre in guter Kameradschaft verlebt, das 12. Schuljahr sogar an einem gemeinsamen Zweier-Schultisch, bezeichnenderweise in der letzten Tischreihe unseres Klassenraumes. Unsere damalige Beziehung als Freundschaft zu bezeichnen, wäre jedoch wohl – wie erörtert – zu hoch gegriffen, auch wenn wir uns in unserem Schulalltag immer wirklich gut verstanden haben, insbesondere bei den unmittelbar vor dem Abitur anfallenden Vorbereitungsarbeiten sehr gut aufeinander eingespielt waren.

Für sozialpsychologische Überlegungen zum Phänomen „Sepp Pischel" erscheint mir auch ein anderer Sachverhalt erwähnenswert.

Sepp ist von der Gemeinschaft seiner Klassenkameraden nie gedrängt worden, irgendeine verantwortungsvollere Position im engmaschigen System der damals an unserer Schule sich etablierenden gesellschaftlichen Organisationen wahrzunehmen – ein Bereich, in welchem mir Posten und Funktionen fast ein Leben lang immer wieder angeboten, oft aufgenötigt, gelegentlich aufgezwungen wurden. Keiner von uns wäre damals auf die Idee gekommen, von unserem allseits beliebten, leistungsfähigsten Mitschüler beispielsweise zu verlangen, dass er – in Anbetracht seines enormen Leistungspotentials – nun auch „gefälligst den FDJ-Chef der Klasse zu machen" hätte. An mir dagegen blieben immer wieder solche Ansinnen hängen, obwohl ich eindeutig nur die Nr. 2 in unserer Klasse war.

Woran das wohl gelegen hat?

Auch das weiß ich bis heute nicht. Vermutlich vermittelten wir – Sepp und ich – eine erheblich unterschiedliche Ausstrahlung. Er war der souveräne intellektuelle Kopf, der alles spielerisch zu schaffen schien, und wahrscheinlich wollten wir alle nicht, dass sich dieses Talent an den Ärgernissen organisationspolitischen Kleinkrams verschliss. Ich dagegen musste mir mein Leistungsniveau stets hart erarbeiten, aber jeder sah andererseits wohl auch, dass ich das im Allgemeinen mit guten oder sehr guten Resultaten schließlich schaffte. Also galt in meinem Falle die Devise: „Die stärksten Pferde kriegen die schwersten Pakete!"

Hinzu kam vermutlich noch anderes. Ich war in meinem ganzen Wesen gewiss spürbar stringenter als Sepp, der neben seinen anderen Talenten auch über die Befähigung verfügte, straffe geistige Disziplin mit umgänglich-lockerer Verbindlichkeit zu kombinieren. Auch in diesen Belangen war er unser aller Meister. Sepps Ausstrahlung war offensichtlich weit weniger geeignet, unbeliebte zusätzliche Aufgaben anzuziehen als meine Erscheinung, mein eher herbes Wesen.

Sepp Pischel studierte schließlich Germanistik, legte in Rostock eine sehr gute Diplom-Prüfung ab, bewarb sich beim jungen diplomatischen Dienst der DDR, wurde akzeptiert und machte in diesem Metier bald eine bemerkenswerte Karriere; unter anderem war er mehrere Jahre als Kultur-Attaché an der DDR-Botschaft in Budapest tätig.

Kurz vor der Berufung auf seinen ersten Botschafter-Posten schied er auf ausdrücklichen eigenen Wunsch aus dem diplomatischen Dienst aus, um – inzwischen zum Dr. phil. promoviert – an seiner Heimat-Universität in Rostock die Hochschullehrer-Laufbahn anzustreben. Bereits wenige Jahre später habilitierte er sich, erhielt auch recht bald seine Berufung zum Professor mit Lehrstuhl, war schließlich als Direktor der Sektion Sprach- und Literaturwissenschaften der Chef aller in diesen Bereichen an der Rostocker Universität Tätigen. Über die Grenzen der DDR hinaus bekannt wurde er als Germanist – nunmehr Prof. Dr. phil. habil. Joseph Pischel – durch eine von ihm als voluminöse Monographie herausgegebene biographische Abhandlung über den Romancier und Schriftsteller Lion Feuchtwanger.

Unser beiderseitiges Verhältnis setzte sich später so fort, wie es in unseren gemeinsam an der Kühlungsborner Oberschule verbrachten Gymnasiasten-Jahren gewachsen war – kameradschaftlich-freundlich, doch ohne, im engeren Sinne, freundschaftlich zu werden. Trotzdem bin ich dem Schicksal dankbar, diesem außergewöhnlichen Menschen über eine Reihe von Jahren nahe gewesen zu sein

Zum Schluss noch einige Sätze über Familie und Sippe meines ehemaligen Klassenkameraden.

Sepps Geschwister waren später – nach Aussage meines Vaters – auch alle recht gute Schüler, die Brillanz ihres ältesten Bruders erreichten sie aber nicht.

Bemerkenswert ist, dass Sepp einen Onkel gehabt haben soll, der in der Beamten-Hierarchie der österreichischen Nachkriegs-Republik eine ähnlich bemerkenswerte Laufbahn absolvieren konnte, wie sein einst aus dem Sudetenland nach Mecklenburg gelangter Neffe.

Zu weiteren genealogischen Aufschlüssen bin ich nicht gelangt – Sepp hat über seine entfernte Verwandtschaft so gut wie nie gesprochen.

Zum letzten Mal bin ich Sepp im Frühsommer 1992 begegnet, zufällig, auf dem Gelände des Rostocker Universitäts-Klinikums an der jetzigen Schilling-Allee. Er war sehr deprimiert und extrem introvertiert. Erst nach wiederholten Fragen meinerseits teilte er mir mit, dass ihm soeben eine niederschmetternde medizinische Diagnose mitgeteilt worden sei; Einzelheiten waren von mir auch bei hartnäckigem Drängen nicht zu erfahren.

Zu Beginn des nächsten Jahres starb er, 57-jährig, an einem Malignom. Natürlich ließ ich es mir nicht nehmen, bei seiner Beerdigung zugegen zu sein.

War Sepp Pischel – vor allem in der zweiten Hälfte unserer Oberschulzeit – die herausragende Persönlichkeit des männlichen Teils unseres Klassenverbandes, so war dies, nach meiner Erinnerung, bei unseren Mädchen – zumindest bis Mitte des 11. Schuljahres – zweifellos Marga Möller.

Sepp und Marga waren zwei junge Menschen, die in Bezug auf sozialen und landsmannschaftlichen Hintergrund, frühkindliche Prägung, in Bezug auf Anlage und Charakter erhebliche Unterschiede aufwiesen. Doch jede dieser beiden Persönlichkeiten – während unserer Oberschulzeit immer noch in einer recht frühen Reifungsphase stehend – war, auf ihre Art, etwas Außergewöhnliches. Kaum jemand aus unserer Schulklasse hat sich ihrem Einfluss – der im Falle Margas gewiss auch zum Teil zwischenmenschliche Konflikte heraufbeschwor – völlig entziehen können.

Marga war nicht nur – in Sonderheit in ihrem 15. bis 17. Lebensjahr – eine allgemein auffallende jugendliche Schönheit, sie faszinierte vor allem durch ein besonderes Talent besitzergreifender Kommunikation und auch im öffentlichen Bereich irgendwie intim empfundener Vitalität – Fähigkeiten, die sie sehr flexibel vor allem in spontan entstandenen Kleingruppen von Altersgefährten wirken lassen konnte. Sie war ein gebildetes, intelligentes, überdurchschnittlich ehrgeiziges Mädchen. Ich bin auch heute der Auffassung, ihr wäre als Filmschauspielerin eine beachtliche Karriere gelungen. Mit dem von ihr schließlich – aus einer gewissen unbewältigten Konfliktsituation heraus – ergriffenen Pädagogenberuf waren später ihre diversen expressiven Talente sichtlich unterfordert.

Drei Jahre lang – von unserem 9. bis zum 11. Schuljahr – war ich ihr Schultisch-Nachbar, habe ihre Nähe stets als sehr angenehm und anregend empfunden.

Doch nun der Reihe nach!

Marga war eine geborene Mecklenburgerin, exakt an jenem Tag zur Welt gekommen, an dem Adolf Hitler die Gründung der Deutschen Wehrmacht zelebrierte, am 16. 3. 1935; sie und ich waren somit etwa gleichaltrig.

Ihr Vater, Hugo Möller, entstammte meines Wissens einer alteingesessenen Familie des vordem Alt-Garz genannten, westlich Kühlungsborn gelegenen Küstenortes, der heute Rerik heißt. Herr Möller hatte in den 20er Jahren eine pädagogische Ausbildung absolviert und in seinem Nachbarort Kühlungsborn-Ost – damals noch Brunshaupten genannt – eine Anstellung an der örtlichen Volksschule gefunden. Margas Mutter hingegen kam aus einer anderen deutschen Region. Ich erinnere mich gut daran, dass Marga während unserer Schulzeit immer noch nahe Verwandte in Hannover hatte, dem Ort der Kindheit und Jugend ihrer Mutter.

Während unserer mehrjährigen Tischnachbarschaft lernte ich sowohl ihren Vater als auch ihre Mutter etwas näher kennen, eine sehr gepflegte, höchst ansehenswerte Dame, damals im Alter von etwa 40 Jahren. Als Tochter eines Hoteliers wuchs sie in einem materiell saturierten, einen gehobenen Lebensstil gewährenden Milieu auf. Als sie zu Beginn der 30er Jahre einen Sommeraufenthalt im mecklenburgischen Ostseebad Brunshaupten verlebte, war sie vermutlich nicht nur hübsch und wohlhabend, sondern auch ein wenig erlebnishungrig – denn sie gab dem drängenden Werben des vergleichsweise unbemittelten, doch sehr engagierten jungen Lehrers der örtlichen Schule nach.

Aus den beiden wurde schließlich ein Ehepaar, und die Hannoveranerin zog nach Mecklenburg.

Marga war ihr erstes Kind; einige Jahre später wurde noch ein zweites Mädchen geboren, Elke, die ich immer nur im dominanten Schlagschatten ihrer älteren Schwester erlebt habe. In den 30er Jahren scheint eine Zeit lang enger familiärer Kontakt zwischen den Familien Möller und Praefcke – den Eltern von Klaus und Peter Praefcke – bestanden zu haben, der sich dann aber während des 2. Weltkrieges wieder löste.

Beruflich widerfuhr Margas Vater im Jahre 1945 ein gleiches Schicksal wie meiner Mutter – als früheres NSDAP-Mitglied wurde ihm die weitere Ausübung seines Lehrerberufes an öffentlichen Schulen untersagt. Später versuchte er, als Hilfs-Katechet und Religionslehrer im Rahmen kirchlicher Bildungsmaßnahmen wieder eine materielle Basis zu finden, meines Wissens mit mäßigem Erfolg.

Die Familie hat die auch für sie schwere Nachkriegszeit durch den Zugriff auf ihre Rücklagen und die Unterstützung seitens der wohlhabenden niedersächsischen Verwandtschaft von Margas Mutter glimpflich überstanden.

Schließlich konnte Hugo Möller sich und seine Familie aus der zunehmend prekärer werdenden finanziellen Situation durch die Erlangung einer Invalidenrente lösen, die ihm in Anbetracht seiner ausgeprägten, mittlerweile stadtbekannten Emphysembronchitis von der in der DDR inzwischen etablierten Sozialversicherung eines Tages gewährt wurde. Schon in den letzten Kriegsjahren hatte er während seines Unterrichts wiederholt kaum beherrschbare Hustenanfälle gehabt, war wegen seines Lungenleidens auch von einer Einberufung in die Wehrmacht zurückgestellt worden.

Margas frühe Jungmädchenjahre waren also, obwohl die Familie von Flucht oder Ausbombung verschont geblieben war, keineswegs auf Rosen gebettet.

Trotzdem war sie immer geschmackvoll angezogen. Als ihr Schultisch-Nachbar war ich von ihrem stets angenehmen Körperduft äußerst angetan – die Verwandten in Hannover sorgten wohl dafür, dass die Töchter des Hauses Möller sich auch in schwierigen Zeiten mit für ihre gesellschaftlichen Kreise angemessenen Seifen waschen konnten.

Bei meinem Vater hatte Marga einen großen Stein im Brett.

Er hat es ihr nie vergessen, dass sie – damals noch ein etwa 12-jähriges Kind – durch ihre lebhafte Mitarbeit während seiner Lehramts-Prüfungs-Lektionen zum Abschluss seiner Lehrer-Ausbildung ihm eine spürbare Unterstützung gegeben hatte. Während die meisten damaligen 6-Klässler angesichts der fremden und sehr ernsten Herren von der Prüfungskommission aus dem Schweriner Kultusministerium zu verschüchterter Zurückhaltung neigten, war es immer wieder Marga Möller, die Tochter des suspendierten Berufskollegen, die das Entstehen von Blockade-Situationen im Verlauf der Musterstunden mit ihrem quicklebendigen Engagement vermeiden half. Sicherlich hatte Marga schon damals ein feines Gespür für sich zuspitzende Situationen, andererseits in diesem Alter einen noch von allen Selbstzweifeln völlig freien Hang zu ungehemmter Selbstdarstellung. Dass dieser Hang in den späteren Schuljahren ein wesentliches Merkmal ihres facettenreichen Charakters blieb, kann ich bestätigen.

In unserem 9. Schuljahr konzentrierte sich Margas Ehrgeiz darauf, mit ihren schulischen Ergebnissen in unserem neu geschaffenen Klassenverband ganz vorne zu sein, und tatsächlich wurden wir beide – sie und ich – im Frühjahr 1950 mit Buchprämien für unsere herausragenden Zensuren-Spiegel geehrt.

Doch in den folgenden Jahren begann sich das Interessenspektrum meiner Schultisch-Nachbarin mehr und mehr zu verändern. Ganz gewiss hing das mit den für unser damaliges Alter typischen intensiven biologischen und psychischen Reifungsprozessen zusammen.

Mich erinnerte die sich etwa ab unserem 10. Schuljahr in geradezu extremer Intensität um Marga entwickelnde Situation an ein altes deutsches Sprichwort, das uns Deutschbalten sehr geläufig war: „Wem der Teufel Übles will, dem schenkt er eine schöne Tochter!"

Marga entwickelte sich in jener Zeit unstrittig zu einer ungewöhnlichen, geradezu bezaubernden ästhetischen Erscheinung.

Und das hatte Folgen.

Von Monat zu Monat wurde sie nicht nur von einem stetig wachsenden Anteil ihrer männlichen Klassenkameraden, sondern auch von den etwas älteren Jungen der vor uns liegenden Klassen zunehmend hemmungsloser umschwärmt, umschmachtet, zum Teil angebetet – und sie hatte zunehmend ihre Probleme, mit diesen Gegebenheiten zurechtzukommen.

Einerseits fühlte sie sich – weibliche Eitelkeit war ihr keineswegs fremd – dadurch ganz gewiss außerordentlich geschmeichelt, genoss den sich allmählich um sie entwickelnden Kult. Sie wusste sehr wohl, dass nicht wenige heranwachsende Männer sich irgendwie ein Photo von ihr verschafft hatten und dieses wie eine Reliquie stets bei sich trugen.

Andererseits begann ihr die zentrale Rolle im seelischen Leben der männlichen Schülerwelt in ihrer Umgebung allmählich lästig zu werden.

Wie sollte man auf die Dauer den ständigen Avancen begegnen, stets die Balance zwischen kameradschaftlicher Freundlichkeit und eindeutigen, disziplinierenden Signalen finden? Und wie konnte man bei diesem dauernden Trommelfeuer der Gefühle stets den hinreichend kühlen Kopf bewahren, um den schulischen Anforderungen gerecht zu werden, die bisherige Position in der Leistungsspitze der Klasse möglichst zu halten? Und – ganz wichtig! – wie positionierte man sich jetzt weiter im Kreis der anderen Mädchen?

Es blieb nicht nur der Pädagogenschaft nicht länger verborgen – eine absolute Schönheitskönigin kann als Schulmädchen schnell in große Schwierigkeiten geraten!

Marga hatte es als Kulterscheinung wirklich sehr schwer, sich selbst treu zu bleiben, auf ihren verschiedenen Aktionsebenen durchzusetzen, zu erreichen, auch weiterhin als halbwegs normale Schülerin und Klassenkameradin behandelt zu werden. Sie scheint damals, sehr rational kalkulierend, für sich eine bestimmte Entscheidung getroffen zu haben, an der sie bis an das Ende unserer Schulzeit eisern festgehalten hat – mit den Jungen aus der eigenen Klasse gibt es nur kurze, und in aller Öffentlichkeit vollzogene Situationsflirts, mit denen jeder Klassenkamerad, der sich ihr gegenüber respektvoll und anständig benimmt, gelegentlich beglückt wird. Zu diesem Repertoire gehörten: gelegentlich ein ironisch schmachtender Augenaufschlag, ein kurzes, aber strahlendes Lächeln, auch einmal ein freundlich-vertrauliches Scherzwort. Aber – mehr nicht! Etwas völlig anderes waren sachlich-kameradschaftliche Gespräche, an denen sich Marga auch weiterhin gerne und mit Engagement beteiligte.

Ob sie sich auch gegenüber dem Werben der Knaben aus höheren Klassenstufen immer so verhalten hat, kann ich nicht mit hinreichender Zuverlässigkeit beurteilen. Aus der Retrospektive ergeben sich Anhaltspunkte, dass dem unter Umständen nicht so war. Einer aus dieser Gruppe, Hans Rabe – später „summa cum laude" – Absolvent der Rostocker Universität, noch später zu hohen Rängen und Würden des polizeiärztlichen Dienstes aufgestiegener Mediziner – wurde ihr erster Ehemann.

Bei allem unverkennbaren Selbstbehauptungswillen, aller vorgelebter Selbstdisziplin – der kaum kanalisierte, fortschwelende pubertäre Trubel um sie hat bei Marga unverkennbar Spuren hinterlassen; sie verlor im Laufe der Zeit eine gehörige Portion ihrer früheren Selbstsicherheit. Als ihr schultäglicher Tischnachbar spürte ich, dass sie in ihrem Inneren viele unbeantwortete Fragen mit sich herumtrug, wohl auch niemanden fand, der ihr bei der Bewältigung ihrer Selbstzweifel wirklich helfen konnte. Sie reagierte darauf folgendermaßen: Etwa ab dem 11. Schuljahr vertiefte sie sich mit Leidenschaft in die internationale klassische Romanliteratur, vergrub sich gar. Ihren Deutsch-Zensuren war das sicherlich zuträglich, den Zensuren in allen anderen Fächern dagegen nicht.

Eine Zeit lang wurden ihre Beziehungen zu verschiedenen Mitschülerinnen sehr kompliziert. Auch wenn sie sich gegenüber allen Mädchen immer um eine gute Kameradschaft bemühte, den leistungsschwächeren gelegentlich uneigennützig zur Seite stand – nicht wenige Mädchen neideten ihr dennoch mehr oder weniger heftig ihre außergewöhnliche Wirkung auf „die Männlichkeit". Hin und wieder konnte man sogar aufkommenden Hass ausmachen, wenn das Bemühen einer jungen Dame um die Aufmerksamkeit eines bestimmten jungen Herrn erfolglos blieb, weil dieser wegen der Ausstrahlung der „Erzprinzessin" – ohne deren bewusstes Zutun – total blockiert blieb.

Es war wohl ihre Gesamtpersönlichkeit, durch welche die ungewöhnliche jahrelange Wirkung der jungen Marga Möller während unserer Oberschulzeit zu erklären ist. Neben gepflegter Ästhetik, deutlich extrovertiertem Grundcharakter und einer kameradschaftlichen sozialen Haltung war hierfür vermutlich ihr angeborenes großes Talent in Bezug auf Mimik und Körpersprache ausschlaggebend. Manche Pose, manches bewegungstechnische Reaktionsmuster, das ich später in den Romy-Schneider-Filmen bewundern konnte, kam mir – dank meiner einstigen Tischnachbarschaft mit Marga – merkwürdig bekannt, gar vertraut vor.

Im Abitur am Ende unseres 12. Schuljahres tat sich Marga recht schwer, zeitweise kam sie gar ein wenig ins Schlingern.

Mathematik war in unseren letzten beiden Schuljahren nicht mehr ihre ausgesprochene Stärke gewesen, doch bis zur Mitte des 12. Schuljahres hatte sie wenigstens das obligatorische Minimum stabil erbracht.

Die ausschlaggebenden Beweggründe habe ich nie erfahren oder erkennen können – in den letzten Monaten vor dem Abitur verweigerte Marga schließlich j e d e s ernsthafte Engagement in diesem Fach. Das trug den Charakter einer Trotzreaktion, vermutlich wirkten hier verschiedene kritische Prozesse für die knapp 18-Jährige zusammen.

Daraus resultierte meines Erachtens ihre Flucht in ein Germanistik-Pädagogenstudium.

Marga wurde Deutsch-Lehrerin. Sie hat dann später ihren Beruf längere Zeit ausgeübt, wurde Mutter zweier Kinder; als Hans Rabes Ehefrau gehörte sie recht bald zur gehobenen Gesellschaft Berlins, der „Hauptstadt der DDR".

Doch nicht allein mit Marga Möller verband mich in meinen Oberschul-Jahren eine gute Klassenkameradschaft, ich lernte auch andere Mädchen als ehrliche und aufgeschlossene Schulgefährtinnen schätzen und achten, was meine durch die halbflüggen und arroganten werdenden Damen der ehemaligen Kühlungsborner Privatschule im 7. Schuljahr entstandenen Auffassungen betr. der typischen Charakterstrukturen meiner weiblichen Altersgefährtinnen wieder erheblich zum Positiven korrigierte.

Gesa Sengebusch war eine Cousine 2. Grades von Gerhard Schmidt, wie Marga eine gebürtige Mecklenburgerin, eine Zeit lang eine enge Freundin von ihr.

Ich erinnere mich, wie stark beeindruckt ich bereits im Jahre 1944 von ihr gewesen war, als es sich bei uns Kindern herumsprach, dass dieses damals erst 9-jährige Mädchen sich aufopfernd bei der Betreuung von in Kühlungsborner Reserve-Lazaretten liegenden schwer verwundeten Soldaten engagierte.

Es blieb auch später so – das Sich-Einsetzen für andere, eine absolute Ehrlichkeit sich selbst und ihrer Umgebung gegenüber hat nicht nur ihr Schülerdasein, sondern auch ihren ganzen späteren Lebensweg geprägt.

Dabei war Gesa alles andere als introvertiert oder lebensfremd. Ihre immer gute Laune, Lebendigkeit, Aufgeschlossenheit gegenüber jedem gutmütigen Unsinn ließen sie mir wie das weibliche Gegenstück unseres damals noch kleinen Seppel Pischel in der 9. Klasse erscheinen. Doch während aus dem kleinen Seppel bald der große Sepp, aus dem heiterbeschwingten Kind ein eher nachdenklicher junger Mann wurde, blieb Gesa bis zu unserem gemeinsamen Abitur immer das, was sie von Anfang an gewesen war – ein für unsere Generation vergleichsweise groß gewachsenes, schlankes, blauäugiges Mädchen, mit dem man „Pferde stehlen" konnte.

Gesa Sengebusch war immer eine gute Schülerin, gehörte stabil zum oberen Leistungsdrittel. Obwohl ihr das mit einer sehr guten „2" abgelegte Abitur den Weg zu einem Universitätsstudium – einschließlich dazugehörigem Stipendium – weit geöffnet hatte, lehnte sie das Beschreiten eines akademischen Bildungsweges ab, wurde Krankenschwester. Auf der Basis dieser Ausbildung war sie später über Jahrzehnte hinweg eine hochgeschätzte, mit staatlichen Ehrungen gewürdigte Gemeindeschwester im ländlichen Milieu Mecklenburgs.

Noch heute bin ich Gesa für manches offene Wort dankbar.

Auch Gisela Schwerin war Mecklenburgerin, die designierte Erbin des unverändert „Schweriner Hof" genannten Hotels an der Strandpromenade in Kühlungsborn-West. Mit Gisela habe ich schon mein 4. bis 6.

Schuljahr in der gleichen Klasse verbracht, später dann in der Oberschule mein 9. bis 11. Sie schied 1952 – aus mir im Einzelnen nie plausibel bekannt gewordenen Gründen – vor dem letzten Schuljahr aus unserer Oberschule aus.

Ähnliches vollzog sich auch mit manch anderen meiner Klassenkameradinnen, z. B. mit Christa Steffen, die schon in früher Jugend über beachtliche filmhistorische Kenntnisse verfügte.

Gisela Schwerin verließ recht bald nach ihrem Schulabgang die DDR. Wir haben uns infolge der sechs gemeinsam verbrachten Schuljahre gut gekannt, und – so glaube ich – gegenseitig geschätzt. Sie war eine unermüdliche und ausdauernde Arbeiterin, wurde schon früh regelmäßig zu Aushilfsarbeiten im recht großen Hotelbetrieb ihrer Eltern herangezogen, übernahm ohne Murren auch manche außerplanmäßige Belastung im Rahmen des Schulbetriebes.

Im Wesen spürbar gesetzter als Gesa oder Marga, von kräftiger Statur und auch relativ groß gewachsen, hat sie wohl jeden von uns durch ihr ausgeglichen-freundliches Naturell für sich eingenommen, auch mich. Als mir die Leitung der FDJ-Gruppe unserer Schulklasse durch eine von mir mit sehr gemischten Gefühlen angenommene Wahl meiner Klassenkameraden übertragen wurde, war sie längere Zeit meine stets ansprechbare und einsatzbereite Stellvertreterin.

Sie blieb lebenslang unverheiratet, hat meines Wissens ohne Unterbrechung bis zu ihrer Altersrente in ihrem Beruf als Röntgenassistentin gearbeitet.

Und schließlich möchte ich in diesem Jungmädchen-Reigen Ingrid Nehring nicht vergessen. Wir waren nicht nur Klassenkameraden, sondern auch Nachbarskinder.

Ingrids Vater war ein Hamburger Konditormeister, der – wie so viele andere deutsche Männer – als Soldat der Wehrmacht im Zweiten Weltkrieg sein Leben ließ.

Als seine Rest-Familie in Hamburg total ausgebombt wurde, zog Ingrids Mutter mit ihrer Tochter nach Kühlungsborn, in ein uns schräg gegenüber liegendes Gebäude der „Neuen Reihe".

Auch Ingrid hatte, kriegsbedingt, wahrlich eine sehr karge Kindheit gehabt. Sie war ein stilles und bescheidenes Mädchen, mit dem ich gelegentlich unseren gemeinsamen kurzen Schulweg zurückgelegt habe. Ihre große Liebe galt dem ältesten Sohn unseres Schuldirektors, Fjedor

Esser. Im Ergebnis von Entwicklungen, auf die an anderer Stelle einzugehen sein wird, verließ auch sie – nur wenige Wochen vor Beginn der
Abitur-Prüfungen – unseren Klassenverband, ging nach West-Berlin.
Dort absolvierte sie eine Ausbildung zur medizinisch-technischen As-
sistentin (MTA), und war anschließend auch lange Jahre in diesem Beruf tätig.

Unsere Mütter waren längere Zeit freundschaftlich-
nachbarschaftlich verbunden. Kurz vor dem 13. August 1961 – dem
Tag des Mauerbaues – zog Frau Nehring zu ihrer Tochter und ihrem
kleinen Enkelkind. Ingrid hatte inzwischen ihren Fjedor geheiratet, war
eine glückliche Mutter geworden.

5. Über „sozialistische Koedukation", nach den Vorgaben von Direktor Esser.

Bevor wir uns der chronologischen Fortschreibung meines Oberschü-
ler-Daseins und anderen Sachverhalten zuwenden, erscheint es mir
angebracht, zumindest kurz auf die seinerzeit im regionalen Rahmen
viel Aufsehen erregenden Spezialmaßnahmen der Esser'schen Koedu-
kations-Initiative einzugehen, die, mit heutigen Augen betrachtet, recht
skurrile Züge trugen, wohl wirklich nur im Kontext ihres Zeitbezuges
angemessen einzuordnen sind, sich mittelfristig aber tatsächlich als
echte Entwicklungsbeschleuniger bei der Generierung und Stabilisierung eines verträglichen Klassenklimas bei uns damals halbwüchsigen
Jungen und Mädchen erwiesen.

Ohne allzu detailliert auf die Vorstellungen unseres sich vermutlich
als aufgeklärten Diktator empfindenden, von seiner Mission in Koedu-
kations-Belangen sicherlich auch voll überzeugten damaligen Schuldirektors einzugehen, will ich zumindest zwei der besagten Spezialmaßnahmen skizzieren und kommentieren.

Da war zu allererst die „Koedukations-Regel Nr. 1" – die Klassenlehrer hatten zu Beginn des Oberschul-Besuches zu gewährleisten, dass
sich immer ein Junge und ein Mädchen einen Schultisch im Klassen-
zimmer teilten!

Zwei Jungen oder zwei Mädchen durften nur dann zusammensit-
zen, wenn ihre Geschlechtsgruppe im betreffenden Klassenverband
in Überzahl vertreten war, sie deshalb keinen Sitzpartner von „der
anderen Seite des biologischen Spektrums" finden konnten.

Direktor Esser war es wichtig, dass dieses von ihm administrierte Ne-
beneinandersitzen zu einem Zeitpunkt organisiert wurde, zu welchem
noch keine nennenswerten speziellen erotischen interpersonellen Beziehungen zwischen einem bestimmten Jungen und einem bestimmten Mäd-

chen entstanden sein konnten, also möglichst bereits am ersten Tag nach Aufnahme des ersten Unterrichtes einer neuen Oberschulklasse.

Natürlich wusste er, dass sich solche Beziehungen bei unserer Altersgruppe über kurz oder lang in der einen oder anderen Form anbahnen würden, doch er wollte die betreffenden jugendtypischen Kettenreaktionen kontrolliert ablaufen lassen. Durch die frühzeitige Oktroyierung eines beliebigen andersgeschlechtlichen Sitzpartners war – zu Recht, wie sich bald herausstellte – davon auszugehen, dass die neuen Zwangspaare zunächst damit beschäftigt sein würden, einen sinnvollen banknachbarschaftlichen Modus vivendi zu arrangieren. Der von unserem Direktor vermutlich listig beabsichtigte Nebeneffekt solcher Übungen war eine weitgehende Desillusionierung hinsichtlich der vielen Dornen im partnerschaftlichen Rosengeflecht eines „Er's" mit einer „Sie". Und ich kann mich tatsächlich an keinen einzigen Fall erinnern, dass je aus einem administrativ zusammengefügten Sitzpaar später ein echtes Pärchen wurde.

Nach offizieller Aussage von Direktor Esser war es nicht nur unvermeidlich, sondern sogar wünschenswert, dass zwischen Schülern unterschiedlichen Geschlechtes emotionale Bindungen entstanden. Diese Prozesse sollten sich jedoch möglichst unter den kontrollierenden und gegebenenfalls disziplinierenden Augen des pädagogischen Personals seiner Bildungseinrichtung vollziehen, sich „organisch" entwickeln.

Und in diesem Sinne wurde von ihm im Herbst 1949 angeordnet, dass in jedem Schuljahr ein Schulball stattzufinden habe – „mit klassischen, zivilisierten Gesellschaftstänzen"!

Mit Hilfe des klassischen Tanz-Repertoires sollte wohl auch – begleitet vom beifälligen Kopfnicken der lokalen politischen Führungsgrößen – eine Art Schutzwall gegen das Herüberschwappen der sich in Westdeutschland ausbreitenden „US-amerikanischen Musik-Unkultur" errichtet werden.

Um das anvisierte Ziel – kultivierte Ballatmosphäre – mit einiger Sicherheit zu erreichen, wurde mit gleicher Anordnung kurzfristig für alle Schüler der 9. und 10. Klassen der neuen Oberschule die Teilnahme an einem von der Schule getragenen kostenlosen Tanz-Pflicht-Unterricht angewiesen. Auch das war für den ganzen Ort etwas völlig Neues, und es sollte – in der Rückschau betrachtet – etwas Einmaliges, nur in jener denkwürdigen Zeit Vollzogenes bleiben.

Wie kam diese Anweisung bei uns frischgebackenen Oberschülern an? Es ist wohl nicht weiter überraschend – im Gegensatz zu anderen gesellschaftlichen Pflichtveranstaltungen stieß die Weisung betreffs pflichtgemäßen Erlernens von Gesellschaftstänzen wohl bei keinem von uns auf eine ehrlich gemeinte Ablehnung, löste allenthalben ein gespannt-interessiertes Echo aus, zu welchem sich unsere Mädchen in aller Offenheit, wir Jungen eher verschämt-geziert bekannten.

Zu Beginn des Jahres 1950 wurde zur Umsetzung der Direktoratsweisung geschritten, die Pflichtunterweisung in den „zivilisierten Gesellschaftstänzen" in den Räumen des auch heute noch existenten „Hauses Rolle" – neben dem Gebäude der alten „Kurverwaltung" am einstigen Bülow-Weg gelegen – erteilt. Als Lehrinhalte waren – nach angemessener Diskussion im Lehrerkollegium – Walzer, Langsamer Walzer, Foxtrott und Tango festgelegt worden; ob auch Polka dazugehörte, bin ich mir nicht mehr sicher. Zum Tango soll es im Lehrerkollegium wohl einiges Pro und Contra gegeben haben, aber schließlich war der Tango dann doch für „würdig" erachtet worden, uns Tanzeleven beigebracht zu werden.

Unsere Mädchen erfassten die von ihnen abverlangten Tanzschritte meist sehr schnell, vermutlich waren verschiedene von ihnen trotz des jungfräulichen Alters in diesen Angelegenheiten doch schon nicht mehr ganz unerfahren. Sie – und kaum die erwachsenen Tanzpädagogen – brachten dann uns Jungen die hohe Tanzkunst bei, typischerweise mit dem Gehabe älterer Schwestern, gelegentlich von ihnen geradezu genüsslich zelebriert. Ich fühlte mich ein wenig an mein 7. Schuljahr und die werdenden Damen aus der ehemaligen Privatschule erinnert.

Im Laufe unserer Übungen entspannte sich die anfangs etwas knisternde, ob ihrer Ungewohntheit auch ein wenig gehemmte Atmosphäre immer mehr, und wir lernten es, in den Tanzpausen mit unserer jeweiligen Partnerin kurze Gespräche über dieses und jenes zu führen, auch über Dinge, die mit dem Schulbetrieb nichts zu tun hatten. Die Bestimmenden der Pflicht-Tanz-Nachmittage blieben unsere Mädchen. Als die frisch erarbeiteten Gesellschaftstanz-Fertigkeiten allgemein als ausreichend angesehen wurden, fand der inzwischen überall anerkannte, bei allen Schülern sehr beliebt gewordene Tanzunterricht leider sein Ende.

Der von unserem Direktor angeordnete Schulball 1950 fand planmäßig kurze Zeit später statt, seine Wiederholungen in den Nachfolgejahren wurden aber dann nur noch sporadisch organisiert.

Selbst wenn das eben Beschriebene aus heutiger Sicht starke Züge einer Kasernenhof-Beglückung junger Menschen hatte – im Großen und Ganzen erreichte damals unser väterlicher Direktor in punkto Koedukations-Stimulierung mit den kommandierten Maßnahmen sein Ziel, zumindest in meinem Klassenverband. Jungen und Mädchen sahen sich fortan mit noch größerer Selbstverständlichkeit als gleichberechtigt, und vor allem gleichwertig an.

Übrigens – auch die vorstehend kommentierte „Koedukations-Regel Nr. 1" war schon nach einigen Jahren wieder in völlige Vergessenheit geraten. Trotzdem hatte es sich inzwischen eingebürgert, dass, ohne intervenierendes Reglementieren, keineswegs immer nur Jungen mit Jungen und Mädchen mit Mädchen sich an einem Zweier-Schultisch zusammensetzten.

Aber nun passierte eben doch gelegentlich, dass aus einem „Schultisch-Duo" schließlich ein echtes Pärchen wurde.

6. Schulisches und Privates aus den Jahren 1949/50 und danach.

Mein 9. Schuljahr ist mir damals – was es die abgeforderten Leistungen anbelangte – ausgesprochen leicht gefallen.

Außerordentlich stark in Mathematik, in erheblichem Ausmaß auch in Englisch, in etwas geringerem Ausmaß in fast allen anderen Fächern konnte ich von dem Vorlauf zehren, den mir mein Doberaner Intermezzo im Winter und Frühjahr 1949, mein Besuch der damals schon mit einer gymnasialen Oberstufe versehenen Goethe-Schule in Bad Doberan, beschert hatte.

In einem einzigen Fach hatte ich ein leichtes Defizit, ironischerweise in dem von meinem Vater vertretenen Sprachfach „Russisch"; in diesem Fach war der Unterricht in Doberan zu meiner Zeit spürbar weniger anspruchsvoll als in Kühlungsborn. Doch nach einigen Monaten war besagtes Manko beglichen.

Es war also für mich an der Kühlungsborner Goethe-Oberschule zunächst ein recht bequemes Lernen, und da sich auch mein Gesundheitszustand nach der Blinddarm-Operation im Mai von Monat zu Monat weiter stabilisierte, fühlte ich mich speziell in der zweiten Hälfte des Schuljahres 1949-50 ausgesprochen wohl in meiner „9 A".

Im familiären Bereich war das folgenreichste Ereignis während meiner Oberstufenjahre der Auszug meiner Großmutter und von Tante Lilly – mit vollem Namen Elisabeth Jessulat, einer Schwester meiner Mutter – aus der von uns seit 1945 gemeinsam bewohnten Drei-Zimmer-Wohnung im Haus „Hertha", Neue Reihe 32. Tante Lilly hatte es erreicht, dass ihr als im Beruf stehende Lehrerin endlich eine eigene Wohnung zugewiesen wurde – zwei Zimmer und Küche im Haus „Freischütz", Karl-Risch-Str. 3, in der Nähe des Bahnhofes Kühlungsborn-Ost. Dorthin verzog sie nun mit meiner Großmutter, so dass in der ehedem von Frau „Pastor" Schreiber im Uplegger'schen Anwesen bewohnten Wohnung nur meine Eltern, mein Pflegebruder Peter Henningsen und ich zurückblieben. Fortan hatten Peter und ich ein gemeinsames eigenes Schlaf- und Arbeitszimmer, meine Eltern wieder ihr eheliches Schlafzimmer. Das dritte Zimmer wurde unser gemeinsamer Wohnraum.

Im Laufe der Jahre ersetzten nun meine Eltern das inzwischen sehr abgenutzte Mobiliar aus alten Schreiber'schen Zeiten durch meist schlichte, doch neue und funktionale Möbelstücke. Schließlich wurde auch ein neuer Elektroherd angeschafft, durch den das bis dahin noch geübte, heutzutage archaisch anmutende Kochen über offenem Herdfeuer abgelöst werden konnte.

Erhebliche Veränderungen vollzogen sich bei unseren Hauswirten, der Familie Uplegger.

Die Altersgefährtin meiner Großmutter, die alte Frau Uplegger, starb in jenen Jahren an den Folgen eines schweren Atemwegsinfektes.

Ihr jüngster Sohn, der Tischlermeister Hans Uplegger, bezog mit Ehefrau und Kinderschar die Uplegger'sche Stammwohnung im Erdgeschoß des Hauses. Hans Uplegger war als deutscher Soldat im Krieg schwer verwundet worden, schließlich hatte man ihm ein Bein amputieren müssen. Von den Kindern der Familie Uplegger, die alle jünger als ich waren, kann ich mich noch gut an die beiden Mädchen Renate und Karin, und an die Jungen Jochen und Christian erinnern; insgesamt gab es, wenn mich meine Erinnerung nicht täuscht, 6 Kinder der jungen Frau Uplegger, des Tischlermeisters Ehefrau.

Auch der auf unserem Grundstück angesiedelte Tischlerei-Betrieb ging nunmehr wieder in die Regie der Familie Uplegger über. Die alte Frau Uplegger hatte zwischenzeitlich den Maschinen- und Gerätepark sowie die dazugehörigen Baulichkeiten an eine Firma Rohloff und Hager verpachtet, die in den ersten Nachkriegsjahren eine kleine Nachttisch-Lampen-Produktion in Gang gesetzt hatte. Der Chef jenes Unternehmens, Herr Rohloff, ist mir als hoch aufgeschossener, schlanker, stets hastig-angestrengt wirkender Mann in Erinnerung geblieben; er hatte im Krieg einen Arm verloren.

Nachdem besagter Pachtvertrag ausgelaufen war, betrieben fortan Hans Uplegger und sein älterer Bruder Erich gemeinsam die einst von ihrem Vater gegründete Tischlerei, vorzugsweise als Bautischlerei und Sarglager.

In den Jahren 1948/49 hatte sich die Kühlungsborner Lebensmittelversorgung spürbar entspannt. Sicherlich blieb der Eiweiß- und Fettanteil an der täglichen Ernährung unzureichend, doch an gravierende Defizite hinsichtlich des deutschen Grundnahrungsmittels Kartoffel kann ich mich aus diesen beiden Jahren und der späteren Zeit nicht mehr erinnern.

Da die über die Lebensmittelkarte zu sichernde Fleisch- und Eierversorgung immer noch karg war, hielt unsere Familie weiter Kaninchen und Hühner; vom Frühjahr bis zum Herbst hatten Peter und ich für ausreichendes Grünfutter zu sorgen, doch das blieb jetzt unsere einzige ständige Pflicht bei der Haushaltsführung. Ich beteiligte mich außerdem am Umgraben im Frühjahr und Herbst; neben unserem uns schon 1945 zugestandenen Hausgarten hatten meine Eltern inzwischen auch einen kommunalen Schrebergarten übernommen. Dennoch – auf die Gartenarbeit wurde in unserer gesamten Familie jetzt erheblich weniger Mühe verwand, als in den ersten Nachkriegsjahren; trotzdem blieben die Erträge beachtlich.

Hinsichtlich der Brennstoffversorgung traten in jenen Jahren wieder halbwegs geregelte Verhältnisse ein – die uns laut Hausbrand-Karte zustehenden Brikettmengen wurden zuverlässig angeliefert, die stabile Funktion des mitteldeutschen Braunkohletagebaus machte es möglich. Demzufolge konnte jetzt seitens unserer Familie das strapaziöse Stubbenroden zur ergänzenden Brennholzgewinnung völlig und endgültig eingestellt werden.

Wie schon seit 1947 bis zum Anfang des Jahres praktiziert, nahm ich im Herbst 1949 meine Wochenendfahrten mit Peter zum Henningsen'schen Bauernhof wieder auf, wo die Speisetafel immer gehaltvoll gedeckt war. Frau Henningsen hatte mir ein älteres Damenfahrrad geschenkt, so dass Peter und ich jetzt mit jeweils eigenen Rädern sonnabends am frühen Nachmittag den Weg von Kühlungsborn nach Westhof, und sonntags am Abend von Westhof nach Kühlungsborn zurücklegen konnten. Allerdings ließ ich jetzt an manchen Wochenenden Peter allein zu seinem Bauernhof fahren, z. B., wenn es mir angebracht erschien, im Interesse einer gründlichen und störungsfreien Vorbereitung auf eine Klassenarbeit oder mündliche Leistungsüberprüfung mich über das Wochenende voll auf bestimmte schulische Belange zu konzentrieren.

Auch sonst wurde mir im Verlauf meiner Oberschulzeit von meinen Eltern – insbesondere in den letzten beiden Oberstufen-Jahren –

hinsichtlich meiner Zeiteinteilung viel mehr Freiraum eingeräumt, als es bisher in unserer Familie üblich gewesen war. Das geschah vermutlich unter anderem im Ergebnis der beeindruckenden Resultate einer weitgehend von mir durchgesetzten, fast ohne Außenkontrolle stattgehabten Sonderbeschulung während meines 10. Schuljahres, auf die wir noch eingehender zurückkommen werden.

In einem Punkt allerdings blieben die häuslichen Zügel bis zu meiner Volljährigkeit im Februar 1953 unverändert straff gespannt: wie mein zweieinhalb Jahre jüngerer Pflegebruder Peter, so musste auch ich mich allabendlich spätestens um 22:00 Uhr in unserer Wohnung eingefunden haben.

Diese Regelung galt für mich noch im Alter von 17 Jahren, auch für die oft wunderschönen und langen norddeutschen Juniabende, an denen eine kurze abendliche Radtour in die vor unserer Haustür liegende Frühsommertraumlandschaft von Kühlungsborn und seiner unmittelbaren Umgebung einmalige Naturerlebnisse vermitteln konnte.

Selbst wenn ich gelegentlich einen Kinobesuch vorhatte, gab es regelmäßig hartnäckige Diskussionen – vor allem mit meiner Mutter –, um die innerfamiliäre Sperrstunde für mich ausnahmsweise auf 23:00 Uhr anzuheben. Meine liebe Frau Mama vertrat den Standpunkt, dass bei einem Vorstellungsende um etwa 22:00 Uhr – und einem bei zügigem Fußmarsch in 20 Minuten zurückzulegenden Heimweg – eine Anhebung der Sperrstunde auf 22:30 Uhr völlig ausreichend sein müsste. Es war öfters mein Vater, der sich schließlich auf meine Seite stellte, „damit der Junge sein Kino-Erlebnis in Ruhe ausklingen lassen kann", und meine Mutter dann doch zum Nachgeben – selbstredend „ausnahmsweise" – veranlassen konnte. Zum Schluss hieß es in einem solchen Fall zumeist: „Nun gut, 23:00 Uhr; aber das ist mein letztes Wort!"

In der Tat – in einer halben Stunde konnte es selbst bei der romantischsten Mittsommernachts-Stimmung wahrlich kaum geschehen, dass ich unbedarfter Jüngling in unserem anfangs der 50er Jahre betr. „Nachtleben" sehr beschaulichen Kühlungsborn auf gefährlich-sündige Abwege geriet!

7. Kühlungsborn passt sich an.

Ein großes Problem für die in einmaliger Landschaft zwischen dem kleinen, bewaldeten „Mittelgebirge" der Kühlung und dem Meer gelegene Stadt an der mecklenburgischen Ostseeküste blieb auch nach den ersten Nachkriegsjahren die Bereitstellung einer ausreichenden Zahl geeigneter Arbeitsplätze für die im Jahre 1945 zahlenmäßig sprunghaft gestiegene Einwohnerschaft.

Bis zum Zweiten Weltkrieg war Kühlungsborn ein 4.000-Einwohner-Ort gewesen, seine Existenzgrundlage im Wesentlichen der sommerliche Bädertourismus. Das war nun durch Krieg und Kriegsfolgen radikal verändert worden. Durch die Belegung der Hotels mit Flüchtlingen und Vertriebenen hatte sich Kühlungsborns Einwohnerzahl zeitweise verdreifacht, auf etwa 12.000 Einwohner.

Da die Vergabe der Ferienquartiere als Dauerwohnungen dem Tourismus eine seiner wichtigsten Voraussetzungen entzogen hatte, waren auch dem Ort als Ganzes seine traditionelle ökonomische Basis und die dazugehörigen Arbeitsplätze einstweilen verloren gegangen. In den Jahren 1948/49 war es jedem in Kühlungsborn ansässigen Menschen mit Realitätssinn bewusst, dass dieses Problem auch bei der nun allmählich erfolgenden Konsolidierung der allgemeinen Lebensverhältnisse nur schrittweise zu lösen war, man nicht auf eine schnelle Rückkehr des Status quo ante bauen konnte.

Eine wesentliche Entlastung der örtlichen Arbeitsplatz-Situation ergab sich durch den zu jenem Zeitpunkt bereits begonnenen, bis weit in die 50er Jahre fortgesetzten Ausbau der in Rostock angesiedelten Schiffbau-Industrie. Viele qualifizierte Industriearbeiter aus den Groß- und Mittelstädten des preußisch-pommerschen Raumes – z. B. aus Stettin oder Danzig – fanden dort schnell eine sie befriedigende Arbeit.

Zum anderen entspannte sich die Situation auch ein wenig durch Fortzug, vor allem in den Westen Deutschlands, aber auch in das sächsische Erzgebirge, wo auf sowjetisches Betreiben hin der Uran-Bergbau massiv forciert wurde, der das Fundament, der sich im Aufbau befindlichen sowjetischen Atomwaffenproduktion, bilden sollte. Aus so manchem Jung' von de Küst' wurde ein unter Tage gutes Geld verdienender, doch dabei seine Gesundheit ruinierender Bergmann, ein sogenannter Wismut-Kumpel. Über die Langzeitfolgen der im klassischen Uranbergbau kaum vermeidbaren radioaktiven Dauerstrahlung wurde zur damaligen Zeit in allen politischen Lagern kaum gesprochen, weder in den Medien noch in den Sonntagsreden der jeweiligen politischen Meinungsführer. Und in den norddeutschen, dem Bergbau fernen Küstenregionen waren solche Gefahren bis dahin sowieso völlig unbekannt gewesen.

Abwanderung entspannte das Kühlungsborner Arbeitsplatzproblem nicht nur direkt, sondern auch indirekt – es konnte im Sommer die eine oder andere frei gezogene Räumlichkeit wieder touristisch verwertet werden, was natürlich auf diesem Sektor auch den einen oder anderen Arbeitsplatz nach sich zog.

Ein sehr spürbarer Effekt im Sinne von Eindämmung der Arbeits- und Erwerbslosigkeit in Kühlungsborn ergab sich durch den schrittweise vor sich gehenden Aufbau paramilitärischer und militärischer Kontingente in beiden deutschen Staaten ab Ende der 40er Jahre. Kühlungsborn profitierte davon in doppelter Hinsicht.

Zum einen wurde in den Gebäuden der ehemaligen Luftwaffen-Flakschule am Rieden-See zwischen Kühlungsborn-West und Rerik ein Teil der Offiziers-Ausbildung für die zukünftigen See-Streitkräfte der DDR etabliert. Und zum anderen fanden manch kampferprobte, aber ansonsten berufslose ehemalige Wehrmachtssoldaten – insbesondere ehemalige Unteroffiziere – in den deutschen Streitkräften, in Ost und West, wieder eine befriedigende Aufgabe, und das bei häufig sehr auskömmlichen monatlichen Bezügen. Als sich das herumgesprochen hatte, zog es hinfort auch manchen jungen Burschen ohne eigene Fronterfahrung nach Erreichen des 18. Lebensjahres schnurstracks zu den wieder eine deutsche Uniform tragenden Formationen.

8. Die „Bootswerft Sorge" und ihr Ende.

In der unmittelbaren Nachkriegszeit hatten sich in Kühlungsborn einige produzierende Betriebe neu etabliert, nicht nur die bereits erwähnte Firma „Rohloff und Hager". Unter den Menschen der in den Ort geströmten Flüchtlingsscharen gab es zuhauf qualifizierte, nunmehr zu niedrigsten Löhnen arbeitswillige Fachkräfte der verschiedensten Berufe, und mancher ökonomisch talentierte, tatkräftige, auch über die – wie eh und je – unerlässlichen guten Beziehungen zu den administrativen Entscheidungsträgern verfügende Mann sah deshalb in den Ereignissen des Jahres 1945 nicht nur die große Katastrophe, sondern auch die einmalige Chance für eine eigene Unternehmer-Karriere.

In der distanzierten Rückschau nach einem halben Jahrhundert erscheint es mir aber als von vornherein determiniert, dass diese aus ihrer Zeit nur allzu verständlichen, durchweg mit viel Enthusiasmus gestarteten Initiativen – speziell was es überregional angelegte Produktionsfirmen anbelangte – in der Mehrzahl kurzlebige Erscheinungen bleiben mussten.

Zum einen waren sie – auch angesichts damaliger Verkehrsbedingungen – als möglichst standortnahe Nebenproduzenten von Großbetrieben des Rostocker oder Wismarer Raumes bereits zu peripher gelegen, zum anderen mussten die betriebswirtschaftlichen Erweiterungsvorstellungen der neuen Betriebseigner in der Regel über kurz oder lang mit den traditionsgebundenen speziellen lokalen Entwicklungstendenzen eines überregional sehr gut eingeführten Ostseebades kollidieren. Und drittens bekamen sie als Privatbetriebe durch die immer deutlicher werdende Verankerung sozialistischer Zielvorstellungen im Osten Deutschlands im Laufe der Zeit auch politisch motivierten Gegenwind.

Das Schicksal der einst in Kühlungsborn-Ost entstandenen „Bootswerft Sorge" illustriert plastisch die Probleme der im Ort nach

Kriegsende gegründeten Produktionsbetriebe, es sei deshalb ein wenig näher darauf eingegangen. Die Entwicklung und schließlich der Zusammenbruch dieser Werft wurden damals im ganzen Ort mit Interesse und mitfühlendem Bedauern begleitet.

Doch lassen wir das ganze Geschehen in seinen einzelnen Phasen vor unserem geistigen Auge Revue passieren.

Bereits in einem der ersten Nachkriegswinter begann Bootsbaumeister Sorge mit dem Aufbau eines für damalige Kühlungsborner Verhältnisse sehr großen Holzschuppens in unmittelbarer Nähe der Mündung des Fulgen-Baches in die Ostsee, nicht weit von jenem Bereich, in welchem nach der Jahrtausendwende der Kühlungsborner Yacht-Hafen entstanden ist.

Man konnte fast täglich erleben, wie der Unternehmer Sorge persönlich mit einem urtümlichen Ketten-Raupen-Schlepper, mit gewaltigem Getöse und Karacho, dicke Buchenstämme aus der Kühlung über die vereisten Katzenbuckel – kindskopfgroße Feldsteine, mit denen die Schloss-Straße noch zur Jahrtausendwende gepflastert war – stadteinwärts schleppte, mit der gleichen Transportmethode über die Cubanze-Straße bis zum Ort ihrer Verwendung in unmittelbarer Strandnähe brachte.

Das war auch damals – in der an viele Provisorien gewöhnten Nachkriegszeit – eine reichlich ungewöhnliche Variante des Holztransportes. Aber da es kaum anderen Fahrzeugverkehr, insbesondere fast keine schnell fahrenden Motorfahrzeuge gab, hatte der sowjetische Ortskommandant dem Bootsbaumeister Sorge für die Wintermonate eine Sondererlaubnis erteilt, um „die besonderen Möglichkeiten des winterlichen Transportes auf den vereisten Kühlungsborner Straßen für sein anerkennenswertes Aufbauvorhaben nutzen zu können". Führer von Pferdefuhrwerken wurden von der höchsten Autorität des Städtchens angewiesen, besagte Holztransporte nicht zu behindern, bei Nahen des Ketten-Raupen-Fahrzeuges rechtzeitig auszuweichen.

Und in der Tat funktionierten die Rutschpartien von Meister Sorge über die winterlichen vereisten Verkehrswege Kühlungsborns am besten, wenn sie in einem einzigen, nie unterbrochenen Durchlauf durch den ganzen Ort vollzogen werden konnten.

Etwas später besorgte Unternehmer Sorge sich ein kleines Sägegatter, und den ganzen Sommer über wurden verschiedene der Buchenstämme verwendungsgerecht unter freiem Himmel zersägt, aus den auf diese Weise gewonnenen Brettern der eingangs erwähnte große Holz-schuppen – den man jetzt „Bootswerft" nennen sollte – zusammenge-zimmert. Sorge konnte alle Löhne und Verbindlichkeiten immer pünkt-lich begleichen, war folglich trotz seiner gewöhnungsbedürftigen Ar-beitsmethoden sehr bald zu einem allseits gefragten Arbeitgeber und Geschäftspartner, gar zu einem Hoffnungsträger für ganz Kühlungs-born avanciert.

Natürlich fragte man sich, woher die für jene Zeit nicht unerhebli-chen Geldmittel stammten, über die der Bootsbaumeister offenbar verfügte. Bald waren die wildesten Gerüchte im Umlauf; schließlich setzte sich die Volksmeinung durch, ihm sei im Ausland eine beträchtli-che Erbschaft zugefallen, die er – da sie ihm in einer Valuta-Währung zugeführt worden wäre – sehr günstig in die durch den Kriegsausgang international extrem entwertete Deutsche Reichsmark quasi „umgeru-belt" hätte. Möglicherweise sei er auf diese Weise sogar Reichsmark-Millionär geworden. Auch wenn man letzten Endes nichts Genaues wusste – eine eigene Werft, eines Tages vielleicht sogar eine ganze Werft-Industrie konnte doch dem Ort, der damals nur dem Namen nach noch ein Ostseebad war, nur von Nutzen sein!

Da der couragierte und fleißige Unternehmer im kleinen Kreis sehr phantasievolle Zukunftsvisionen zu entwickeln pflegte – die dann zu noch phantasievolleren Gerüchten ausuferten – fanden immer neue Schwärmereien in der damals bunt zusammengewürfelten Einwohner-schaft Kühlungsborns ihre Nahrung, und schließlich träumte ein gehö-riger Teil von ihr mit seinem neuen Hoffnungsträger wildeste Zu-kunftsträume.

Und tatsächlich – schon etwa ein Jahr, nachdem mit dem zweckge-bundenen Holzeinschlag in der Kühlung begonnen worden war, stand die Grundkonstruktion des Holzbaues; Sorge schaffte es auch, nun die für einen kleinen Bootsbaubetrieb unerlässliche Technik herbeizuschaf-fen, und mit einer etwa 20köpfigen Belegschaft begann man in dem halb-fertigen Holzschuppen mit einer Kleinproduktion von meines Wissens klassischen mecklenburgischen Fischerkähnen. Ein wenig später folgte eine ganze Serie ausgesprochen kleiner Ruderboote, die von den allmäh-lich sich etablierenden Bootsverleihern der ganzen Region abgenommen und in ihren Saisonbetrieben eingesetzt wurden.

Auch ich habe während meiner Oberschulzeit manche Stunde in ei-nem für wenig Geld gemieteten, dem Vernehmen nach ehedem in der

„Bootswerft Sorge" entstandenen kleinen und wendigen Ruderboot auf der Ostsee verbracht, was bei mäßigem Wind und Seegang den meisten Spaß machte. Selbst bei Wind von der Stärke 4 bis 5 konnte man sich einen Kahn mieten und die Wellenschaukelei genießen – vorausgesetzt, die frische Brise war auflandig. Nur bei noch stärkerem Gebläse und tückisch ablandigen Winden blieben die Verleiher eisern. Auch wenn man natürlich als Verleiher an einer maximalen Auslastung seiner Boote interessiert war, so musste das Risiko für Mensch und Gerät dennoch kalkulierbar bleiben; und mir ist in der Tat bis zu meinem Abitur kein tragisch ausgegangener Unfall mit einem Leih-Boot an unseren heimatlichen Stränden bekannt geworden.

So entwickelte sich also Ende der 40er Jahre an der Mündung des Fulgen-Baches eine kleine eigenständige Kühlungsborner Bootsproduktion.

Aber unserem Meister Sorge stand der Sinn nach Höherem, und die allgemeine Volksmeinung ermutigte ihn.

Tatsächlich ergatterte er eines Tages den Auftrag, einen hochseetüchtigen Fischkutter, ein richtiges Schiff zu bauen, erlangte auch die diversen Fachaufsichtsberechtigungen für diesen Auftrag.

Also doch – es war kein Luftschloss mehr, in Kühlungsborn begann sich eine leistungsfähige Werft-Industrie zu entwickeln! Als dieses Schiff auf Kiel gelegt war – es sollte wohl eines Tages etwa 16 bis 18 Meter lang, 4 bis 5 Meter breit sein, ein richtiges Deck und Decksaufbauten bekommen – lud der stolze Werftbesitzer uns Schüler der Kühlungsborner Oberstufenklassen zu einer Betriebsbesichtigung ein, mit anschließender Diskussion über die Perspektiven des Kühlungsborner Schiffbaus.

Für das pünktliche Erscheinen bei dieser außerschulischen Veranstaltung brauchte niemand Überzeugungsarbeit zu leisten, wir waren alle gespannt, mit eigenen Augen zu sehen, was im großen Holzschuppen nahe der Fulgen-Bachmündung – pardon, in der Bootswerft! – so vor sich ging. Der Chef, ein im Auftreten vor unserer ansehnlichen Schülerschar etwas schüchtern wirkender, knapp mittelgroßer Mann in schlichter Handwerkerkluft, Brillenträger, fand sehr freundliche einleitende Begrüßungsworte, nahm uns damit von Anfang an für sich ein. Er war gewiss ein versierter, umsichtiger, phantasiebegabter Fachmann, aber – bei aller spontanen Sympathie für ihn – der von ihm hinsichtlich seines Anliegens, Kühlungsborn zu einem Werftenstandort zu machen, ausgestrahlte Idealismus erschien uns doch ein wenig allzu weltfremd.

Bootsbaumeister Sorge war von seinem bereits Geleisteten und den vermeintlichen Perspektiven seiner Werft geradezu fasziniert, hatte selbst für uns begeisterungsfähige Halbwüchsige allzu große Rosinen im Kopf – sosehr wir auch im Stillen wünschten, dass der Mann letztlich Recht behielt.

Die Kernidee seiner weit angelegten Visionen beinhaltete, dass der jetzt auf Kiel gelegte Kutter als Prototyp einer Serie gleicher Schiffe angesehen werden sollte. Später waren – nach seinen Vorstellungen – die Kutter durch noch größere Seefahrzeuge abzulösen. Für diese war dann eine zweite, noch größere Werfthalle zu bauen.

Beim Blick in die nahe, wirklich überschaubare Zukunft war unser Gastgeber aber dann wieder – zumindest näherungsweise – Realist. Als das größte der aktuell vor ihm stehenden Probleme hatte er bereits damals den über kurz oder lang zu bewältigenden Stapellauf des derzeit im Entstehen begriffenen Hochsee-Fischkutters erkannt. Der spätere Gang der Ereignisse sollte bestätigen, wie berechtigt die Befürchtungen waren, die Bootsbaumeister Sorge damals mit uns im Einzelnen erörterte.

Zur Zeit unseres Werftbesuches schwebte ihm eine Lösung dieses Problems durch eine Art Eisenbahn vor, von seiner Werfthalle bis in die etwa 100 Meter entfernte Ostsee hinein. Auf dieser sollte das fertige Schiff in das Wasser, sein tragendes Element, gerollt werden. Nur – ein solcher Wasser-Eisenbahn-Bau war ein gewaltiges Vorhaben, technisch offensichtlich viel anspruchsvoller und kostenintensiver, als der jetzt „Werfthalle" genannte große Holzschuppen. Da der Ostseeboden in der Nähe des damaligen Werftstandortes sich nur allmählich absenkte, hätte dort tief ausgebaggert werden müssen, oder die gedachte Rollbahn wäre nicht nur bis zur Wasserkante, sondern anschließend mindestens weitere 50 Meter auf dem Meeresboden weiterzuführen, bis der Kutter schließlich vom Wasser getragen aufschwimmen könne. Aus Erzählungen von Familienangehörigen, die während des Krieges im Marinebau der Deutschen Kriegsmarine eingesetzt worden waren, wussten manche unter uns, dass Unter-Wasser-Bau sehr spezielle Fertigkeiten der betreffenden Baufirmen voraussetzte, insbesondere eine spezialtechnische Ausstattung.

Wie wollte unser kleiner Bootsbaumeister diese Probleme schultern?

Wir hatten schließlich den Eindruck, er wisse das auch noch nicht so genau.

Ein wenig später sprach es sich im Ort herum, selbst der unverbesserliche Optimist Sorge habe erkannt – das Stapellaufproblem könne auf die vorstehend beschriebene Weise bis zu dem sich allmählich präzisierenden Stapellauftermin unmöglich realisiert werden.

Aber welche Alternativen boten sich an?

Die Antwort auf diese Frage blieb offen.

In ferner Zukunft wollte der Visionär Sorge in der Mündung des Fulgen-Baches eine ausreichend tiefe, und weit über die jetzige Breite des kleinen Fließes hinausgehende Fahrrinne ausbaggern lassen, außerdem das ganze Areal hinter dem Fulgener Stranddeich durch Aushub so stark absenken, dass es geflutet werden konnte, dort ein kleiner Sportboot-Hafen und der Werkshafen seiner hoffentlich expandierenden Werft Platz fanden.

Die heutzutage – nach der Jahrtausendwende – erfolgte Lösung des Kühlungsborner Yacht-Hafens sieht im Einzelnen anders aus, doch hinsichtlich der geeigneten Lokalität lag der Boote bauende und träumende Meister von damals, wie wir heute konstatieren können, gar nicht so sehr daneben.

Geraume Zeit später wurde es allgemein bekannt – der Kutter war fertig!

Wie nun letzten Endes der Stapellauf bewerkstelligt werden sollte, blieb einstweilen Betriebsgeheimnis. Umso phantasievoller waren die Spekulationen, welche jetzt wieder allenthalben um Meister Sorge und sein Unternehmen im Ort aufblühten.

Aus der Werft war zu hören – man warte auf geeignetes Wetter, um den fertigen Kutter ins Wasser zu bringen. Das Unterfangen habe angeblich nur dann Aussicht auf Erfolg, wenn das Meer absolut glatt liege, keinerlei Wellengang bestimmte Stapellauf-Arbeiten behindere. Eine solche Witterungskonstellation ließ einstweilen auf sich warten.

Aber eines schönen Morgens verbreitete es sich wie ein Lauffeuer unter uns Oberschülern: „Nachmittags ist es soweit, Sorges Fischkutter kommt endlich in die offene See!" Nach Schulschluss hat wohl jeder von uns in Windeseile zu Hause sein Mittagessen verschlungen, um dann – so schnell wie möglich – sich zur Bootswerft zu begeben. Der erste Stapellauf in Kühlungsborn – das wollte sich keiner entgehen lassen!

Als ich am Ort des Geschehens anlangte – das Areal war bereits von Hunderten Schaulustigen bevölkert – bot sich mir das folgende Bild.

Die Idee der Stapellauf-Eisenbahn war erwartungsgemäß in der zur

Verfügung stehenden kurzen Zeit nicht umzusetzen gewesen. Stattdessen hatte man eine hölzerne Rutschbahn vom Werftschuppen bis zur Wasserkante gebastelt, diese rinnenartige Konstruktion dick mit einem speziellen Schmierfett bestrichen. Der Kutter sollte also offensichtlich über diese Holzrinne bis zum Wasser geschoben werden. Wie es dann im seichten Meereswasser weitergehen sollte, war nicht ohne weiteres zu erkennen.

Schon bei meinem Eintreffen war der Kutter aus dem Holzschuppen bugsiert worden, er stand jetzt mit seinem Kiel im oberen Ende besagter eingefetteter Holzrinne. Doch es war nicht das Wasserfahrzeug allein, das auf diese Weise in sein natürliches Element zu bringen war, der Kutter hatte eigentümliche Ergänzungen erfahren, die gemeinsam mit ihm bewegt werden mussten. Ich konnte bei intensiverer Betrachtung ausmachen – links und rechts am Kutter waren gewaltige Holzkisten angebracht worden, von vermutlich identischer Größe. Neben mir standen zwei Jungen aus der höchsten Klassenstufe unserer Schule, und als ich etwas unbedarft fragte: „Was ist denn das?", bekam ich von ihnen sofort die etwas arrogante Antwort: „Na ja, das kennst du noch nicht, das sind Pontons! Die geben dem Kahn, wenn er über die Uferkante hinaus gebracht worden ist, den nötigen Zusatzauftrieb, um über die ersten seichten Meter in ausreichend tiefes Fahrwasser zu gelangen!"

Meister Sorge hatte seine ganze Belegschaft mobilisiert und noch weitere Hilfskräfte für den Vollzug des Stapellaufes engagiert.

Es war schon eine beachtliche Männerschar, die, vom Chef persönlich dirigiert, sich damit abquälte, das Schiff nebst Anbauten über die eingefettete Holzrinne zu schieben, zu hebeln, zu zerren – ganz langsam, fast Zentimeter um Zentimeter. Dabei musste auch das Kunststück vollbracht werden, alles ständig in der Balance zu halten – setzte einer der beiden Holzkästen auf dem Strandsand auf, drohte der Kiel des Kutters sofort aus der Rinne zu springen. Zur Gewährleistung dieses Balanceaktes waren einige Männer ausschließlich damit beschäftigt, die Pontonböden in ausreichendem Abstand vom Strandsand zu halten.

Auch wenn sich die Prozedur über Stunden hinzog, so kam man doch sichtlich, Zentimeter für Zentimeter, Meter für Meter, dem Wasser immer näher. Nach etwa zwei Stunden Verfolgung des Ganzen wurde mir das Schauspiel etwas langweilig, und ich erlaubte mir einen Spaziergang nach Heiligendamm und zurück.

Als ich am späten Nachmittag wieder an der Fulgen-Bachmündung anlangte, bemühte sich fast die gesamte Werftbelegschaft, bis zu den

Knien im Ostseewasser watend, das Kutter-Ponton-Paket über die ersten Gewässer-Meter zu hieven. Das dominierende Geräusch war ein gewaltiges Knirschen, trotz des zusätzlichen Auftriebs durch die Pontons lagen Schiff und Hilfsvorrichtungen dem zunächst noch sehr flachen Meeresboden auf, wurden durch den vielfältigen Einsatz menschlicher Muskelkraft irgendwie darübergebracht. Einige Werftarbeiter eilten immer wieder nach vorne, waren bemüht, mit simplen Spaten die immer wieder im Sandboden sich festrammenden Pontonvorderkanten freizumachen. Schließlich kam jemand auf die hilfreiche Idee, das Heck des Kutters mit frisch gefüllten Sandsäcken zu belasten. Der Erfolg dieser Maßnahme war beträchtlich – die Pontons lagen jetzt hinten tiefer als vorne, die vorderen Kanten verkeilten sich nicht mehr im seichten Meeresboden. Es war nun erheblich leichter, das ganze Paket in immer tiefer werdendes Gewässer zu schieben, endlich konnte man ein Ende der Tortur absehen.

Meister Sorge wähnte nun den richtigen Zeitpunkt für gekommen, um sein stolzes Werk zu erklettern. Er stellte sich auf dem Schiffsdeck an den Bug des Kutters, richtete seinen Blick unverwandt auf die offene See, in die Ferne, während seine Männer – nun recht zügig – das Schiff nebst Seitenpontons endgültig in ausreichend tiefes Wasser schoben; das ersehnte freie Schwimmen konnte jetzt in jedem Moment eintreten.

Und wirklich – es war auch vom Strand aus gut zu erkennen, wie das ganze Paket plötzlich völlig freikam, spürbar gelöst Richtung Norden, der offenen See zustrebte.

Der ganzen großen, am Strand versammelten Kühlungsborner Zeitzeugengemeinschaft bemächtigte sich in diesem Augenblick ein ergriffenes Schweigen. Man meinte, einer Sternstunde seines Heimatortes beizuwohnen, des Beginns eines eigenständigen Kühlungsborner Hochseeschiffbaus! Das Bild war wirklich ergreifend – da schwamm es nun, das erste in Kühlungsborn gebaute seetüchtige Schiff! Dazu hatte sich auch die Wolkendecke am zum größten Teil verhangenen Himmel wieder gelöst, und die immer noch spiegelblanke See lieferte ein betörendes Farbenspiel.

Am Bug seines ersten Schiffes stand er, Bootsbaumeister Sorge, den Blick unverändert starr auf den Horizont gerichtet. Für diesen Mann war das sicher ein ganz, ganz großer Augenblick, vielleicht empfand er ihn als den Höhepunkt seines bisherigen Lebens. Jeder am Strand gönnte ihm sein Hochgefühl – sein persönlicher Einsatz, sein Wagemut, seine Leistung waren ja wirklich außergewöhnlich gewesen.

Mitten in diese weihevolle und erhabene Idylle platzte ein plötzliches berstendes Geräusch, die beiden Seitenpontons schnellten vorne nach oben, das Schiff dagegen fiel mit seinem Bug nach unten. Meister Sorge verhinderte mit einem Reflex, kopfüber in das offene Meer katapultiert zu werden.

Der Kutter saß wieder fest!

Die Ursache der Schlusskatastrophe war ein Bruch des vorderen der beiden zwischen den Pontons über Deck verschraubten Balken, an die sich das Schiff bei seiner kompletten Wasserung quasi eingehängt hatte.

Dieser Balkenbruch – offensichtlich war das Holz für die Tragekonstruktion doch nicht sorgfältig genug ausgesucht worden – hatte nicht nur die ausgetüftelte, mit viel Einsatz umgesetzte Stapellaufprozedur schlussendlich zum Scheitern gebracht, sondern erwies sich auch als Anfang vom Ende des im ganzen Ort mit großen Erwartungen und Hoffnungen begleiteten Kühlungsborner Schiffbauprojektes.

Zum Glück im Unglück blieb die See auch an den nächsten Tagen ruhig, so dass aus Rostock beorderte Spezialschiffe die zügige Bergung des gestrandeten Kutters und seine Überführung nach Rostock vornehmen, ein glimpfliches Ende des missglückten Stapellaufes möglich machen konnten.

Aber diese Rettungsaktion hatte dem Kühlungsborner Privatunternehmen von Meister Sorge erhebliche Zusatzkosten beschert, der Betrieb geriet in wirtschaftliche Schwierigkeiten, weitere größere Fahrzeuge wurden nicht mehr auf Kiel gelegt.

Schließlich richtete sich auch die öffentliche Großwetterlage gegen ihn, die Regionalplanung für den Ort Kühlungsborn begann die Wiederbelebung des Tourismus zu favorisieren, und nicht seine Entwicklung als – wie auch immer gearteten – Industriestandort. Sorge gab letztlich auf, setzte sich in Richtung Bundesrepublik ab.

Überlebt haben meines Wissens schließlich vor allem jene Kühlungsborner Betriebsgründungen der unmittelbaren Nachkriegszeit, die, vorzugsweise auf Familienbasis, sich überwiegend örtlicher beziehungsweise streng regionaler Versorgungsprobleme angenommen hatten.

9. Aus heiterem Himmel... – Turbulenzen im 10. Schuljahr.

Als ich am 1. September 1950, nach einer schönen und ausgedehnten Ferienzeit – verbracht auf Peters Bauernhof und an unserem Kühlungsborner Ostseestrand – mich zum Schuljahresbeginn wieder auf unserem Schulhof einfand, konnte ich, was es meine persönlichen Belange betraf, durchweg guter Dinge sein. Ich war gesund, ausgeruht, hatte im letzten Jahr schulisch keinerlei nennenswerte Probleme gehabt, fühlte mich unter meinen Klassenkameraden wohl, und auch in unserer Familie hatten sich die Verhältnisse seit meinem Oberschulstart eindeutig günstig verändert.

Gewiss – Rolfs Tod war ein sehr bitterer Wermutstropfen im ansonsten wunderschönen Sommer gewesen, doch da sich der tragische Ausgang seines gesundheitlichen Dramas seit längerem abgezeichnet hatte, traf mich sein Ableben nicht unvorbereitet. Zu Beginn des neuen Schuljahres hatte ich den auch für mich herben Verlust – wir waren immerhin über vier Jahre eng befreundet gewesen – jedenfalls bereits hinlänglich verwunden.

Und eine optimistisch-positive Grundstimmung herrschte damals auch bei meinen Klassenkameraden vor, wie wohl bei der Jugend im ganzen Land.

Unsere bisherige „9 A" war ab sofort die „10 A", wir waren also in der sich an unserer Schule allmählich spürbar entwickelnden Schulhof-Hierarchie aufgestiegen, betrachteten jetzt mit einer gewissen Herablassung die Frischlinge der neuen neunten Klassen, der Oberschul-Anfänger. Ich muss gestehen – auch ich war nicht frei von solchen Überlegenheits-Empfindungen. Natürlich waren die Neuen auf dem Schulhof allenthalben linkisch, unsicher; als männlicher 10-Klässler konnte man jetzt manch interessierten Blick eines Mädchens aus der unter uns angesiedelten 9. Klassenstufe registrieren.

Wenn man ziemlich plötzlich nicht mehr zu den Benjaminen der Schule gehört – was wir ja das letzte Schuljahr über gewesen waren – dann trägt eine solche Statuserhöhung erfahrungsgemäß bei jungen Burschen nicht unerheblich zu steigendem Prestigebewusstsein bei. Wir waren jetzt wer, und das gefiel uns.

Doch meine gute Stimmung zu Schuljahresbeginn bekam schnell einen deutlichen Dämpfer. Da inzwischen die übergroße Mehrheit von uns FDJler geworden war, drang Direktor Esser nun darauf, in jeder Klasse eine für diese Schülergruppe zuständige FDJ-Leitung zu bilden. Im Frühling 1950 war auch ich, wie bereits erwähnt, als einer der letzten Schüler der damaligen „9 A" diesem in der DDR staatlich geförderten, sich damals noch als gesamtdeutsch verstehenden Jugendverband beigetreten.

Das Zustandekommen dieser FDJ-Klassenleitungen sollte strikt nach den Regeln der parlamentarischen Demokratie geschehen. Uns wurde zwar vorgeschrieben, welche diversen Funktionen in einer solchen Leitung zu besetzen seien, hinsichtlich der Personen auf diesen Posten wurde uns Schülern aber völlig freie Hand gelassen, es wurden seitens der Schulleitung dafür auch keine Empfehlungen gegeben.

Ich kann mich noch gut daran erinnern, dass unsere erste FDJ-Gruppenversammlung auf Schulklassenbasis – die Gruppenleitungs-Wahlversammlung – eine recht wüste Veranstaltung war. Zur Versammlungsleitung hatte man uns einen schon etwas länger im FDJ-Verband engagierten Schüler geschickt, der die größte Mühe hatte, halbwegs geordnete Wahlprozeduren über die Bühne gehen zu lassen.

Das Prozedere startete mit der Wahl unseres zukünftigen Chefs.

Unser Versammlungsleiter bat um Vorschläge, worauf in chaotischem Durcheinander ihm wohl ein halbes Dutzend Namen zugerufen wurde. Mit leichtem Befremden registrierte ich, dass auch mein Name einige Male fiel. Und während manch anderer ausgerufener Name postwendend einen ironischen Zwischenruf nach sich zog, schien es wirklich niemanden zu geben, der mich nicht akzeptiert hätte – vermutlich wirkte insbesondere mein Zensurenspiegel des letzten Schuljahres noch nach.

Obwohl ich keinerlei Erfahrung hinsichtlich der inneren Dynamik solch spontaner Willensbildungsprozesse in sozialen Urgruppen hatte, ließ es mich nicht kalt, dass beim ganzen Tohuwabohu die Chef-Wahl möglicherweise überraschend „zu meinen Gunsten" entschieden werden sollte.

Mich überkam ein seltsames Gefühl – ich war erst einige Monate Mitglied, und sollte jetzt für unsere Klasse, vielleicht ab sofort, den zuständigen Ober-FDJler spielen? Auch wenn das alles viel Vertrauen in mich ausdrückte – irgendwie ahnte ich damals schon, dieser Job bringe seinem Inhaber vermutlich vor allem Arbeit und viel Ärger ein.

In Litzmannstadt – das jetzt wieder seinen guten alten polnischen Namen „Lodz" trug – hatte ich in meinem dritten Schuljahr schon einmal ein ähnliches Amt innegehabt. Doch das, was jetzt auf den FDJ-Klassenchef zukam, war sicherlich von ganz anderem Format, als das Klassenführer-Spiel zu meiner schulischen Kleinkinder-Zeit. Als ich am besagten Wahltag mich zu unserer ersten FDJ-Klassenversammlung eingefunden hatte, war ich davon ausgegangen, dass mit den neu zu vergebenden Würden die schon seit längerem in der FDJ organisierten Mitglieder unter meinen Klassenkameraden betraut werden würden. Allein unser Haufen wollte es augenscheinlich anders, und ich begann nun fieberhaft zu überlegen, wie ich es anstellen konnte, meine plötzlich möglich gewordene demokratische Wahl zum Polit-Chef ohne Gesichtsverlust zu umgehen.

Aber ehe ich mich versah, stellte unser Versammlungsleiter, dem der von ihm präsidierte freundlich-chaotische Dauertumult wohl allmählich zu viel wurde, ohne Federlesens meinen Namen zur Wahl – und etwa zwei Drittel meiner Klassenkameraden hoben ihre Hand!

Ich hatte meine Hand nicht gehoben – und hatte dennoch ruck, zuck!, den Job am Hals, wurde von meiner Meute mit lautem Hallo zu meiner neuen Würde beglückwünscht.

Damals wusste ich noch nicht, dass eines der vielen ungeschriebenen Gesetze unseres sich noch im Werden befindlichen DDR-Sozialismus lautete: „Einmal FDJ-Sekretär – immer FDJ-Sekretär, das Ausbleiben von Weltuntergängen vorausgesetzt!"

Ich habe – mit einigen Unterbrechungen – die Funktion dann auch fast bis zum Abitur ausgeübt; nach Aufnahme meines Medizinstudiums wurde ich sofort mit der analogen Funktion an der Universität „beglückt".

Meine unguten Ahnungen während der Wahlprozedur hatten mich nicht getäuscht – fortan wurde ich von unserer vom Direktorat betreuten Zentralen FDJ-Leitung der Schule persönlich dafür verantwortlich gemacht, dass meine Klassenkameraden sich stets angemessen an allen offiziellen oder offiziösen Demonstrationen, Aufmärschen, Versammlungen, Feierstunden usw. beteiligten, die Friedensecke unserer Klasse stets einen zufriedenstellenden Eindruck hinterließ, unsere monatlichen Klassenversammlungen und FDJ-Schulungsnachmittage in gehöriger Form stattfanden usw.

Man hatte als FDJ-Klassensekretär stets einigen Trödel und einen Haufen Kleinkram am Hals. Das einzig Positive für den armen Kerl, der nun für jede „politische Schwäche" in seinem Kollektiv einstehen musste, war seine persönliche Aufwertung bei der Lehrerschaft – doch eine angemessene persönliche Beziehung zu unseren Lehrern war für mich als Kollegensohn ohnehin nie ein Problem gewesen.

Aber – es sollte noch dicker kommen.

Die herausgehobene Position, die ich jetzt im Klassenverband innehatte, brachte mich innerhalb weniger Wochen wegen sehr spezieller Anforderungen auf einen noch vor Monatsfrist als undenkbar erachteten Schlingerkurs in einigen Fächern.

Meine zwischenzeitliche Talfahrt in Mathematik, Latein und Russisch begann damit, dass ich als neuer Amtsträger – mitten im laufenden Schuljahr – zu einem etwa 4 bis 5-tägigen Schulungslehrgang abgestellt wurde, an diesen Tagen den regulären Schulunterricht nicht besuchen konnte. Es handelte sich dabei um einen für mich durchaus nicht uninteressanten Kurzlehrgang über Struktur und Funktion politisch-parlamentarischer Systeme sowie über aktuelle politische Tagesfragen.

Aber in meiner „10 A" hatte man im Mathematikunterricht just an diesen Tagen begonnen, sich in die geheimnisvolle Welt der Logarithmen und ihrer Nutzung bei der Lösung mathematischer Fragestellungen einzuarbeiten. Durch meinen aus der Bad Doberaner 8. Klasse mitgebrachten erheblichen Vorlauf in diesem Fach war ich in der 9. Klasse ohne besondere Anstrengungen in Mathematik Klassenbester gewesen, doch bis zur Welt der Logarithmen war man während meiner damaligen Zeit in der Goethe-Oberschule Bad Doberan – im 8.(!) Schuljahr – doch noch nicht vorgedrungen gewesen. Ich hatte also jetzt durch den Polit-Lehrgang auch für mich völlig neuen Stoff versäumt, verstand in dem zuvor von mir souverän beherrschten Fach Mathematik plötzlich nur noch „Bahnhof"!

Nach meiner ersten Stunde in Sachen Logarithmen ging ich sofort auf unsere Mathematiklehrerin zu – sie war eine freundliche ältere Dame – bat sie, aufgeregt und verstört, mir möglichst schnell den Anschluss an die aktuell behandelten Lehrinhalte zu vermitteln. Sie gab sofort ihre Zusage,

und noch am gleichen Tage erzählte sie mir nach Schulschluss in wohlge-
setzten mathematisch-didaktischen Formulierungen – im Verlauf von
etwa 20 Minuten – was sie unserer Klasse in der letzten Woche in ihrem
Fach beigebracht hatte. Gewiss hatte ich nach Anhörung dieses Vortrages
eine vage Vorstellung davon, um was es ging – aber richtig verstanden
hatte ich die „Logarithmik" in der kurzen Zeit von 20 Minuten natürlich
immer noch nicht. Ich sagte das, doch unsere Lehrerin hatte an jenem
Frühnachmittag noch andere Verpflichtungen, und mit einem aufmun-
ternden: „Bei deinen bisher unter Beweis gestellten persönlichen Voraussetzungen hast du spätestens in einer Woche mit Sicherheit den vollstän-
digen Anschluss geschafft!", war ich entlassen.

Wie sah die nachfolgende Realität aus?

Nach einer Woche hatte ich den Anschluss keineswegs geschafft,
und als am Ende besagter Woche eine Klassenarbeit zum Thema
„Rechnen mit Logarithmen" geschrieben wurde, produzierte ich eine
glatte Fünf! Das erregte nun doch eine gewisse Aufmerksamkeit, nicht
nur in meiner Klasse, sondern auch im Lehrerkollegium – die mathematische Ausnahmeerscheinung des Vorjahres, der Kollegensohn und
neu gewählte FDJ-Sekretär der „10 A" brach bei der Logarithmen-
Handhabung völlig ein! Unerklärlich!

Aber was nun?

Auch bei uns zu Hause gab es eine gehörige Aufregung, und guter
Rat schien jetzt wirklich teuer zu sein, zumal meine Mutter – die ehemalige Brückenbau-Studentin – sich in punkto Logarithmen auch nicht
mehr ganz auf dem Laufenden fühlte. Erwähnt sei, dass Sepp Pischels
später wiederholt gezeigtes Talent als Mathe-Hilfslehrer sich damals
noch nicht so recht entfaltet hatte.

Ich besprach die Situation in Ruhe mit meinem Vater, und der riet
mir: „Konzentriere dich in nächster Zeit voll auf Mathematik! Wenn
du in diesem Fach abgehängt wirst, kann es im Laufe der Zeit für dich
an der Schule insgesamt sehr schwierig werden!"

Der Rat wurde von mir akzeptiert, in den Folgewochen umgesetzt;
zum Glück hatte Marga Möller, meine Schultisch-Nachbarin, eine gute
Idee, zeigte sich als wahrer Kumpel: „Nimm mein Mathematikheft über
das Wochenende mit nach Hause, schreib dir zunächst alle von uns
während deiner Abwesenheit durchgerechneten Aufgaben mit den
kompletten Lösungswegen ab, und versuch zu erfassen, wie wir, und
warum wir so gerechnet haben!"

Ich tat dies; etwa einen Monat nach der Katastrophe hatte ich die Logarithmen-Rechnerei begriffen. Es wurde etwa zu dieser Zeit noch einmal eine Logarithmen-Klassenarbeit geschrieben – bei der ersten war ich keineswegs der einzige Fünfer-Schreiber gewesen – und mit einer glatten Eins konnte ich meinen Mathematik-Zensurendurchschnitt wieder etwas heben.

In den letzten Wochen hatte ich mich wirklich voll auf Mathematik konzentriert, mit der Folge, dass ich in zwei anderen mir nicht zufliegenden Fächern ein wenig ins Rutschen kam – in Latein und Russisch. Zwar produzierte ich bei den Klassenarbeiten dieser Fächer keine Fünf, doch statt der von mir gewohnten Einsen und Zweien waren es hier nun Dreien, gelegentlich auch Vieren.

Es war naheliegend, dass meinen Vater insbesondere das Abrutschen seines leiblichen Sohnes in dem von ihm vermittelten Sprachfach „Russisch" störte. Daraufhin erinnerte ich ihn an unsere Absprache, an die von ihm geratene zeitweilige absolute Mathematik-Priorität.

„Nun gut, aber jetzt musst du dich auch bei den Fremdsprachen auf den Hosenboden setzen!"

Ich versprach es.

So schnell war also meine imponierende Zensurenbilanz aus dem letzten Schuljahr Schnee von gestern geworden, zog ein Problemfach unversehens ein anderes nach sich, und das alles war ausgelöst worden von den Konsequenzen mir aufgedrängter politischer Verantwortlichkeiten, politischer Schulung! Ich sprach meine Jugendfreunde in der Zentralen FDJ-Schulleitung an, bat darum, meine Entbindung von der Funktion als FDJ-Klassenchef in die Wege zu leiten, einen anderen FDJ-Sekretär – mit mehr Erfahrung – wählen zu lassen. Die Antwort war frustrierend: „Bei den ersten Schwierigkeiten willst du also hinschmeißen! Wir wissen es, du hast was drauf, in der 9. Klasse hast du es doch gezeigt! Aber du musst wohl erst kämpfen lernen! Nur der Kampf stählt den Charakter! Also – Zähne zusammenbeißen, und durch!"

Ich begann es zu ahnen: „Einmal FDJ-Sekretär – immer FDJ-Sekretär!"

Schule und FDJ-Funktion waren keineswegs meine einzigen Probleme im Herbst 1950.

Bei mir hatte sich zu jener Zeit eine fast extreme Geschwindigkeit meines Körperlängenwachstums eingestellt. Als ich Palmarum 1949 konfirmiert wurde, hatte ich noch die Körpergröße meiner Mutter – 1,58 Meter. Schon eineinhalb Jahre später wurde mein Vater mit seinen 1,70 Meter von mir erreicht. Ab Sommer 1950 wuchs ich jeden Monat um über einen Zentimeter.

Das löste bei meinen Eltern zunächst vor allem Gefühle des Stolzes aus, auch wenn meine ehedem einwandfrei aufrechte Körperhaltung etwas einzusinken begann, allmählich einen gewissen Grund zur Sorge gab. Da ich – was mein Äußeres anbelangt – nicht zu besonderer Eitelkeit neige, schenkte ich alldem monatelang kaum Beachtung.

Allein, es stellten sich im Verlauf des Herbstes von Woche zu Woche intensiver werdende Rückenschmerzen ein, vor allem beim langen Sitzen am Schulvormittag. Im November sagte ich das meinen Eltern, was sie sofort stark beunruhigte – in unserer Nachbarschaft hatte sich bei einem jungen Mann aus einer ähnlichen Situation heraus im Verlauf von nur einem Jahr ein veritabler Buckel entwickelt, der sich als unheilbar erwies.

Mein Vater griff tief in sein auch damals noch keineswegs üppig gefülltes Portemonnaie, meldete mich bei Prof. Dr. Scheel – einer in ganz Mecklenburg berühmten ärztlichen Kapazität und Direktor der Orthopädischen Universitätsklinik Rostock – als Privatpatient an, und an einem spätherbstlichen Wochentag reisten meine Eltern und ich nach Rostock, um aus berufenem Munde Klarheit über meine Wirbelsäule und meine Rückenbeschwerden zu erlangen.

Klinische und Röntgenuntersuchung ließen keine Zweifel – auch ich hatte, ähnlich wie der zitierte junge Mann aus unserer Nachbarschaft, einen sogenannten Morbus Scheuermann, glücklicherweise noch im Frühstadium.

Professor Scheel, damals schon ein älterer Herr, erläuterte uns das Krankheitsbild freundlich und ausführlich. Ich bekam ein Gipsbett, ein ärztliches Attest über eine totale 4-wöchige Schulbefreiung und den Ratschlag, jede größere Wirbelsäulenbelastung in den nächsten Monaten möglichst zu vermeiden.

Meine Eltern waren jetzt auf das Höchste aufgewühlt. Nur die ausdrückliche Versicherung des Professors, dass bei mir die Krankheit sehr rechtzeitig erkannt worden sei, deshalb gewiss aufzuhalten wäre, konnte sie schließlich ein wenig beruhigen.

Nach Auffassung des weiblichen Flügels unserer Familie – meiner Mutter, meiner Großmutter, den Schwestern meiner Mutter – sollte ich zunächst ein ganzes Schuljahr aussetzen, vor jedem weiteren Schulbesuch erst wieder die völlige Gesundheit erlangt haben. Sie hofften insbesondere, dass sich mein derzeitiges Raketenwachstum umgehend beruhigen, oder – noch besser – zum Stillstand kommen werde, so dass ich ein Jahr später, im Herbst 1951, noch einmal, nun aber ohne gesundheitliche Risiken, mit der 10. Klassenstufe werde beginnen können.

Mein Vater hielt sich mit der Befürwortung dieses Plans deutlich zurück.

Mir behagten vorstehend dargestellte Gedanken zu meiner Generalsanierung überhaupt nicht. Ich hatte vom Herbst 1947 bis zum Herbst 1949 insgesamt vier Schulklassenwechsel überstanden, fühlte mich in meiner jetzigen Truppe wohl – trotz des kürzlichen Ärgers im Zusammenhang mit dem FDJ-Sekretärsposten – hatte keineswegs die Absicht, mich wieder irgendwohin expedieren zu lassen.

Aber das alles brauchte – zum Glück – nicht sofort und überstürzt entschieden zu werden. Das vierwöchige totale Schulverbot von Professor Scheel brachte genügend Zeit für jeden von uns, alles weitere Vorgehen im Zusammenhang mit meiner Wirbelsäulenkrankheit gründlich zu durchdenken, zur vernünftigsten Lösung zu kommen.

Ich nahm mir sehr bald vor, mir jetzt ein eigenes Konzept zu entwickeln, auch im Einzelnen zu überlegen, wie ich meine Vorstellungen anschließend werde durchsetzen können. Von sogenannten grundsätzlichen oder radikalen Lösungen meiner Probleme hatte ich – eingedenk bestimmter Erfahrungen in jüngerer Vergangenheit – jedenfalls die Nase voll!

Dennoch – ich musste mir mein Vorgehen wirklich sehr gründlich überlegen, ich wollte ja auch auf gar keinen Fall meine mich umsorgenden Eltern, meine Großmutter, meine Tanten vor den Kopf stoßen.

Und auch das war mir von vornherein bewusst – bei der Schulleitung, ohne die später keinerlei Sonderlösung in meiner Sache machbar war, konnte ich nur mit meinen Eltern gemeinsam etwas erreichen.

Die ersten Tage nach der totalen Schulfreistellung entwickelten sich für mich zu einer Periode der Quälerei, weil ich mit dem aus Rostock mitgebrachten Gipsbett überhaupt nicht zurechtkam.

Ich sollte stets die ganze Nacht darin verbringen, im Gipsbett schlafen. Die harte Gips-Schale drückte mich aber so sehr, dass ich regelmäßig erst in den Morgenstunden in einen leichten Halbschlaf fand, trotz absoluter Schulbefreiung den ganzen Tag über müde und abgeschlagen war.

Als mir bewusst wurde, diese Therapie – in der damals fachorthopädisch absolut üblichen Form – belastete mich mehr, als dass sie mir half, fragte ich nicht weiter herum, sondern stieg eigenmächtig regelmäßig nach Mitternacht aus dem Gipsbett heraus, um wenigstens 6 Stunden Schlaf bis zum Morgen zu haben. Und wirklich – ich spürte bald, dass mir meine eigenwillige Therapie-Korrektur gut bekam. Da ich längere Sitzbelastungen jetzt generell vermeiden konnte, gingen nun auch meine mich akut belastenden Rückenschmerzen schnell zurück.

Als sich die von Professor Scheel verordneten vier Wochen Schulverbot ihrem Ende zuneigten, stand mein Beschluss fest. Ich wollte für mich eine besondere Form der Beschulung vorschlagen, meinen Vater bitten, diese Sonderbehandlung für den Rest des Schuljahres 1950/51 im Lehrerkollegium und bei unserem Schuldirektor durchzusetzen. Im Einzelnen ersuchte ich um Folgendes:

1.) Mir wird das Recht zugestanden, selbst zu entscheiden, welche Schulstunden ich an den einzelnen Unterrichtstagen besuche, und welche nicht.

2.) Ich kann insbesondere entscheiden, welche Klassenarbeiten ich mitschreibe, und man konfrontiere mich nicht ohne meine Zustimmung mit einer mündlichen Leistungskontrolle.

3.) Ich bin grundsätzlich von allen häuslichen Schularbeiten befreit; welche ich trotzdem anfertige, bleibt allein meinem Ermessen überlassen.

4.) Die Ausübung meiner Funktion als FDJ-Klassensekretär wird für den Rest des Schuljahres einem anderen Schüler übertragen.

5.) Gegen Ende des Schuljahres werde ich mich einer Prüfung meines erreichten schulischen Leistungsstandes unterziehen. Sollte das Leistungsziel der 10. Klasse unter vorstehend skizzierten Bedingungen von mir nicht erreicht werden, so werde ich diskussionslos die 10. Klasse wiederholen. Sollte ich aber in allen Fächern das Klassenziel erreicht haben, erwarte ich trotz der Sonderbehandlung gemäß vorstehend fixierter Prinzipien meine Versetzung in die 11. Klasse.

6.) Ob in dem dann folgenden Schuljahr 1951/52 mir wiederum Sonderrechte einzuräumen seien, solle im Sommer des Jahres 1951 auf der Grundlage einer erneuten Untersuchung bei Professor Scheel entschieden werden.

Meine Mutter war von diesem in sich schlüssig wirkenden Konzept sichtlich beeindruckt, wurde, als ich es ihr im Einzelnen erläuterte, sehr nachdenklich, sagte recht bald: „Vermutlich ist das, was du vorschlägst, tatsächlich der beste Weg!"

Ich war erleichtert.

Wem das Ganze zunächst reichlich abenteuerlich vorkam, das war mein Vater. Insbesondere meinte er, dass ich mir reichlich viele Sonderrechte reservieren lassen wolle. Vermutlich sah er auch sehr konkret die Schwierigkeiten, das Wunschkonzept seines Sohnes in der Kollegenschaft, insbesondere seinem Chef – unserem Schuldirektor Hans-Hermann Esser – zu vermitteln. An den letzten Tagen der vierwöchigen Freistellungsfrist war er aber dann doch bereit, meine Ideen als Vorschlag unserer ganzen Familie in der Schule zu vertreten.

Es blieb spannend. Wie ging die Sache schließlich aus?

Auf der nächsten, für mich so ungemein wichtigen Sitzung des Lehrerkollegiums gab es zunächst einiges ungläubiges Staunen über den Forderungskatalog, den Schüler Siegfried Akkermann betreffend, dann eine ziemlich lebhafte Diskussion, letzten Endes – ohne eindeutige Gegenstimme – Zustimmung. Nur in einem Punkt legte man eine Änderung fest – wenn ich in der Schule zum Unterricht erscheine, habe ich an diesem Tag am Unterricht in allen Fächern teilzunehmen, außer in Körper-, Musik- und Kunsterziehung. Die Pädagogen der Musik- und Kunsterziehung fühlten sich leicht düpiert, übten daraufhin Stimmenthaltung.

Entscheidend für die Akzeptanz meiner Vorschläge war vermutlich die Haltung unseres Direktors. Es war bekannt, dass er „verwegenen pädagogischen Experimenten" durchaus etwas abgewinnen konnte, und er ließ auch in jener Kollegiumsdiskussion recht bald sein wohlwollendes Interesse an den „vom Kollegen Akkermann vorgetragenen Überlegungen" erkennen.

Und als das alles ordnungsgemäß in sprichwörtlich trockenen Tüchern war, tauchte ich nach meinen vier Wochen Schulabstinenz wieder in meiner Klasse auf – sehr gelöst, ohne quälende Rückenschmerzen. Von allen Seiten wurde ich freundschaftlich begrüßt.

Wir waren inzwischen in der Vorweihnachtszeit angelangt. Marga lieh mir wieder ihre Mathematikhefte, die ich während der Weihnachtsferien durcharbeitete, so dass ich zumindest in Mathematik ab Jahresbeginn wieder auf dem Laufenden war. Sehr schnell erkannte ich, dass ich gut beraten war, nicht nur in Mathe, sondern auch in Latein und Russisch die aufgetragenen Hausaufgaben grundsätzlich zu erledigen, gelegentlich auch in Physik. In allen anderen Fächern genügte mir – befreit von allem äußeren Druck – das Verfolgen des Unterrichts, um den geforderten Stoff zu erfassen.

Den Ausfall der vier Herbstwochen hatte ich im Allgemeinen durch Nachlesen schnell aufgeholt. Im April 1951 bat ich vor der vereinbarten Frist wieder zu allen Leistungskontrollen und Klassenarbeiten herbeigezogen zu werden, um bereits dadurch möglichst alle Voraussetzungen für eine ordnungsgemäße, leistungsbezogene Schuljahresendzensierung zu erfüllen.

Das Ergebnis des von mir initiierten Experiments konnte sich sehen lassen:

1.) Meine Scheuermann'sche Erkrankung war im Frühjahr 1951 zum Stillstand gekommen, obwohl sich mein schnelles Wachstum während des ganzen Schuljahres fortgesetzt hatte; im Sommer 1951 war meine Körpergröße bei 1,80 Meter angelangt.

2.) Ich hatte – trotz Schongangs – in allen Schulfächern das Ziel der 10. Klasse erreicht.

Gewiss, Sepp Pischel war mit seinen jetzt beginnenden Einser-Serien mir in der zweiten Schuljahreshälfte weit davongezogen, auch andere Klassenkameraden – darunter meine Tischnachbarin Marga Möller – lagen mit ihren Zensuren-Spiegeln jetzt vor mir. Doch mit einem stabilen Zweier-Schnitt war ich im oberen Leistungsdrittel unseres Klassenverbandes geblieben, und – vor allem! – meine Versetzung in die 11. Klasse war ab Frühjahr 1951 nie in Frage gestellt gewesen!

10. Gerhard Schmidt

Gegen Ende des Schuljahres 1949/50, im Frühsommer 1950, kam ein aus Neustrelitz umgeschulter Schüler in unsere Klasse, Gerhard Schmidt; im vorstehenden Text fand er bereits Erwähnung.

Gerhards in Kühlungsborn aufgewachsene Mutter – eine geborene Sengebusch – hatte sich nach dem Tod seines Vaters, er war im Zweiten Weltkrieg gefallen, noch einmal verheiratet, war nach Neustrelitz gezogen, Gerhard mit ihr. Im Sommer 1950 kehrte Gerhard also nach Kühlungsborn zurück, wo er mir schon in den Jahren 1944/45 begegnet war, doch ohne dass wir uns damals miteinander beschäftigt hatten. Mein neuer Klassenkamerad lebte in der Familie seiner Großmutter mütterlicherseits und seines Onkels Willy Sengebusch, des Betreibers der alten Dorfschmiede des Ortes, im Stammhaus der Sengebuschs, in der Schloss-Straße.

Gerhard wurde im Verlauf der nächsten Jahre mein enger Freund, und blieb dies für unser ganzes weiteres Leben. Er sollte es beruflich einst weit bringen, eines Tages Abteilungsleiter in einer Poliklinik und Medizinalrat sein.

Die Jugendfreundschaft zwischen Gerhard Schmidt und mir war eine Beziehung, die angemessen reifen musste.

Als Gerhard in unserer Klasse als neuer Mitschüler vorgestellt wurde, war mein damaliger bester Freund, Rolf Schulz, noch am Leben. Aber seine Gesundheit war schon sehr stark angeschlagen, und im Verlauf der Sommerferien des Jahres 1950 starb er dann – wie bereits berichtet. Das waren Gegebenheiten und Entwicklungen, die an mir nicht spurlos vorbeigingen, in mir das Eingehen anderer enger Freundschaftsbeziehungen zeitweilig blockierten.

Im Verlauf unseres 10. Schuljahres – es brachte für mich die beschriebenen massiven gesundheitlichen Probleme mit sich – sind Gerhard und ich uns von Monat zu Monat näher gekommen; in meinen jugendlichen Beziehungsstrukturen löste er langsam meinen toten Freund Rolf Schulz ab. Klaus Praefcke, mit dem ich vor allem in der gemeinsam von uns absolvierten 7. Klasse viel zusammen gewesen bin, hatte inzwischen seine nunmehr ihm gemäße persönliche Welt in der um ein Schuljahr über mir angesiedelten Klassengemeinschaft gefunden, ging weitgehend in ihr auf. Gelegentlich fanden wir uns immer noch zu dem einen oder anderen Plausch zusammen, doch von Jahr zu Jahr seltener.

Auch Gerhard suchte 1950/51 einen Jungen, mit dem er in seinem alten und neuen Wohnort freundschaftliche Kontakte knüpfen konnte, welche über die übliche gute Klassenkameradschaft hinausgingen. Wir haben uns damals als Schulfreunde gesucht – und als lebenslange Freunde gefunden.

Sein erstes Lebensjahrzehnt hat Gerhard überwiegend in Berlin verlebt. Anfang der 30er Jahre war seine Mutter, nach ihrer Eheschließung, zu ihrem Ehemann, einem Berliner Postangestellten, gezogen. Kurz darauf wurde ihr erster Sohn geboren, Gerhards älterer Bruder. Etwa zwei Jahre später – am 15. 8. 1934, zu Napoleons Geburtstag – folgte ihr zweiter Sohn, mein späterer Freund Gerhard. Weitere Geschwister erhielt Gerhard nicht.

Nach dem, was er mir gelegentlich erzählte, war seine frühe Kindheit glücklich und unbeschwert gewesen. Wie ich, war er am 1. 9. 1941 eingeschult worden, in Berlin. Wie mein Vater, so war auch seiner damals Soldat der Wehrmacht gewesen. Mein Vater überlebte den Krieg, Gerhards Vater dagegen nicht – der Krieg hatte die beiden Schmidt-Brüder zu Halbwaisen gemacht.

Im Sommer war die Familie recht oft im Elternhaus von Gerhards Mutter, der Erbschmiede Sengebusch in Kühlungsborn-Ost, dem ehemaligen Brunshaupten. Als in den letzten Kriegsjahren die schlimmen angloamerikanischen Bombenangriffe auf Berlin eine Evakuierung der schulpflichtigen Jungen angebracht erscheinen ließ, wurden sie nach Kühlungsborn umgeschult.

Das vierte Schuljahr absolvierte Gerhard in meiner Parallelklasse, und er gehörte – wie ich – zu jener Knabengruppe, deren Eltern noch zu Weihnachten 1944 die Aufforderung erhielten, ihre Söhne für eine Internats-Beschulung in einer sogenannten Adolf-Hitler-Schule freizugeben, bei Zusage einer stark privilegierten Karriere-Perspektive im nationalsozialistischen Staat. Wie meine Mutter, so war auch Gerhards Mutter klug genug gewesen, dieses Blendwerk des in seinen letzten Zügen liegenden Hitler-Regimes zu durchschauen; auch sie verweigerte ihre Zusage. Gerhard und ich besuchten weiter unsere Kühlungsborner Schule, doch ohne damals in näheren Kontakt zueinander zu kommen.

Gerhard blieb bis zum Frühsommer 1945 im Hause seiner Großmutter und seines Onkels, des Schmiedemeisters Willy Sengebusch, erlebte dort auch die Besetzung Kühlungsborns durch die Sowjetarmee am 2. Mai 1945.

Mein späterer Freund war – was seinen Gesichtsschnitt anbelangte – schon damals eine typisch germanische Erscheinung, mit strahlend blauen Augen, einem schlanken Schädel, leicht gewelltem blondem Haar. Vermutlich entsprach er damit auch dem Idealtypus verschiedener östlicher Krieger, in ihrer Mehrzahl gestandene echte Russen. Jedenfalls genoss er sehr schnell die besondere Sympathie der auf dem Hof seines Onkels einquartierten Sowjetsoldaten.

Die Familie des Erbschmiedes musste sich damals auf einen sehr engen Raum in ihrem Wohnhaus zurückziehen, das Gros der Zimmer wurde nach dem sowjetischen Einmarsch von der Besatzungsmacht in Beschlag genommen. Es blieb – insbesondere, was es die weiblichen Familienmitglieder betraf – manch unangenehme Belästigung nicht aus; dem blonden, blauäugigen 10-jährigen Knaben fiel indessen nicht nur die Sympathie, sondern gar das Herz manches der bei den Sengebuschs einquartierten Soldaten zu. Das drückte sich in verschiedenen Verwöhnungsbemühungen aus, auch in gelegentlichen, zum Teil absurden Geschenken – unter anderem einem in der Umgebung vor kurzem requirierten veritablen Reitpferd, welches dem Kind natürlich postwendend vom für die einquartierte Truppe zuständigen Offizier wieder weggenommen wurde.

Gerhards Mutter hatte nach ihrer Verwitwung ein zweites Mal geheiratet, war fortan mit Frau Witte anzusprechen, zog – wie schon erwähnt – im Sommer 1945 zu ihrem nunmehrigen Ehepartner nach Neustrelitz. Kurz vor diesem Umzug traf die Familie ein Schicksalsschlag, den Gerhard ähnlich schwer verarbeiten konnte wie den frühen Soldatentod seines Vaters – sein älterer Bruder, mit dem ihn eine sehr enge geschwisterliche Beziehung verbunden hatte, starb an den Folgen eines Verkehrsunfalls, den ein sowjetischer Armee-Fahrer mit seinem LKW verursacht hatte. Frau Witte hatte jetzt nur noch einen Sohn.

Gerhard war plötzlich Einzelkind geworden, musste in Neustrelitz – anders als früher in Berlin oder Kühlungsborn – ein Leben ohne eigene gewachsene Wurzeln leben.

Mir ist die Bitterkeit eines solchen Schicksals sehr gut aus meiner Situation im Herbst 1944 erinnerlich, als ich mich – ohne jeden nennenswerten Übergang – aus meinem vertrauten kindlichen Umfeld gelöst, nach Kühlungsborn verpflanzt sah.

Die zweite Ehe von Gerhards Mutter scheint sich bald zu einer Problembeziehung entwickelt zu haben, sie wurde jedenfalls nach wenigen Jahren geschieden. Gerhard kam im Frühjahr 1950 wieder nach Kühlungsborn, in die Familie seines Onkels und seiner Großmutter, wo er für den Rest seiner schulischen Laufbahn blieb, bis zu unserem gemeinsamen Abitur im Jahre 1953.

Nach Rolf Schulz' Tod und Klaus Praefckes Aufsteigen in eine höhere Klassenstufe wurde nun Gerhard im Laufe der Zeit – quasi in Personalunion – das, was Rolf und Klaus bisher zusammen für mich gewesen waren, sowohl bester Freund, mit dem man sich über innerste Empfindungen und Regungen austauschen konnte, als auch protoakademischer Diskussionspartner, mit dem man die Welt und ihr Geschehen systematisch-sachlogisch zu erfassen versuchte.

Es gab sowohl manche Gemeinsamkeiten bei uns beiden, als auch ausgeprägte Unterschiedlichkeiten, was – einerseits – ein verlässliches Beziehungsfundament schuf, als auch – andererseits – immer wieder offene Fragen aufwarf. Wir waren beide keine eingeborenen Kühlungsborner, waren jetzt – mehr oder weniger – in unseren Familien Einzelkinder, lebten in sozialen Verhältnissen, die – für jene Zeit – als hinlänglich gesichert einzuordnen waren, dennoch enge materielle Grenzen hatten. Wir waren beide noch am 20. 4. 1945 in Kühlungsborn in das Deutsche Jungvolk aufgenommen worden; wir hatten hinsichtlich des Einmarsches der Sowjettruppen in unseren Ort zwar keine identischen Erfahrungen gemacht, doch zu jener Zeit im gleichen lokalen Klima gelebt.

Entscheidend für unser freundschaftliches Zusammenfinden war aber gewiss, dass wir uns gegenseitig hinlänglich sympathisch fanden, und im Spätsommer sowie Herbst 1950 keine befriedigenden, real verfügbaren freundschaftlichen Beziehungen zu anderen Jungen hatten. Und die – zum Teil erheblichen – Unterschiedlichkeiten zwischen uns machten vermutlich vor allem den einen für den anderen von uns interessant.

Gerhard hatte natürlich keine Ahnung vom Osten, dafür aber –
über die Familie seiner Mutter – wesentlich subtilere Kenntnisse als ich
über Kühlungsborn beziehungsweise seine Vorgängerdörfer Ahrendsee
und, vor allem, über Brunshaupten, das heutige Kühlungsborn-Ost.

In der Tat, die Sengebuschs gehörten zu den Urgeschlechtern des früheren Brunshaupten, waren dort seit Jahrhunderten ansässig.

Mitte des vergangenen Jahrhunderts war in Kühlungsborn-Ost noch
die im Mittelalter angelegte Grundstruktur dieses im Rahmen der frühen
deutschen Ostkolonisation entstandenen typischen deutschen Straßen-
dorfes gut erkennbar. Entlang des Cubanze-Baches, eines aus dem bewaldeten, mittelgebirgsartigen Moränenzug der Kühlung zur Ostsee stre-
benden kleinen Gewässers, war damals ein Weg geschaffen worden, der
sogar heute noch als „Schloss-Straße" weiterhin besteht. Aufgereiht wie
Perlen auf einer Schnur lagen rechts und links von Bach und Weg die
Stammhäuser und Keimzellen der Ansiedlung – zum Beispiel die großen
Bauerngehöfte der Prüters, Priesters, Löfflers usw., die Erbschmiede der
Sengebuschs, die Windmühle der Hakers, dazu die Feldstein- und Wehr-
kirche nebst Pfarrgehöft, der Dorfkrug „Zum grünen Kranze" usf.

Die Bauern und Fischer Brunshauptens hatten über lange Zeitepochen
in ihrer genügsamen und überschaubaren Welt ein arbeitsreiches, im Allgemeinen auskömmliches Leben gelebt, als selbstbewusste und meist
loyale direkte Untertanen ihres in Schwerin residierenden Herzogs.

Vor etwa 200 Jahren geschah dann in der Nachbarschaft des Ortes
etwas, was schließlich und endlich auch dem alten Brunshaupten einen
völlig anderen Charakter geben sollte. Am nicht weit vom Flecken Doberan gelegenen Heiligen Damm – einem durch natürliche Strömungen
entstandenen Sand- und Steindeich an der Ostseeküste – begann zu
jener Zeit das erste deutsche Seebad zu entstehen, das, Schritt für
Schritt, sich als „Heiligendamm" im 19. Jahrhundert zu einer der ersten
Adressen des deutschen Kur- und Bädermilieus entwickelte.

Gewiss, es dauerte etwa ein halbes Jahrhundert, bis auch das sechs
Kilometer westlich von Heiligendamm gelegene Brunshaupten ein wenig am Glanz des auf einstigem Ödland etablierten mecklenburgischen
Amüsier- und Erholungszentrums „Heiligendamm" teilhaben konnte.
Doch dann ließ sich die Entwicklung von Brunshaupten, ein wenig
später auch von Ahrendsee zu beachtlichen Urlaubs- und Feriendesti-
nationen, schließlich – nach Vereinigung zur Stadt Kühlungsborn – zu

einem der größten und am stärksten frequentierten deutschen Seebäder nicht aufhalten, weder von Weltkriegen noch von Revolutionen.

Der Mann, der damals, in der Mitte des 19. Jahrhunderts, als Erster in Brunshaupten Logis nahm, um sich an der See zu erholen, war ein Rechnungsrat Eingrieber aus Schwerin, ein bürgerlicher herzoglicher Beamter.

Und wo in Brunshaupten bezog der Herr Rechnungsrat zu jener Zeit sein Logis?

Er bezog es ausgerechnet beim Erbschmied Sengebusch, dem Ur-Großvater meines Freundes Gerhard Schmidt!

Durch Gerhard lernte ich bald auch die einzelnen Mitglieder seiner Familie näher kennen. Gut in Erinnerung geblieben ist mir seine Mutter, eine freundlich-sicher, ruhig-überlegt auftretende Frau, bei der man den jahrzehntelangen Kontakt mit dem Berliner Angestellten- und Beamtenmilieu immer noch deutlich spüren konnte; des Weiteren sein Onkel Willy, der Schmiedemeister und Bauer, dessen Ehefrau und ihr Sohn – der eigenartigerweise auch Gerhard hieß, der besseren innerfamiliären Unterscheidung wegen „der kleine Gerhard" genannt wurde, sowie Gerhards alte Großmutter, die Witwe des vormaligen Meisters der Dorfschmiede.

Mit Gerhards Großmutter – leider starb sie recht bald – habe ich in den ersten Jahren unserer Freundschaft so manche Viertelstunde verplaudert. Sie war schon im Jahr 1950 weitgehend bettlägerig, bat bei meinen Besuchen im Hause des Erbschmiedes jedoch stets darum, dass ich auch bei ihr kurz vorbeischauen möchte. Ich wurde dann von der alten Dame zumeist sehr ausgiebig nach Befinden und aktuellem Tun meiner eigenen Großmutter ausgefragt, die zwar noch ein wenig älter als sie selbst, jedoch erheblich rüstiger geblieben war.

Der Aufforderung, bei Gerhards Großmutter vorbeizuschauen, bin ich immer gerne gefolgt, wurde mir doch bei Gelegenheit dieser Visiten so manches Interessante und Ergötzliche über die Geschehnisse in Brunshauptens Urzeiten erzählt, auch die heute wohl allgemein vergessene Geschichte von der wundersamen Dachwanderung einer Mistfuhre in einer Osternacht ...

11. Die Story von der wundersamen Dachwanderung
einer Mistfuhre.

Da die Echtheit dieser mir erstmals von Gerhard Schmidts Großmutter berichteten Geschichte später von den Wirtsleuten meiner Eltern – der Familie Uplegger aus dem Haus „Hertha" in der Neuen Reihe – bestätigt wurde, darf man vermutlich das nachfolgend Geschilderte wirklich guten Gewissens für die geneigte Nachwelt als tatsächliche Begebenheit festhalten.

Ich weiß nicht mehr, auf welchem der Brunshauptener Stammgehöfte es sich damals zugetragen hat – einer der im Ort bedeutsamen Großbauern hatte jedenfalls in den 20er Jahren schon seit längerem Knatsch mit seinem Gesinde, in Sonderheit mit dem jüngeren Teil seiner Knechte und Mägde.

Es muss zu Ostern in einem jener Jahre gewesen sein, als auf besagtem Gehöft am Vormittag des Gründonnerstags noch ein Leiterwagen mit frischem Stallmist beladen worden war, der natürliche Dünger jedoch wegen des zur Mittagszeit erfolgten Feiertags-Anbruches nicht mehr auf den für ihn vorgesehenen Acker hatte gebracht werden können. Der Bauer soll jedenfalls darüber sehr verärgert gewesen sein; er war nicht gewillt, hinzunehmen, dass diese frisch gepackte und folglich intensiv stinkende Fuhre während des anstehenden Osterfestes – möglicherweise zum Gespött des ganzen Ortes – sein Gehöft zieren sollte. Vom Großbauern wurde also dem Gesinde recht barsch mitgeteilt, er wünsche mit Nachdruck, besagtes Gefährt am Ostersonntag nicht mehr mitten auf seinem Hof sehen zu müssen.

Sicher war auch ihm bewusst – am nächsten Tag, dem Karfreitag, verbot sich damals noch stärker als am Gründonnerstag-Nachmittag jedwede derart dreckige Arbeit, wie die Ausbringung von frischem Dung. Aber warum sollten die von ihm bezahlten jungen Leute nicht am Oster-Sonnabend den Mist noch schnell auf das Feld bringen können?! Der Oster-Sonnabend war im strengen kanonischen Sinn kein kirchlicher Feiertag, selbst wenn man es sich angewöhnt hatte, ihn – landauf, landab – als solchen zu begehen. In keinem Fall war er mit der gleichen Feiertagsruhe zu ehren wie Karfreitag oder Oster-Sonntag.

Der Bauer und Chef des Hofes glaubte also, sich klar genug ausgedrückt zu haben, setze sich am Gründonnerstag nach der Mittagsmahlzeit mit seiner Ehefrau in den Jagdwagen und fuhr zu einem Verwandtenbesuch in ein Nachbardorf; am Ostersonntag wollte er pünktlich zum Kirchgang wieder zurück sein.

Weshalb die ohne ihren Chef zurückgelassene Belegschaft des landwirtschaftlichen Betriebes, trotz der eindeutigen Äußerung des Bauern, die Fuhre am Oster-Sonnabend nicht zumindest vom Hof an den Rand des zur Düngung vorgesehenen Ackers geschafft hatte, war in den 50er Jahren nicht mehr zu ergründen. Jedenfalls stand am Vorabend des hohen Kirchenfestes das duftende Gefährt immer noch dort, wo es schon den Gründonnerstag und Karfreitag gestanden hatte – mitten auf dem Hof des ansehnlichen großbäuerlichen Gehöftes.

Als sich das Gesinde zum Abendessen versammelte, kam die ganze Sache verständlicherweise bei den üblichen Tischgesprächen hoch. Man konnte sich durchaus ausmalen, wie der Arbeitgeber reagieren werde, wenn er – spätestens nach dem Oster-Sonntagskirchgang auf seinem Hof angelangt – das stinkende Mahnmal nachlässiger bäuerlicher Arbeitsorganisation auf seinem Anwesen erblicken müsse. Trotz des bevorstehenden hohen Feiertages, der auch für das Gesinde die eine oder andere Annehmlichkeit zu bringen pflegte, kam nicht so recht Feiertagsstimmung auf, alle Knechte und Mägde fühlten sich ein wenig unwohl in ihrer Haut; und die vor der eigenen Schlafkammer unangenehme Gerüche verbreitende Mistfuhre war ja auch für sie ein u n m i t t e l - b a r wirkendes Ärgernis.

Doch da inzwischen im Verlauf des ohne Oberaufsicht verbrachten Oster-Sonnabends so mancher Tropfen Kümmel und Korn die Kehlen genetzt hatte, nahmen vor allem die jüngeren Knechte und Mägde den anderntags zu erwartenden Ärger mit ihrem Brotherren dann doch nicht allzu ernst, und nach einiger Zeit erwägenden Herumschwatzens an der vorösterlichen Abendtafel ward ein höchst phantasievoller Plan geboren, um der am Donnerstag ergangenen Weisung betreffs Ortsveränderung des Mistwagens auf einer sehr originellen, geradezu denkwürdigen Weise – zudem formal kaum anfechtbar – gerecht zu werden.

Es war wirklich ein einmaliges – zumindest im Ort niemals wiederholtes – Unternehmen, das vor allem die jungen Leute des besagten Hofes ausgebrütet hatten.

Nachdem der kühne Beschluss einmal gefasst, mit einer Runde Rostocker Doppel-Kümmels besiegelt worden war, wandte man sich flugs an das gerade greifbare junge Volk der Nachbargehöfte, weihte dieses in das Vorhaben ein, bat um tatkräftige Unterstützung. Tatsächlich gelang es, auf diese Weise eine Reihe stämmiger unternehmungsfreudiger Burschen zusammenzutrommeln, die für einen handfesten Scherz auf Kosten ihres großbäuerlichen Nachbarn immer zu haben waren, und mit Einbruch der Dämmerung machte man sich mit vereinten Kräften ans Werk.

Zuerst wurde der anstößige Mistwagen abgeladen, der Dung neben das Fahrzeug gepackt. Dann nahmen die jungen Männer mit großem Hallo den Leiterwagen auseinander, besorgten sich eine lange Leiter, legten diese an das Reetdach des großen Bauernhauses, bugsierten – nicht mehr mit Hallo, sondern unter Ächzen und Schwitzen – mühsam die Einzelteile des Leiterwagens auf den First des Hauses, bauten dort in luftiger Höhe den Leiterwagen wieder zusammen, so dass dieser schließlich – ähnlich einem vierbeinig-vierrädrigen Ungeheuer – auf dem Dachfirst gleichsam ritt. Das Dach nahm dabei wohl ein wenig Schaden, doch da es einst sehr solide errichtet worden war, hielt es der erheblichen und von seinen Schöpfern keineswegs vorgesehenen Belastung stand. Zu guter Letzt bildete man auf der Leiter eine Eimerkette, und das junge Volk – nun beiderlei Geschlechts – verbrachte, aufgewühlt vom einigenden Gefühl seiner einzigartigen Tat, im fahlen Licht einiger Stalllaternen auch den zwischendurch zu einem Haufen gepackten Mist wieder auf den Wagen, der somit am Oster-Sonntagmorgen tatsächlich nicht mehr auf dem Hof des Anwesens sein übles Odeur verbreitete, sondern direkt vom Dach des Bauernhauses in den lauen Frühlingshimmel stinken konnte!

Als sich am Tage des Herrn alles in Richtung der Brunshauptener Kirche bewegte, entging kaum einem der an diesem Gehöft Vorbeikommenden der eigenartige Festtags-Schmuck jenes Bauernhauses, und in der Kirche sprach sich noch vor Eröffnung des Gottesdienstes der bewusste Sachverhalt wie ein Lauffeuer herum, sorgte allenthalben für eine ungewöhnlich heitere Festtagsstimmung. Der Bauer, dem dieser Streich gespielt worden war, verspätete sich ein wenig auf seinem Weg vom Verwandtenbesuch im Nachbardorf, kam erst in die Kirche, als der Gottesdienst bereits begonnen hatte. Es wunderte ihn sehr, wie er von allen Seiten mit fast unverhohlen grienenden Gesichtern begrüßt wurde. Doch der Gottesdienst hatte, wie gesagt, schon begonnen, Gespräche verbaten sich einstweilen. Und so ergab es sich, dass er bis zum Ende der kirchlichen Feier im Unklaren über die Ursache der offensichtlich durch seine Person ausgelösten allgemeinen Heiterkeit blieb. Als man endlich die Kirche verlassen und wieder miteinander reden konnte, fragte er natürlich die Nächststehenden sofort, was denn eigentlich los sei.

„Fahr nach Hause, dort wirst du eine gewaltige Überraschung erleben!", war der Tenor der Antworten.

Ziemlich beunruhigt fuhr er nun mit seiner Frau auf dem Jagdwagen in zügigem Trab zu seinem Hof, sah schon mit dem ersten Blick die „Bescherung", bekam in der ersten Zorneswallung einen hochroten Kopf, doch dann musste auch er aus vollem Halse laut und anhaltend lachen!

Der gefoppte Bauer war kein Dummkopf, sorgte am Oster-Sonntag für einen gewaltigen Umtrunk auf seine Kosten, und in der Nacht vom Oster-Sonntag zum Oster-Montag montierte man den eigenartigen österlichen Dachschmuck wieder vom Bauernhause ab; am Dienstagmorgen wurde die inzwischen dorfweit berühmt gewordene Fuhre Mist dorthin gebracht, wohin sie eigentlich von Beginn an gehört hätte – auf ein zu düngendes Feld.

Die allgemeine Stimmung auf dem Hof soll fortan erträglich gewesen sein.

Und selbstredend erinnerte man sich in Brunshaupten noch jahrelang zu Ostern regelmäßig mit heiterem Schmunzeln an die damalige, wahrlich denkwürdige wundersame Ortsveränderung einer Mistfuhre in einer Osternacht.

12. Zurück zu dem Kapitel „Gerhard und ich"

Schon recht bald, nachdem wir uns nähergekommen waren, meines Wissens im Jahre 1951, begannen Gerhard und ich, uns zu unseren Geburtstagen gegenseitig einzuladen. Die kleinen Feiern wurden von unseren Eltern ausgestaltet. Konkret handelte es sich dabei meist um eine familiäre Kaffee- und Kuchentafel – besonders gefragt waren auch zu jener Zeit immer noch die echten Buttercremtorten mit möglichst viel gesüßter Butter. Dem Kaffeetrinken und Kuchenessen schlossen sich Karten- oder Brettspiele sowie Gespräche über alles Mögliche an; auch die Erwachsenen unserer Familien beteiligten sich gerne daran.

Gerhards Geburtstage waren immer erheblich unterhaltsamer als meine, unter anderem deshalb, weil er in der Regel seine beiden nur wenig jüngeren Cousinen Gisela und Karin einlud, die alles andere als auf den Mund gefallen waren. Ende der 50er Jahre verzogen sie in die Bundesrepublik; Karin heiratete dort später einen jungen Bäckermeister mit einem eigenen Betrieb, Gisela einen US-Offizier, ging mit ihm dann in die USA, wurde US-Bürgerin.

Im Sommer war Gerhard, in allen drei unserer gemeinsam verlebten Oberschülerjahre, wesentlich stärker durch schulfremde Arbeiten belastet als ich.

Zum einen wurde er stets nach Beginn der Getreideernte in dem kleinen Nebenerwerbslandwirtschaftsbetrieb der Erbschmiede eingesetzt. Er musste zu gegebener Zeit die zu Hocken aufgestellten Getreidegarben mit einer langstieligen Forke auf den Leiterwagen staken, mit dem man sie anschließend in die Scheune transportierte, wo sie später – nach und nach – ausgedroschen wurden.

Und wenn die Getreideernte im Sommer einmal Pause hatte, betätigte sich mein Freund als fleißiger Telegramm-Ausfahrer der

Deutschen Post, verdiente sich auf diese Weise ein kleines zusätzliches Taschengeld.

Dennoch blieb genügend Zeit übrig, um so manchen schönen Sommertag gemeinsam am Strand zu verbringen, oft zusammen mit einigen Klassenkameraden, zum Teil auch mit Jungen aus anderen Klassen. Ich habe in diesen Jahren viel gebadet, Ball gespielt, mich gelegentlich auch ein wenig gesonnt; meine lichtempfindliche Haut – Erbteil meiner deutschbaltischen Vorfahren aus dem Rigaer Raum – adaptierte sich immer nur sehr zögerlich an die vom hellen Ostseesand intensiv reflektierte Kühlungsborner Hochsommersonne.

Und mit Gerhard habe ich auch wieder – wie einst mit Rolf oder Klaus – endlose Debatten, nunmehr echte Gymnasiasten-Gespräche, führen können.

Wir diskutierten des Langen und Breiten unter anderem schulische Belange, Fragen unserer Zukunftsgestaltung, die Probleme, die wir mit unseren älteren Herrschaften hatten, usw., usf. Mehr und mehr begannen wir, uns unsere Köpfe auch über die Gedanken und Vorstellungen des weiblichen Teils unserer jugendlichen Umgebung zu zerbrechen, natürlich vorzugsweise über jene Vertreterinnen des angeblich schwächeren, in jedem Fall jedoch oft erheblich attraktiveren Geschlechts, die wir in Anbetracht ihres allgemeinen Erscheinungsbildes, ihres Intellektes und ihres Verhaltens uns gegenüber als ausreichend diskussionswürdig einordneten.

Aus heutiger Sicht halte ich es für sehr bemerkenswert: sozialer Status, Herkunft der Mädchen unserer Umgebung spielten damals in den unter uns Jungen geführten Damen-Debatten so gut wie keine Rolle.

Gelegentlich mieteten Gerhard und ich uns auch ein Boot – jeder bezahlte grundsätzlich seine Hälfte der Leihgebühren von seinem eigenen Taschengeld – und fuhren damit auf die Ostsee hinaus, zumeist mit den wendigen kleinen Wasserfahrzeugen aus der Kühlungsborner Werft von Bootsbaumeister Sorge.

Noch heute erinnere ich mich an eine solche Bootspartie, ausnahmsweise von mir als Solist angetreten, die fast einen tragischen Ausgang genommen hätte.

Gerhard und ich hatten – ohne bindende Abmachung – wieder einmal einen gemeinsamen Strandnachmittag in Aussicht genommen, doch mein Freund war zu der gedachten Zeit nicht am Wasser erschienen. Ich wartete wohl eine halbe Stunde an unserem Treffpunkt, allein Gerhard traf nicht ein – vermutlich musste er doch wieder in der Sengebusch'schen Landwirtschaft aushelfen. So entschloss ich mich, mir allein ein Boot zu mieten und ein wenig auf der in Ufernähe spiegelblanken Ostsee herumzurudern.

Das Meer war wirklich sehr ruhig, wir hatten leicht ablandigen Wind, schönes, doch nicht zu heißes Wetter. Ich bezahlte also beim Vermieter den geforderten Obolus, setzte mich in den Kahn und ruderte etwa einen Kilometer auf die offene See hinaus, wechselte dann immer wieder zwischen Sich-treiben-lassen und Weiterrudern. Allmählich lief die bezahlte Leihzeit aus.

Als ich, ein letztes Mal, noch ein kleines Stückchen auf die offene See weiterpullen wollte, bemerkte ich – immerhin über einen Kilometer vom Ufer entfernt – einen Schwimmer, der mir offensichtlich ein Signal geben wollte; er winkte mir jedenfalls immer wieder ziemlich wild mit seinem aus dem Wasser gestreckten rechten Arm zu. War er in Seenot geraten, erhoffte er von mir Hilfe? Ich änderte meinen Kurs, ruderte nunmehr auf den Schwimmer zu.

Wer war der Schwimmer?

Es war mein Freund Gerhard! Er hatte sich zu Hause schließlich doch freimachen können, war an den Strand geradelt, hatte sich vom Bootsverleiher sagen und zeigen lassen, mit welchem Boot ich auf die See hinausgerudert sei.

Gerhard konnte sehr gut schwimmen, das Wetter zeigte sich freundlich, und so fasste er ohne lange Überlegung den waghalsigen Beschluss, mir hinterherzuschwimmen – obwohl, wie gesagt, leicht ablandiger Wind herrschte, bei dem auch für gut trainierte Schwimmer jedes Hinausschwimmen auf das offene Meer nicht völlig risikofrei ist. Unser sich nun ergebendes Problem bestand darin, dass zwar er mich im Boot gut sehen konnte, ich aber seinen Kopf auf der Wasserfläche lange überhaupt nicht wahrnahm. Er kam zunächst – nach seiner späteren Aussage – auf Anhieb bis etwa 200 Meter an mich heran, doch dann griff ich mir die Riemen, um – für Gerhard völlig überraschend – schräg vom Ufer weg ein Stückchen weiterzurudern. Ihm blieb nichts anderes übrig, als seine Schwimmrichtung entsprechend zu ändern, mir weiter auf das offene Meer zu folgen; in Anbetracht der ablandigen Drift des Wassers hatte er sich schon zu weit vom Strand entfernt, um sicher wieder an Land gelangen zu können. Und er spürte mehr und mehr, dass er müde wurde.

Da ich, zu unserem Glück, mich dann doch bald wieder treiben ließ, schaffte er es nunmehr, sich mir bis auf etwa 100 Meter zu nähern, und durch sein verzweifeltes Winken meine Aufmerksamkeit auf sich zu lenken.

Mit vereinten Kräften brachten wir es zuwege, dass er in mein kleines Boot gelangte; er war völlig erschöpft, total ausgepumpt.

Fast zu jeder Jahreszeit machten wir mehrmals wöchentlich kleine Radtouren – keine großen Ausflüge, sondern sehr spontane, geschwindigkeitsbewusste Fahrten auf den Wegen und Stegen des Kühlungsborner Stadtwaldes, an den Ostseestrand, in die nächste Umgebung unserer schönen kleinen Stadt.

Gegen Ende unserer Oberschulzeit schafften wir uns, wieder von unserem Taschengeld, einiges leichtathletisches Gerät an – einen Diskus, einen Speer, eine 7,25 Kilogramm-Männerkugel – und begannen auf der Koppel des Schmiedemeisters Sengebusch ein völlig unkonventionelles, doch in seinen Ergebnissen beachtliches Freizeit-Training mit besagten Utensilien leichtathletischer olympischer Wurf- und Stoßdisziplinen.

Gerhard wurde sehr bald ein ausgezeichneter Speerwerfer, mit viel besseren Wurfleistungen als ich. Eines schönen Tages brachte er das bemerkenswerte Kunststück fertig, sich das hintere Drittel unseres Speers in den eigenen Rücken zu werfen – er hatte den Speer beim Abwurf viel zu steil angestellt, und dann mit seinem kräftigen Arm voll durchgezogen. Neben einer formidablen Rückenprellung war ein zerbrochener Speer zu registrieren, unser elegantes Wurfgerät konnte also fortan nicht mehr gebraucht werden.

Meinem Freund kamen seine bemerkenswerten Speerwurffertigkeiten später bei den im Schulsport abgeforderten und mit Zensuren bewerteten Schlagball-Weitwurf-Wettbewerben sehr zustatten – er erwies sich als einer der besten Werfer unserer Schule, selbst bei Einbeziehung der uns altersmäßig überlegenen Jungen aus der vor uns liegenden Klassenstufe.

Meine ihm im Laufe der Jahre zunehmend deutlicher überlegene Körperlänge war wohl der Hauptgrund dafür, dass bei unseren ständigen freundschaftlichen Vergleichen in den Disziplinen „Kugelstoßen" und „Diskuswerfen" meine Weiten in der Regel größer waren. Im Diskuswerfen sollte ich eines Tages – mit über 38 Metern – der Ranglisten-Beste des gesamten DDR-Küstenbezirkes Rostock werden, der nicht in einem Hochleistungszentrum trainierte. Gewiss – heute bewirkt die Offenbarung dieser Weite bei Sachkundigen vermutlich nur ein mitleidiges Lächeln – doch in den 50er, noch von allen Anabolika und Ähnlichem freien Jahren konnte man mit solchen Weiten sich durchaus auch auf sogenannten DDR-offenen Wettbewerben sehen lassen; Siegeschancen indessen hatte man bei solchen Wettbewerben mit meinen Weiten auch damals schon nicht. Wir werden auf dieses Thema an anderer Stelle zurückkommen.

Im Winter nahmen Gerhard und ich gern und häufig die Gelegenheiten zu ausgiebigem Tischtennisspiel wahr, die uns verwandtschaftliche Beziehungen meines Freundes ermöglichten.

Eine Tante von ihm, und kurzzeitig auch seine Mutter, waren Leiterinnen von seit Jahrzehnten in Kühlungsborn etablierten Ferien- und Erholungsheimen der Deutschen Post – in der Nähe des Karpfenteiches und am westlichen Ende des Bülow-Weges – die in den Wintermonaten nur eine minimale beziehungsweise überhaupt keine Belegung erfuhren, trotzdem funktionsbereit gehalten wurden.

In beiden Heimen waren gut erhaltene, wettkampfgerechte Tischtennisplatten nebst Zubehör verfügbar, und in Gerhards speziellem Fall hatte man seitens der Verfügungsberechtigten – aus naheliegenden Gründen – nichts dagegen, wenn wir an dem einen oder anderen Nachmittag die „Verstaubung der Platten" verhinderten. Gelegentlich lud Gerhard auch andere Klassenkameraden dazu, und einige Male veranstalteten wir regelrechte kleine Turniere. Der beste Tischtennisspieler unsere Klasse war eindeutig Peter Praefcke – Klaus' Bruder – der es bei den damaligen Mecklenburgischen Landesmeisterschaften immerhin bis zu dem Gewinn einer Bronzemedaille brachte.

Mit Arbeiten für die Schule befassten Gerhard und ich uns in der gemeinsam verbrachten Zeit sehr selten. Mein Freund war ein durchweg guter Schüler, in Russisch und Englisch gehörte er zu der absoluten Leistungsspitze, auch über den Rahmen unserer Klasse hinaus.

Frappierend war sein Sprachgedächtnis – nach drei- bis viermaliger aufmerksamer Lektüre vermochte er mehrseitige fremdsprachige Texte fast fehlerfrei aus dem Gedächtnis vorzutragen. Einen geradezu legendären Ruf erlangte er wegen seines Talents, die von uns gemäß damaligem Lehrplan im Sprachunterricht zu behandelnden russischen Reden

Stalins mit hehrem – oder auch augenzwinkerndem – Pathos in der Originalsprache zu deklamieren, ohne einen einzigen Blick auf den Text werfen zu müssen. Das brachte selbst unser unstrittiges Universalgenie Sepp Pischel nicht zuwege, zumindest nicht in Gerhards Qualität.

Spätestens gegen Ende des 10. Schuljahres waren Gerhard Schmidt und ich gute Freunde geworden – und wir blieben es.

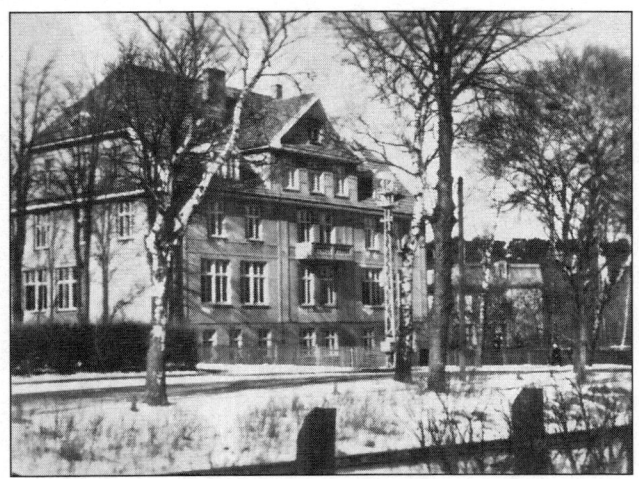

Abb. 1: Das Gebäude der Goethe-Oberschule Kühlungsborn in den 50er Jahren, vormals Sitz einer „Höheren Knaben- und Töchter-Lehranstalt", mit Rektorwohnung sowie Sitz der NSDAP-Ortsgruppenleitung Kühlungsborns.

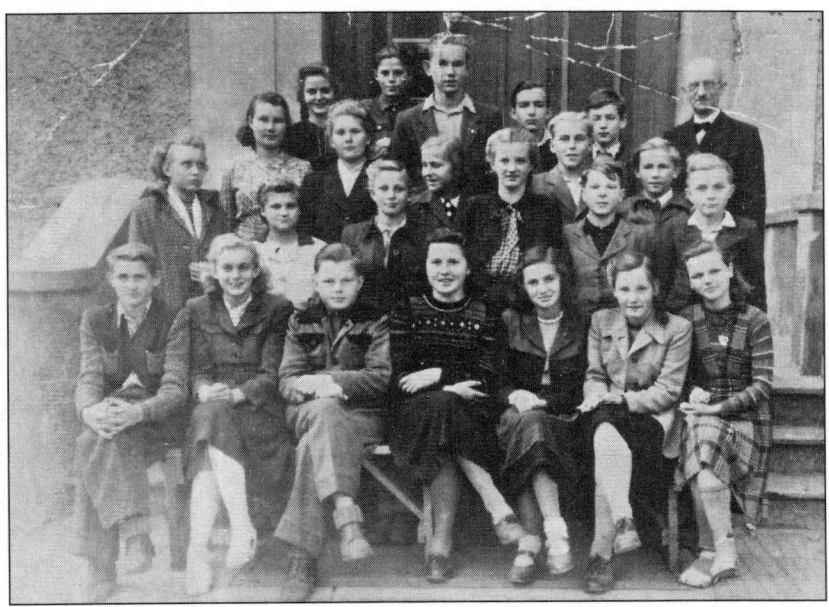

Abb. 2: Unsere neu gebildete Klasse 9A der zur gleichen Zeit neu etablierten Goethe-Oberschule am 19. 10. 1949, mit Studienrat Künstler, unserem ersten Klassenlehrer.

Abb. 2: Wir starteten damals mit insgesamt 23 Schülern, mit 13 Mädchen und 10 Jungen. Von diesen legten vier Jahre später nur noch 2 Mädchen, doch immerhin 5 Jungen als erste Abiturienten des Ortes in Kühlungsborn ihre Reifeprüfung ab. Andererseits – im Herbst 2006 war nur von einem dieser 13 Mädchen bekannt, dass sie inzwischen gestorben war, von den 10 Jungen hingegen war im günstigsten Fall nur noch die Hälfte am Leben. Im Einzelnen sind auf dem Bild zu erkennen, jeweils von links nach rechts: in der obersten Reihe: Marga Möller, Siegfried Akkermann, Hans-Joachim Höflich (†), Manfred Krüger (†), Ulf Erben (†), Studienrat Künstler (†), in der zweiten Reihe von oben: Gisela Schwerin, Kriemhild Koglin, Gesa Sengebusch, Peter Praefcke, Joseph Pischel (†), in der dritten Reihe von oben: Christa Steffen, Margarete Toschka, Brigitte Lehwald, Ingrid Nehring, Eberhardt Johannsen, Rolf Boje, in der untersten Reihe, sitzend: Klaus Winter (†), Hannelore Näckel Brunk (?), Lieselotte Gerigk, Inge Albrecht (†), Dorothea Krull, Elfriede Zarnekow.

Mit einem (†) sind die bereits Verstorbenen gekennzeichnet worden, Gedächtnislücken und Unsicherheiten in Bezug auf einen Namen mit einem (?).

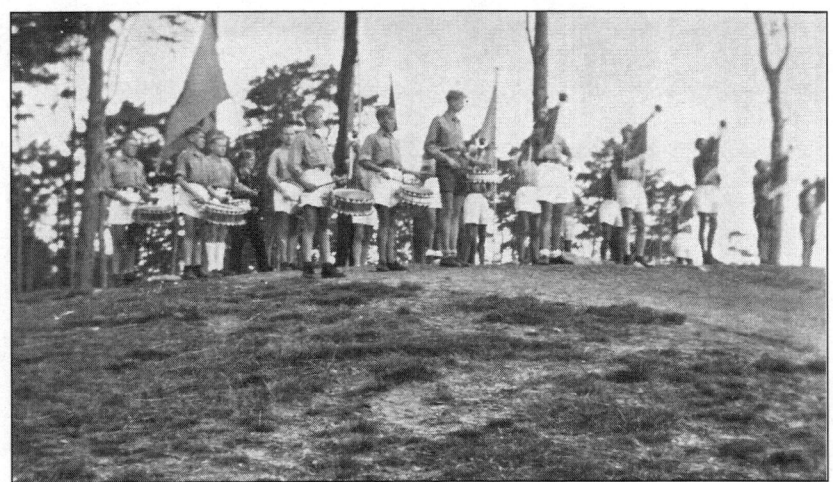

Abb. 3: Die FDJ-Fanfaren-Gruppe unserer Goethe-Oberschule auf dem sogenannten „Blocksberg" im Kühlungsborner Stadtwald, zu Beginn der 50er
Jahre. Beim Blocksberg handelt es sich um ein prähistorisches Kegelgrab,
in den 40er und 50er Jahren bevorzugter winterlicher Rodel-Hügel der Kühlungsborner Jugend.

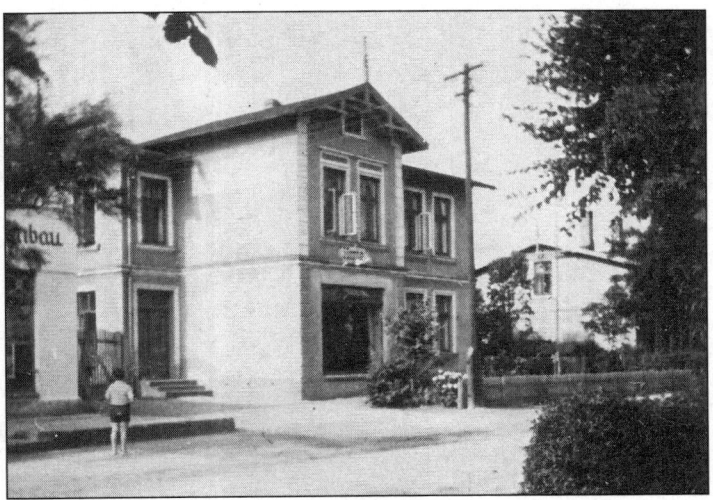

Abb. 4: Das in seinem Obergeschoss seit dem Jahre 1945 von unserer Familie
bewohnte Haus „Hertha" in Kühlungsborn-Ost, Neue Reihe 32, in den 50er
Jahren.

Abb. 4: Im Erdgeschoss befindet sich ein Schaufenster, das den Blick in den Ausstellungsraum der Familie Uplegger erlaubte. Besonders beeindruckt waren unsere Gäste in der Regel durch die dort offerierte Kollektion diverser Särge.

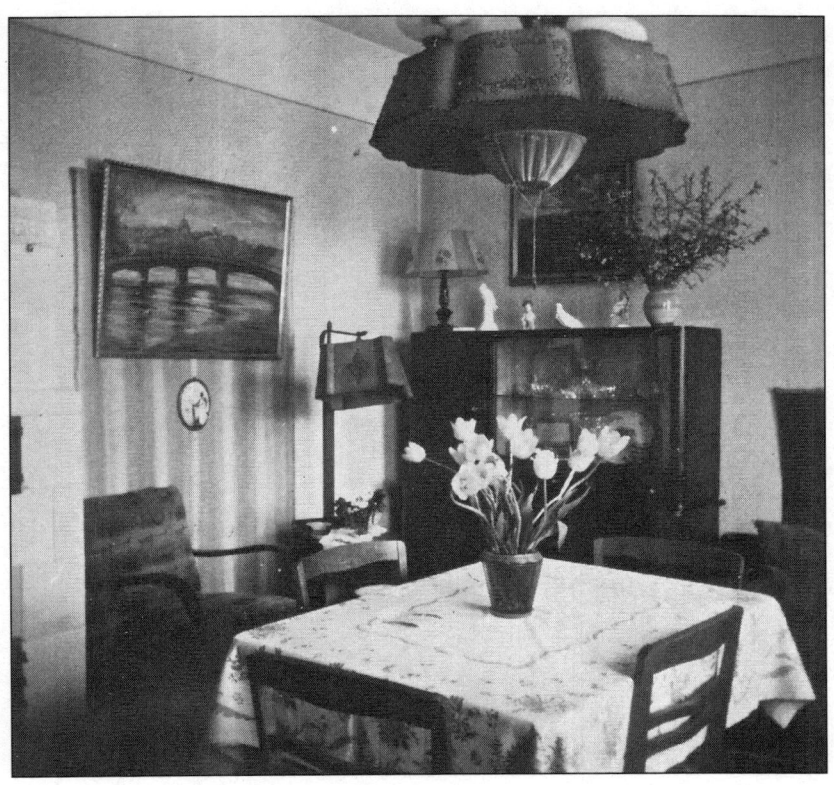

Abb. 5: Zu Beginn der 50er Jahre möblierten meine Eltern unser Wohnzimmer neu, überwiegend mit damals in der jungen DDR hergestellten
Möbeln. Auch der von der Decke herabhängende gewaltige „Kronleuch-
ter" war ein Produkt jener Zeit, entsprach dem aktuellen allgemeinen Geschmack.

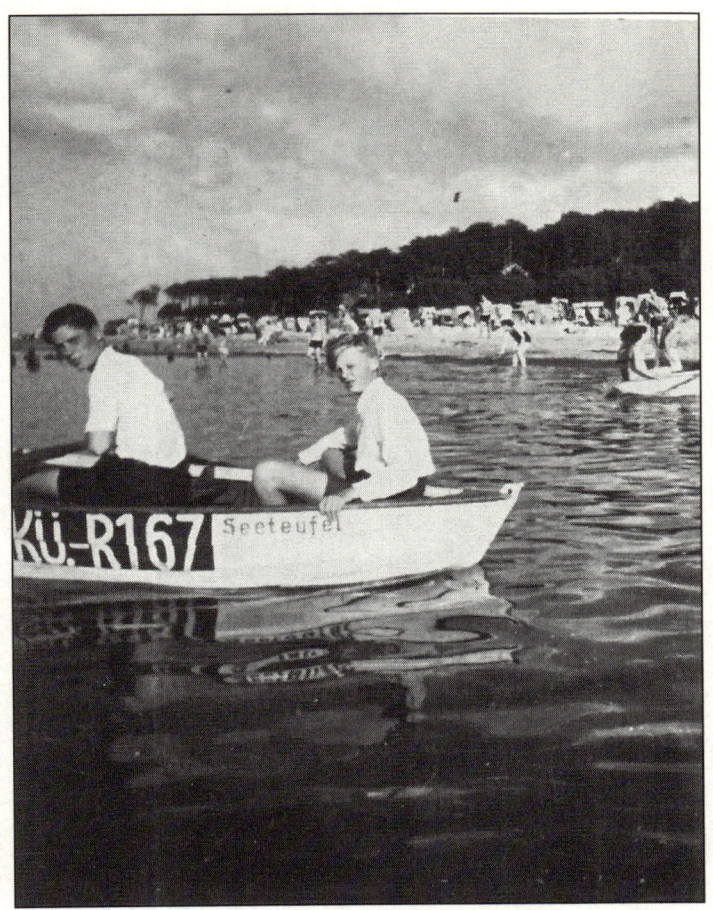

Abb. 6: Auch die Kühlungsborner Boots-Verleiher setzten zu Beginn der 50er Jahre vorzugsweise die kleinen wendigen Boote aus der damals am östlichen Ortsrand etablierten Boots- werft Sorge ein. Das Bild zeigt mich mit meinem Pflegebruder Peter Henningsen in einem dieser Boote; Peter lebte von 1947 bis 1953 bei uns.

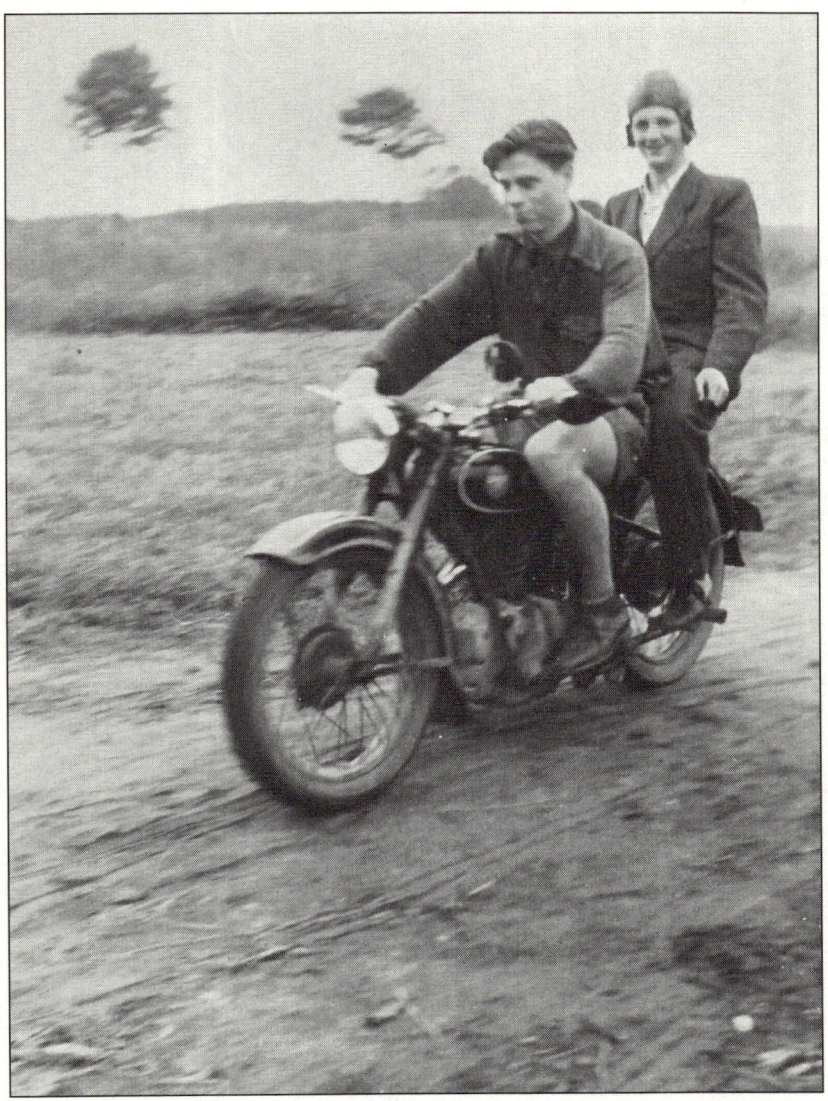

Abb. 7: Peters Mutter, Frau Mary Henningsen, war die Besitzerin des recht großen bäuerlichen Anwesens Westhof, in der Nähe von Rerik, zu dessen Inventar ein Motorrad der in der frühen DDR sehr populären Marke „AWO" gehörte. Bei der durch das vorliegende Photo dokumentierten Ausfahrt begleitet mich Peter auf dem Sozius.

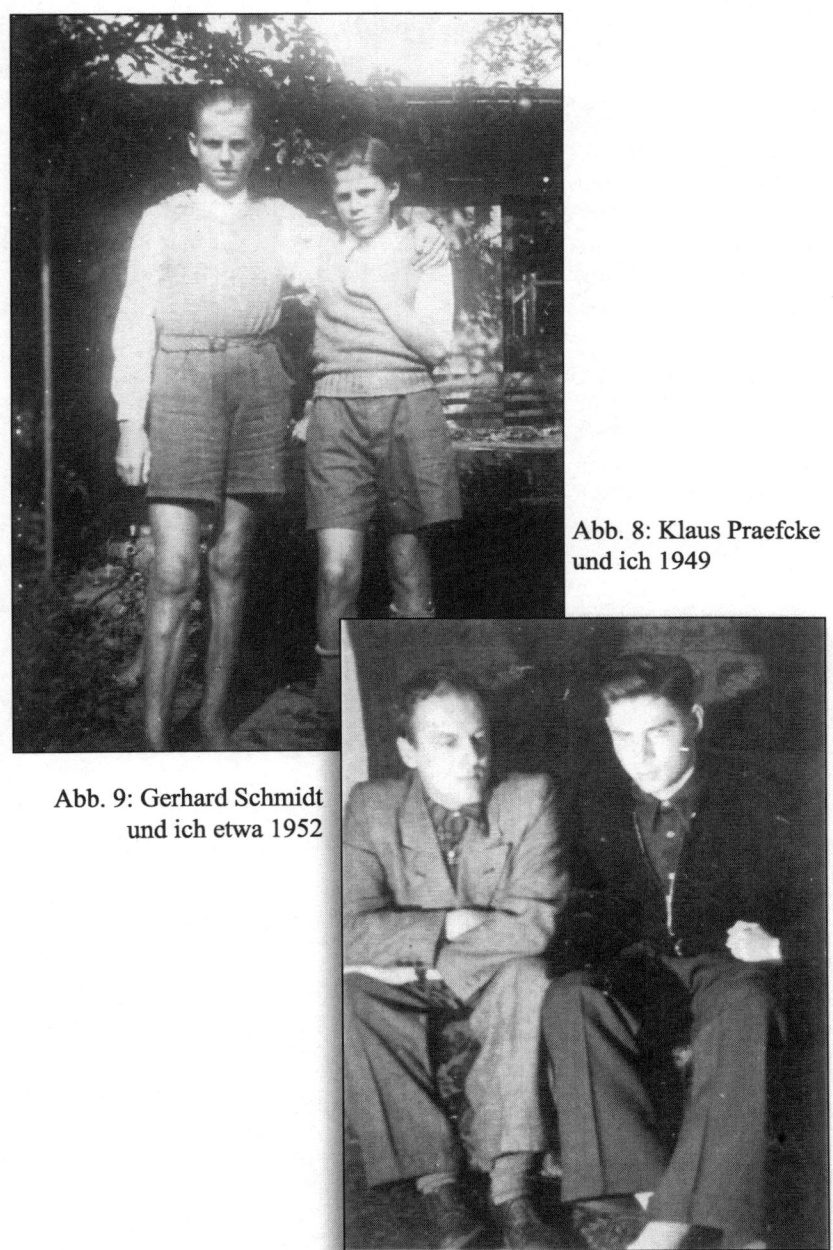

Abb. 8: Klaus Praefcke
und ich 1949

Abb. 9: Gerhard Schmidt
und ich etwa 1952

Abb. 8: Mit Klaus Praefcke war ich während meines 7. Schuljahres viel zusammen gewesen. Zu Beginn unserer Freundschaft im Jahre 1947 konnte ich bei ihm keine nennenswerte körperliche Überlegenheit mir gegenüber feststellen. Doch einige Jahre später – das vorliegende Bild entstand im Spätsommer 1949 – war ich ihm hoffnungslos unterlegen, er hatte einen erheblichen Wachstumsschub erfahren; als ein solcher schließlich ebenfalls bei mir einsetzte, habe ich, in Bezug auf unsere Körpermaße, Klaus wieder ein-, letztlich sogar ein wenig überholt. Am Ende seiner beruflichen Laufbahn war er der international bekannte Chemiker Prof. Dr. Klaus Praefcke von der Technischen Universität in West-Berlin.

Abb. 9: Gerhard Schmidt – auf dem Bild in angeregtem Gespräch mit mir – entstammte der Erbschmiede Sengebusch in der Schloss-Straße von Kühlungsborn-Ost, dem alten deutschen Straßendorf Brunshaupten. Seine Vorfahren gehörten zu den Ur-Geschlechtern des Ortes. Wir befreundeten uns in den Jahren 1950/51, und blieben dann unser gesamtes weiteres Leben Freunde. Gerhard promovierte bald nach unserem Staatsexamen zum Dr. med., wurde im Verlauf seiner ärztlichen Karriere Abteilungsleiter in einer Poliklinik und Medizinalrat.

13. Auf nach Berlin!

Im Sommer des Jahres 1951, nachdem wir unser 10. Schuljahr hinter uns gebracht hatten, fanden in Berlin – präziser ausgedrückt, im offiziell „Demokratischer Sektor" genannten Bereich der einstigen deutschen Reichshauptstadt – die „3. Weltfestspiele der Jugend und Studenten" statt. Auch ich nahm an diesem Ereignis teil, es sollte ein besonderer Höhepunkt meiner gesamten Jugendzeit werden. Zum ersten Mal konnte ich mit den allermeisten meiner Klassenkameraden einige Tage fern von Schulbetrieb und Elternhaus verbringen; leider sollte dieses erste Mal das einzige Mal bleiben.

Auch in der heutigen Zeit des Massentourismus dürfte es als bemerkenswert angesehen werden – in jenem Sommer 1951 organisierte man staatlicherseits die Teilnahme von insgesamt zwei Millionen junger Menschen aus der DDR an dieser Veranstaltung, in vier Durchgängen. Die Teilnehmer eines jeden Durchganges konnten sich jeweils drei bis vier Tage in Berlin aufhalten, dann wurden sie vom nächsten Durchgang abgelöst. Dazu kamen etwa 100.000 junge Leute aus der Bundesrepublik und dem Ausland – es war wirklich ein unglaublicher, sich über zwei Wochen hinziehender Trubel, an dem die große Mehrheit des damals 14- bis 20-jährigen Nachwuchses der DDR in irgendeiner Form teilhatte.

Ich halte es an dieser Stelle für angebracht, auf einige unsere damalige Empfindungswelt prägende Sachverhalte hinzuweisen.

Wir jungen Deutschen – in Ost und West – waren damals Angehörige einer immer noch von einem starken deutschen Nationalgefühl beseelten jungen Generation.

Unser bisheriger Lebensweg – insbesondere das Leben der DDR-Jugend – war nicht von angenehm unterhaltender Abwechselung,

Amüsement oder gar Luxus geprägt gewesen, sondern von Arbeit, bitteren Kriegs- und Nachkriegserlebnissen, Entbehrungen, zumindest zeitweilig sehr kargen Lebensbedingungen. Es war unbestreitbar – wir waren von unserem jungen Lebensschicksal bisher alles andere als verwöhnt worden!

Und nun ermöglichte man uns – auf Staatskosten – eine mehrtägige Reise nach Berlin, zu einem Treffen mit jungen Menschen aus allen Ecken unseres immer noch als gemeinsame Heimat angesehenen deutschen Vaterlandes und der übrigen Welt!

Man stellte uns für diese Reise die erforderlichen Transportmittel bereit, sorgte dafür, dass wir nachts ein Dach über dem Kopf und tags keinen leeren Magen hatten, bot uns in Berlin eine schier unübersehbare Fülle von Sport-, Kultur- und Tanzveranstaltungen ohne jede Eintrittsgebühr an, und das alles – wie gesagt – ohne dass wir dafür auch nur einen einzigen Pfennig zu bezahlen hatten!

Für die meisten von uns war es der erste Besuch ihres Lebens in der alten und – aus DDR-Sicht – neuen Hauptstadt. Sicher – alles hatte einen robust-rustikalen Charakter. Wir nächtigten in Massenunterkünften auf Strohsäcken, reisten in Viehwagons – doch wir wurden zuverlässig und ausreichend mit Eintöpfen aus mobilen Feldküchen, außerdem mit Hartverpflegung ernährt; dazu gab es überall für jedermann kostenlos ausgeteilten Kräutertee und Malzkaffee.

Es konnte nicht ausbleiben, dass bei den Älteren von uns Erinnerungen an bestimmte Erlebnisse in Deutschlands „braunen Jahren" hochkamen; ich hatte allerdings nicht den Eindruck, dass dabei negativ getönte Reminiszenzen dominierten – die Jungen der einstigen Flakhelfer-Jahrgänge und ihre Altersgefährtinnen schienen es häufig regelrecht zu genießen, wieder in einer großen Gemeinschaft angekommen zu sein.

Die allgemeine Stimmung in Berlin war jedenfalls vom ersten Tag an ausgesprochen gut, und zumindest in meinem Durchgang – es war der zweite – hielt sie bis zum Ende unseres Berlin-Aufenthaltes an. Für uns änderte sich das auch nicht auf dem Rückweg, bis wir – zu guter Letzt – mehr oder weniger geschlaucht unser vertrautes kleines Kühlungsborn erreichten und in die Federn sanken.

Beim Entstehen des positiven Stimmungsbildes in Berlin kam – objektiv gesehen – einiges zusammen. Es ist hier vor allem auf die Einmaligkeit des Ereignisses zu verweisen, seine facettenreiche Farbigkeit, die ständige Berührung mit den gleichfalls durch die harmoniesüchtige Stimmung voll eingefangenen jungen Menschen aus allen Teilen Deutschlands und der ganzen Welt. Hinzu kam ein durchweg schönes Sommerwetter, eine effiziente, in Anbetracht ihrer gigantischen Dimensionen wirklich bewundernswerte Logistik, die Freiheit von jedweder Gängelung. Auch unsere einheitliche blaue Kluft, die – im Gegensatz zu den uns noch sehr geläufigen braunen Uniformen von Hitlerjugend und Deutschem Jungvolk – keinerlei sogenannte Effekten, Dienststellungs- oder Rangsymbole aufwies, stimulierte das Gefühl, Glied einer großen brüderlichen Gemeinschaft zu sein. Beachtenswert ist in diesem Zusammenhang nicht zuletzt die anlässlich der Weltfestspiele wieder massiv aktualisierte ideologische Linie der Jahre 1949/50: „Wir kämpfen durch unsere Teilnahme am großen Berliner Ereignis nicht gegen etwas, sondern vor allen Dingen für zwei Ziele – für den Weltfrieden und für die Einheit Deutschlands"!

Konnte es da überhaupt irgendjemanden geben, der sich bei diesen Zielen der Riesenveranstaltung gegen sie, gegen die allgemeine Verbrüderungs-Euphorie stellen konnte?!

Gewiss – der vierte, der letzte Durchgang der Festivalteilnehmer aus der DDR soll es schon ein wenig gespürt haben, dass vielen Berlinern gesetzten Alters der Dauertrubel allmählich auf die Nerven ging. Bei einer Wohnbevölkerung von etwa einer Million Menschen hatte der Ostteil der Stadt jetzt ständig eine weitere halbe Million Jugendlicher, während ihres jeweils drei oder vier Tage währenden Berlin-Aufenthaltes fast ständig gewaltig aufgekratzter Besucher auf seinen Straßen, in U- und S-Bahnen sowie in seinen Versorgungseinrichtungen irgendwie zu verkraften. Dennoch – man wusste, alles würde bald wieder ein Ende haben. Zu ernsten Vorfällen zwischen Berlinern und Festival-Teilnehmern ist es meines Wissens nirgends gekommen. Auch von den westlichen Medien wurde, soweit mir erinnerlich, darüber nicht berichtet.

Gehen wir ein wenig näher auf das Geschehen, auch auf mein persönliches Erleben jener Berliner Tage ein.

Wie schon gesagt – wir reisten nicht in mehr oder weniger bequemen Personenwagons, sondern in geschlossenen Gütertransportwagen der Reichsbahn, sogenannten Viehwagons, in extra für uns zusammengestellten Sonderzügen. Die Wagen waren zuvor sehr gründlich gereinigt worden, man hatte sie mit roh zusammengezimmerten, jedoch sehr stabilen Holzbänken ausgerüstet, mit den gängigen politischen Losungen und viel frischem Grün geschmückt; teilweise hatten sie auch Fahnenschmuck erhalten.

Das Wetter war schon bei unserem Start in Rostock gut, die Festival-Erbsensuppe von Beginn an in akzeptabler Qualität. An allen Haltepunkten konnte man seinen Durst stillen und seine Notdurft verrichten. Die Belegungsdichte der Wagons war durchweg kulant, mit jeweils etwa 15 bis 20 Personen pro Gütertransportwagen. Keiner schrieb uns vor, wie wir die Zeit in unserem rollenden Hotel zu verbringen hatten. Ich habe niemals vorher – und auch später niemals wieder – so viel gesungen wie auf dieser eintägigen Fahrt nach Berlin. Es kam hier nicht auf künstlerisch ansprechenden Chorgesang an, sondern es ging einzig und allein um das stimmungsvolle Mitmachen – also machte auch ich als sangestechnischer Problemfall ohne Hemmungen mit.

Unsere Obrigkeit hatte – mit umsichtigem Weitblick – rechtzeitig geeignetes Liedgut schaffen lassen, das jetzt fleißig geübt wurde. Spätestens bei unserer Ankunft in Berlin hatte wohl jeder von uns zumindest die eingängigsten Texte und Melodien intus, als da waren: das „Deutschland-Lied der FDJ", mit dem Textanfang „Auf den Straßen, auf den Bahnen seht ihr Deutschlands Jugend zieh'n – auf den Straßen fliegen Fahnen, blaue Fahnen nach Berlin!"; zur gleichen Kategorie gehörte das nachmalige Lieblingslied von Erich Honecker, es begann mit „Bau auf, bau auf, bau auf, bau auf, Freie Deutsche Jugend, bau auf – für eine bessere Zukunft bauen wir unser Deutschland auf!". In späteren Jahrzehnten wurde – in Folge der geänderten politischen Perspektive – in diesem Text „unser Deutschland" durch die Wendung „die Heimat" ersetzt; das passte dann auch besser zum Grundrhythmus des Liedes. Doch nicht nur diese Neuschöpfungen fanden Beachtung, andere Texte und Melodien wurden von uns Sangesfreunden keineswegs vernachlässigt, angefangen bei alten deutschen Volksliedern, wie „Der Mai ist gekommen", „Das Wandern ist des Müllers Lust", „Wenn alle Brünnlein fließen", über den regionaltypischen Song von „Herrn Paster sin Kau", bis hin zu Schlagern, wie dem damals sehr populären Lied von der bei Capri im Meer versinkenden Sonne.

In Berlin fanden wir Kühlungsborner unsere Unterkunft, unser Stammquartier, in einer aus Anlass des Festivals ausgeräumten Schule. Wir bekamen dort unsere Verpflegungsbons, einen für die Dauer der Festspiele geltenden Freifahrtschein für alle in Ostberlin verkehrenden

öffentlichen Transportmittel, und konnten uns an jedem Morgen Platz-
karten für verschiedene jener Veranstaltungen geben lassen, die aus
räumlich-baupolizeilichen Gründen keine unbegrenzten Teilnehmerzah-
len zulassen konnten, zum Beispiel in Theatern, Kinos usw. stattfanden.

Die meisten Freiluftveranstaltungen begrenzten die Teilnehmerzahl
nicht, gewährten unbegrenzten kostenlosen Zutritt für jedermann,
schlossen nur dann ihre Pforten, wenn eine hoffnungslose Überfüllung
der entsprechenden Örtlichkeiten drohte. Ich kann mich noch lebhaft
daran erinnern, wie ich als junger Leichtathletikfan von den Wett-
kampfauftritten internationaler Spitzenathleten – unter anderem von
Vera Tschudina und der aus einem uralten georgischen Fürstenge-
schlecht entstammenden Nina Dumbadse – im kurz vor den Festspie-
len fertiggestellten „Stadion Cantian-Straße" beeindruckt war. Nach
dem Fest im Sommer 1951 erhielt die Anlage die Bezeichnung „Stadion
der Weltjugend". Ein gutes halbes Jahrhundert später – im Jahre 2006 –
wurde exakt dieses Gelände für den Neubau des zentralen Sitzes des
Bundesnachrichtendienstes auserkoren.

Wie sagten die alten Griechen? „Alles fließt!"

Auf die Kaltverpflegungs-Bons konnte man sich im Stammquartier
täglich einen stabilen Papierbeutel aushändigen lassen, in welchem man
in der Regel ein Stück Hartwurst, ein hart gekochtes Ei, einen Apfel
sowie einen halben Laib Roggenbrot vorfand. Die Warmverpflegungs-
Bons sicherten die tägliche warme Erbsensuppe und eine heiße Bockwurst, man konnte sie zur Mittagszeit an beliebigen Verpflegungsstellen
im Stadtzentrum einlösen. Da es vorkam, dass einige dieser Stellen an
bestimmten Tagen außergewöhnlich stark frequentiert wurden, empfahl
es sich, die Einnahme des Mittagessens im Verlauf eines Tages nicht
allzu lange hinauszuschieben, wollte man sich vor allem seiner heißen
Bockwurst wirklich sicher sein; Erbsensuppe dagegen war – nach meiner Erinnerung – immer und fast grenzenlos verfügbar.

Nicht gerne gesehen wurde jede Form von Alkoholgenuss. Zwar
war dieser, soweit er keine Trunkenheit zur Folge hatte, nicht ausdrücklich verboten, aber als Blauhemdträger hatte man es schon nicht leicht,
selbst an eine einzige Flasche Bier zu kommen. Die Berliner Verkäufe-
rinnen und Gastwirte waren vermutlich vor Beginn der Veranstaltung
entsprechend eingewiesen worden, und so gab es – trotz des massen-
haften Jugendaufgebotes – nur sehr selten eine Schnapsleiche.

Abgesehen von dieser Präventivmaßnahme herrschte an jenen Tagen im Ostteil Berlins wahrlich die große Freiheit – wir jungen Leute hatten in Bezug auf die Gestaltung der drei oder vier Tage unseres Festivalaufenthaltes völlig freie Hand.

Niemand forderte uns auf, an bestimmten Demonstrationen, Aufmärschen, Kundgebungen teilzunehmen, niemand kontrollierte den Tagesablauf des Einzelnen, es gab keine Sperrstunde, wir konnten unser Stammquartier nach Belieben verlassen und auch wieder auf unseren persönlichen Strohsack zurückkehren. Allerdings wurde erwartet, dass wir uns des Nachts zumindest einige Stunden in dem uns für die Nachtruhe zugewiesenen Raum aufhielten – das Zustandekommen eines totalen Chaos' wollte man nun doch nicht riskieren. Es ist an dieser Stelle anzumerken, dass mindestens die Hälfte von uns damals noch nicht volljährig war, auch ich war es mit meinen damals 16 Jahren nicht. Andererseits gehörten wir zu Jahrgängen, die von früher Kindheit an zu bewusster Disziplin erzogen worden waren.

Ich bestätige es gerne – zumindest in unserem Haufen ist während der damaligen rasanten Berliner Tage niemand aus der Reihe getanzt.

Ein Problem im großen Festivalereignis stellte die zu jener Zeit noch weit geöffnete Grenze zu West-Berlin dar.

Der Besuch West-Berlins war uns Blauhemden nicht kategorisch untersagt worden, doch man hatte uns nachdrücklich davor gewarnt, uns in unserer unbestreitbar auffälligen blauen Kleidung dort sehen zu lassen. Die Westberliner „Stumm-Polizei" sei unberechenbar, oft brutal und hemmungslos. Hinter dieser Warnung stand natürlich das Bestreben, uns von den Attraktionen der westlichen Seite fernzuhalten, von verlockenden Auslagen Westberliner Schaufenster beispielsweise. Man wusste in den DDR-Führungsetagen sehr wohl, wie stark der glitzernde Reichtum im westlichen Teil Deutschlands unsere fast durchweg sehr unbedarften, an eher spartanische Lebensverhältnisse und Lebensführung gewohnten Gemüter verwirren könne. Dem wollte man keinen Vorschub leisten.

Ich habe trotzdem im Stillen einen Trip nach West-Berlin sehr intensiv erwogen. Selbstverständlich reizte auch mich die für einige Tage in meiner unmittelbaren Reichweite liegende, mir persönlich bis dahin unbekannte andere deutsche Welt. Nachdem ich – nach meinem Dafürhalten – alles Pro und Kontra reiflich bedacht hatte, wagte ich diesen Trip dann doch nicht.

Mich im Blauhemd nach West-Berlin zu begeben, etwa nach dem Motto „frank und frei", wollte ich nicht riskieren. Tatsächlich sollte es sich gegen Ende der Weltfestspiele zeigen, dass die Westberliner Ordnungskräfte bei massenhaftem Auftreten von Blauhemden in dem von ihnen kontrollierten Teil der Stadt gelegentlich übernervös reagierten, soll heißen, mit dem polizeilichen Gummiknüppel. Es lag auf der Hand – die Warner und Mahner in den ostdeutschen Propaganda-Zentralen nutzten solche Vorfälle prompt als neue Agitationsmunition.

Hätte ich neben meinem Blauhemd ein anderes zur Hand gehabt, wäre besagtes Risiko sicher zu umgehen gewesen, doch ich hatte kein solches bei mir. Mein sehr knappes Reisegepäck war zu Hause gemäß den Vorgaben unserer Kühlungsborner Schulautoritäten zusammengestellt worden; es enthielt neben Hygieneartikeln und Essbesteck nur etwas Reiselektüre und einen Wollpullover, für den Fall eines Witterungsumschwunges. Aber das Wetter blieb während meines gesamten Festivalaufenthaltes hochsommerlich warm. In zusätzlich wärmender Wollbekleidung hätte ich folglich bereits in meinem Stammquartier mit sehr großer Wahrscheinlichkeit besorgte Fragen nach meinem Gesundheitszustand provoziert, und im Falle der Versicherung völligen Wohlseins vermutlich in ganz andere Richtungen gehende Überlegungen ausgelöst.

Ein dumpfes Gefühl sagte mir schließlich: „Lass das!"

So leger man mit uns jungen DDR-Teilnehmern der Weltfestspiele umging – Berichte über besondere Vorkommnisse, Geschehnisse und einschlägig Bemerkenswertes wurden mit Sicherheit nicht nur in Bezug auf die seltenen Fälle von inakzeptabler Unbeherrschtheit, banaler Disziplinlosigkeit, fragwürdiger Gesundheitsauffälligkeiten usw. von den mit solchen Beobachtungen Beauftragten angefertigt, gut denkbar waren auch Notizen über Symptome ideologischer Unzuverlässigkeit bei einzelnen Festivalteilnehmern. Und da das mit solchen Sachverhalten befasste Metier in deutschen Landen traditionsgemäß über akribisch organisierte Dokumentationsstrukturen verfügt, musste man als junger Dachs durchaus befürchten, dass sich gewisse Unbedachtsamkeiten einige Jahre später als Fallstricke erweisen könnten, und sei es bei einer Bewerbung um einen Universitäts-Studienplatz!

Also unterließ ich den West-Trip.

Auch wenn das Festival jeden von uns emotional in seinem Bann hielt – man bekam trotzdem als Teilnehmer des großen Treffens im Ostteil Berlins täglich zu spüren, dass hier der Westen tatsächlich unmittelbar vor der Haustür lag, und schon diese Eindrücke vom damals noch am Anfang stehenden wirtschafts-wunderlichen Geschehen stießen bei uns jungen Leuten manchen grübelnden Gedanken an, insbesondere nach dem Abklingen des Trubels in den späten Abendstunden.

Die meisten von uns hofften, auf der richtigen Seite zu stehen – aber standen wir im Osten Deutschlands wirklich dort? In Kühlungsborn war uns der Westen Berlins durch dort heimische Sommergäste nicht völlig unbekannt geblieben, doch Westberliner dominierten zu keiner Zeit unser Straßenbild, hielten sich, wenn sie bei uns waren, hinsichtlich Kleidung und Auftreten in aller Regel spürbar zurück.

Aber hier, im Osten der ehemaligen Reichshauptstadt, war das anders. Hier hielten sich die jungen Westberliner in punkto Kleidung und sonstiger Aufmachung bei ihren Ost-Trips keineswegs zurück – sie wollten auffallen, und sie fielen auf, hoben sich angesichts des Meers in Blau besonders markant von der Masse der Jugendlichen aus dem ostdeutschen Staat ab.

Und sie gerieten tatsächlich oft und schnell zur Attraktion, wurden zum Gesprächsmittelpunkt spontaner Diskussionsgruppen, gar zum Star eines der unzähligen eine halbe oder auch ganze Stunde dauernden kleinen Zirkel. Ich räume es gerne ein – die für uns exotischen Mäcki-Typen aus West-Berlin waren zumeist ausgesprochen kommunikativ, zumal der typische Berliner ohnehin nicht im Ruf steht, an Redehemmungen zu leiden.

Bei aller Angeberei dieser speziellen Festival-Gäste – aus ihren Reden wurde uns sehr bewusst, die Jugend dort lebe ein anderes Leben, und diese Andersartigkeit habe ihre eigenen faszinierenden Seiten!

Für einen ziemlich großen Teil der Westberliner Jugend spielte die Musik in jenen Wochen ausnahmsweise nicht in ihren wohlvertrauten heimatlichen westlichen Stadtteilen, sondern im Osten Berlins. Selbstverständlich zog auch sie der einmalige bunte Trubel an. Auch sie waren – unbesehen ihrer typisch auffälligen, aufwändigen Erscheinung – herzlich willkommene, gern gesehene Gäste, getreu dem alles vereinnahmenden Festivalmotto friedlich-freundschaftlichen Beisammenseins. In dem schier überwältigenden Klima einer geradezu rauschhafte Züge

annehmenden, sehr distanzarm werdenden kollektiven Umarmungsbe-
dürftigkeit wurden auch sie voll vereinnahmt, genossen wie wir alle das
Unwiederholbare jener Augenblicke.

Eine solche Atmosphäre lässt negative Grundemotionen prinzipiell
nicht zu.

Dennoch – ein bestimmtes Detail der charakteristischen Ausstaffie-
rung unserer Westberliner Gäste erweckte bei uns halbwüchsigen Jungen aus dem Osten einen gewissen latenten Neid, der zunächst irgendwie in den Hintergrund geschoben, gewissermaßen für eine spätere
geistig-emotionale Verarbeitung konserviert wurde.

Das waren ihre technisch exzellent gestalteten, im farbenprächtigen
Phantasiereichtum lackierten Fahrräder!

Da die Westberliner nicht wie wir über den Festival-Freifahrtsschein
für alle öffentlichen Verkehrsmittel verfügten, vorgenannter zudem auf
dem Territorium West-Berlins nicht gültig war, trudelten sie vor allem
mit ihren schicken Fahrrädern über die Sektorengrenze zu uns herüber,
nicht selten in ganzen Rudeln. In Kühlungsborn waren im Sommer gelegentlich zwar West-Autos, aber kaum jemals die beneidenswerten West-
Fahrräder erschienen, und so sahen meine Klassenkameraden und ich
diese Objekte knabenhafter Sehnsüchte jetzt zumeist zum ersten Mal. Es
war, trotz aller gehobenen Tagesstimmung, doch etwas bitter, den Unterschied zum eigenen, oft sehr betagten, schlicht-rational gestalteten fahrenden Untersatz im heimatlichen Schuppen konstatieren zu müssen.

Aber die Grundstimmung des großen Jugendtreffens blieb optimis-
tisch-positiv, nicht zuletzt deshalb, weil es plötzlich von vielen von uns
jugendlichen Optimisten als möglich erachtet wurde, dass die Domi-
nanz von Rivalität und Feindschaft in der Weltpolitik bald von wirklich sicherem Frieden und Völkerfreundschaft abgelöst werden könne. Wenn der Frieden erhalten, gar die deutsche Wiederverein-
gung in Bälde erreicht werde – nun, dann sollten auch tolle Fahrräder
für uns Knaben vom mecklenburgischen Ostseestrand keine unerfüll-
baren Wunschträume bleiben!

Zum Stichwort Wiedervereinigung – die Österreicher schienen uns
die staatliche Einheit in Bezug auf ihr kleines Land demnächst
vormachen zu wollen!

Man konnte es von ihnen, wo immer auch der Einzelne politisch-
weltanschaulich angesiedelt war, hier in Berlin täglich hören!

Warum sollte also Gleiches nicht auch in Deutschland möglich sein?!

In diesem Punkt allerdings blieb ich skeptisch – zu Recht, wie die nächsten Jahrzehnte leider belegen sollten. Die Schicksalsläufe hatten es mit sich gebracht, dass die recht geringen Kriegsfolge-Belastungen der Alpenrepublik eine nicht annähernd derart krasse Benachteiligung des Ostens nach sich gezogen hatten wie in Deutschland.

„Gleich und Gleich gesellt sich gern – Reich zu Arm dagegen kaum!"

Und wie hatte Bundeskanzler Adenauer sich in seiner elastisch-einprägsamen Formulierungskunst geäußert?

„Keine Experimente!" – vor allem solche nicht, die dem neuen, jungen Reichtum des deutschen Westens gefährlich werden könnten!

Eine sehr kurze Sicht der Dinge?

Möglicherweise, aber wohl auf keinen Fall eine völlig daneben liegende.

14. Das große und das kleine Glück;
Kühlungsborn in den Jahren 1951/52

Im September 1951 begann wieder der Schulunterricht, ich war jetzt Schüler der „11 A". Da die ein Schuljahr vor uns liegenden Klassenverbände noch im Sommer en bloc an die Goethe-Oberschule in Bad Doberan delegiert worden waren – mit ihnen auch Klaus Praefcke – fand sich unsere Klasse nun unversehens in der Rolle der höchsten Klassenstufe im Ort. Wir hatten also jetzt keine Vorreiter vor unserer Nase, ein Jahr früher als erwartet. Die Auswirkungen dieser Statuserhöhung auf unser Selbstbewusstsein dürfte unsere Umgebung allenthalben gespürt haben.

Ich fühlte mich damals, im Spätsommer und Herbst des Jahres 1951, ausgesprochen gut – meine gesundheitliche Situation hatte sich stabilisiert, von meiner physischen Erscheinung her konnte man mich wahrlich nicht mehr übersehen, ich hatte nirgends ein Defizit in punkto Lernstoff, hatte im letzten Schuljahr mein Verbleiben in dem mir vertraut gewordenen Klassenverband durchsetzen können, hatte – nicht zuletzt – in Gerhardt Schmidt wieder einen zu mir passenden, zuverlässigen persönlichen Freund gefunden.

Die allgemeine Situation unserer Familie stabilisierte sich weiter – wir hatten jetzt ausreichend Wohnraum, mein Vater ein festes, unsere Existenz sicherndes Einkommen, die Lebensmittel-Substitution aus dem Henningsen'schen Bauernhof lief weiter; inzwischen war es absehbar, dass mein Pflegebruder seinen Acht-Klassen-Abschluss etwa zur gleichen Zeit mit meinem Abitur erreichen würde, das hieß, die Absprache zwischen Frau Henningsen und meiner Mutter betreffs Lebensmittel-Zusatz-Versorgung aus Westhof würde bis zu meinem Schulabschluss gültig bleiben.

Der gesundheitliche Zustand meiner Eltern war zu jener Zeit ebenfalls durchaus zufriedenstellend.

Es ist schon so – wenn das kleine, persönliche Glück in Ordnung ist, werden die großen Fragezeichen der Epoche gewiss nicht uninteressant, aber eben doch zu relativen Marginalien. Sie rücken quasi in die „zweite Reihe".

Andererseits – je weniger das tägliche Denken von der Sorge um das tägliche Brot in Anspruch genommen wird, desto mehr zerebrale Kapazität steht objektiv für die Beschäftigung mit anderen Fragen zur Verfügung, eben auch mit den angesprochenen Fragen der „zweiten Reihe".

Die sehr unterschiedliche Interpretation der uns berührenden großen Fragezeichen der Epoche seitens der Medien in Ost und West – insbesondere seitens der über Ländergrenzen hinweg ausstrahlenden und empfangbaren Rundfunkanstalten beider „Deutschlands" – war erhebliches Stimulans dafür, dass auch bei uns in Kühlungsborn häufig diskutiert wurde, zum Teil offen und lautstark, zum Teil im kleinen Kreis, sachlich und ruhig, nicht selten unter vier Augen mit dem Siegel strengster Diskretion. Gewisse Erfahrungen und Erlebnisse in der „braunen Zeit" und in der Zeit unmittelbar nach Kriegsende hatten ihre Verhaltensspuren hinterlassen.

Eine verlässliche Orientierung für den weiteren Lebensweg zu finden, war für einen jungen Menschen nach wie vor sehr schwer.

Um ins Grübeln zu kommen, brauchte man sich im Grunde genommen gar nicht vorrangig auf das vieldiskutierte widersprüchliche Gerede im Radio zu beziehen – dafür genügte es bereits, die Entwicklung der direkt verfolgbaren Verhältnisse „vor Ort" wachen Sinnes zu beobachten.

Gewiss – niedrige Preise für alle auf Lebensmittel-Karten herausgereichten Nahrungsgüter, für Mieten, Briketts, Post- und Reichsbahnleistungen, Kino- und Theaterkarten, der Ausbau und die faktisch kostenfreien Nutzungsmöglichkeiten des Bildungs- und des Gesundheitssystems – vor allem Letzteres entwickelte sich in Kühlungsborn geradezu vorbildlich – das alles gewährleistete unstrittig ein sehr hohes Maß an sozialer Sicherheit, die es in der Bundesrepublik in diesem Umfang vermutlich nicht gab. Die kürzlich eingerichteten HO-Läden, in denen man zu überschaubar überhöhten Preisen, aber markenfrei, zusätzliche Lebensmittel und bestimmte andere Qualitätsprodukte kaufen konnte, ermöglichten auch Otto Normalverbraucher die Erfüllung so manches kleinen, lange Zeit unerfüllbar gebliebenen Wunsches.

Andererseits – wer von einem Besuch in der Bundesrepublik zurückkam, berichtete in aller Regel von einem sich dort weitaus bunter entwickelnden Leben, von einer Üppigkeit des Warenangebots, das alles bisher Gesehene – auch die Eindrücke aus der Vorkriegszeit – bei weitem in den Schatten stellte. Und die Autos, mit denen unsere westdeutschen Landsleute gelegentlich in unser heimatliches Kühlungsborn reisten, waren unbestreitbar wahre Hingucker.

Alles in allem setzte sich die Empfindung, der Eindruck durch: Der wirtschaftliche Aufbau kam im Westen tatsächlich schneller voran als bei uns.

Hinzu kamen Widersprüchlichkeiten in unserer unmittelbaren Umgebung.

Auch in Kühlungsborn organisierte sich damals wieder allmählich das im Sommer aktiv betriebene Vermietungsgewerbe, die seit den letzten Jahrzehnten des 19. Jahrhunderts zur fest verwurzelten Tradition gewordene, weit verbreitete Vermietung von Quartieren an angemessen zahlende, strand- und meereshungrige Sommergäste; in vielen Haushalten wuchsen die auf diese Weise erlangten Erlöse von Jahr zu Jahr. Unter politisch-ökonomischen Aspekten bedeutete ein solches Geschehnis eine eindeutige Belebung des klassischen Kleinkapitalismus – ein Prozess, der auf Dauer schwerlich in völligem Einklang mit der aus Berlin vorgegebenen Richtung einer sozialistischen gesamtstaatlichen Entwicklung zu halten war.

Aus heutiger Sicht muss man es als wenig überraschend erachten, dass verschiedene staatlich gestützte Organisationen sich nun verstärkt bemühten, diese Entwicklung zumindest unter ihre Kontrolle zu bekommen.

Insbesondere versuchte der gewerkschaftseigene Feriendienst des FDGB mit Vehemenz, Ferienquartiere aller Art – vom zur Sommerzeit an Feriengäste vermieteten ehelichen Schlafzimmer, bis hin zu pensionsartigen Unternehmungen, von Flüchtlingsfamilien schrittweise freigezogenen Hotels – für sich zu reservieren. Solche General-Vertretungs-Kontrakte waren den Kühlungsborner Vermietern aus vergangenen Jahrzehnten keineswegs fremd – Mitte der 30er Jahre hatte die NS-Organisation „Kraft durch Freude" auch in Kühlungsborn viele Urlaubsquartiere bei Gewährung fester und garantierter Pauschalzahlungen in ihre Regie genommen. Vielen, vor allem kleinen Pensionswirten, war es erst durch diese Kontrakte möglich geworden, der drohenden Insolvenz infolge der Weltwirtschafts-Krisenjahre nach 1929 letztlich doch noch zu entgehen.

Aber waren die betriebswirtschaftlichen und sonstigen Gegebenheiten von damals und jetzt miteinander vergleichbar?

Wohl kaum!

Bei allen Problemen, die man in den ersten DDR-Jahren als Vermieter von Sommerquartieren an der mecklenburgischen Ostseeküste haben mochte – Insolvenzprobleme gehörten sehr selten dazu. Und man hatte jetzt, von Juni bis August auch keineswegs einen Mangel an sich spontan einstellenden, oder gar vorher verbindlich anmeldenden, zahlungskräftigen Quartierinteressenten.

Zudem wurden durch die Musterverträge des FDGB-Feriendienstes die Verfügungs-Rechte der Immobilienbesitzer erheblich stärker eingeschränkt als zu NS-Zeiten von den „Kraft durch Freude-Kontrakten".

Und schließlich – die lukrativsten Sommergäste kamen Ende der 40er und Anfang der 50er Jahre aus „DM-West-Gebieten", zum Beispiel aus West-Berlin. Mit ihnen konnte man zumeist für beide Seiten sehr vorteilhafte Mietzahlungs-Vereinbarungen erreichen, zum Beispiel die Zahlung nur des halben Zimmerpreises, aber in DM-West! Nach einem Vertragsabschluß mit dem Feriendienst des FDGB – gemäß vorliegenden Vertragsmustern – war der bisherige Umgang mit einer solchen Sonderkundschaft sehr erheblich erschwert, wenn nicht gar unmöglich, insbesondere wegen der dann einer peniblen Außenkontrolle unterliegenden, in absolut korrekter und fiskalisch unanfechtbarer Form verlangten Buchführung.

Dennoch – wusste man, wie sich der Tourismusmarkt demnächst entwickeln wird?

Was geschah, wenn eines nicht fernen Tages DDR-Bürger auch im sowjetisch besetzten Teil Österreichs, in der Hohen Tatra oder an den Adriastränden Jugoslawiens Urlaub machten? Waren also – auf lange Sicht gesehen – die angebotenen Feriendienstverträge vielleicht nicht doch die bessere, die sicherere Lösung?

Also – was auf den ersten Blick in unserem Ort immer noch wie eine annähernde Gleichheit der Lebensverhältnisse aussah, war bei näherem Hinsehen bereits jetzt wieder von Familie zu Familie spürbar unterschiedlich, und schien in Zukunft eher noch differenzierter zu werden, gemessen an der unmittelbaren Nachkriegszeit.

Und wie sah es draußen, in der großen weiten Welt aus?

Gewiss – der Wohlstand ließ im Osten noch auf sich warten – zumindest in Europa. Doch signalisierte andererseits der voranschreitende Zusammenbruch der globalen Kolonialimperien nicht vielleicht doch eine sich abzeichnende Tendenzwende im politischen Weltgeschehen?

Jedem jungen Menschen, der seinen Verstand zu gebrauchen gelernt hatte, stellten sich zu jener Zeit bei etwas intensiverem Nachdenken weitaus mehr Fragen, als zuverlässige Antworten zu finden waren, egal, ob man hierfür die Aussagen der Medien, der politischen Parteien, der Kirchen, der Jugendorganisation, der Schule, des Elternhauses, des Freundeskreises bemühte oder sich mit weiteren Quellen auseinandersetzte.

Also: „Halte weiter Augen und Ohren offen, sorge vor allem für deine eigene solide schulische und berufliche Ausbildung!"

15. Ab in den Westen! – Oder doch lieber hierbleiben?

Zwischen meinen Eltern lebten in den Jahren 1951-52 bestimmte Diskussionen auf, über die – auch im Interesse der beruflichen Position meines Vaters – nichts nach außen dringen durfte, und wohl auch nichts nach außen gedrungen ist. Selbst ich wurde über diese Erörterungen erst mit großer zeitlicher Verzögerung informiert, lange, nachdem alle derzeit im Raum gestandenen Entscheidungen gefällt worden waren.

Sie wurden ausgelöst von Veränderungen in der staatlichen Politik hinsichtlich einer qualifikationsgerechten neuerlichen Beschäftigung ehemaliger NSDAP-Mitglieder – einerseits in der Bundesrepublik, andererseits in der DDR.

In der Bundesrepublik war schon bald nach der Etablierung der Adenauer-Regierung – meines Wissens im Jahre 1950 – durch entsprechende Gesetzgebung eine De-facto-Generalamnestie für fast alle ehemaligen NSDAP-Mitglieder erlassen worden, wozu auch eine Rückführung aller wegen NSDAP-Mitgliedschaft im Jahre 1945 aus ihren Ämtern und Dienststellungen entlassenen Beamten in den genuinen Beamtenstatus gehörte, mit neuerlicher Anerkennung aller von ihnen zur Zeit des Nationalsozialismus erworbenen Besoldungs-, Pensions-, Versicherungs- und sonstigen beamtenrechtlich verbrieften Ansprüchen.

Im Klartext hieß dies Folgendes.

Meldete sich meine Mutter jetzt umgehend bei den zuständigen Behörden der Bundesrepublik, nachdem sie der DDR endgültig den Rücken zugekehrt hatte, würde ihr dort der 1945 in der damaligen sowjetischen Besatzungszone Deutschlands abgesprochene Beamtenstatus erneut zuerkannt werden, sie vermutlich auch eine gut besoldete Stellung als Lehrerin antreten können; als gesichert war Letzteres allerdings nicht anzusehen. In jedem Fall konnte sie indessen davon ausgehen, ein Einkommen oder eine monatliche Versorgungszuweisung zu erhalten, die erheblich über den inzwischen von meinem Vater erreichten Bezügen liege.

Auf der anderen Seite tat sich die Frage auf, womit mein Vater in der Bundesrepublik sein Geld verdienen solle.

Erkannte man seine vor wenigen Jahren mit viel Mühe absolvierten Lehrerprüfungen an?

Und wie würde sich die Tatsache seiner speziellen Qualifikationen im Sprachfach „Russisch" auswirken, könnte sich diese Spezialisierung nicht unter Umständen gar als ausgesprochenes „Kainsmal" erweisen?

War er – alternativ gedacht – nach 12-jähriger Pause noch verfahrenstechnisch und handwerklich auf der Höhe, um eventuell in einem Textilbetrieb wieder eine Meisterposition – wie im litauischen Schaulen innegehabt – einnehmen zu können?

Bestand in der Bundesrepublik überhaupt Bedarf an Spezialisten seines früheren Metiers, der Maschinen-Spitzen-Klöppelei, Litzen- und Posamenten-Fabrikation?

Und wie sollte es im Falle einer fluchtartigen Übersiedlung unserer Familie in die Bundesrepublik mit mir weitergehen? Dass ich – salopp formuliert – von den ständigen Klassenwechseln der Jahre 1947/49 die Nase voll hatte, war bekanntlich erst vor sehr kurzer Zeit von mir deutlich zum Ausdruck gebracht worden.

Schließlich war an meinen Pflegebruder Peter Henningsen zu denken. Meine Mutter hatte große Hemmungen, wortbrüchig zu werden, sie fühlte sich gegenüber Peter und Frau Henningsen verpflichtet, Peter bis zu seinem Acht-Klassen-Abschluss getreulich zu begleiten, ihm die erforderliche häusliche und fachpädagogische Unterstützung zu geben.

Nach einiger Zeit drangen gewisse ernüchternde Nachrichten an ihr Ohr, wonach im Westen Deutschlands verbeamtete Lehrerinnen, die verheiratet waren – nach erfolgter Behebung von Engpässen in der Bereitstellung gut ausgebildeter Pädagogen – nicht gerade selten mit größerem oder kleinerem Nachdruck aus ihrem Beruf hinauskomplimentiert worden waren. Ihr wurde auch ein spezieller Fall aus unserem weiteren Bekanntenkreis bekannt, wo dies nach der Rückkehr des Ehemannes aus langjähriger sowjetischer Kriegsgefangenschaft einer verbeamteten Lehrerin widerfahren war.

Es sah also so aus, zumindest in einigen Ländern der neuen Bundes-republik, dass die althergebrachten familiären Rollenverteilungen selbst für Beamtenfamilien zum Teil rigoros durchgesetzt wurden.

Das waren mit Sicherheit Sachverhalte, die in den Augen meiner Mutter dezidiert für das Verbleiben unserer Familie in der DDR sprachen.

Dennoch – ihr zu guter Letzt gefasster Entschluss, auf den damals in vieler Hinsicht sehr attraktiven, auch finanziell für uns lukrativen deutschen Beamtenstatus nunmehr endgültig zu verzichten, war ein von ihr erbrachtes echtes und beträchtliches Opfer. Sie hat dieses Opfer im vollen Bewusstsein seiner Tragweite erbracht – still, ohne jedes Aufsehen.

Auch in der DDR tat sich damals etwas hinsichtlich der Wiedereinstel-lung von ehemaligen NSDAP-Mitgliedern mit akademischer Be-rufsausbildung, insbesondere ihrer erneuten Verwendung im öffentli-chen Dienst.

Qualifizierte einstige Gymnasial- und Realschullehrer, die 1945 le-diglich wegen einer sogenannten einfachen NSDAP-Mitgliedschaft aus dem Schuldienst entfernt worden waren, konnten, bei entsprechender Antragstellung und gleichzeitigem Verzicht auf die einstigen beamten-rechtlichen Ansprüche – nach Überprüfung ihres Verhaltens in den Nachkriegsjahren – wieder in ihrem früheren Beruf arbeiten.

Natürlich ergab sich in Konsequenz dieser Unterschiedlichkeit, dass für den besagten Personenkreis im Westen Deutschlands ein erheblich größerer Anreiz bestand, in den Lehrerberuf zurückzukeh-ren als in der DDR. Aber auch bei uns, im nunmehrigen deutschen Osten, nutzte eine beträchtliche Anzahl einst gemaßregelter Pädago-gen diese Chance.

Der Grund dieses Sinneswandels in der DDR war die inzwischen selbst höchsten Ortes eingekehrte Erkenntnis bestimmter Defizite im Oberstufen-Unterricht. Der fachlich anspruchsvolle Unterricht in den höchsten Schulklassen wurde keineswegs von allen im Eilverfah-ren ausgebildeten Neulehrern in angemessener Qualität bewältigt, es bestand damals in der DDR ein echter Mangel an in ihren Fächern hoch qualifizierten und erfahrenen pädagogischen Persönlichkeiten. Die verantwortlichen Leute der DDR-Führung sahen ein, dass eine Fortsetzung der bisherigen Ausgrenzungspraxis den auch langfristig nur schwer ausgleichbaren Verzicht auf ein beachtliches, zwischenzeitlich ungenutztes und bei zweckdienlichem Einsatz sehr effektives Bildungspotential bedeuten würde.

Selbstverständlich beschäftigte sich meine Mutter auch mit dem Gedanken, diese Entwicklung zu nutzen, sich um die Wiederaufnahme ihrer Unterrichtstätigkeit in Kühlungsborn zu bemühen. Nach weiterem Hin- und Herüberlegen unterließ sie es. Sie entschied sich schließlich, auch auf diese Option zu verzichten, sich für den Rest ihres Lebens vor allem familiären Anliegen zu widmen.

Zu diesem Entschluss hat vermutlich die Entwicklung unserer innerfamiliären Struktur nicht unerheblich beigetragen. Nach dem Auszug von Tante Lilly und meiner Großmutter aus unserer bisherigen gemeinsamen Wohnung im Haus „Hertha" war meine Mutter jetzt die einzige Frau in unserem 4-Personen-Haushalt, die Erfüllung der klassischen hausfraulichen Verpflichtungen lag nunmehr ausschließlich auf ihren Schultern. Zudem gab ihr die tägliche Lernarbeit mit Peter noch für einige Zeit die Möglichkeit, ihr pädagogisches Potential ein klein wenig nutzen zu können.

Während meines Medizinstudiums hat meine Mutter dann doch noch einmal für eine kurze Zeit eine fachpädagogische Tätigkeit aufgenommen, allerdings nicht als Schullehrerin, sondern als Honorar-Fachdozentin für Russisch an der Fachschule für angewandte Kunst in Heiligendamm. An geeigneter Stelle wird darauf zurückzukommen sein.

16. Absurd: „Ostzonen-Marine überquert Berliner Sektoren-Grenze"!

Bei genauer Betrachtung waren die Jahre 1951/52 in Kühlungsborn alles andere als ruhig-beschauliche Jahre. Ein grelles Schlaglicht auf die diversen schwelenden Widersprüchlichkeiten wurde immer dann geworfen, wenn prominente Personen die Seite wechselten.

Es schlug wie eine mittlere Bombe ein, als im Ort bekannt wurde, dass sich der Chef-Versorger aller in den Kasernen am Strandsee westlich Kühlungsborns – dem Rieden – untergebrachten Truppenteile der DDR-Streitkräfte nach West-Berlin abgesetzt habe. Der Abgang dieses Mannes war von ihm wahrlich dramatisch inszeniert worden.

Dieser Vorgang sei nachfolgend kurz beschrieben, wobei angemerkt sei, dass ich mich dabei ausschließlich auf damals mündlich Weitergegebenes stütze, es dazu seinerzeit kaum offizielle Verlautbarungen gab, weder in der ostdeutschen, noch in der westdeutschen Medienlandschaft.

Der angeblich aus der Kriegsmarine des untergegangenen Deutschen Reiches stammende Zahlmeister, inzwischen zum Stabsoffizier der jungen DDR-Seestreitkräfte avanciert – zumindest im Range eines Korvetten-, wenn nicht gar eines Fregatten-Kapitäns – hatte die dienstlich bedingte Abwesenheit des Kommandanten dazu genutzt, für sich selbst und für ein von ihm zusammengestelltes Kommando einen fingierten Marschbefehl nach „Berlin, Hauptstadt der DDR" auszustellen.

Selbstredend bestand dieses Kommando ausschließlich aus solchen Leuten, zu denen er ein persönliches Vertrauensverhältnis aufgebaut hatte, und bei denen er sich ziemlich sicher war, dass sie bei dem beabsichtigten Abenteuer mit voller innerer Bereitschaft mitmachen.

Am Abend vor der geplanten Abfahrt – die er seinen nicht eingeweihten, zum Teil ranghöheren Offiziers-Kameraden als höchsten Ortes plötzlich angesetzte, absolut geheim zu haltende Spezialübung verklart hatte – ließ er einige Militär-LKW beladen und startklar machen. Dem späteren allgemeinen Hörensagen nach hat er sie damals mit kurz zuvor aus der Sowjetunion eingetroffenem, brandneuem Militärgerät, nach anderen Gerüchten vor allem mit fabrikneuer Bettwäsche und Fleischkonserven, möglicherweise aber auch mit diversen weiteren Dingen bepackt.

Gegen Mitternacht soll sich dann der Konvoi – drei oder vier Militär-LKW – in Marsch gesetzt haben.

Jedes Fahrzeug war mit mindestens einem Offizier besetzt. Dazu kamen ausreichend Unteroffiziers- und Mannschaftsdienstgrade als Begleitpersonal, die auch auf den Ladeflächen der LKW platziert werden mussten, da die Sitzplätze in den Fahrerkabinen nicht für alle Kommando-Angehörigen ausreichten. Alle waren – angeblich – feldmarschmäßig ausgerüstet und bewaffnet.

So rollte man dann mitten in der Nacht in aller Ruhe gen Süden, nach Berlin, ohne dass die eigentümliche Prozession in irgendeiner der vielen Ortschaften, die auf den mecklenburgischen und brandenburgischen Landstraßen zu durchqueren waren, irgendjemandem sonderlich auffiel.

Vor der Einfahrt in die Hauptstadt war der damals obligatorische Schlagbaum zu passieren.

Offensichtlich hatte der Ober-Deserteur gute Nerven. Im Schmuck seiner silbernen geflochtenen Schulterstücke wies der „Raupenschlepper" sich und sein Kommando mit den von ihm selbst fabrizierten „ordnungsgemäßen" Dokumenten aus, worauf der Schlagbaum geöffnet wurde, alle LKW nebst Ladung und Besatzung ihre Fahrt fortsetzen konnten. Allerdings soll sich der betreffende Postenführer, ob der Ungewöhnlichkeit des Vorganges doch leicht irritiert, veranlasst gesehen haben, die Passage des Sondertansports von der Ostseeküste umgehend per Telefon seinem vorgesetzten wachhabenden Offizier zu melden – feldmarschmäßig bewaffnete Seekrieger in aller „Herrgottsfrüh" tief im DDR-Binnenland waren wahrlich nichts Alltägliches. Der telefonisch informierte Offizier wollte den Vorgang etwas später bei der Routine-Tagesbesprechung seinem Kommandeur vortragen, unterließ deshalb eine Sofortmeldung, auch um die verdiente Nachtruhe der Genossen im Stabsgebäude nicht zu stören.

Die abtrünnige Kühlungsborner Versorger-Clique konnte jedenfalls in aller Gemütlichkeit durch Berlin, Hauptstadt der DDR weiterrollen, fuhr dann schnurstracks auf einen bestimmten Punkt der innerhalb Berlins verlaufenden Sektorengrenze zu und überrollte schließlich – ohne weiteren Halt – die imaginäre Trennlinie zwischen Ost und West.

Diese Grenze war damals noch völlig ungesichert, nur ein einziger, mit einer kleinen Offizierspistole bewaffneter Polizist befand sich in der Nähe besagten Übergangs. Später soll er erklärt haben, dass die Einfahrt der Marine-LKW in die West-Sektoren ihn zwar mächtig erstaunt habe. Da aber jeder LKW von einem Offizier der DDR-Seestreitkräfte in voller Uniform kommandiert worden sei, die Begleitmannschaften ebenfalls voll uniformiert und – soweit er es erkennen konnte – auch feldmarschmäßig bewaffnet gewesen seien, habe er angenommen, Augenzeuge eines einmaligen Vorganges, eines welthistorischen Geschehnisses zu sein, nämlich des Beginns der Befreiung West-Berlins von amerikanischer Zwangsherrschaft! Auch dieser Mann, der vom Gang der historisch gewähnten Ereignisse völlig überrascht worden war, selbst den Ansatz eines Versuches unterlassen hatte, das Ganze zu stoppen, war dennoch pflichtbewusst genug, um – wie sein Kollege am Stadtrand-Schlagbaum – seinem Chef umgehend telefonisch Meldung zu erstatten. Dieser soll in Berliner Jargon „Quatsch keine Opern!" geantwortet haben, was den armen kleinen Polizisten an der Grenze zum US-amerikanischen Sektor vollends verwirrt hatte.

Immerhin bewirkten die Meldungen vom Schlagbaum und des Sicherungspostens an der Sektorengrenze, dass bereits zur Mittagszeit des bewussten Tages von höchster Stelle im Kühlungsborner Standort am Rieden-See angerufen wurde, wo sich dann die bis dato reichlich nebulösen Entwicklungen sehr schnell als „die ruchlose Tat eines Verräters und seiner verbrecherischen Clique" entpuppten.

Auch auf Westberliner Seite soll dieser damalige Mini-Einmarsch von DDR-Truppen – und ausgerechnet eines Kontingentes der Seestreitkräfte! – zunächst eine gehörige Verwirrung, bei einigen Bewohnern von Quartieren in unmittelbarer Nähe der Sektorengrenze gar heillose Panik hervorgerufen haben. Der Ober-Deserteur machte keineswegs sofort hinter der Grenze Halt, ließ seine LKW erst nach einigen Hundert Metern stoppen, entledigte sich dann in der Fahrerkabine der Uniform, zog seine mitgeführte Zivilkleidung an, kletterte als Einziger aus seinem Fahrzeug und bat einen das Ganze ungläubig anstaunenden frühmorgendlichen Westberliner Passanten, ihm den Weg zur nächsten Telefonzelle beziehungsweise zum nächsten Polizei-Posten zu zeigen.

138

Während er nun die offizielle Übergabe seiner Marine-Truppen in die Wege leitete, hatten andere Deserteure die Fensterscheiben ihrer Fahrzeuge heruntergelassen, verbalen Kontakt zu einigen das Geschehen weiterhin ungläubig verfolgenden Westberlinern aufgenommen. Nach der glaubwürdig vorgebrachten Botschaft, sie alle seien wirklich DDR-Flüchtlinge – und nicht das Vorkommando einer Invasions-Truppe aus Ost-Berlin – entspannte sich die etwas knisternde Atmosphäre.

Die auf vorstehend beschriebene Weise illegal „geleasten" Militärfahrzeuge aus DDR-Beständen sollen später im Rahmen alliierter Kontakte offiziellen Vertretern der Sowjet-Armee „zu weiterer Verwendung" zurückgegeben worden sein.

In Kühlungsborn war dieses Husarenstück – das seinen Initiatoren leicht den Galgen oder die Erschießung hätte einbringen können – wochenlang Stadtgespräch. Über die Motive der Flucht des Stabsoffiziers und seines Anhangs gingen die Meinungen stark auseinander. Man munkelte, dass dahinter Frauengeschichten, Unterschlagungen, Reibereien im Offizierscorps, politische Unstimmigkeiten, und noch Verschiedenes stecken könnten. Vielleicht war an jeder dieser Mutmaßungen ein Fünkchen Wahrheit.

Der Hauptgrund der waghalsigen Flucht dürfte indessen gewesen sein – zumindest setzte sich diese Deutung in der Kühlungsborner Einwohnerschaft schließlich weitestgehend durch – der ehemalige Chef-Versorger habe bislang neben seinen für ihn zuständigen DDR-Instanzen einen weiteren Dienstherrn gehabt, dessen Residenz nicht auf dem Territorium der DDR, sondern vermutlich in West-Berlin liege. Wahrscheinlich war ihm signalisiert worden, seine Enttarnung stehe kurz bevor. Und so nutzte er die günstige Gelegenheit seiner kurzzeitigen Kommandogewalt, die Abwesenheit des Standort-Kommandanten, um die abenteuerlich-spektakuläre Absetz-Operation energisch durchzuziehen.

17. Die Rieden-Soldaten

Irgendwie passte die vorstehend beschriebene skandalöse Begebenheit der Flucht des Großteils einer Marine-Einheit zum allgemeinen Eindruck, den die neuen Truppen in den Kasernen am Kühlungsborner Rieden-See im Lauf der letzten Zeit hatten entstehen lassen.

Sicher – man hatte monatelang, mehrmals wöchentlich, der Einwohnerschaft und den Sommergästen während der Übungsmärsche neu geworbener Rekruten nachdrücklich versichert, dass „Spaniens Himmel seine Sterne über unsere Schützengräben" ausbreite. Immer wieder wurde das Kampflied der Internationalen Brigaden im Spanischen Bürgerkrieg gegen die von Hitler und Mussolini gestützten Kontingente Francos abgesungen, was zumindest signalisierte, dass „neuer militärischer Kampfgeist" in die nach dem Ende des Zweiten Weltkriegs zwischenzeitlich ungenutzten Gemäuer der ehemaligen Luftwaffen-Flakschule eingekehrt sei.

Doch es gab auch manches Indiz, das auf recht lockere Sitten unter den jetzigen deutschen Uniformträgern hindeutete – immer wieder donnerten leere Armee-LKW durch Kühlungsborns damals sehr verkehrsarme Gassen, hielten vor einem der neu etablierten HO-Läden, und einige Unteroffiziere ergänzten sehr zwanglos ihre Bestände an hochprozentigen Spirituosen.

Dabei konnte man sich öfter des Eindrucks nicht erwehren – die Reste der Altbestände an den betreffenden Gesöffen waren von den Ersatzbeschaffern erst vor sehr kurzer Zeit konsumiert worden! Und mancher Bewohner – der es mit den neuen Soldaten durchaus gut meinen mochte – fragte sich, warum gleich ein LKW genommen werde, nur um ein paar Flaschen Schnaps zu kaufen. Die Antwort hätte sicher lauten müssen: deshalb, weil Maate und Marine-Meister auch bei den neuen ostdeutschen Seestreitkräften nur sehr selten eine Verfügungsgewalt über sparsamere, zugleich bequemere PKW hatten, sehr viel häufiger aber über die Verwendung Diesel fressender LKW bestimmen konnten.

Es ging damals, zu Beginn der 50er Jahre, wirklich sehr locker und lustig zu auf dem militärhistorisch nicht unbedeutenden Gelände der Rieden-Kasernen!

Die Folgen der Desertion des Versorgungschefs bestanden unter anderem in einem nunmehrigen schnellen Ende der bei den neuen Seesoldaten entstandenen kumpelhaften Idylle. Unter den diversen Kommandoträgern des Objektes vollzog sich ein gar gewaltiger „Hexen-Sabbat", fast alle von ihnen wurden von neuen Leuten ersetzt, auch nicht wenige Unteroffiziers-Dienstgrade. Die Kühlungsborner Einwohnerschaft spürte dies daran, dass die mehr oder weniger alkoholisierten Lustfahrten der Maate und Meister durch den Ort ein abruptes Ende fanden, desgleichen die demonstrativen und von Gesangsdarbietungen angereicherten Übungsmärsche der Rekruten durch das sommerliche Ostseebad.

Und wenn jemand von den Uniformträgern Ausgang hatte, setzte er jetzt gegebenenfalls Himmel und Hölle in Bewegung, um rechtzeitig – vor Beginn der Sperrstunde – wieder in seiner Kaserne zu sein; bislang war auch das nicht allzu ernst genommen worden. Gewisse Kühlungsborner „Damen" trauerten – dem Vernehmen nach – noch längere Zeit den ehedem paradiesischen Verhältnissen hinterher. Die beiden Taxi-Unternehmer des Ortes dagegen rechtfertigten bei jeder Gelegenheit die „endlich bei unseren Streitkräften wieder durchgesetzte deutsche Zucht und Ordnung" – ihre Umsätze waren durch neuerdings oft in höchster Not auf den schnellen Taxi-Transport kurz vor Zapfenstreich zurückgreifende Rieden-Krieger erfreulich gestiegen.

18. Unfassbar, aber wahr: Auch unser Direx ist abgehauen!
Bodo Michels wird Chef.

Der nächste große Paukenschlag sollte im Kühlungsborn jener Zeit nicht lange auf sich warten lassen.

Am Morgen eines schönen Schultages wurde uns Schülern der Goethe-Oberschule zu Unterrichtbeginn von unseren Lehrern – die selbst nicht so recht wussten, wie sie mit dieser fast unglaublichen Nachricht umgehen sollten – mitgeteilt, unser bisheriger Schuldirektor Hans-Hermann Esser weile nicht mehr in der DDR! Er habe in einem kurzen Brief mitgeteilt, er sehe sich wegen bestimmter, seitens der Schulverwaltung gegen ihn erhobenen Vorwürfe gezwungen, seinen Wohnsitz unverzüglich in West-Berlin zu nehmen.

Allgemeines ungläubiges Staunen; sehr bald – und das nicht zu knapp – ironisch-süffisante Kommentare, bei seinen engsten Paladinen der letzten Jahre aber auch grenzenlose Enttäuschung, die sich bei einigen rasch zu kaum beherrschter Wut steigerte.

Weiterhin wurde uns mitgeteilt, dass auch seine Familie von diesem Schritt ihres Familienoberhauptes total überrascht worden wäre, seine Ehefrau und seine Kinder – er hatte meines Wissens vier, allesamt noch schulpflichtige Kinder – in mittelloser Verzweiflung nicht ein noch aus wüssten. Die Lehrerschaft wollte eine freiwillige Umlage erheben, um der Familie für die nächste Zeit den alltäglichen Lebensunterhalt zu sichern.

Recht bald waren zeitgemäße, markant-ideologiesichere Formulierungen gefunden, die den „beispiellosen Verrat" des einstigen örtlichen Bannerträgers sozialistischen Pädagogentums und seine „abgrundtiefe Verworfenheit" angesichts des „rücksichtslosen Verhaltens gegenüber seiner Familie" heftig geißelten.

Eine rationale Erklärung für die Handlung unseres bisherigen Direktors bot sich einstweilen nicht an. Zweifellos hatte er sich mehr als zwei Jahre lang rastlos für die Schule eingesetzt, die ohne ihn vermutlich nicht diese erfreuliche Entwicklung genommen hätte, die sie unstrittig vorzuweisen hatte.

Etwas später gab es Gerüchte, er solle während seiner gesamten Kühlungsborner Zeit als Agent des Ost-Büros der SPD, als sogenannter Kundschafter des Westens, tätig gewesen sein. Hans-Hermann Essers ausgeprägtes Interesse an familiären Belangen seiner Schüler, in Sonderheit hinsichtlich des Umfeldes der aus überregional renommierten Sippen entstammenden jungen Leute, erschien in einem neuen, spektakulären Licht. Falls der Spionagevorwurf damals zu Recht erhoben wurde, und es sprach wirklich einiges dafür, muss man heute mit dem Abstand von mehr als einem halben Jahrhundert einräumen – der Mann hat es unstrittig verstanden, seine aufwändige, die eigene Substanz verschleißende Legende und Tarnung über Jahre hinweg perfekt durchzuhalten. In gewissem Sinne war auch das eine Leistung, die eine bestimmte Art von Respekt abnötigt – soweit ich das als milieufremder Laie beurteilen kann.

Fest steht in jedem Fall – Hans-Hermann Esser war wahrlich eine außergewöhnlich facettenreiche Persönlichkeit!

Fassungslosigkeit hin, Unverständnis her – die Schule befand sich unverändert dort, wo sie sich bisher befunden hatte, der Unterricht musste weitergehen!

Und er ging auch ohne den bisherigen allgewaltigen Direktor störungsfrei weiter.

Zum kommissarischen Direktor unserer Goethe-Oberschule wurde vom Schulrat in Bad Doberan unser Chemie-Lehrer, Herr Michels, ernannt.

Bodo Michels war damals einer der jüngsten Lehrer an unserer Bildungseinrichtung, knapp 30 Jahre alt. Er war alles andere als ein Kommando-Pädagoge, eher ein Überzeugungs-Pädagoge, von uns Schülern wegen seiner ruhig-verständnisvollen Art, seiner profunden Stoffsicherheit, seines didaktischen Geschicks durchweg sehr geschätzt. Er war erst nach der unmittelbaren Startphase der Oberschule zu uns gestoßen, blieb bis zum Abitur mein Chemie-Lehrer. Fast ein halbes Jahrhundert später hat er seine Pädagogenlaufbahn auch in seinem Heimatort Kühlungsborn beendet.

Mein damaliger Chemielehrer war schon vor Aufnahme seiner Arbeit bei uns in Kühlungsborn eine stadtbekannte, und eine allseits gut beleumundete Persönlichkeit gewesen. Angesichts der in sehr jungen Jahren von ihm wahrgenommenen öffentlichen Positionen muss Letzteres alles andere als selbstverständlich, sondern als besonders bemerkenswert erachtet werden. In seiner Person hatten wir es nämlich mit einem einstmals sehr engagierten Jungvolk-Führer zu tun; ältere Geschwister meiner aus Kühlungsborn stammenden Klassenkameraden erinnerten sich noch an ihn als Fähnlein-Führer in der Kinderorganisation der Hitler-Jugend – aber auch an seine deutlich überdurchschnittliche intellektuelle Begabung und seine beeindruckenden Leistungspotentiale.

Ab etwa Mitte des Zweiten Weltkrieges war Bodo Michels Soldat der Wehrmacht gewesen, hatte mit viel Glück den Krieg ohne ernsthafte Blessuren überstanden.

Ich bestätige es gerne – unser Herr Michels leitete damals die Kühlungsborner Goethe-Oberschule mit großem Geschick durch eine komplizierte Phase ihrer Entwicklung, glättete manche von seinem Amtvorgänger initiierte Überspitzung, ließ schnell das Schulklima spürbar angenehmer werden, achtete gleichwohl auf Aufrechterhaltung einer guten Schuldisziplin, die Sicherung des schulischen Anspruchsniveaus, die akkurate Lehrplanerfüllung. Natürlich konnte er nicht – und wollte wohl auch nicht – die in den letzten beiden Jahren eingeschlagene politische Richtung der gesamten Schulentwicklung prinzipiell ändern, doch unter seiner Leitung nahm alles irgendwie vernünftigere Züge an.

Ein knappes Jahr später löste ihn der neue etatmäßige Direktor unserer Oberschule ab, Bruno Podeyn; auch er war schon vor 1945 in der Region relativ bekannt gewesen, da er sich in seiner Jugend als sportlicher Faustkämpfer hervorgetan hatte. Sicher hatte auch er seine Qualitäten, doch als Typus verkörperte er wieder eher den Kommando-Pädagogen Esser'scher Prägung, mit einem recht rigiden Sozialismus-Verständnis.

Die Folgeereignisse der Republikflucht Hans-Hermann Essers hatten zu ihrer Zeit schon eine auffällige, nachdenklich stimmende Symbolik gehabt – nachdem sich der Mustersozialist als vermutlicher Verräter entlarvt hatte, musste – auf staatliches Geheiß – der ehemalige HJ-Führer für eine gewisse Zeit die Geschicke der neuen Oberschule steuern, in einer weiterhin Richtung „Aufbau der Grundlagen des Sozialismus" strikt Kurs haltenden Deutschen Demokratischen Republik. Auch diese Dinge waren wochenlang Ortsgespräch.

144

In jener Zeit gelangte eine weitere bemerkenswerte Pädagogen-Persönlichkeit an unsere Schule, ein Mann, der über ein halbes Jahrzehnt wegen einstigen NS-Engagements an der Ausübung seines Lehrerberufes gehindert gewesen war – Herr Zülow.

Ich habe bei ihm im 11. und 12. Schuljahr Biologie- und Deutsch-Unterricht gehabt, in einer Qualität, die ich ohne Abstriche als Spitzenqualität definieren möchte. Es war ein präziser, faktenreicher, didaktisch geschickt aufbereiteter Unterricht mit einem breiten Diskussionsangebot.

Herr Zülow war nur unwesentlich jünger als meine Eltern. Anlässlich seines 50. Geburtstages wurde ihm von seiner Schülerschaft – trotz des Einspruchs von Direktor Podeyn – eine seltene Ehrung zuteil: ein Fackelzug vor seine Wohnung mit Gratulations-Gesang und anschließenden Hoch-Rufen.

In dieser Angelegenheit hatte sich – ausnahmsweise – die gewählte FDJ-Leitung gegen Direktor und Parteileitung der Schule durchgesetzt.

19. Herr Strewyczek, unser Sportlehrer – und ich

Zum Abschluss des Themenkreises Republikflucht während meiner Oberschulzeit möchte ich den Abgang noch eines anderen meiner Lehrer beschreiben, der sich allerdings erst im Verlauf meines 12. Schuljahres vollzog – die Auswanderung nach West-Berlin unseres langjährigen Sportlehrers Toni Strewyczek.

Toni Strewyczek war ein Mensch, den man mit Fug und Recht als wahrhaftiges, echtes Original bezeichnen konnte. Ein kleiner, drahtiger Kerl, mit dem typisch kantigen, relativ breiten Gesicht des Osteuropäers – von Geburt meines Wissens Oberschlesier – hatte er noch kurz vor Kriegsbeginn sein Abitur ablegen können. Wenig später hatte man ihn zur deutschen Wehrmacht eingezogen, in welcher er mit Geschick und Glück den ganzen Zweiten Weltkrieg überstand.

Als dieser schließlich zu Ende war, stand mein späterer Sportlehrer arm da – ohne seine angestammte Heimat, die endgültig dem polnischen Staatsverband einverleibt worden war, und ohne jede im zivilen Leben verwendbare berufliche Ausbildung. Ähnlich wie mein Vater nahm er meines Wissens die ihm gebotene Chance einer stark verkürzten Neulehrer-Ausbildung wahr; jedenfalls war er bereits 1949, als ich mein Oberschüler-Dasein startete, unser Sportlehrer. Außerdem wurden von ihm auch einige Geographie-Stunden gegeben.

Er war eine gewandte Persönlichkeit, ein Mensch, der sich in allen Situationen irgendwie zu helfen wusste, damit auch so manche kleine Lücke in seinem Wissensrepertoire geschickt überspielte. Da ihm ein ausgesprochen trockener Humor eigen war, er sich gegenüber uns Schülern nie steif oder überheblich benahm, hatte er – im Großen und Ganzen – auch unsere absolute Pennäler-Sympathie.

Geringfügige Probleme ergaben sich gelegentlich im Zusammenhang mit einer bestimmten, für ihn charakteristischen Empfindlichkeit.

In Anbetracht seiner körperlichen Statur hatte er wohl lebenslang um Akzeptanz und Anerkennung kämpfen müssen. Da er von seiner Grundveranlagung her gerne im Mittelpunkt des Geschehens und der allgemeinen Aufmerksamkeit stand, haben ihn bestimmte unveränderliche Gegebenheiten seiner physischen Erscheinung vermutlich besonders belastet. Man konnte ihn beispielsweise – ohne böse Absicht – mit einem unbedachten Wort über seine geringe Körpergröße schnell tief kränken, und es fiel ihm dann recht schwer, seine Selbstbeherrschung zu bewahren.

Das passierte mit fast regelmäßiger Sicherheit, wenn sich unser Sportlehrer andernorts als aktiver Sportler versuchte. Zeitweise hatte er es sich in den Kopf gesetzt, in der Ersten Feldhandball-Mannschaft Kühlungsborns am regulären Spielbetrieb teilzunehmen, und tatsächlich war der wieselflinke Knirps von den in dieser Ballsportart üblichen Recken nur sehr schwer zu kontrollieren. Hatte ihn ein solcher Hüne dann aber dennoch einmal etwas fester zu fassen gekriegt, im Eifer des Gefechtes gar eine diskriminierende Bemerkung gemacht, dann wurde dieser Spieler der Gegenmannschaft im restlichen Spiel nicht mehr so recht froh – Toni ließ ihn mit Kunststückchen aus seiner schier bodenlosen Trickkiste ein über das andere Mal auf die Nase fliegen, nicht selten so lange, bis er vom Platz gestellt wurde oder der Trainer ihn gerade noch rechtzeitig gegen einen anderen, frischen Spieler austauschte.

Nun gut, so war nun einmal unser „lieber Herr Strewyczek"; er konnte nicht anders! Mit mir hatte er ein besonderes persönliches Problem; präziser formuliert: ich mit ihm.

Bei meiner für damalige Zeiten sehr beachtlichen Körperlänge war ich ab dem 10. Schuljahr dafür prädestiniert, in allen Hochsprung-Wettbewerben der Schule eine beachtliche Rolle im Kampf um den Siegeslorbeer zu spielen. Das hatte ich als meine individuelle Chance bald erkannt, mir etwas sportmethodische Literatur besorgt, und mir auf der Grundlage der dort gemachten Ausführungen meinen eigenen Hochsprungstil zusammenkomponiert. Es war ein Sprungstil, der Jahre später in der internationalen Sportszene als „straddle" bzw. „Bauchwälzer" Furore machen sollte, damals aber offiziell noch nicht erfunden worden war.

Die letzte prominente leistungssportliche Persönlichkeit, die mit dem „Bauchwälzer" für Schlagzeilen sorgte, war vermutlich meine Namensschwester Rosemarie Ackermann – eine DDR-Sportlerin, die in den 70er und 80er Jahren in diesem Stil den Weltrekord im Frauen-

Hochsprung Zentimeter um Zentimeter nach oben schraubte, bis sie als erste Frau der Welt die Latte bei einer Auflagenhöhe von zwei Metern übersprang.

Doch zu meiner Oberschulzeit war der „Bauchwälzer" – zeitweise sprach man auch vom „Tauchwälzer" – tatsächlich ein absolutes Novum. Ich erschien schon allein deshalb bei der Praktizierung dieser bisher nirgends beobachteten Sprung-Akrobatik bei meinem „schnell geschulten" Sportlehrer – und nicht nur bei ihm – als irgendwie verdächtig. Der Punkt war nämlich der, dass ich in diesem Stil bald höher sprang, als jeder andere Schüler unserer Schule, alle spontanen Nachahmungsversuche in Anbetracht der ungewohnten Bewegungsabläufe „meines" Sprungstils bei der Konkurrenz völlig daneben gingen. Es ist schon so – das Neue ist der Feind des Alten, und vor allem die älteren Herren aus der um ein Schuljahr vor uns liegenden Klasse konnten sich nur sehr schwer damit abfinden, dass ihnen im Hochsprung immer ein – aus ihrer Sicht – Unterklässler es vormachte, wie hoch man auch in Kühlungsborn springen konnte.

Ich tat damals etwas, was bisher noch nie beschrieben worden war, worüber es somit auch nirgends eine Aussage geben konnte, dass es wettbewerbssportlich verboten sei.

Mein Hochsprung-Hauptkonkurrent wurde bald mein späterer ärztlicher Berufskollege, Heinrich Becker aus Schwaan an der Warnow, der – weit schlimmer für die älteren Herren – sogar noch eine Klasse unter mir die Schulbank drückte. Heinrich war ähnlich groß gewachsen wie ich, doch extrem hager. Mit einem technisch sehr schlicht angelegten, doch unglaublich hohen Hocksprung meisterte auch er Höhen von 1,50 Metern. Nur – mit meinem dubiosen Bauchwälzer schaffte ich in der Tendenz ein klein wenig mehr, schließlich gar die Höhe von 1,70 Metern. Heinrich Becker und ich vertrugen uns persönlich sehr gut, verhielten uns bei unserer sportlichen Konkurrenz stets absolut fair zueinander.

Doch von manch anderem Schüler wurde diese Situation – wie gesagt – nicht ganz so locker eingeordnet; von interessierter Seite wurde sogar eines Tages die Meinung lanciert, man möge mir seitens der Schulleitung meinen „unsauberen" Sprungstil schlicht und einfach verbieten.

Eine Folge solcher hartnäckigen Quengeleien der zu niedrig Gesprungenen war, dass auch unserem Sportlehrer meine sprungtechnische Eigenwilligkeit zunehmend ernstere Bauchschmerzen zu bereiten begann, vermutlich auch deshalb, weil ihn alle „schlauen Bücher" bei der Suche nach einer regeltechnisch verbindlichen Interpretation meiner sprungtechnischen Bauchwälzerei im Stich ließen.

Herr Strewyczek hat mich damals einige Male beiseite genommen, ruhig-kameradschaftlich ermahnt, doch endlich einen „anständigen" Sprungstil zu praktizieren. Ich versuchte darauf – ihm zuliebe – den damals klassischen Seiten-Roll-Stil; aber da meine Ergebnisse nun – im Vergleich zu den bisherigen Höhenflügen – geradezu dürftig ausfielen, kehrte ich schnell wieder zu meinem Bauchwälzer zurück, konnte ihn sogar sprungtechnisch weiter perfektionieren.

Daraufhin sprach Herr Strewyczek in der mehr und mehr vertrackten Angelegenheit mit meinem Vater – seinem Lehrerkollegen – und mein Vater ließ sich von ihm überreden, von seiner Seite aus einen Versuch zur Bereinigung der entstandenen Situation zu unternehmen. Die hochsprungtechnische Schlüsselfrage der Lehranstalt war also somit auf eine innerfamiliäre Ebene gebracht worden, und nun sprach mein Vater mit seinem in Hochsprung-Belangen offensichtlich äußerst schwierigen Sohn.

Mir war natürlich das Thema inzwischen in allen seinen Nuancen und Facetten ziemlich vertraut, für meinen Vater – der nie Sportunterricht erteilt hatte – handelte es sich um völliges Neuland. Folglich stand er in den nun von seiner Seite mit mir angestrebten Diskussionen über „anständige" und „unanständige" Hochsprungstile meinen sportrechtlichen und regeltechnischen Argumenten fast hilflos gegenüber.

Sowohl mit meinem Vater als auch mit meinem Sportlehrer einigte ich mich schließlich darauf, meinen der Unanständigkeit verdächtigen Sprungstil für immer und ewig abzulegen, wenn man mir schwarz auf weiß belegen könne, dass er gemäß gültiger Wettkampfnormen unstatthaft sei. Und da das niemand konnte – auch Herr Strewyczek gestand das zuletzt ein – blieb ich stur, sprang meinen Bauchwälzer weiter, ließ mich ob meiner exotischen Sprungakrobatik bestaunen und bewundern, in Sonderheit von meinen Schulkameradinnen, was verständlicherweise meinem Knaben-Ego sehr gut bekam.

Jahre später war von mir mit innerer Befriedigung zu registrieren, dass meine „Sprung-Erfindung" auch von der professionellen Sportwissenschaft gewissermaßen nacherfunden wurde, für eine geraume Zeit den Hochsprung in den großen Arenen der Welt dominierte.

Heute ist der „straddle" durch den „flop" abgelöst worden, bei dem der Springer auf dem mit Schaumstoff weich ausgepolsterten Sprungbett rücklings landet – zu unserer Zeit undenkbar, da wir nach dem Überqueren der Latte in eine tiefe Sandgrube fielen.

Mein kleiner persönlicher Dauerkonflikt mit unserem damaligen Sportlehrer löste sich endgültig zu Beginn des Jahres 1953 auf eine ganz besondere, unerwartete Art und Weise.

Auch Herr Strewyczek entschwand – wie schon einleitend bemerkt – nach West-Berlin. Doch wie er das tat – das hatte schon Züge eines besonderen kleinen Kabinettstückchens.

Lassen wir die Ereignisse Revue passieren!

Im Spätherbst 1952 erhielten alle Schüler unserer Schule die Information, unser Sportlehrer habe durch geschickte Kontaktpflege es erstmalig erreicht, dass die Schüler einer im Erzgebirge gelegenen Oberschule während der Sommerferien für einige Zeit unser Kühlungsborner Internat in Beschlag nehmen wollen, wir im Austausch bereits während der nächsten Weihnachtsferien ihr dortiges Schulinternat für das Verbringen eines Ski-Urlaubs beziehen dürfen. Als aus einer Mittelgebirgs-Landschaft stammender Sportsmann und somit gelernter Skifahrer wollte unser Sportlehrer den Part des Ski-Lehrers bei diesem ersten Ski-Lehrgang für uns Kühlungsborner Oberschüler selbst übernehmen.

Natürlich fand dieses Vorhaben bei uns freudige Zustimmung, löste bei einigen ehemaligen Sudetendeutschen geradezu Begeisterung aus – endlich konnten sie wieder einmal dem aus der alten Heimat vertrauten Lieblings-Wintersport frönen!

Es meldeten sich weitaus mehr Interessenten, als Plätze im Internat des Wintersport-Ortes zur Verfügung standen. Etwa ein Drittel der Bewerber musste aus diesem Grunde zu Hause bleiben, was manche Missstimmung nach sich zog – so ist das nun einmal mit außerplanmäßigen Wohltaten, deren nicht alle Interessenten teilhaftig werden können!

Ich hatte von der Aufrechterhaltung meiner Bewerbung sehr bald Abstand genommen. Allzu schnell hätte im Falle meiner Berücksichtigung die Nachrede des Protektionismus aufkommen können; außerdem – so wichtig war mir das persönliche winterliche Ski-Vergnügen auch nicht. Diejenigen von uns, die dann einen der begehrten Plätze erhielten, in das Gebirge mitfahren konnten, freuten sich indessen umso mehr über das ihnen bevorstehende außergewöhnliche Erlebnis.

Gleich nach den Weihnachtsfeiertagen trat dann Herr Strewyczek mit seiner Truppe den Weg in die winterlichen Berge an. Er zeigte sich dabei als äußerst fürsorglicher Chef seiner Schutzbefohlenen – damit auch ja niemand im kalten Gebirgswinter frieren müsse, ließ er alle in seiner Wohnung verfügbaren Decken, Federbetten usw. mitnehmen, und mancher Schüler machte später in dem nur mäßig beheizten Winterquartier dankbar von den aufmerksam mitgeführten Strewyczek'schen Wärme-Utensilien Gebrauch.

Der Ski-Aufenthalt wurde ein noch lange die Schulpausen-Gespräche belebender, unbestreitbar großer Erfolg.

Voll von Eindrücken, stolz auf die neu erarbeiteten oder endlich wieder aufgefrischten Ski-Fertigkeiten machte man sich nach Ablauf der schönen Tage im weißen Pulver auf den Heimweg – natürlich wieder über Berlin, wie man schon in das Gebirge gereist war.

Bereits kurz nach Abfahrt des Zuges begann Herr Strewyczek – von sich aus – über die Plackerei mit den Decken und Federbetten zu räsonieren, und als er in Berlin meinte, die können für den Rest der Fahrt doch als Gepäck aufgegeben werden, erntete er nur Zustimmung. Als die Nutznießer der mitgeführten Decken, Federbetten usw. ihm behilflich sein wollten, besagte zum Gepäckaufgabe-Schalter der Reichsbahn zu schleppen, zeigte er sich wieder – und das mit Nachdruck – von einer außergewöhnlich fürsorglichen Seite: „Seht zu, dass ihr in der MITROPA-Gaststätte einen heißen Kaffee bekommt, die Fahrt nach Kühlungsborn kann noch sehr lang werden! Die Angelegenheit mit der Gepäckaufgabe kann ich auch allein besorgen!"

Und so trollte sich die Meute in die Gaststätte; die meisten bestellten artig die ihnen anempfohlene Tasse Kaffee, einige leisteten sich auch eine HO-Bockwurst und verzehrten sie in fröhlicher Runde.

Nur der Chef der Truppe, Toni Strewyczek, hatte sich, mit Decken und Federbetten schwer bepackt, die vielen Utensilien nur mit Mühe bewältigend, in eine andere Richtung geschleppt. Da man seine Eigenwilligkeit und sein gelegentlich aufbrausendes Gemüt kannte, hatte kein Schüler es gewagt, ihm entgegen seinem ausdrücklich formulierten Willen bei dieser Schlepperei beizustehen.

Aber als etwa 20 Minuten vor Abfahrt des Anschlusszuges Richtung Norden der Chef noch immer nicht in der MITROPA-Gaststätte aufgetaucht war, begann mancher aus der fröhlichen Schar nun doch etwas nervös zu werden, denn er hatte den für alle gültigen Sammel-fahrschein am Mann. Er erschien zu guter Letzt dann doch, war völlig außer Atem, murmelte etwas von Stau am Gepäckschalter und blies zum Aufbruch.

Der restliche Verlauf der Reise war planmäßig und unspektakulär. Erschöpft, aber glücklich, traf der Ski-Zirkus vom Ostsee-Strand im heimatlichen Kühlungsborn ein.

Wenig später begann dann auch wieder der Schulunterricht.

Während der von ihm geleiteten Sportstunden machte Herr Strewyc-zek bald bissige Bemerkungen über den offenkundig sehr säumigen Transport der von ihm in Berlin beim Reichsbahn-Schalter aufgegebenen Decken, Federbetten usw. – sie waren selbst eine Woche nach Reiseende immer noch nicht in ihrem Bestimmungsbahnhof Kühlungsborn-Ost eingetroffen.

Er oder seine Ehefrau gingen jetzt – nachweislich – täglich zum dortigen Gepäckschalter, erkundigten sich nach ihren Sachen, doch immer wieder erhielten sie vom zuständigen Bahn-Angestellten vertröstende Antworten. Toni Strewyczek begann fortan nachdrücklich auf den unglaublichen Schlendrian bei der Bahn-Gepäck-Beförderung zu schimpfen, und alle fühlten mit ihm – da hatte der Mann sich so aufopfernd um das Wohlbefinden seiner Schüler im Ski-Urlaub gekümmert, und nun musste er ewig auf die Auslieferung seiner Decken, Federbetten usw. warten!

Unerhört!

Nach zwei oder drei Wochen platzte ihm der Kragen.

Er wandte sich an unseren Schuldirektor – inzwischen war Bruno Podeyn im Amt – erbat einen freien Tag. Er wolle, gemeinsam mit seiner Ehefrau, nach Berlin fahren, um der untragbaren Verzögerung des De-cken- und Federbetten-Rücktransportes auf den Grund zu gehen. Seine Frau sollte ihn begleiten, damit sie beide notfalls ihr Zeug – falls es immer noch in Berlin lagern sollte – aus der Bahnbürokratie auslösen und gemeinsam, sprich mit vereinten Kräften, als Handgepäck nach Küh-lungsborn schaffen können.

Er bekam den freien Tag, und das Ehepaar Strewyczek fuhr nach Berlin.

Bei der Abfahrt soll unser damaliger Sportlehrer noch auf dem Bahnsteig erklärt haben: „Und die Reisekosten lasse ich mir auch von der Bahn rückerstatten!"

Schon am nächsten Tag traf bei Direktor Podeyn ein Telegramm aus Berlin ein: „Bitte um Entschuldigung betr. kleinen Täuschungsmanövers – Stopp – Danke für schöne Jahre an unserer Schule – Stopp – Bin nach West-Berlin übersiedelt – Stopp – Bettzeug gut bei Freunden hier angekommen – Stopp – Alles Gute für die Zukunft – Stopp – Strewyczek – Stopp."

Konnte man solch einem Talent noch böse sein?

Übrigens – einige Monate nach dem damaligen Abgang von Hans-Hermann Esser war an einem Wochenende plötzlich auch seine Familie komplett aus der immer noch von ihr bewohnten Direktoren-Wohnung ausgezogen; der wohl doch treusorgende Familienvater hatte sie zu sich nach West-Berlin kommen lassen.

Im Lehrerkollegium der Schule konnte man sich trotz langer und ausgiebiger Diskussion nicht darüber einigen, ob diese Aktion eher einen Zug von Menschlichkeit des ehemaligen Chefs dokumentiere, oder nichts weiter als eine „nochmalige Steigerung seines niederträchtigen Verhaltens" sei. In der FDJ-Leitung soll die betreffende Erörterung mit ähnlichem Resultat verlaufen sein; nur die Parteileitung vertrat eine klare Linie: „... es war ein erneuter Verrat am Sozialismus!"

Das einzig unbestreitbar Gute daran war: Die Direktoren-Wohnung konnte neu bezogen werden.

153

20. Das 12. Schuljahr beginnt – und wir gründen einen Motorsport-Club

Nun zu den weiteren Ereignissen im Verlauf meines 12. Schuljahres.

Dieses Schuljahr begann im Herbst 1952 damit, dass wir auch unsere Parallelklasse – die „12 B" – verloren, auch sie wurde nun mit allen ihren Schülern an die Goethe-Oberschule in Bad Doberan delegiert.

In dieser Gruppe befand sich ein Schüler, der im Laufe seines Lebens zu einer Persönlichkeit mit sehr hohem regionalem Bekanntheitsgrad reifen sollte – Eckhard Moeck, der spätere Rektor der Hochschule für Seeverkehr und Hafenwirtschaft in Rostock-Warnemünde.

Wir, die „12 A", durften in Kühlungsborn bleiben, bekamen sogar einige Zugänge aus Doberan. Zu diesen Schülern, mit deren Hilfe damals unser Bestand gesichert wurde, gehörten Karl Timmich und Angelika Hanisch.

Karl Timmich, der bei uns in Kühlungsborn in fast allen Fächern auf Anhieb gut zurechtkam, machte später ebenfalls eine sehr beachtliche Karriere. Als persönlicher Referent eines Generaldirektors wirkte er lange Jahre als eine Art Graue Eminenz im größten Betrieb der mecklenburgischen Hafen- und Hansestadt Wismar, der „Mathias-Thesen-Werft".

Angelika Hanisch wurde später Sportlehrerin.

Also, wir Schüler der „12 A" waren jetzt die einzigen Platzhirsche auf dem Kühlungsborner Schulhof, die Verantwortung für eine erfolgreiche Absolvierung des ersten Abiturs auf Kühlungsborner Boden im Frühsommer des nächsten Jahres lag jetzt allein bei uns.

Auch die Lehrerschaft begann sich dementsprechend zu verhalten – wir standen jetzt ständig im Fokus der ganzen Schule.

Unbesehen dieser besonderen, aber langfristig doch weitgehend kalkulierbaren Pennäler-Situation unserer Schulklasse sollte das vor uns liegende Jahr bestimmte unerwartete Entwicklungen und Ereignisse mit sich bringen, wegen der die ganze DDR zeitweise massiv durcheinandergewirbelt wurde, und die für ein konzentriertes Lernklima gegen Ende unseres Abschluss-Schuljahres nicht gerade förderlich waren.

Gehen wir der Reihe nach vor.

Es war allenthalben spürbar – der Weg zum Sozialismus, den einzuschlagen sich die DDR-Führung unwiderruflich entschlossen hatte, warf zu jener Zeit fast Monat für Monat stärkere Schlagschatten voraus.

Ende des Jahres 1952 wurde die „Gesellschaft für Sport und Technik" (GST) gegründet. Was sich dem Namen nach wie ein politisch unverfänglicher Dachverband für bestimmte Sportdisziplinen anhörte – zum Beispiel für Motorboot- und Autorennfahrer – war als hochpolitische Organisation mit dezidiert wehrsportlicher Zielsetzung konzipiert, sozusagen als Vorbereiterin vor allem männlicher Jugendlicher für späteres Soldatentum. Sehr bald stellte es sich heraus, dass im Mittelpunkt der Arbeit dieser neuen Gesellschaft eine solide vormilitärische Schieß-Ausbildung eines möglichst großen Teils der Jungen mit Hilfe von Kleinkaliberwaffen stand. In Schieß-Ausbildung erschöpften sich jedoch die damaligen wehrsportlichen Zielsetzungen der GST keineswegs. Die „Soldaten von morgen" der DDR sollten nicht nur gute Schützen sein, sondern sich auch mit den „technischen Mitteln eines modernen Krieges" geschickt im Gelände bewegen können, sie sollten auch möglichst gute Kraftfahrer, speziell gute Gelände-Kraftfahrer sein.

Anfang 1953 setzte eine intensive Werbe-Kampagne ein, vor allem die damals 14- bis 18-jährigen Schüler der verschiedenen allgemeinbildenden Schulen wurden aufgefordert, GST-Mitglieder zu werden.

Sehr bald zeigte sich eine sehr unterschiedliche Resonanz auf die verschiedenen Ausbildungsangebote – das Interesse für die neuen Kleinkaliber-Waffen hielt sich bei allen Altersjahrgängen von Anbeginn in Grenzen, während das Angebot eines kostenfreien Erwerbs der Fahrerlaubnis, zum Beispiel für Motorräder, sofort viel Aufmerksamkeit erfuhr.

In unserer „12 A" war das nicht anders. Die meisten Jungen erklärten recht schnell ihre Bereitschaft, „die Verteidigungsfähigkeit des jungen Staates durch eine gediegene Ausbildung in der Führung eines Motorrades zu steigern" – aber bitte nicht durch strapaziöse und zeitaufwändige Belastungen bei wehrsportlichen Übungen anderer Art!

Wir hatten Glück.

Seitens der politischen Führung der DDR war vermutlich geplant gewesen, die Masse der für die „Gesellschaft für Sport und Technik" Geworbenen für den edlen Schützen-Sport zu begeistern, unter anderem auch deshalb, weil in dieser Sportart ein Massenbetrieb viel kostengünstiger zu organisieren ist als im Motorrad-Geländesport. Nach Auffassung der professionellen Militär-Planer schien es ebenso zwingend angebracht, recht bald mit der Ausbildung einer bestimmten Quote von Motorrad-Geländefahrern zu beginnen. Auch deshalb, weil damals der Besitz eines privaten Motorrades unter jungen Leuten noch eine seltene Ausnahme war, des weiteren durfte man auf „sonstige" Fahrfertigkeiten von 16- bis 18-Jährigen, die abseits öffentlicher Wege und somit am Rande der Legalität erworben wurden, kaum bauen.

Gemäß allgemeinem Hörensagen hatte man sich in den höchsten Führungsebenen – nach einigem Hin und Her – darauf verständigt, den späteren Motorrad-Führerschein als besondere Belohnung den eifrigsten beziehungsweise erfolgreichsten Schießsportlern zukommen zu lassen.

Allein diese irgendwie einleuchtende, doch allzu simpel gestrickte Strategie ging nicht auf. Es hatte nämlich wenig Sinn, den sofortigen und kostenfreien Erwerb der Fahrerlaubnis auch 14-Jährigen in Aussicht zu stellen – auch in der DDR waren immer noch auf alten Erfahrungswerten aufbauende gesetzliche Bestimmungen in Kraft, nach denen der Erwerb der begehrten Berechtigung für das Führen von Motorfahrzeugen auf öffentlichen Wegen ein gewisses Mindestalter voraussetzte, und die nicht ohne weiteres umgangen werden konnten. War es verantwortbar, die betreffenden Gesetze jetzt im Schnellverfahren zu ändern? Dafür wollte nun doch keiner die unmittelbare Verantwortung übernehmen.

Wollte man nun ohne größere Verzögerung mit der nur mäßig kaschierten Ausbildung zukünftiger Militär-Geländefahrer beginnen, musste man sich auf 17-jährige und ältere Schüler konzentrieren, und man konnte – angesichts seiner zahlenmäßig schwachen Besetzung – die Zugangsvoraussetzungen bei diesem Kontingent nicht allzu anspruchsvoll gestalten.

Was es die damaligen konkreten Kühlungsborner Verhältnisse anbelangte, waren es deshalb vor allem wir Jungen der „12 A", die in Anbetracht unseres Alters als fast geschlossener Klassenverband – ohne langwierige Umwege – der Ausbildung und Schulung auf den geländetauglichen Motorrädern zugeführt wurden. Und so entstand Knall auf

Fall, von einem Tag zum anderen, an unserer Schule ein kleiner, recht exklusiver Club patriotischer Motorsportler.

Diese neuartige Facon politischer Arbeit ließen wir uns gern gefallen. Einmal pro Woche gab es ab Februar 1953 jetzt Wehrertüchtigung in Form eines GST-Nachmittags. Zuerst absolvierten wir das theoretische Pensum einer klassischen Führerschein-Schulung, und dann rollten die Maschinen an – nagelneue Motorräder –, der Genuss des fröhlichen Brausens durch Dörfer, Wälder und Niederungen konnte beginnen. Gewiss – wir mussten immer Kolonne fahren, trotzdem war der Fahrspaß erheblich, zumal in jenem Jahr bald ein schöner Frühling anbrach.

Uns noch nicht ganz Erwachsenen wurde sehr schnell sehr viel an fahrerischem Können zugemutet – kein privater Fahrlehrer wäre vermutlich jene Risiken eingegangen, die unsere erst seit kurzem eingesetzten GST-Instrukteure mit „revolutionärem Elan" bedenkenlos zu tragen schienen.

Nach den ersten wenigen Kilometern auf abgelegenen und verkehrsfreien Waldwegen ging es mit den Motorrädern sehr bald auf die Straße, zunächst auf das Dreieck von Dünen-, Linden- und Strandstraße in Kühlungsborn-Ost. Bereits eine Woche später begannen wir die Landstraßen zwischen Doberan, Kröpelin, Neubukow, Rerik und unserem Heimatort unsicher zu machen. Obwohl wir wirklich blutige Anfänger waren, niemand an Sturzhelme oder ähnliche Unfall-Schutzmittel dachte, ist damals bei unseren gelegentlich ziemlich wilden Jagden tatsächlich alles gut gegangen, wobei allein von mir in jenen wenigen Frühjahrs-Monaten zwei schwere Beinahe-Verkehrsunfälle verursacht worden sind – aber eben nur beinahe!

Noch heute kann ich mich gut an eine bestimmte rasante Abfahrt erinnern, den sogenannten Bastorfer Leuchtturm-Berg hinunter, mit Gerhard Schmidt auf dem Sozius. Die Straße, jahrzehntelang nicht mehr geteert, befand sich zu jener Zeit in einem miserablen Zustand, nur unmittelbar an der rechten Kante gab es noch ein schmales Asphaltband, einen letzten Rest vergangener Teerstraßen-Pracht. Gewitzt – wie ich zu sein glaubte – balancierte ich meine Maschine nebst Sozius auf diesem restlichen Komfort-Straßenbelag, trotz eines respektablen 90 km/h-Tempos, und ungeachtet eines jetzt nur mit lockerem Sand bedeckten einstigen Fußweges unmittelbar rechts neben meinem Asphaltstreifen. Gerhard erzählte mir später, dass er angesichts meines

Fahrverhaltens nicht so recht wusste, ob er stolz auf uns sein solle, oder ob ich nicht doch eher als leicht verrückt anzusehen sei. Vermutlich waren beide Urteilsvarianten irgendwie berechtigt.

Mit dem Abstand eines halben Jahrhunderts neige ich indessen zu der Meinung – Variante zwei habe, alles in allem, eine eindeutig größere Berechtigung.

Die nachfolgend geschilderten Einzelheiten unserer damaligen Schussfahrt sprechen sehr dafür.

Völlig unbefangen, reichlich unbedarft in Bezug auf die Kunst des Motorradfahrens, wähnte ich mich bei der vorstehend angesprochenen Praktizierung meiner neu erworbenen Lenkkünste deshalb ungefährdet, weil nach meinem Ermessen ein leichter Schwenk nach links mich gegebenenfalls sofort auf die zwar sehr holprige, doch feste und breite Fahrbahn der Landstraße brächte.

Der Bastorfer Berg war mir aus vielen, jahrelang fast wöchentlichen Radfahrten zu Peters Gehöft in Westhof bestens vertraut, doch ich hatte bisher noch nie die ungleich heftigere Wirkung dortiger abrupt veränderter Luftströmungs-Verhältnisse im Falle eines – im Vergleich zum Fahrrad – mit weitaus höherer Geschwindigkeit gefahrenen Motorrades erlebt. Der obere Teil besagter Leuchtturm-Berg-Abfahrt – heute ist die Straße wieder bestens asphaltiert und ausgebaut – führt durch einen hohlwegartigen Geländeeinschnitt, ist somit ziemlich windgeschützt. Doch dann hört unvermittelt die sich nach oben ziehende Böschung an beiden Seiten auf, und die Straße führt nun leicht überhöht über freie Flächen, bar eines natürlichen Windschutzes.

Als der Böschungsschutz bei meiner denkwürdigen ersten Motorrad-Abfahrt endete, verspürte ich jedenfalls einen erheblichen Stoß von links – es wehte eben eine steife West-Brise von der nahen Ostsee-Küste! Und obgleich ich sofort nach links gegensteuerte, marschierte mein Motorrad weiter nach rechts! Der Anblick meines Vorderreifens, der plötzlich nur noch zur Hälfte auf dem Asphalt-Band lief, jenseits der Straßenkante etwa zehn Zentimeter Luft, und dann nur sehr lockeren Sand unter sich hatte, erschien mir damals derart surreal, dass ich vor lauter Irritation gar nicht dazu kam, richtig erschreckt zu sein – ich ließ jedenfalls, vielleicht infolge eines unbewussten Reflexes, die Maschine noch schneller laufen.

Zu Gerhards und meinem Glück ließ die Brise sehr bald ein wenig nach; ich konnte uns auf eine verlässliche Unterlage drücken, vermied damit den drohenden Sturz. Für mich ergab sich aus diesem Geschehnis eine Lehre für mein ganzes weiteres Motorradfahrer-Leben – aber wie schnell hätte eine solche Situation für uns junge Heißsporne tragisch ausgehen können!

Alles in allem – einen erlebnisreicheren „politischen" Unterricht habe ich nie wieder erlebt. Der Spaßfaktor dominierte bei unserer GST-Fahrer-Ausbildung so eindeutig, dass alle mit ihr verbundenen Nebenanforderungen als sehr erträglich empfunden wurden.

Als GST-Hauptinstrukteur agierte 1953 – zuständig für die Motorsport-Ausbildung im gesamten Kreis Bad Doberan – ein altgedienter ehemaliger Berufs-Unteroffizier der Wehrmacht, Kamerad Mechiesedek. Ihm war wohl von seinem Vorgesetzten eingebläut worden, uns auch das erforderliche weltanschauliche Rüstzeug zu vermitteln, und folglich bekamen wir von ihm immer wieder zu hören: „Los, Jungs, zeigt, was Ihr gelernt habt, damit wir dem Conny in Bonn recht bald den Boden unter seinem Hintern heiß machen können!" Mit „Conny" war der damalige Bundeskanzler Konrad Adenauer gemeint. Wir reagierten auf diese groben Tiraden zumeist mit freundlichem, alles Mögliche aussagendem Grinsen – und weiter ging die herrliche Fahrt auf unseren neuen Maschinen!

In den letzten Ausbildungswochen, im Spätfrühling, tummelten wir uns vorzugsweise auf Feld- und Waldpfaden, was noch mehr Spaß machte als das reine Straßenfahren.

Auch dem allgemeinen Klassenklima bekam die von der GST ausgelöste plötzliche Motorsport-Euphorie gut – wir Jungen erfuhren lebensnah, dass es neben schulischem Büffeln, den uns allmählich nervenden unmittelbaren Abitur-Vorbereitungen andere wichtige Dinge auf dieser Erde gibt, die anregend und unterhaltsam sind, und o h n e die stets unser gereiftes Schülerleben dezent komplizierende Anwesenheit des weiblichen Elements als in des Wortes ursprünglichsten Bedeutung „herrlich" empfunden werden können. Und ich hatte nicht den Eindruck, dass unsere Klassenkameradinnen uns Jungen diese Erlebnisse neideten.

Material-Stützpunkt der GST-Geländesportler des Kreises Bad Doberan war damals die im Stadtholz südlich Kröpelins gelegene heutige Gaststätte; dort wurden auch unsere Motorräder geparkt. Unsere Maschinen waren EMW-Motorräder aus dem ehemaligen BMW-Werk in

Eisenach und die unverwüstlichen, wesentlich handlicheren AWOs aus dem sächsischen Kfz-Bau.

AWO war eine Abkürzung für „Awtowelo", was wiederum eine verballhornende Abkürzung eines präzise definierten russischen technischen Begriffes ist, eine bestimmte Kategorie motorisierter Fahrzeuge betreffend.

Die AWO-Motorräder wurden in Betrieben produziert, die den eigenartigen Status von sowjetisch-deutschen Unternehmen hatten. Soweit mir bekannt, waren im Zuge der sowjetischen Reparations-Eintreibungen nach dem Zweiten Weltkrieg bestimmte deutsche Betriebe in der damaligen sowjetischen Besatzungszone kurzerhand als zukünftig zu 51% dem sowjetischen Staat gehörig erklärt worden. Man hatte sie ohne komplizierte finanz-technische Manöver und ohne Demontage zu sowjetischem Teileigentum gewandelt. Die restlichen 49% jedes dieser Betriebe blieben in deutscher Hand. An Produktionssortiment, Arbeitsorganisation, Materialbeschaffungs-Beziehungen usw. wurde kaum etwas geändert, dem deutschen Werkdirektor lediglich ein sowjetischer Aufpasser vor die Nase gesetzt. Dieser hatte – erstens – das letzte Wort in punkto Verteilung des Produktionsausstoßes, hatte – zweitens – dafür zu sorgen, dass 51% des Betriebsergebnisses dem sowjetischen Fiskus zufloss, nicht à conto Reparationsableistung, sondern als Gewinnanteil gemäß nunmehriger Eigentumsstruktur des betreffenden Betriebes.

Wie auch immer – die AWOs waren echte deutsche Wertarbeit, robust, zuverlässig, reparaturfreundlich; sie erfreuten sich bald allgemeiner Beliebtheit, auch außerhalb der GST.

Zum Abschluss unserer Geländefahrer-Ausbildung – kurz nach dem Abitur – haben wir fast alle unsere GST-Führerscheine erhalten. Meiner hatte die Seriennummer: A 99, ich hatte somit den erst neunundneunzigsten aller in der ganzen jungen Republik ausgegebenen GST-Führerscheine bekommen; offiziell hießen sie „Fahrerlaubnis". Bei späteren Verkehrskontrollen hat mir das manchen anerkennend-respektvollen Blick eines Verkehrspolizisten eingebracht, vielleicht sogar den einen oder anderen „Stempel" erspart.

21. Kühlungsborn und der frühe DDR-Flugzeugbau

Im Herbst 1952, im Winter und Frühjahr 1953 wurde das außerhalb der sommerlichen Bade-Saison beschauliche Kühlungsborner Ortsbild abends und an den Wochenenden von einer bisher kaum bekannten Kategorie Mitbewohnern belebt – von Rostocker Studenten, vor allem der an der Rostocker Universität im Herbst 1952 neu etablierten Technischen Fakultät für Flugzeugbau.

Natürlich hielten sich die Studenten werktags über in den Hör-, Zeichensälen und Seminarräumen ihrer Universität auf, abends und an den freien Tagen dagegen in der Nähe der ihnen zugewiesenen Schlafstätten im Ostseebad Kühlungsborn. In Rostock hatte man keine ausreichenden Quartier-Kapazitäten bereitstellen können, also wurden nach Auslaufen der Sommersaison nicht mehr genutzte Hotel- und Pensionsbetten – mit ausschlaggebender Unterstützung der maßgeblichen zentralen Stellen – dafür in Beschlag genommen.

Da hierdurch – zumindest für die Dauer der Studenten-Einquartierung – so mancher Saison-Arbeitsplatz den Charakter eines ständigen Arbeitsplatzes bekam, und auch für manchen der noch auf rein privater Basis agierenden Zimmervermieter ein unerwarteter Zusatzerlös abfiel, wurde das ganze Einquartierungs-Manöver von der Einwohnerschaft Kühlungsborns mehrheitlich mit Wohlgefallen registriert.

Sehr angetan davon war ein erheblicher Teil der unverheirateten Bürgerinnen – unter den frisch immatrikulierten Flugzeugbau-Studenten gab es fast keine Mädchen! Allerdings sollte sich kaum eine der schnell erblühten persönlichen Hoffnungen in der ledigen Kühlungsborner Damenwelt später wirklich erfüllen. Zum einen waren die betreffenden jungen Männer meist allzu sehr von ihrem anspruchsvollen und interessanten Studiengegenstand fasziniert, und zum anderen blieb die Kühlungsborner Studenten-Einquartierung eine „Ein-Jahres-Fliege", im

Sommer 1953 war alles wieder vorbei, und „kam nie wieder".

Doch gehen wir das Geschehen im Einzelnen durch.

Die 1952 neu gegründete Rostocker „Fakultät für Flugzeugbau" – die einzige ihrer Art in der DDR – hatte sofort einen enormen Zulauf an Studienbewerbern gehabt; letztlich wurden für ihr Start-Semester im Herbst 1952 fast ausschließlich Einser-Abiturienten immatrikuliert. Den Lehrkörper hatte man aus den in Rostock verbliebenen, einst in den Heinkel'schen Flugzeugwerken beschäftigten erstklassigen Ingenieuren und Wissenschaftlern zusammengestellt, unter Einbeziehung des einen oder anderen erst kürzlich nach absolvierter sowjetischer Zwangs-Verpflichtung nach Hause zurückgekehrten Flugzeugbauers.

Die DDR hatte damals vor, die einst weltweit führende deutsche Flugzeugproduktion auf dem nunmehrigen Territorium ihres Staates zu reaktivieren, insbesondere schnell eine weltmarktfähige Position im Passagier-Flugzeugbau zu erlangen.

Rostock erschien für einen solchen Anlauf zweifellos geeignet, war doch das weltweit erste praxistaugliche Düsentriebwerk – von Pabst von Ohain – in Rostock konstruiert und gebaut worden, hatte doch das erste in der ganzen Welt gebaute düsengetriebene Flugzeug seinen erfolgreichen Erstflug kurz vor Beginn des Zweiten Weltkrieges vom damaligen Werkflugplatz der Heinkel-Werke in Rostock-Marienehe gestartet.

Jetzt setzte sich die DDR-Spitze das ehrgeizige Ziel, das erste düsengetriebene Verkehrs-Flugzeug auf den Weltmarkt zu bringen, in harter Konkurrenz zu den Weltmächten USA, Sowjetunion, Großbritannien und Frankreich.

Heute wissen wir, dieses Ziel war seitens der DDR wissenschaftlich und technisch sehr wohl erreichbar, aber das betreffende Projekt in seiner Gesamtheit erwies sich, bei Berücksichtigung der realen machtpolitischen und global-ökonomischen Relationen, auch angesichts beschränkter Hoheitsrechte, für den kleinen ostdeutschen Staat als eine Nummer zu groß.

Zunächst ließ sich aber alles ganz gut an.

Der Lehrbetrieb in Rostock gewann sehr bald eine angemessene Struktur und Qualität, die jungen Leute mit den vorzüglichen persönlichen Voraussetzungen waren mit Feuereifer bei der Sache, trotz des täglichen etwa dreistündigen Weges zwischen Kühlungsborner Schlafplatz und Rostocker Studienort.

Doch schon im Frühsommer 1953 musste von ihnen der erste große Bruch verkraftet werden – die gesamte Fakultät wurde, einschließlich Hochschullehrer und Studenten, von Rostock an die gleichfalls renommierte Technische Hochschule (TH) in Dresden delegiert, an die heutige dort etablierte Technische Universität.

Für den Lehrkörper war das eine harte Zäsur. Bei den Studenten kam die Verlegung unterschiedlich an. Viele von ihnen stammten aus Sachsen, studierten somit jetzt in geringerer räumlicher Entfernung von ihrer engeren Heimat. Und Dresden bot gewiss nicht weniger urbane Reize als Rostock, war auch von einer reizvollen Landschaft umgeben.

Aber das Schicksal verlangte den jungen Männern bald weit mehr ab, als nur die plötzliche Verlagerung ihres Studienortes innerhalb der DDR. Dem unter großen Mühen schon kurz nach der Staatsgründung im Oktober 1949 in Gang gesetzten DDR-Flugzeugbau widerfuhr nämlich Folgendes.

In Moskau, der Zentrale der sowjetischen Weltmacht, machte man sich in jenen Jahren wohl von Anfang an über dieses ehrgeizige Projekt der kleinen DDR seine eigenen Gedanken. Als von sowjetischer Seite die ersten mahnenden Hinweise bei der Berliner Staats- und Parteiführung eingingen, die DDR täte gut daran, ihr Entwicklungspotential im Flugzeugbau und insbesondere bei der Entwicklung von leistungsstarken Düsentriebwerken voll den entsprechenden Einrichtungen der UdSSR zu unterstellen, soll heißen die Potentiale „des realen Sozialismus unter Führung der Sowjetunion" auf diesem strategisch höchst bedeutenden Gebiet eng zu bündeln, glaubte man jedoch in Berlin, sich zunächst ein wenig schwerhörig stellen zu dürfen.

Bald spürten die nun in Dresden konzentrierten Flugzeug-Konstrukteure, Prüfingenieure, Strömungs-Physiker usw. – ihrer Arbeit wurde auch von westlicher Seite übergroße Aufmerksamkeit geschenkt. Bei einzelnen Spitzenkönnern gab es massive Abwerbungsversuche seitens kompetenter Instanzen von der anderen Seite des politischen Globus.

Und als der Prototyp eines Düsenverkehrsflugzeuges – des mutmaßlich ersten in der Welt – zusammengebaut werden sollte, traten diverse unerwartete Schwierigkeiten bei der Bereitstellung bestimmter Materialien, der erforderlichen Gerätschaften usw. auf. Bisher Selbstverständliches im regulären Auslands-Handelsgeschehen lief plötzlich nicht mehr rund, weder im Handel mit der westlichen noch mit der östlichen Seite. Wer das richtige Gespür für globale politischökonomische Problemstrukturen hatte, konnte jetzt ohne hellseherische Fähigkeiten ahnen – in punkto DDR-Düsenverkehrsflugzeug brauten sich an einigen Ecken des politischen Globus' dräuende Wolken zusammen.

Trotz aller von den Sachkundigen kaum zu verdrängenden unheilschwangeren Vorboten wurde am Flugzeug weitergebaut, war der Prototyp – der „Baade-Bodin" – eines Tages fertig, hatte das gewaltige Triebwerk auf dem Prüfstand alle erforderlichen Testläufe mit zufriedenstellendem Gesamtresultat überstanden. Der Jungfernflug wurde beantragt, genehmigt, festgesetzt.

Und tatsächlich: das größte zu diesem Zeitpunkt je gebaute Düsenflugzeug hob am dafür festgelegten Tag in Dresden ab, hatte offensichtlich die prognostizierten guten Flugeigenschaften, unter den am Boden gebliebenen Entwicklungs- und Produktions-Mannschaften machte sich freudige Erregung, Stolz und Erleichterung breit.

Doch dann geschah es.

Das Flugzeug war hinter dem Horizont verschwunden, war gemäß durchgesagtem Funkspruch bereits auf dem Rückflug von seiner ersten, wahrlich historischen großen Schleife, als ein dumpfer Knall aus seiner Richtung zu hören war.

Kurz darauf konnte man eine aufsteigende Rauchsäule erkennen.

Der Prototyp war abgestürzt, alle an Bord Befindlichen kamen ums Leben – die Besatzung, die Prüf-Ingenieure, Begleitpersonal.

Für die Fachwelt war es nicht überraschend, dass man sich von offizieller Seite ziemlich schnell auf einen „technischen Defekt" als Absturzursache festlegte – unter echten Insidern wurde noch Jahre später, natürlich absolut intern, darüber diskutiert, wer besagten katastrophalen technischen Defekt verursacht habe; an eine Selbstverursachung konnte in diesen Kreisen keiner so recht glauben.

Fortan bastelte man in der DDR nie wieder an eigenen Hochleistungs-Düsentriebwerken.

In Dresden – dort war schließlich der gesamte DDR-Flugzeugbau konzentriert worden – beschränkte man sich in Zukunft auf Reparatur- und Wartungsarbeiten an solchen Aggregaten aus sowjetischer Produktion.

Die meisten Spitzenkräfte aus der DDR-Flugzeugbauer-Gilde flohen nach der Katastrophe entweder in die Bundesrepublik Deutschland oder durften in Zukunft Erfahrung und Wissen ihren sowjetischen Kollegen vermitteln – die dann mit dem nach dem sowjetischen Konstrukteur Tupolew benannten Düsen-Verkehrsflugzeug „TU 104" bald ein respektables Resultat ihrer Bemühungen präsentieren konnten, ehe etwas Ähnliches in den USA zur Verfügung stand.

Und was geschah schließlich mit den Studenten dieser Wissenschaft, die ihre Ausbildung zum Flugzeugbau-Ingenieur im Jahre 1952 einst in Rostock begonnen, ihre damalige Freizeit in Kühlungsborn verbracht hatten?

Nach dem, was mir hierzu in den 80er Jahren in Dresden erzählt wurde, absolvierte die absolute Elite von ihnen – mehrheitlich – schließlich entsprechende sowjetische Hochschulen, der Rest verteilte sich auf andere in der DDR angebotene Ingenieur-Studiengänge, schulte quasi um.

Einige fanden auch entsprechende Ausbildungsmöglichkeiten an westlichen Hochschulen.

Wie schon gesagt – die erstmalige Lösung selbst anspruchsvollster zeitgemäßer technischer Probleme war damals, in den 50er Jahren, sehr wohl in der DDR möglich, der Versuch eines sich längerfristigen Behauptens auf einem solchen in jener Zeit strategisch entscheidenden Sektor wie dem Bau von düsengetriebenen Großflugzeugen dagegen vermutlich von vornherein zum Scheitern verurteilt.

Während des gesamten kalten Krieges zwischen Ost und West blieben düsengetriebene Flugzeuge, insbesondere Großflugzeuge mit interkontinentalen Reichweiten, kardinale Pfeiler der globalen Machtpolitik. In dem diese Politik dominierenden „Club der Supermächte" waren solche nachrangigen Völkerrechtssubjekte wie die DDR – auch als Zaungäste – wohl niemals gerne gesehen.

Nicht nur in der DDR fiel es mancher ehrgeizigen Persönlichkeit schwer, sich dieses einzugestehen.

Zwischen „Können" und „Dürfen" gibt es in der Machtpolitik oft einen großen Unterschied – wer nicht den richtigen Blick für bestimmte Proportionen hat, muss in der Regel dafür bitter büßen!

22. Neue dramatische Konflikte in Kühlungsborn:
„Kugelkreuzler" und „Aktion Rose"

Im Frühjahr 1953 begann nicht nur mich ein bestimmtes Problem zunehmend zu beunruhigen, bei aller grundsätzlich guten Stimmung in unserer Schulklasse.

Es begann als Marginalie, wuchs sich aber im Verlauf einiger Monate zu einer dramatischen Angelegenheit für den einen oder anderen von uns aus, die aber auch – über kurz oder lang – für uns Oberschüler insgesamt Ärger und unseren gesamten Lebensweg beeinflussende Komplikationen befürchten ließ.

Eine große Mehrheit von uns hatte in den sieben Jahren nach dem Ende des Zweiten Weltkrieges gelernt, Realitäten zu akzeptieren.

Eine kleine Gruppe von uns hatte aber in dieser Hinsicht große Schwierigkeiten. Diese jungen Menschen verarbeiteten das für Deutschland katastrophale Jahr 1945 auf ihre spezielle, im Grundtenor idealistische Weise, gefährdeten dabei aber – nüchtern betrachtet – nicht nur erheblich den eigenen Lebensweg, sondern machten damit auch ihren Mitschülern das Leben nicht gerade leichter.

Zum echten, fast explosiven Problem wurde diese Angelegenheit dadurch, dass die bestimmende Kraft hinter dieser Schülergruppe, deren Mehrheit ungewöhnlich hohe moralisch-ethische Werte vertrat und aus ihrer inneren Einstellung heraus mehr und mehr in eine offene Opposition zu bestimmten Elementen der staatlich vorgegebenen Entwicklung des Landes geriet, bestimmte Amtsträger der Evangelisch-Lutherischen Landeskirche Mecklenburgs waren. Ihr gehörte zu jener Zeit – zumindest formal – noch die Mehrheit der Kühlungsborner Oberschüler an, mich eingeschlossen.

Man spielte seitens mancher Herren in den schwarzen Talaren ein wahrlich bedenkliches Spiel, der Einsatz war der weitere Lebensweg tief religiöser, ihrer Kirche besonders verbundener Jungen und Mädchen.

Ich will versuchen, an dieser Stelle den Dingen ein wenig auf den Grund zu gehen.

Wenn man in den Jahren 1952 und 1953 wachen Auges und Ohres war, konnte man es schwerlich übersehen: Während in der Bundesrepublik Deutschland sich unsere evangelische Kirche, gleich dem katholischen Klerus, konstruktiv in den Wiederaufbau neuer deutscher Streitkräfte einbrachte, ermutigte sie im deutschen Osten, in der DDR, die aktivsten jungen Gemeinde-Mitglieder zu einem ostentativen Pazifismus.

In Kühlungsborn versammelten sich diese – überwiegend Jungen, es gab nur einige Mädchen unter ihnen – nun allmorgendlich im Hausgarten eines in Schulnähe wohnenden Mitschülers von uns, verrichteten ein gemeinsames Morgengebet, sangen – mit weit tönender Blasmusik-Begleitung – einen Choral, und begaben sich dann zum Unterricht. Interessierte andere Besucher der Morgenandachten wurden als potentielle neue Gruppen-Mitglieder angesehen, waren stets willkommen. An Stelle von FDJ- oder sonstigen üblich gewordenen Abzeichen gesellschaftlicher, regimenaher Organisationen trugen sie am Revers oder Mantelkragen fast ständig ihr Kugelkreuz, ein auf einem den Erdball symbolisierenden Metallring aufgesetztes Kreuz, weshalb sich bald landesweit für sie die Bezeichnung „Kugelkreuzler" durchsetzte.

Und – vermutlich war das entscheidend für die jetzt einsetzende außergewöhnliche Beachtung der Kugelkreuzler seitens des DDR-Staatsapparates – sie verweigerten sich konsequent, kategorisch allen wehrpolitischen Offerten, die, wie bereits dargestellt, ab 1952 insbesondere uns Oberstufen-Schülern allgemeinbildender Lehranstalten unterbreitet wurden. Zumeist ohne allzu militant-demonstrativ im Sinne ihrer Ideologie aufzutreten, brachten nicht wenige aus ihren Reihen dennoch unverblümt immer wieder ihre Hoffnung auf das Entstehen einer Parallel-Gesellschaft, geprägt von christlicher Brüderlichkeit, zum Ausdruck.

Hätte es nicht die ausdrückliche, gezielt auf die DDR gerichtete Pazifismus-Komponente im Agieren der Kugelkreuzler gegeben, wäre das alles möglicherweise von unserer ostdeutschen Obrigkeit, wenngleich sicherlich widerstrebend, einstweilen hingenommen worden. Doch die unterschiedliche Haltung der evangelischen Kirche zur Verteidigungsfähigkeit in Westdeutschland – einerseits – und Ostdeutschland – andererseits – lief auf längere Sicht unstrittig auf eine Stabilisierung des westdeutschen, und auf eine Unterhöhlung des ostdeutschen Wehrpotentials hinaus. Und das war ein Punkt, der schließlich auch die allerhöchste Autorität des deutschen Nachkriegs-Ostens, die ihre oberste Oberhoheit in der DDR wahrnehmende sowjetische Besatzungsmacht ansprach – auch wenn sie sich einstweilen hinsichtlich der staatlichen DDR-Initiativen zur „Bereinigung" der vorstehend geschilderten heiklen Konfrontationen möglichst im Hintergrund hielt.

Nun – es kam, wie es kommen musste!

In Kühlungsborn wurden die ortsbekannten Teilnehmer der täglichen Kugelkreuzler-Andachten in zunächst moderatem Ton aufgefordert, zumindest die publikumswirksamen, halböffentlichen Morgenandachten einzustellen, sich möglichst von allen ostentativen pazifistischen Aktivitäten zu lösen.

Daraufhin begann die Gruppe zu bröckeln.

Die Mehrheit knickte mehr oder weniger ein; der eine oder andere verließ die DDR, meldete sich als politischer Flüchtling in West-Berlin oder der Bundesrepublik.

Doch ein kleiner harter Kern blieb bei seinem bisherigen Verhalten. Und diese Schüler – es mögen an unserer Einrichtung kaum noch mehr als fünf oder sechs gewesen sein – wurden eines Tages, nachdem man ihnen ultimativ noch eine letzte Frist eingeräumt hatte, wegen, so wörtlich: „unangemessenen gesellschaftlichen Verhaltens" der Schule verwiesen. Sosehr ihr Bekennermut und ihre Glaubenstreue unser aller Achtung verdienten – wir alle hatten angesichts der überdeutlich verfolgbar gewesenen Eskalation und des für die Betroffenen dramatischen Schlussakkords zumeist sehr zwiespältige Empfindungen.

Denn wir sahen uns ebenfalls von diesen Geschehnissen belastet, befürchteten, damit seien weitere Querelen und Auseinandersetzungen in unserem unmittelbaren Umfeld, uns persönlich einbeziehend, programmiert. Das konnte sich sehr wohl auf den Verlauf des Abiturs auswirken, damit auf die von uns angestrebte Zulassung zu einem Studium, letztlich auf den gesamten weiteren Lebensweg.

Aus Rostock sickerte durch, eine ganze Studentengruppe sei in Schwerin aus ähnlichen Gründen vor ein sowjetisches Militärtribunal gestellt worden, selbst Todesurteile seien gefällt worden. Heute wissen wir, zumindest eines – das an Arno Esch – ist in Moskau vollstreckt worden.

Die große Mehrheit der Jungen und Mädchen meiner Generation sehnte sich eingedenk der Kriegs- und Nachkriegsjahre nach Ruhe, Frieden und Fortsetzung der in der DDR langsamen, doch spürbaren und stetigen wirtschaftlichen Erholung, der allgemeinen sozialen Stabilisierung. Uns war ganz sicher nicht nach erneuter heftiger Konfrontation – mit wem auch immer – zumute.

Andererseits waren wir um den Erhalt unserer persönlichen Freiräume bemüht. Wenn manche junge Männer sich freiwillig wieder zu einem Wehrdienst bereitfanden, sträubten wir uns, sie deshalb unter dem Druck beliebiger Autoritäten zu verteufeln, egal, ob sie nun im Westen oder im Osten Deutschlands zur Fahne eilten.

Wie auch immer – der Kugelkreuzler-Konflikt beinhaltete eine durch und durch unangenehme, aus der Sicht der allermeisten von uns überflüssige Komplizierung unserer Lage. Das erhebliche Medienecho, das die gegen die Kugelkreuzler-Bewegung gerichteten Maßnahmen in der Bundesrepublik fanden – in der Mehrheit der Kühlungsborner Familien wurde der damalige Nordwestdeutsche Rundfunk regelmäßig gehört – wirkte dabei auf mich und manch anderen zur Nachdenklichkeit neigenden Jugendlichen keineswegs beruhigend.

Sich zeitlich zum Teil mit den Anti-Kugelkreuzler-Maßnahmen überschneidend, gab es im Spätwinter und Frühjahr 1953 in Kühlungsborn eine weitere politische Kampagne, die „Aktion Rose", damals auch andere Ostseebäder Mecklenburg-Vorpommerns einbeziehend.

Nach den offiziellen Verlautbarungen handelte es sich dabei um Maßnahmen „zur intensivierten Durchsetzung der in der DDR gültigen antifaschistisch-demokratischen Gesetzlichkeit im Interesse der Entwicklung sozialistischer gesellschaftlicher Verhältnisse im Bereich des Kur- und Bäderwesens". Im Kern ging es damals der politischen Führung der DDR um die Erlangung von Vorwänden zur Enteignung von Klein- und Mittelbetrieben in den Ostseebädern, insbesondere um die Schritt für Schritt wieder ihren traditionellen Saisonbetrieb in Gang setzenden privaten Hotels und Pensionen.

Unsere freundliche Ortschaft war eines schönen Tages von eigenartig auffällig-unauffälligen ortsfremden Typen durchsetzt, die sich stundenlang ohne erkennbare Handlungsabsicht an bestimmten Punkten, vor bestimmten Häusern, in bestimmten Gaststätten aufhielten, mit nichts anderem als Hören, Sehen, Riechen beschäftigt.

Dann begannen Hausdurchsuchungen. Verschiedene Besitzer und Leiter von Betrieben wurden in Haft genommen, ihre Familien flohen daraufhin häufig überstürzt nach West-Berlin.

Auch einer der Uplegger-Brüder – der Geschäftsführer der im Familienbesitz befindlichen und auf dem Gelände unseres Wohnhauses in der heutigen Neuen Reihe betriebenen Tischlerei – befand sich kürzere Zeit in einer Haftanstalt.

Dort gab es ausgedehnte Verhöre, fallweise – zur sogenannten Stimulierung der Aussagebereitschaft – die verschärften Haftbedingungen mit Besuchsverbot, Einzelhaft und besonders karger Ernährung. Von körperlichen Misshandlungen oder Folter im engeren Sinne ist mir nichts bekannt geworden.

Schließlich begann man Anklageschriften zusammenzustellen. Verschiedenen Inhaftierten – aber nicht allen – wurde die Vorbereitung gegen sie angelegter Gerichtsverfahren angekündigt. Ihre Betriebe wurden zumeist beschlagnahmt, unter staatlicher Zwangsverwaltung weitergeführt.

Obwohl dieses Geschehen durchaus nicht nur einige wenige betraf, bildeten alle von der angelaufenen „Aktion Rose" Verfolgten eine insgesamt doch eher kleine Minderheit der Kühlungsborner Einwohnerschaft, auch der langjährig ortsansässigen Bevölkerung. Ehemalige Flüchtlinge oder Ausgebombte gab es kaum unter ihnen. Sicherlich bewegte das alles – auf die eine oder andere Weise – jeden Einwohner von Kühlungsborn, auch uns Schüler. Die Reaktionen darauf waren selten generell zustimmend, dennoch keineswegs einheitlich.

Von der Mehrzahl der aktuell durch die Staatsgewalt Verfolgten wusste man, dass sie fleißige und umsichtige Chefs gewesen waren, Menschen mit gutem Leumund, und auf die gegen diese Männer – Frauen befanden sich kaum unter den Inhaftierten – gerichteten Maßregelungen reagierte die Einwohnerschaft des Ortes – alteingesessene ebenso wie erst vor kurzem ansässig gewordene Kühlungsborner – ziemlich geschlossen mit einem mehr oder weniger deutlichen Unmut, nicht zuletzt auch deshalb, weil durch den Ausfall der zentralen Persönlichkeit die Zukunft von so manchem kleinen Beherbergungsbetrieb und seiner Arbeitsplätze in Frage gestellt erschien.

Aber es gab gelegentlich auch einen anderen Typ „Chef", Personen, die in den letzten Jahren sehr schnell zu einem auffälligen Wohlstand gelangt waren, zum Beispiel im Ergebnis geschäftstüchtiger Betreuungsbemühungen von „Sondergästen" aus West-Berlin oder der Bundesrepublik.

Insbesondere Sommergäste aus West-Berlin hatten – wie schon an anderer Stelle angesprochen – in der seit der Währungsreform im Jahre 1948 verstrichenen Zeit nicht nur zu sehr günstigen Konditionen schöne Ferienwochen in Kühlungsborn verlebt, sondern – das war ein offenes Geheimnis – anschließend in den Kofferräumen ihrer PKW so manchen Räucheraal, so manches Stück Räucherschinken, aber auch so manchen Sack Zucker und andere im deutschen Osten erheblich subventionierte Güter gewissermaßen nach West-Berlin entführt. Schon vor der nunmehr laufenden „Aktion" war der allgemeine Verdacht aufgekommen, dass sich der Erwerb bestimmter lukullischer Köstlichkeiten durch unsere West-Besucher nicht immer im Rahmen der gesetzlichen Vorschriften zu vollziehen pflegte.

Und tatsächlich konnten die jetzt angestrengten intensiven Untersuchungen in einzelnen Fällen solche Verfehlungen der betreffenden „Chefs" belegen. Es ist gewiss kaum verwunderlich – Mitleid und ähnliche Emotionen hielten sich in Bezug auf diese Hoteliers und gastronomischen Leiter in der breiten Öffentlichkeit, gelinde gesagt, in sehr engen Grenzen.

Das alles spielte sich im Frühjahr 1953 ab.

Wohl kaum einer von uns ahnte damals, welche überraschenden politischen Entwicklungen uns in wenigen Wochen ereilen würden, in deren Folge auch die soeben beschriebenen Konflikte in gewissem Sinne eine Lösung erfuhren.

Wir werden darauf zurückkommen.

23. Abitur – „Neuer Kurs" – „17. Juni 1953"

In unserer Klasse, der „12 A", war keiner meiner verbliebenen Mitschüler – wir waren zum Schluss auf ein kleines 12er-Häufchen geschrumpft – vom Geschehen der „Aktion Rose" direkt betroffen. Trotz des aufregenden, verunsichernden, eine Zeit lang turbulenten Geschehens um uns herum konnten zumindest die meisten von uns sich in den allerletzten Schulwochen ausreichend konzentrieren, auf die vor uns liegende Reifeprüfung halbwegs angemessen einstellen.

Wir nahmen unser Abitur im schönen Monat Mai des außergewöhnlichen Jahres 1953 in Angriff, und glücklicherweise blieb keiner von uns zwischen den schweißtreibenden Hürden der diversen Examina hängen, absolviert unter den gestrengen Augen eines speziell zu diesem Zweck an unsere Schule entsandten Inspektors der Schulaufsichts-Behörde.

Als die

ersten Abiturienten

auf dem Boden Kühlungsborns

glaubten wir sicherlich zu Recht, auf uns stolz sein zu können.

Das am häufigsten von uns erlangte Gesamtprädikat war die Note „gut", Sepp Pischel und ich bekamen ein „sehr gut". Sepp verpasste das heraushebende Urteil „mit Auszeichnung bestanden" nur knapp, nach meiner Erinnerung infolge einer „Zwei" in der erst seit kurzem zum Hauptfach gekürten „Körpererziehung".

Zum guten Schluss ließen wir „tapferen Zwölf" uns auf einem uns zu Ehren im damaligen Hotel „Paschen", Dünenstraße, veranstalteten Abiturienten-Ball ausgiebig feiern. Getragen und gestaltet wurde die Veranstaltung von unserer Schule. Alle Schüler und Lehrer waren geladen, und auch fast vollzählig erschienen, dazu die Eltern und engsten Familienangehörigen von uns Abiturienten – es war ein wirklich schönes, krönendes Fest unseres Schülerlebens. Sogar eine gewisse regionale Presse-

Resonanz gab es hierzu – in jenen politisch aufgewühlten Wochen mit entsprechendem Schlagzeilen-Feuerwerk gewiss etwas Besonderes.

Zur allgemein guten Stimmung während dieses von uns, unseren Familien und unserer ganzen Schule gefeierten Höhepunktes trug gewiss auch der – meiner Erinnerung nach – wenige Tage zuvor verkündete „Neue Kurs" der DDR-Staatsführung bei, von dem man eine konstruktive Lösung aller in den letzten Monaten entstandenen Spannungen und Ungewissheiten erhoffte.

Hatte nach dem Ableben Stalins im Spätwinter jenen Jahres der Pomp des Beisetzungs-Zeremoniells und das erste Agieren der nun im Moskauer Kreml-System Nachrückenden den Eindruck genährt, dass von der jetzt neu strukturierten Führungsspitze im sowjetisch dominierten osteuropäisch-asiatischen Imperium kaum etwas Wesentliches geändert werden dürfte, so erwies sich eine solche Sicht der Dinge schon nach wenigen Monaten als sehr verkürzt. Heute ist es bekannt, dass man damals bald nach Stalins Tod von sowjetischer Seite den starken Mann der DDR, Walter Ulbricht, in seinem Streben nach einem forcierten Kurs Richtung Sozialismus energisch zurückpfiff, zum anderen gewisse Erleichterungen in Bezug auf die ausschließlich den deutschen Osten bedrückenden großen sowjetischen Nachkriegs-Reparationsforderungen in Aussicht stellte.

Die DDR-Führung rang sich daraufhin ebenfalls zu einer politischen Kurskorrektur durch, verkündete den bereits erwähnten „Neuen Kurs".

Was beinhaltete dieser „Neue Kurs" an Substantiellem?

Nun – neben im politischen Leben seit eh und je unvermeidlichem Theaterdonner zur Vermeidung des Eingeständnisses nachhaltiger Irrtümer und gravierender Verfehlungen gab es erhebliche Korrekturen der aktuellen politischen Generallinie, sehr reale Veränderungen in der konkreten Tagespolitik.

Soweit ich mich erinnern kann, wurde in den geradezu sensationell anmutenden offiziellen Verlautbarungen aus Berlin unter anderem festgelegt: – alle in der letzten Zeit aufgrund zentraler Weisungen verfügten Erhöhungen von Arbeitsnormen waren sofort rückgängig zu machen; – bei Fehlen von hieb- und stichfesten Belegen für schwere kriminelle Akte waren alle Personen, denen ohne überzeugende Beweislage Wirtschaftsvergehen nachgesagt wurden, umgehend aus den Haftanstalten zu entlassen; – bereits festgelegte Enteignungen diese Personen betreffend waren zu revidieren beziehungsweise außer Vollzug zu stellen; – die Beziehungen zwischen dem Staat und den Kirchen waren einer Neubewertung zu unterziehen, alle gegen sogenannte Kugelkreuzler vollzogene Schritte waren rückgängig zu machen. Parallel hierzu sollten ernsthafte Schritte einer vorrangigen Entwicklung der Konsumgüter-Industrie in die Wege geleitet werden, in der Bildungs-, Wissenschafts- und Gesundheitspolitik wollte man weniger dogmatisch vorgehen.

Doch einige Tage nach den regierungsamtlichen Veröffentlichungen zu den Einzelheiten des „Neuen Kurses", die tatsächlich unverzügliche Maßnahmen zur konkreten Umsetzung der Festlegungen zur Folge hatten, kurz nach unserem Kühlungsborner Abitur-Ball, begann sich ein Prozess ganz anderer Art zu entwickeln, der den ganzen jungen ostdeutschen Staat massiv durchschütteln sollte.

Das Einschlagen des vorstehend skizzierten „Neuen Kurses" seitens der zentralen politischen Gremien der DDR hatte wahrlich paradox anmutende Geschehnisse zur Folge. Erst jetzt, nachdem die diversen „Aktionen", „Maßnahmen" usw. der letzten Zeit in Reaktion auf unmissverständliche Moskauer Aufforderungen abgeblasen worden waren, begannen sich öffentliche Proteste gegen eben diese „Aktionen", „Maßnahmen" etc. zu artikulieren, insbesondere in und um Berlin sowie in den industriellen Zentren des sächsisch-thüringischen Raumes.

Weil von den überraschten – und vermutlich wegen des Kurswechsels auch verunsicherten – örtlichen Machtorganen zunächst weitgehend toleriert, fanden diese Manifestationen schnell größeren Zulauf. Zunächst richteten sich die Forderungen der Protestierer und Demonstranten gegen einzelne noch nicht korrigierte Arbeitsnormen, sehr bald aber mischten sich eindeutig politische Losungen darunter, Forderungen nach einer prinzipiellen politischen Wende in Ostdeutschland, bis hin zu „Fort mit dem SED-Regime!"

Die bundesdeutschen Rundfunkanstalten berichteten täglich in allen Details darüber, von offizieller DDR-Seite war man zunächst bemüht, zu beschwichtigen.

Die Proteste eskalierten von Tag zu Tag mit rasanter Geschwindigkeit. Schließlich wurden Parteibüros der SED, Rathäuser, gar Gefängnisse gestürmt, ihre Insassen – selbst ordinäre kriminelle Schwerverbrecher – in Freiheit gesetzt, manch örtlicher SED-Funktionär, Angestellter, Polizist getötet.

Als die sowjetische Besatzungsmacht am 17. Juni 1953 ihre Panzer in Berlin und andernorts aus den Kasernenkomplexen rollen ließ, sowjetische MP-Schützenketten die Demonstrationszüge stoppten, kulminierten die Auseinandersetzungen. Bei ihrem Anrollen wurden die sowjetischen Panzer von den aufgebrachten Menschen zumeist mit einem Hagel von Pflastersteinen eingedeckt, ein unsinniges und völlig erfolgloses Agieren. Es hatte allerdings verschiedentlich zur Folge, dass die kommandierenden Offiziere den Soldaten in den Schützenketten nun den Einsatz der Handfeuerwaffen befahlen. Die Besatzungsmacht ließ damit überdeutlich erkennen, wie haushoch ihre militärische Schlagkraft selbst gegenüber erheblichen Massen zu erbittertem Widerstand entschlossener Zivilisten ist – einige MP-Salven genügten überall, um den Tumult schlagartig zu beenden.

Am nächsten Tag – dem 18. Juni – gab es meines Wissens nirgends eine weitere nennenswerte Ansammlung von Protestierern, eine Gefangenenbefreiung, die Erstürmung eines öffentlichen Gebäudes usw. Einige Dutzend Tote am 17. Juni waren der bittere Beleg dafür, dass das auf ostdeutschem Boden fortbestehende sowjetische militärische Potential durch unstrukturierten, emotional getragenen Protest im Frühsommer 1953 auch nicht ansatzweise erschüttert werden konnte.

Wie einst im Mai 1945 gehabt, erklärte die Besatzungsmacht wieder die Übernahme aller Amtsgewalt auf dem von ihr besetzten Territorium Deutschlands.

Jede Region erhielt ihren sowjetischen Kommandanten, der postwendend die erforderlichen Erlasse zur Klarstellung der realen Machtverhältnisse verkündete. Als „Regel Nr. 1" galt grundsätzlich, dass ab sofort seinen Weisungen von allen und jedem absolut Folge zu leisten sei und dass keine deutsche Behörde das Recht habe, Gegenteiliges zu veranlassen. Die Betriebe wurden kategorisch angewiesen, sofort ihre geregelte Arbeit wieder aufzunehmen, alle Arbeitnehmer hatten sich wieder diszipliniert ihrem Arbeitsalltag zu widmen; alle Behörden hatten unverzüglich den üblichen Publikumsverkehr zu garantieren. Abendveranstaltungen jeder Art, auch Kino- und Tanzveranstaltungen, wurden bis auf weiteres untersagt, ab 22:00 wurde für das ganze Land eine allgemeine Ausgangssperre festgelegt. Selbstverständlich gab es für „Zusammenrottungen" – für jede Art demonstrativen politischen Protests – eine drastische Strafandrohung.

Die befreiten Häftlinge wurden aufgefordert, sich freiwillig wieder in ihren Haftanstalten einzufinden; soweit sie nicht inzwischen bis West-Berlin oder in die Bundesrepublik entwichen waren, taten sie das dann auch zumeist.

Dieses Regime des absoluten Regierens seitens der Besatzungsmacht wurde – meiner Erinnerung nach – etwa drei Wochen lang aufrechterhalten. Wer sich im Verlauf der Anti-SED-Aktionen sichtlich exponiert hatte und nicht unmittelbar nach den Vorgängen des 17. Juni in westlicher Richtung entkommen war, wurde zumeist in diesen Wochen verhaftet, in Hochsicherheits-Verwahrung genommen. Diese Personen wurden später gerichtlich belangt; es gab – zum Beispiel für an Tötungen Beteiligte – auch eine Reihe von Todesurteilen.

Als es in der ganzen DDR nun ruhig blieb, die rigorosen sowjetischen Disziplinierungs-Anordnungen durchweg befolgt wurden, übertrug die Besatzungsmacht die staatliche Amtsgewalt ohne nennenswertes Aufsehen, möglichst unauffällig, wieder an die deutschen Instanzen.

Auch die DDR-Regierung durfte wieder im gesamtstaatlichen Rahmen aktiv werden. Sie fuhr mit der Umsetzung jener Schritte fort, die sie mit dem „Neuen Kurs" festgelegt hatte, und mit deren Realisierung schon vor den Geschehnissen des 17. Juni begonnen worden war.

In Kühlungsborn erhielten – soweit sie nicht inzwischen auf verfolgungssicheres Terrain, vorzugsweise nach West-Berlin geflohen waren – die meisten zwischenzeitlich inhaftierten Hoteliers und Kleinunternehmer bald nach der Haftentlassung ihre Betriebe zurück.

Die im Frühjahr von der Schule verwiesenen Kugelkreuzler konnten wieder zu ihren Lehranstalten zurückkehren. Denjenigen, die bei ihrer erzwungenen Entfernung aus dem Schulbetrieb Schüler von 12. Klassen gewesen waren, wurde angeboten, das Abitur im Verlauf des Monats August vor einer eigens zu diesem Zweck gebildeten Sonderkommission nachzuholen; anschließend durften sie sich einen Studienplatz ihrer Wahl aussuchen, der ihnen dann auch fast immer zugestanden wurde, einschließlich der zu jener Zeit in der DDR üblichen Stipendien.

Die täglichen Morgenandachten mit Choralgesang und Posaunenbegleitung vor Unterrichtsbeginn sind in Kühlungsborn meines Wissens nicht wieder aufgenommen worden.

Die GST stellte republikweit ihr Engagement bei der vormilitärischen Erziehung der Schuljugend einstweilen ein.

Kurz und gut – es gab im Sommer 1953 im ostdeutschen Staat eine allgemeine ideologische Entspannung.

In den nächsten Monaten begann sich auch der materielle Lebensstandard spürbar zu verbessern.

Allenthalben bemühte man sich ernsthaft um das Schließen territorialer Versorgungslücken, teilweise gab es dezente Lohnsteigerungen usw.

Hintergrund der jetzt möglich gewordenen Verbesserung der materiellen Lebensverhältnisse in der DDR war unter anderem die bereits erwähnte Änderung der sowjetischen Position hinsichtlich aus Ostdeutschland kontinuierlich in die Sowjetunion abzuführender Reparations-Kontingente. Man hatte in Moskau erkannt, dass die Sowjetunion, im Interesse der Stabilisierung ihrer eigenen Position im mitteleuropäischen Raum, unbedingt ihre deutschen Reparationsforderungen reduzieren müsse – und dass ihre Hoffnungen, die zunehmend wohlhabender werdende Bundesrepublik Deutschland werde ihren durch die Reparations-Abpressungen in ernsthafte Schwierigkeiten geratenden Landsleuten in der DDR mit der Übernahme entsprechender Unterstützungs-Leistungen zu Hilfe kommen, auf Sand gebaut waren.

Die UdSSR zog also ab sofort erheblich weniger Güter und Materialien à conto Reparationen aus der DDR ab, der Lebensstandard verbesserte sich Jahr für Jahr weiter – wenn auch in einem sehr moderaten Tempo – und im Bewusstsein der ostdeutschen Bevölkerung reduzierten sich die Ereignisse um den 17. Juni 1953 allmählich zu einer kurzen, bewegten Episode ihrer frühen Zeitgeschichte.

In der an jenen Ereignissen nur mittelbar beteiligten Bundesrepublik Deutschland wurde dieser Tag hingegen jahrzehntelang als Feiertag begangen.

Übrigens – in Kühlungsborn hat im Sommer 1953 keine einzige aufrührerische Massendemonstration stattgefunden, gab es keinen einzigen Einsatz geballter Polizeikräfte, gar sowjetischer Truppen. Trotz „Aktion Rose" und ihrer unmittelbaren Folgen ging das Leben – Woche für Woche – seinen geregelten Gang, das ganze Frühjahr und den ganzen Sommer über. Das Einzige, was eine spürbare Veränderung im Alltagsgeschehen unseres schönen Ostseebades mit sich brachte, war das kurzzeitige totale Veranstaltungsverbot und das Ausgehverbot ab 22.00 Uhr. Diese Polizeistunde wurde tatsächlich – trotz des weiterlaufenden sommerlichen Badebetriebes – im Großen und Ganzen durchgesetzt, bescherte der kleinen Gruppe allseits bekannter Ortspolizisten Dauerdienst. In der gesamten Bevölkerung Kühlungsborns gab es wohl kaum jemanden, der sich veranlasst fühlte, unseren vertrauten Ordnungshütern – und letztlich sich selbst – das Leben unnötig schwer zu machen; wenn es von der in offensichtlich erhebliche Schwierigkeiten gelangten obersten Amtsgewalt verlangt wurde, blieb man eben nach 22.00 Uhr zu Hause und hörte Radio – vorzugsweise den gut zu empfangenden, aus Hamburg sendenden „Nordwest-Deutschen Rundfunk"!

24. Sommer 1953: Zwischenzeit

Noch kurz vor unserem Abitur-Ball Anfang Juni 1953 hatte ich meinen Zulassungsbescheid für das Studium der Humanmedizin an der Universität Rostock erhalten, zusammen mit einer Information über das mir im 1. Studienjahr – unter Berücksichtigung meiner Abitur-Gesamtnote – zugesprochene monatliche Stipendium.

Auch Gerhardt Schmidt hatte, am gleichen Tag, einen solchen Brief bekommen, wir konnten also im Herbst gemeinsam in unser Studentenleben starten.

Gerhard war über die Höhe seines Stipendiums besonders erfreut. Man hatte ihm den „Proletarier-Status" zuerkannt, ihn als „Arbeiter-Kind" klassifiziert, so dass er mit seinem „gut" bestandenen Abitur zukünftig Monat für Monat 240,- DM erwarten konnte, während ich als Sprössling „sonstiger" Herkunft – trotz Einser-Abitur – mich mit 180,- DM begnügen musste. Sei es, wie es sei, auch das war in jenen kargen Zeiten echtes Geld. Wenn man bereit war, sich bei seiner Lebensführung im Wesentlichen auf die Einlösung der Lebensmittelkarten-Marken-Abschnitte zu beschränken, blieben sogar vermutlich einige Märker zur freien Verfügung übrig, zum Beispiel für eine HO-Bockwurst zum Monatsende, markenfrei erstanden, allerdings zu einem für damalige Verhältnisse exorbitant hohen Preis.

Ich gönnte Gerhard seinen 60-Mark-Bonus, zumal er als Halbwaise jede einzelne DM bitter nötig hatte.

Natürlich zählten wir trotz unseres frischen Stipendien-Segens nicht zu den wirklich Wohlhabenden unter der akademischen Jugend, die es auch damals sehr wohl in der DDR gab; dennoch – monetär gesehen erging es der Mehrheit zukünftiger Kommilitonen etwa so wie uns.

Eigenartigerweise waren wir beide von den an uns ergangenen Mitteilungen seitens der Rostocker Universität keinesfalls besonders beeindruckt.

Hatte uns möglicherweise die inzwischen jahrelang gepredigte Ideologie der „Unausweichlichkeit historischer Prozesse" schon allzu sehr eingefangen? Waren wir dessen bereits allzu sicher, dass nach unserem Abitur unser persönlicher Weg zum allseits geachteten Akademiker gewissermaßen garantiert sei? Ich weiß es auch heute nicht.

Jedenfalls bestärkten uns die erhaltenen Universitäts-Zulassungspapiere in unseren Empfindungen, vermittelten uns eine besondere Sicherheit in Bezug auf unsere Lebensperspektive. Zudem steigerten sie unsere nach dem bestandenen Abitur ohnehin sehr ausgeprägt gewordenen Selbstwertgefühle. Den Empfang der Papiere an sich empfanden wir damals wirklich fast wie eine Selbstverständlichkeit.

Vermutlich darf man für eine plausible Erklärung der soeben geschilderten Empfindungswelten von Gerhard und mir – die auch der der meisten meiner ehemaligen Klassenkameraden ähnelten – den Hintergrund der im Frühjahr und Sommer 1953 gegebenen historischen Situation nicht außer Acht lassen. Wohl jeder Bürger der DDR war zur damaligen Zeit durch die aufregenden, insbesondere im Juni turbulenten tagespolitischen Ereignisse in unserem Land geistig-emotional stark in Anspruch genommen, oft geradezu absorbiert, wodurch selbst wichtigste persönliche Entscheidungsvorgänge in der Reflexion des Bertoffenen verblassen konnten. Erst wenige Tage vor der Zustellung der Zulassungen war der „Neue Kurs" verkündet worden, schon auf unserem Abitur-Ball war er ein dominierendes Gesprächsthema gewesen; und dann gab es einige Tage später jene Vorgänge, die mit dem Ereignisdatum „17. Juni 1953" in die bundesdeutschen Geschichtsbücher eingehen sollten. Als sich im Juli dann der Pulverrauch der Juni-Ereignisse verzogen hatte, gab es bei nicht wenigen von uns ein tiefes Luftholen, empfanden wir – die am Beginn ihres akademischen Lebens Stehenden – mehrheitlich unsere nunmehrige politische Landschaft als irgendwie bereinigt, auch wenn bei vielen von uns die damit verbundene Erleichterung mit einem tüchtigen Schuss wehmütiger Resignation durchmischt war.

Von uns DDR-Deutschen mussten damals notabene zwei grundsätzliche Sachverhalte als nun auf absehbare Zeit in absoluter Verbindlichkeit geklärt akzeptiert werden.

180

Zum einen – einen Eil- und Expressweg zur Gestaltung einer sozialen Gesellschaft nach den Visionen von Karl Marx und Friedrich Engels gab es ganz sicher nicht, auch nicht auf dem deutschen Boden unserer DDR. In diesem speziellen Punkt bin ich mir sehr sicher – die übergroße Mehrheit unseres damaligen „Staatsvolkes" registrierte diese nunmehr wohl unstrittig gewordene Erkenntnis als etwas Positives, wurde doch eine Wiederholung der aktivistischen, viele Konflikte extrem zuspitzenden Verfahrensweisen der letzten Zeit nach den jetzt höchsten Ortes eingekehrten Einsichten zumindest unwahrscheinlich.

Natürlich wusste damals keiner von uns, was sich nach Stalins Tod im Spätwinter 1953 hinter den Kulissen in den höchsten Führungsrängen Moskaus und Berlins abgespielt hatte – doch dass der im Spätfrühling sich abzeichnende Kurswechsel sich nicht letzten Endes wieder in Schall und Rauch auflöste, war im Sommer selbst für das schlichteste Gemüt unverkennbar.

Für unsere Familie und mich war der überzeugendste Beleg für die tatsächliche Änderung der Staatspolitik die schon im Juli eintretende deutliche Verbesserung von Quantität und Qualität des Warenangebots in den Einzelhandelsgeschäften, insbesondere in den von der staatlichen Handelsorganisation (HO) betriebenen Läden, deren Waren ohne Bezugsscheine oder Lebensmittel-Karten-Marken legal von jedermann erworben werden konnten. Entscheidend dafür war die bereits angesprochene Reduzierung der laufenden sowjetischen Reparationsforderungen.

Sehr schnell und wohlwollend wurde von Alt und Jung ebenfalls der spürbare Schwenk in der Kulturpolitik registriert. Aus den damals durch die RFT-Lautsprechersäulen verbreiteten öffentlichen Beschallungs-Programmen verschwanden die Kampfgesänge der Arbeiterklasse, Operettenmelodien wurden als „unverzichtbare Bestandteile der humanistischen deutschen Musiktradition" wieder entdeckt, das deklassierende Etikett „kleinbürgerlich-muffiger Dekadenz" von ihnen genommen. Ein besonders schnelles Aufblühen organisierte man für die damals noch grundsätzlich deutschsprachige Schlagerbranche des Landes, die bis dahin in der DDR ein Mauerblümchen-Dasein gefristet hatte. Kurz und gut – nachdem die abendlichen Sperrstunden wieder aufgehoben waren, wurde in jenem Sommer in der DDR fast schlagartig ein buntes, vielfältiges, bedürfnisnahes Kulturangebot von allen hierfür mobilisierbaren Kräften offeriert, und von der Bevölkerung gerne angenommen.

Natürlich gab es bei der breit angelegten politischen Kurskorrektur nicht nur Gewinner, sondern auch Verlierer. Die „Gesellschaft für Sport und Technik" (GST), bei der meine Klassenkameraden und ich noch kurz zuvor unsere Motorrad-Führerscheine erworben hatten, wurde – wie schon erwähnt – für eine gewisse Zeit total auf Eis gelegt. Erst Jahre später erlebte sie eine nennenswerte Reaktivierung, doch ohne die dummen Sprüche unserer einstigen Ausbilder vom „Ausräuchern des Conny in Bonn". Und einige „progressive" Maulhelden unserer Schülerschaft, die in der letzten Zeit geglaubt hatten, sich im Sinne der Forcierung des politischen Entwicklungsgeschehens besonders hervortun zu müssen, wurden jetzt wieder recht leise.

Die Geschehnisse im Frühjahr und Sommer 1953 hatten also deutlich gemacht: Die Bäume wuchsen auch in der DDR nicht in den Himmel, und das tägliche Leben gestaltete sich nach dieser höchsten Orts eingetretenen Einsicht augenscheinlich angenehmer, lebenswerter.

Zum anderen ergab sich für Otto Normalverbraucher im ostdeutschen Staat aber auch noch eine andere Grunderkenntnis aus den Vorgängen dieser bewegten Monate: Wenn es ernst und heikel wird, ist auch in überschaubarer Zukunft vom „Westen" keine entscheidende Hilfe zu erwarten!

Wer kurz vor oder am 17. Juni davon geträumt hatte, mit seinem Generalprotest die Einheit Deutschlands, etwa den Anschluss der DDR an die Bundesrepublik erzwingen zu können, sah sich mit der für ihn gewiss bitteren Realität konfrontiert – die sowjetische Weltmacht dachte nie und nimmer daran, den Technologie- und Uran-Lieferanten DDR ohne handfeste Kompensationen aus der Hand zu geben.

Und die Mächte des Westens waren zu solchen Kompensationen in Richtung Sowjetunion absolut nicht bereit, auch die Bundesrepublik Deutschland nicht.

Die im Juni, spätestens im Juli aus den Gefängnissen wieder entlassenen, in der DDR verbliebenen und in ihre angestammten Besitzerrechte zurückgekehrten Hotelbesitzer beziehungsweise sonstigen Betriebseigentümer Kühlungsborns akzeptierten – wohl auch im Ergebnis der Anerkennung vorstehend erörterter Tatsachen – jetzt in der Regel ohne weiteren größeren Widerstand die Pachtbedingungen und Belegungsofferten des Feriendienstes des „Freien Deutschen Gewerkschaftsbundes" (FDGB). Nicht selten wurden sie als Betriebsleiter in den nun unter staatlicher Regie laufenden Beherbergungsbetrieben angestellt, bei formaler Aufrechterhaltung ihres juristischen Eigentums an den betreffenden Immobilien.

Eine Konsequenz besagter Veränderungen war, dass die in ihrem Eigentum nunmehr als Angestellte des Pächters tätigen Besitzer der Hotels und Pensionen hinfort kaum noch Einfluss auf die Auswahl der bei ihnen untergebrachten Feriengäste hatten – die für manchen Hotelier einst beachtlichen Wohlstand bringenden Devisen-Gäste waren von nun an in Kühlungsborn für längere Zeit nur noch selten anzutreffen.

Spätestens ab August 1953 war es zu spüren – der Ort füllte sich jetzt noch stärker als zuvor mit Menschen, doch nunmehr mit solchen, denen man ihre insgesamt schlichten Lebensumstände häufig mit dem ersten Blick ansah, eben mit Menschen „wie Du und ich". Sie hatten ihre ständige Bleibe sehr häufig in Sachsen, Thüringen oder Ost-Berlin, aber auch Anhaltiner, Brandenburger, selbst Mecklenburger fanden sich unter ihnen. Den vom FDGB-Feriendienst einkassierten, eher symbolischen Preis von 30,- bis 50,- DM für zwei Wochen Aufenthalt an der See – zumeist inklusive Vollpension – konnten auch Leute mit den für jene Jahre typischen kleinen Einkommen bezahlen. Dem zwischenmenschlichen Klima des Ortes kamen diese Veränderungen in der Struktur des Badepublikums sehr zugute, zusammen mit der generellen Stimulierung eines äußerlich fast ideologiefreien Amüsier- und Unterhaltungsbetriebes, dem anhaltend intensiven zentralstaatlichen Bemühen um Gute Laune und Lebensfreude. Die führenden Tanzlokale in Kühlungsborn-Ost, zum Beispiel das „Korso" auf dem Grundstück der heutigen „Kühlungsbräu"-Unternehmung und der Tanzsaal des „Strandhotels" – damals rechts neben der Seebrücke gelegen – waren nun im Sommer, die ganzen 50er Jahre über, Abend für Abend gut besucht, ebenfalls die allabendlichen „Sommer-Estraden" auf der Bühne des Konzertgartens von Kühlungsborn-Ost, halbwegs erträgliches Wetter vorausgesetzt.

Noch während der letzten Wochen vor Beginn des Abiturs war mir, vermutlich auf Empfehlung unserer FDJ-Schulleitung, von der FDJ-Kreisleitung in Bad Doberan eine im Juni – also nach dem Abitur – abzuarbeitende Aufgabe übertragen worden, die mich keineswegs erbaute, für deren eindeutige Ablehnung mir aber rechtzeitig keine überzeugenden Argumente eingefallen waren. Zusammen mit einigen anderen Schülern sollte ich eine „Kommission zum Umtausch der FDJ-Mitgliedsbücher" bilden. Mir war versichert worden, dass ich dort keineswegs für eine leitende Position, gar den Vorsitz vorgesehen sei, aber der generellen Mitarbeit solle ich mich nicht verweigern – zumal die wahrscheinliche baldige Zulassung zum gefragten Medizinstudium, so wörtlich, „doch ein besonderer Beweis des Vertrauens der Arbeiterklasse in mich sei".

Der nachdrückliche Wink mit dem Zaunpfahl wurde von mir verstanden.

Als aber der überraschende „Neue Kurs" verkündet wurde, ich von besagter Kommission nichts weiter hörte, hoffte ich, die ganze langfristig geplante Umtausch- und Überprüfungskampagne sei stillschweigend wieder abgeblasen worden, zumal sie – bei Licht besehen – ohnehin vor allem als bemühtes Ritual eingeordnet werden konnte.

Die FDJ imitierte damit eine in den marxistischen Parteien osteuropäischer Prägung üblich gewordene Praxis, in mehrjährigen Abständen Einzelgespräche mit ihren Mitgliedern seitens speziell dafür gebildeter Kommissionen durchzuführen, um die „Kampfbereitschaft" eines j e d e n Genossen stets zuverlässig einschätzen zu können. Man bemühte sich mit der FDJ-Mitgliedsbuch-Umtausch-Aktion unverkennbar darum, unserer formal parteineutralen Jugendorganisation etwas Ähnliches wie die Aura einer „Beinahe-Partei" marxistischen Zuschnitts zu geben – ein von den maßgeblichen Strategen der in der DDR allmählich dominierenden SED gewiss wohlüberlegter Schritt, den ich aber für unsere damals inhaltlich immer noch recht unverbindlich gestaltete Verbindung für alles andere als angemessen hielt. Und – was als technische Prozedur bei ausgesprochen amorphen Organisations-Strukturen möglicherweise einen gewissen Sinn für die Gewährleistung des strukturellen Zusammenhaltes haben mochte, musste bei uns Oberschülern schon allein deshalb zu blankem Formalismus geraten, weil wir tagtäglich der kontrollierenden pädagogischen Führung seitens unserer Lehrer, der peniblen Dokumentation unseres Verhaltens im Rahmen der Klassenbuch-Fortschreibung unterworfen waren.

Es gab folglich gute Argumente für meine Hoffnung, dass der „Neue Kurs" auch in Bezug auf die FDJ-Mitgliedsbuch-Umtausch-Aktion einem gesunden Realismus zum Durchbruch verhelfen werde.

Aber unmittelbar vor unserem Abiturball wurde ich eines Morgens zu Hause von einem Jungen aus Bad Doberan aufgesucht, einem dortigen Abiturienten meines Jahrganges. Er hatte sein Abitur mit dem herausragenden Spitzenprädikat „mit Auszeichnung" bestanden, war – vermutlich auch deshalb – zum Kreisverantwortlichen für die Umtausch-Aktion erhoben worden. Er brachte mir eine Liste mit etwa einem Dutzend Namen und den dazugehörigen Adressen, erklärte mir, die FDJ-Kreisleitung habe sich angesichts der eingetretenen politischen Veränderungen entschlossen, die gesamte langfristig vorbereitete Umtausch-Aktion nunmehr mit Hilfe von Ein-Mann-Kommissionen schnell und zügig abzuwickeln. Ich hätte mich ab sofort als eine solche Ein-Mann-Kommission zu verstehen.

Der in Anbetracht der aktuellen Entwicklungen von seinem neuen Amt als Kreisverantwortlicher ganz gewiss auch nicht gerade begeisterte Emissär der FDJ-Kreisleitung konnte sicher meinem Mienenspiel entnehmen, mit welcher innerer Reserve ich seine Botschaft aufnahm. Mir wurde jedenfalls gegen Ende unseres Gesprächs versichert, man werde von mir keine weiteren Leistungen abfordern.

„Also geh jetzt zu diesen Jugendfreunden hin, rede mit ihnen, und teile uns dann mit, ob sie noch weiter in der FDJ mitarbeiten wollen; wenn sie das nicht wollen, möchten wir wissen, warum nicht!"

Ich schaute die mir in die Hand gedrückte Liste näher an. Einige der Aufgeführten kannte ich ganz gut, andere kaum, noch andere überhaupt nicht. Kein einziger war noch Schüler. Die Liste enthielt die Namen von jungen Leuten, die alle älter waren als ich, zumeist etwa drei bis fünf Jahre älter. Mehrere von ihnen hatten als FDJ-Aktivisten der ersten Stunde, soll heißen der Jahre unmittelbar nach Kriegsende, eine gewisse Ortsbekanntheit erlangt, einen entsprechenden Ruf gehabt. Mir wurde bewusst – ich sollte mich, nach dem Willen der Kreisleitung, keineswegs mit unbedarften grünen Jungs auseinandersetzen, sondern mit reifen Burschen, die mir zumindest einige Jahre Lebenserfahrung voraus hatten, in der jüngeren Vergangenheit nicht gerade durch zurückhaltende Bescheidenheit aufgefallen waren.

„Sicher, wir haben dir eine Reihe etwas schwierigerer Fälle übergehängt, es sind dies alles schon etwas ältere Jugendfreunde, die mindestens ein Jahr lang keine FDJ-Mitgliedsbeiträge gezahlt haben; wir wollen jetzt endlich verbindlich wissen, was wir als Organisation von ihnen zu halten haben!"

Wenn mich meine Erinnerung nicht täuscht, wurde mir der 1. Juli als Termin genannt, bis zu welchem ich, nach stattgehabter Prüfung, meine Unterlagen bei der FDJ-Kreisleitung in Bad Doberan vorzulegen beziehungsweise wieder abzugeben hatte.

Was sollte ich tun?

Ich nahm mir vor, die ganze Sache vorsichtig-ruhig anzugehen, pro Tag nicht mehr als einen Fall abzuarbeiten, und zog kurz nach unserem Abiturball zu meinem ersten Hausbesuch los. Wie nicht anders zu erwarten, bekam ich fast überall recht kurze und sehr eindeutige Absagen. Das diesbezügliche Standard-Argument der einstigen FDJ-Aktivisten war, dass sie jetzt mit Beruf und Familie genug zu tun hätten, aus dem FDJ-Alter herausgewachsen seien. Mein Gegenargument, man könne doch – auch zur Weitergabe seiner wertvollen Erfahrungen in der Jugendarbeit – zumindest bis zum 25. Lebensjahr FDJ-Mitglied bleiben, wurde entweder milde belächelt oder mit einer unser Gespräch beendenden unwirschen Bemerkung quittiert.

Dann ereignete sich eines Tages der 17. Juni mit seinen aufwühlenden Geschehnissen; sie sind vorstehend skizziert worden.

Mein nächster Listen-Fall – ich hatte inzwischen dieses Papier etwa zur Hälfte abgearbeitet – war zu besagtem Zeitpunkt ein gewisser Meno Reyer, oder Reiher, ich weiß es nicht mehr so genau. Er hatte auch einen anderen offiziellen Vornamen, doch alle Welt nannte den jungen Mann von Kindesbeinen an Meno. Mir war er noch aus meiner kurzen Laufbahn beim „Deutschen Jungvolk" während der letzten Kriegsmonate bekannt. Er war vier Jahre älter als ich, damals schon „ordentliches Mitglied der Hitler-Jugend", kümmerte sich aber weiter um uns Pimpfe, war kumpelhaft und hilfsbereit, bei uns Kleinen deshalb ziemlich beliebt. Später hatte ich mit ihm kaum persönlichen Kontakt gehabt.

Meno war nicht nur spürbar älter als ich, er gehörte auch einer speziellen sozialen Schicht an, die Ende der 40er und am Anfang der 50er Jahre im sowjetisch besetzten Teil Deutschlands – allen politischen Vorgaben und Losungen zum Trotz – „kräftig Glück" gehabt hatte. Zugang zu ihren „gehobenen Kreisen" war nur gesellschaftlich Gleichgestellten erlaubt. Seine Mutter betrieb ein im Familienbesitz befindliches, recht großes, in Kühlungsborn bestens eingeführtes Haushaltswaren-Geschäft. Es lag in der Strandstraße, Ecke Doberaner Straße; heute befindet sich in diesem Gemäuer ein China-Restaurant, vis-a-vis dem Kaufhaus „Stolz". Das von mir zu besuchende, hinsichtlich seiner Beitragszahlungen säumige FDJ-Mitglied gehörte als der einzige Sohn seiner vermögenden Mutter zur kleinen Gruppe der wieder kräftig Kapital-Akkumulation betreibenden Unternehmerschaft des Ortes.

Es gab weit und breit nur sehr wenige junge Männer, die wie Meno Reyer mit einem eigenen, chromblitzenden und knallrot lackierten JAWA-Motorrad aus neuester tschechischer Produktion durch die Gegend flitzen konnten.

Zu jener Zeit sicherte allein der Besitz eines solchen Motorrades einen hohen Attraktionswert, nicht zuletzt bei der Weiblichkeit. Wegen einiger vielbetratschten amourösen Abenteuer hatte der auch sonst sehr ansehnliche, ein leicht südländisches Flair ausstrahlende Beau sich im Sommer 1953 in seinem angestammten Milieu ein wenig isoliert.

Also – nach einigem Hin- und Herüberlegen – machte ich mich am 18. oder 19. Juni doch wieder auf den Weg zur Abarbeitung meiner Liste, konkret auf den Weg zur Wohnung der stadtbekannten Familie Reyer.

Meno, der von Freunden aus alten Zeiten über die kürzlich von mir vollzogenen Hausbesuche informiert worden war, empfing mich mit großer Geste und ungewöhnlich freundlich, sagte, er habe bereits damit gerechnet, dass ich früher oder später auch bei ihm erscheinen werde. Obwohl unser letzter direkter Kontakt über acht Jahre zurücklag, entspann sich zwischen uns sehr schnell ein lebhaftes Gespräch. Meno begann, mir in großer Offenheit sein Herz auszuschütten. Er hatte offensichtlich schon lange auf eine Gelegenheit gewartet, einem offiziellen Funktionsträger der FDJ gegenüber seinen lang aufgestauten Frust über die engstirnige Gängelei abzuladen, der er vor allem als einer der ersten FDJ-Chefs des Ortes in den frühen Nachkriegsjahren seitens der damals noch in Rostock etablierten Kreis-Funktionäre ausgesetzt gewesen war.

Wir kamen bei unserem Dialog, der allmählich in ein angeregtes Geplauder überging, vom Hundertsten ins Tausendste. Mein Gastgeber berichtete mir unter anderem, wie er einige Jahre nach Kriegsende eine gewisse Frau Schmalz, damals Besitzerin des noch heute existierenden Hotels „Zur Traube" in der Strandstraße, in langen Diskussionen von den Vorteilen der Einrichtung eines FDJ-Jugendclubs in ihrem Haus überzeugt habe, das Vorhaben dann aber plötzlich von Rostocker Seite abgeblockt worden und nur deshalb nicht zum Tragen gekommen sei.

Frau Schmalz war auch aus einem anderen Grund im Kühlungsborn der Nachkriegszeit eine besonders interessante Persönlichkeit – sie war die Tochter eines hochrangigen Militärs, Seiner Excellenz Bronsard von Treuenfels, einst preußischer kommandierender General, von Wilhelm II. im Ersten Weltkrieg an den türkischen Generalstab ausgeliehen. Besagter hochdekorierte und hochbetagte General verbrachte im Jahr 1953 in Kühlungsborn-West auf einem aller Bequemlichkeit genügenden Resthof seine letzten irdischen Tage.

Ich bestätige es gerne – Meno Reyer konnte ein sehr unterhaltsamer Plauderer sein.

Natürlich sah auch er, inzwischen 22-jährig, seine FDJ-Periode als endgültig abgelaufen an. Zum Schluss gab er mir noch den guten Rat: „Schick doch den Leuten von der FDJ-Kreisleitung den ganzen Papierkram zurück! Warum machst du dir überhaupt jetzt noch die Mühe, wo der ganze Verein vielleicht schon in den nächsten Wochen vollkommen aufgelöst wird?! Gönn dir nach dem Abitur ein paar schöne Wochen, schwimm auf das Meer hinaus, leg dich am Strand in den Sand, ergötz dein Augenlicht an den jetzt sicherlich bald in Scharen zu uns strömenden Mädchen aus Sachsen, wo bekanntlich die schönen Mädchen auf den Bäumen wachsen!"

Ich habe Meno Reyer nie wieder gesehen, kurze Zeit später verzog er mit seiner Mutter in die Bundesrepublik.

Menos Rat in Bezug auf die Fortsetzung oder Beendigung meiner Aktivitäten im Rahmen der FDJ-Mitgliedsbuch-Umtausch-Aktion habe ich damals tatsächlich umgehend befolgt. Einige Tage nach unserem Gespräch wurden die diversen Unterlagen von mir nach Doberan gebracht, und in der Dienststelle der FDJ-Kreisleitung kommentarlos entgegengenommen. Die Zeitenläufe hatten es mit sich gebracht, dass auch in diesem „Machtzentrum der stolzen Jugendorganisation" mir jetzt niemand meine Eigenwilligkeit, die man durchaus als Verletzung der Verbandsdisziplin interpretieren konnte, vorhalten mochte.

Heute gestehe ich freimütig – dieser Schritt wurde damals nur deshalb von mir gewagt, weil ich meine Zulassung zum Medizinstudium inzwischen schriftlich, sozusagen schwarz auf weiß, in der Tasche hatte.

Mich durchströmte jedenfalls ein deutliches Gefühl der Erleichterung, als ich mich dieses ziemlich unangenehmen Verbandsauftrages entledigt hatte.

Gerhard Schmidt und ich radelten nun mindestens zwei Wochen lang fast täglich zu unserem altbekannten Badeplatz im Bereich der ehemaligen Badeanstalt, leicht westlich vom Konzertgarten Kühlungsborn-Ost. Aus langjähriger Erfahrung wussten wir, dass es dort einen steinarmen Zugang zur offenen See gab, man beim Baden gut in das Wasser hinein, und nach dem Baden auch gut wieder aus dem Wasser heraus gelangen konnte. Dieser Winkel hatte noch einen weiteren Vorteil – dort wurden, aus mir unbekannten Gründen, kaum Strandkörbe aufgestellt. Wir hatten deshalb an dieser Stelle des Strandes für unsere Ballspiele immer recht viel Platz.

Das Wetter blieb schön.

Im Laufe der Zeit hatten auch andere Kühlungsborner Jungen unseres Alters die speziellen Vorzüge „unseres" Strandabschnittes erkannt, so dass sich jetzt gelegentlich ein stattlicher Haufen sonnenhungriger, mehr oder weniger ausgewachsener Knaben dort einfand. Den Kern dieser Truppe bildeten meine Klassenkameraden. Wir genossen jetzt gemeinsam unsere langen und letzten Sommer-Schulferien nach den Strapazen des schließlich glücklich überstandenen Abiturs. Doch auch verschiedene andere junge Männer aus dem Ort, die bereits im Vorjahr ihr Abitur, noch in Doberan, absolviert hatten, gesellten sich öfters zu uns. Selbstverständlich nutzten wir frisch zum Studium Zugelassenen die Gelegenheit, die in ihrer Lebenskarriere weiter Fortgeschrittenen kräftig auszuhorchen.

Ein kleiner, aber für unsere damalige Befindlichkeit charakteristischer Nebeneffekt der aufschlussreichen Unterhaltungen auf dem weißen sommerwarmen Ostseesand war, dass ich ab sofort bei passenden Gelegenheiten nicht mehr banal mit „Akkermann", sondern, „akademisch drapiert", mit „stud. med. Akkermann" unterschrieb. Bisher hatte ich gemeint, eine solche Titulatur sei erst nach der definitiven Immatrikulation zu Beginn des ersten Semesters statthaft, doch jetzt hatte ich erfahren, dass bereits der Erhalt des schriftlichen Zulassungsbescheides dazu berechtigte. Gewiss – ob das juristisch wirklich völlig korrekt war, weiß ich selbst heute nicht. Dennoch, das praktische Leben bestätigte mir schnell den Wert einer solch scheinbaren Belanglosigkeit. Immer wenn ich die Gelegenheit der Leistung einer derart akademisch garnierten Unterschrift hatte nutzen können, ging man mit mir erheblich aufmerksamer um als zuvor! Wie hatte schon Altmeister Goethe das Problem auf den Punkt gebracht? „Titel sind nichts als Worte, doch sie mildern die Püffe des Lebens spürbar!" Wie wahr!

An einigen Tagen mochten wir gar zwanzig Strandfreunde gewesen sein, die nicht nur altkluge Gespräche führten und Weltverbesserungs-Theorien ventilierten, sondern auch ausgiebig badeten, uns in gelegentlich zu wilden Balgereien ausufernden Ballspielen vergnügten – die allgemeine Stimmung jenes Sommers, nicht nur das vor kurzem abgelegte Abitur, auch das Gefühl einer gewissen Befreiung von politischer und sonstiger Gängelei, insbesondere die offizielle Abkehr vom zunehmend unangenehmer empfundenen doktrinären Rigorismus der letzten Jahre, all das vermittelte ein herrliches Lebensgefühl, lockerte aber auch spürbar Disziplin und Umgangsformen.

Schon im nächsten Jahr ging es während meiner sommerlichen Semesterferien bei gelegentlichen Strandbesuchen – meist an der gleichen Stelle – jedenfalls deutlich gesitteter zu, auch bei den frischgebackenen Abiturienten unseres Folgejahrganges.

Nicht unerwähnt möchte ich das folgende, gleichfalls bezeichnende Faktum lassen: Wir organisierten uns damals am Strand, immerhin schon 18 bis 20 Jahre alt, als a u s s c h l i e ß l i c h e Jungen- beziehungsweise Jungmänner-Gruppe. Unsere Klassenkameradinnen werden ihre Gründe gehabt haben, uns am Strand tunlichst zu meiden, trotz des durchweg guten, unbestreitbar kameradschaftlichen Klimas in unserem Klassenverband. Sie badeten grundsätzlich an anderen Stellen; hin und wieder besuchte man sich für eine viertel oder halbe Stunde, einige Male sind wir auch als gemischte Gruppe recht weit auf die See hinausgeschwommen – aber das war es dann auch!

Im Verlauf des Julis 1953 erwarteten mich zwei Events, an denen ich mich sehr gerne beteiligt habe, und für welche meine Teilnahme noch vor dem Abitur und somit vor den aufregenden politischen Vorgängen des Spätfrühlings und Frühsommers in die Wege geleitet worden war – die „Spartakiade der Sportvereinigung Wissenschaft" in Halle an der Saale und ein Rettungsschwimmer-Lehrgang des „Freien Deutschen Gewerkschaftsbundes" in Ribnitz-Damgarten. Nachdem das am 17. oder 18. Juni 1953 in Kraft getretene sowjetische Besatzungsrecht wieder aufgehoben worden war, wurde ich kurzfristig von beiden Trägern informiert, dass die eine wie die andere Veranstaltung wie ursprünglich geplant zur Durchführung gelangen sollte. Die Termine lagen dicht beieinander, ihre Abfolge ist mir nicht mehr erinnerlich.

Beginnen wir mit dem Trip nach Halle an der Saale.

Im Jahre 1951 – möglicherweise auch erst im Folgejahr – war an unserer Oberschule, noch unter unserem damaligen Sportlehrer Toni Strewyczek, ein regulärer Sportverein gegründet worden, die „Hochschulsportgemeinschaft Wissenschaft Kühlungsborn", obwohl es in unserem Ostseebad meines Wissens weder damals noch später je eine zivile Fach- oder gar Hochschule gegeben hat. Aber Schulsportgemeinschaften waren im Organisationsmodell der „demokratischen Sportbewegung" jener Zeit nicht vorgesehen, und so hatte man uns Gymnasiasten – auf Antrag – zentralen Orts tatsächlich den hochtrabenden Titel von „Hochschulsportlern" zugestanden.

Der praktische Nutzeffekt besagter vereinspolitischer Konstruktion bestand darin, dass nunmehr sportlich talentierten und leistungsfähigen Schülern auf direktem Wege die aktive Teilnahme an verschiedensten Wettkämpfen und sonstigen sportlich geprägten Ereignissen ermöglicht werden konnte. Auch Peter Praefckes Aufstieg zum mecklenburgischen Tischtennis-Star war infolge dieses Tricks unseres gewitzten Herrn Strewyczek möglich gewesen.

Und nun war ich als Aktiver, gemeinsam mit dem allgemein „Burri" genannten Sportfreund Burmeister, zur „Spartakiade der Sportvereinigung Wissenschaft" nach Halle delegiert worden. Wir waren damals die einzigen Kühlungsborner Schüler, von denen mit einiger Sicherheit die Bewältigung der vorgegebenen Qualifikationsnormen im anstehenden Spartakiadewettkampf erwartet werden konnte. Gelang einem oder gar uns beiden das nicht, sollte im Nachhinein die delegierende Sportgemeinschaft, also unser stolzer „Hochschul-Sportverein", für den durch uns während der Veranstaltung in Anspruch genommenen Versorgungsaufwand haftbar gemacht werden.

Burri war unstrittig ein für jene Zeit sehr guter jugendlicher Mittelstreckler, er führte vor Beginn der Spartakiade sogar die Jahres-Bestenliste der in der „Sportvereinigung Wissenschaft" republikweit organisierten 1.500-Meter-Läufer im Alter von unter 18 Jahren an.

Ich war für den Hochsprung gemeldet worden, auch noch als „A-Jugendlicher", obwohl ich im Februar mein 18. Lebensjahr vollendet hatte; die Stichtagsregularien ließen das zu. Heinrich Becker, mein vertrauter und sympathischer Hochsprung-Dauerrivale, sollte zunächst als Dritter nach Halle mitfahren, war dann aber wegen einiger fehlender Zentimeter in seinen letzten Wettkampf-Resultaten doch wieder von unseren ökonomisch besorgten Sport-Chefs der Schule von der Teilnehmer-Liste gestrichen worden.

Bei dem mit mir nach Halle reisenden Burri handelte es sich um den sogenannten kleinen Burri unserer Schule. Er war etwa ein Jahr jünger als ich, befand sich einen Schuljahrgang unter mir.

Ein anderer, damals bereits ehemaliger, sportlich ebenfalls sehr ambitionierter Schüler unserer Lehranstalt, der große Burri, ein Namensvetter meines Reisebegleiters, war mit diesem weder verwandt noch verschwägert, und ein Jahr älter als ich. Während ich mit dem kleinen Burri vorher – und auch später – keinerlei näheren Kontakt gehabt habe, war mir der große Burri während meiner Jugendjahre gut bekannt, da er nicht weit von unserem „Haus Hertha" in der Neuen Reihe wohnte. Im Jahre 1952 wurde er der erste Kühlungsborner Direktstudent der einst weltbekannten „Deutschen Hochschule für Körperkultur" (DHfK) in Leipzig. Nach Abschluss seiner Ausbildung kehrte er als Sportlehrer nach Kühlungsborn zurück. Er entwickelte sich dann – zu meiner Überraschung – zu einem ungewöhnlich erfolgreichen, auch von meinen Eltern bewunderten Meister der Kleingärtnerei, der in den 70er Jahren als Chef aller Kleingärtner Kühlungsborns zu einer im Ort sehr bedeutenden Persönlichkeit heranreifte. Doch nicht mit diesem Jungen bin ich im Sommer 1953 erwartungsfroh nach Halle an der Saale gefahren, sondern mit seinem etwas jüngeren Namensvetter.

Um es vorweg gesagt zu haben – wir kamen leidlich miteinander aus. Der kleine Burri, damals ein überaus ehrgeiziger, stets dominant-selbstsicher auftretender 17-Jähriger, war wahrlich kein unkomplizierter Weggefährte. Fast jedes locker und offen angelegte Gespräch gestaltete sich früher oder später zu einer umständlichen Grundsatzdebatte. Wir wurden in Halle im gleichen Zimmer – in einem Privatquartier – untergebracht, hatten die gleiche Verpflegungsstelle, die Hin- und Rückreise mit der Reichsbahn gemeinsam vorzunehmen usw. Wir waren also gezwungen, während des Sportfestes miteinander auszukommen und das ist uns dann auch hinlänglich gelungen. Nach der Spartakiade verloren wir uns aber sehr schnell wieder aus den Augen, sind uns in unserem weiteren Leben nie wieder begegnet.

Ungeachtet meiner Zwangskameradschaft mit einer sich prinzipiell zur Führungspersönlichkeit berufen fühlenden Natur war die Teilnahme an der Spartakiade in Halle für mich ein schönes Erlebnis, vermittelte mir viele neue Eindrücke, auch wenn sich mein Erfolg als aktiver

Sportler in engen Grenzen hielt. Ich schaffte die geforderte Qualifikationshöhe – ich glaube, es waren 1,55 Meter – auf Anhieb, wurde wegen meines neuartigen Bauchwälzers von den Kampfrichtern keineswegs ermahnt oder sonst in Frage gestellt, doch bei den unmittelbar folgenden 1,60 Metern riss ich die Sprunglatte dreimal und schied folglich aus dem Wettbewerb aus. In der Endabrechnung reichte es dann zu einem knappen Mittelfeldplatz.

Immerhin, es war eine DDR-offene Veranstaltung gewesen, meine Sprungtechnik fand bei verschiedenen Mitbewerbern interessierte Aufmerksamkeit; die große Mehrheit von ihnen praktizierte die damals im Leistungssport übliche seitliche Rolle als Sprungstil.

Mein Kühlungsborner Mitstreiter avancierte für einige Abendstunden zum absoluten Liebling des Publikums im Kurt-Wabbel-Stadion. Im Gegensatz zu allen anderen Läufern, die zumindest in ordentlichen Turnschuhen, mehrheitlich jedoch schon in stilgerechten Spikes ihre Runden auf dem Aschenbahn-Oval drehten, lief unser Burri barfuss – und gewann seinen Vorlauf über 1.500 Meter! Als der barfuss laufende Junge von der Ostsee-Küste in der letzten Runde zu einem gewaltigen Spurt ansetzte, das ganze Feld mit den Teilnehmern aus den renommierten Leichtathletik-Hochburgen Sachsens und Thüringens anscheinend mühelos von hinten aufrollte, brüllte bald das ganze Stadion in einem sich steigernden Stakkato-Rhythmus: „Bar-fuß, Bar-fuß, Bar-fuß" usw. Alle Sympathie galt spontan dem südlich von Berlin völlig unbekannten Nordlicht und nach seinem Vorlauf-Sieg wurde er von den Rängen fast so gefeiert, als habe er soeben einen Weltmeister-Titel errungen.

Im Endlauf am nächsten Tag – mein Sportkamerad hatte die ganze Nacht vor Aufregung kaum geschlafen – landete dann aber auch er doch nur auf einem guten Mittelfeld-Platz.

Es war schon bemerkenswert – nicht ausschließlich wegen unserer keineswegs völlig erfolglosen Auftritte, trotz fehlenden fachgerechten Schuhzeugs, und wegen meiner neuartigen Hochsprung-Technik wurden wir Exoten aus dem hohen Norden wiederholt angesprochen – mancher Sportfreund fragte uns, welche geheimnisvolle und bisher völlig unbekannte Hochschuleinrichtung in Kühlungsborn Träger unseres Vereins sei. Wenn wir diesen jungen Leuten die Zusammenhänge unserer Entstehungsgeschichte erläuterten, schienen sie durchweg einen erheblich modifizierten Eindruck von der bislang als gottgegeben erachteten mecklenburgischen Behäbigkeit zu gewinnen – wir waren zu jenem Zeitpunkt wohl die einzige Oberschule im ganzen jungen Staat DDR, die sich dank Strewyczek'scher Schlitzohrigkeit einen direkten Zugang zum allmählich Struktur gewinnenden regulären Sportverkehr im Osten Deutschlands verschafft hatte. Alle anderen Hochschulsportgemeinschaften hatten eine Universität oder wahrhaftige Hochschule, zumindest eine etablierte Fachschule als Träger. Wenn dort ein Oberschüler mitmachen wollte, musste er höflich anklopfen und um Aufnahme bitten. Selbstredend hatten in den richtigen Hochschulsportgemeinschaften die Damen und Herren Studenten das Sagen, Oberschüler wurden nicht selten nur als mitlaufender Nachwuchs toleriert, mussten bei der Verteilung von Hallenzeiten sich artig hinten anstellen usw.

Am Nachmittag des letzten Tages unseres Aufenthaltes in Halle erlaubte ich es mir, mich vom Spartakiade-Trubel zu beurlauben. Ich besuchte Hilde Nitsch, die mir aus frühesten Kindheitstagen sehr vertraute langjährige beste Freundin meiner Mutter, von mir Tante Hilde genannt. In den 20er Jahren war sie wiederholt Ostpreußen-Meisterin im Kugelstoßen gewesen. Sie war nun – im Sommer 1953 – in einer kleineren Stadt nahe Halle als Lehrerin tätig, jedoch auf der Suche nach einer Arbeitsstelle außerhalb der sächsisch-anhaltinischen Chemie-Region, in einer weniger von Umweltgiften belasteten Gegend. Unser Gespräch beinhaltete deshalb vor allem die aktuellen Lebensbedingungen an der klimatisch gesunden mecklenburgischen Ostseeküste sowie – nostalgisch verklärt – das unwiederbringlich verloren gegangene einstige deutsche Baltentum. Es war meine letzte Begegnung mit dieser klugen, aufgeschlossenen, mir stets zugetan gewesenen stattlichen Frau. Ein wenig später verzog auch sie in die Bundesrepublik.

Wenden wir uns nun dem von mir im Sommer 1953 in Ribnitz-Damgarten besuchten Rettungsschwimmer-Lehrgang zu. Die Wege, auf denen ich damals zu dieser Qualifizierungs- und Ausbildungs-Maßnahme gelangte, dürften auch aus heutiger Sicht nicht ganz uninteressant sein, weshalb ich – zumindest in gestraffter Form – einleitend darauf eingehen möchte.

Vor den bereits besprochenen „Dritten Weltfestspielen der Jugend und Studenten" des Jahres 1951 in Berlin wurden wir Kühlungsborner Oberschüler – nach meiner Erinnerung im Spätherbst 1950 – aufgefordert, eine vom Freien Deutschen Gewerkschaftsbund getragene und für uns kostenlose sogenannte Gesundheitshelfer-Ausbildung zu absolvieren. Wie uns versichert wurde, werde von uns auch nicht erwartet, nachfolgend Gewerkschaftsmitglied zu werden, da eine Gewerkschafts-Mitgliedschaft für noch nicht in das produktive Erwerbsleben eingetretene Oberschüler ohnehin gegenstandslos sei. Meine Mutter, die schon zu jener Zeit meinen von ihr sehr erhofften späteren Lebensweg als Arzt anzubahnen trachtete, redete mir so lange zu, bis ich mich dem kleinen Häufchen besonders gesundheitsbeflissener Schulkameraden anschloss, für besagten Lehrgang anmeldete, ihn mit ausreichendem Erfolg besuchte und zum Schluss eine schlichte Bescheinigung erhielt, dass ich nunmehr Gesundheitshelfer des FDGB sei.

Seitens des Lehrgang-Veranstalters hielt man sich an die Abmachung, uns nicht zu einer Mitgliedschaft in der damaligen DDR-Gewerkschaftsorganisation zu drängen, weshalb ich und meine Mit-Kursanten als lizenzierte Gesundheitshelfer nach Lehrgangs-Ende wohl „spezialistisch" ausgebildete Angehörige dieses besonderen Kontingents der Gewerkschaften waren, doch keine ordentliche Gewerkschafts-Mitgliedschaft besaßen. Uns war das sehr recht – brauchten wir doch deshalb auch keinerlei Gewerkschaftsbeiträge zu zahlen.

Ich will es gerne bestätigen – dieser von Dr. med. Bruno Nissen, dem späteren Chef der Allgemeinmediziner des örtlichen Kreiskrankenhauses geleitete Kursus hat mir ein sehr nützliches Grundwissen über Erste Hilfe und gesunde Lebensweise vermittelt.

Der politische Hintergrund für besagtes Ausbildungsgeschehen war das von verantwortlicher Seite erkannte Erfordernis, bei den bevorstehenden Weltfestspielen auf einen möglichst großen Pool von in Erster Hilfe zumindest elementar geschulten jungen Leuten zurückgreifen zu können. Als wir Kühlungsborner Oberschüler aber dann an den Weltfestspielen tatsächlich teilnahmen, wurde nur ein Teil von uns Gesundheitshelfern des FDGBs entsprechend unserer frisch erworbenen Qualifikation eingesetzt – ich nicht.

Etwa zwei Jahre später hatte man, neben anderen einstigen Teilnehmern der von Dr. Nissen durchgeführten Schulungen, auch mich in irgendwelchen Karteikästen wieder ausgegraben. Im Winter 1953 – unser quasi elitärer Gelände-Motorradsport-Club unter dem Mantel der GST hatte sich gerade strukturiert – wurde mir jedenfalls das Angebot unterbreitet, meine Kenntnisse und Fertigkeiten in Erster Hilfe und prophylaktischem Gesundheitsschutz auszubauen, im Juli des gleichen Jahres an einem Rettungsschwimmer-Lehrgang des FDGB in Ribnitz-Damgarten teilzunehmen.

Diese Einladungen an mich und andere gewerkschaftliche Gesundheitshelfer unter den Kühlungsborner Oberschülern der 11. und 12. Klassen ergingen noch in der Hochphase der „Mobilisierung aller Kräfte für einen schnellen Weg zum Sozialismus", mehrere Monate vor dem Einschlagen des „Neuen Kurses" seitens unserer obersten Staatsführung. Zu jenem Zeitpunkt rechnete man in den Chefetagen des Feriendienstes des FDGB damit, durch die bald gestartete „Aktion Rose" die Hegemonie über das Gros der Kühlungsborner Ferienbetten zu erlangen, und in guter preußischer Umsichtigkeit wollte man sich rechtzeitig auf den nachfolgend zu erwartenden Ansturm der „werktätigen Massen" an die sommerlichen Ostseestrände einstellen. Man meinte – berechtigterweise – davon ausgehen zu müssen, dass dann in erheblich größerem Ausmaß schlechte Schwimmer und Nichtschwimmer an die Ostsee reisen würden, als es bisher beim traditionellen sommerlichen Badepublikum der Fall war. Auch aus Sicht dieser Funktionäre war man also gut beraten, alle öffentlichen Badestrände mit einer dichten Kette von Rettungsschwimmer-Stationen zu bestücken.

Und wer bot sich – außer den wenigen Rettungsschwimmern mit Vorkriegs-Lizenzen – für den Einsatz auf diesen Stationen zuallererst an?

Das waren vermutlich wir, die eigenartigerweise gewerkschaftsfrei gebliebenen Gesundheitshelfer des FDGBs unter den Oberschülern der beiden obersten Klassenstufen. Natürlich mussten wir für die Wahrnehmung dieser speziellen Aufgabe angemessen ausgebildet werden. Ihr Anforderungsprofil ging weit über das hinaus, was uns vor zwei Jahren durch Dr. Nissen vermittelt worden war.

Da der schon sehr früh anberaumte Rettungsschwimmer-Lehrgangs-Termin in Ribnitz-Damgarten in die frei gestaltbare Zeit zwischen Abitur und dem von mir erhofften Beginn meines Studiums im September fiel, der Lehrgang – inklusive Unterbringung und Verpflegung – wieder völlig kostenfrei sein sollte, habe ich – dieses Mal ohne Zögern – im Winter 1953 sofort zugesagt, wobei mich vor allem die sportlichen Aspekte der vorgesehenen Ausbildung reizten.

Durch die politischen Vorgänge im Frühjahr 1953 wurde der FDGB vergleichsweise wenig tangiert, der angesetzte Rettungsschwimmer-Lehrgang jedenfalls nicht abgesetzt.

Kurz nach dem 17. Juni wurde mir eine verbindliche Bestätigung meiner vorgesehenen Lehrgangs-Teilnahme zugestellt, zusammen mit den Lehrgangsunterlagen.

Der diversen Papiere betreffs FDJ-Mitgliedsbuch-Umtauschaktion hatte ich mich inzwischen entledigt, und so konnte ich im Hochsommer jenes turbulenten Jahres termingerecht und sehr entspannt in das Recknitz-Städtchen Ribnitz-Damgarten reisen, das mir – obwohl nur knapp 40 km östlich Rostocks gelegen – bis dato völlig unbekannt geblieben war. Ich ging davon aus, zwei Wochen später als „FDGB-Rettungsschwimmer" wieder in mein vertrautes Kühlungsborn zurückkehren zu können. Ein wenig spannend war für mich nur die Frage, ob man uns Gesundheitshelfer von der formellen Mitgliedschaft im Gewerkschaftsbund weiterhin freistellen werde, oder ob es nun doch zu harten Diskussionen über das gesellschaftliche Erfordernis einer solchen Mitgliedschaft komme.

Wie damals üblich, fuhr ich nach Ribnitz-Damgarten mit der altbewährten Deutschen Reichsbahn.

Die Stadt ist in ihrer jetzigen Grundstruktur eine Nachkriegsschöpfung. Noch zu Zeiten des Nationalsozialismus waren Ribnitz und Damgarten zwei völlig selbständige Kleinstädte, auf dem Territorium von zwei verschiedenen politisch-regionalen Einheiten des damaligen Deutschen Reiches – Ribnitz war eine mecklenburgische, Damgarten eine pommersche Stadt. Die Recknitz – ein nur in seinem Unterlauf, und auch dort nur bedingt schiffbarer Fluss – bildete fast ein Jahrtausend lang die Grenze zwischen Mecklenburg und Pommern, durchfließt kurz vor ihrer Mündung in den Saaler Bodden die leichte Senke zwischen Ribnitz und Damgarten.

Nach dem 30-jährigen Krieg befand sich hier sogar für über 150 Jahre die Grenze zwischen Deutschland im engeren Sinne und dem zu jener Zeit aus dem schwedischen Stockholm regierten Vorpommern. Vorpommern war gemäß des Westfälischen Friedensvertrages von 1648 zwar nominell im deutschen Reichsverband geblieben, doch unter die landesherrliche Oberhoheit des schwedischen Königs gestellt worden. Erst im Verlauf des Wiener Kongresses, der Deutschlands Strukturen nach der totalen Niederlage Napoleon I. neu ordnete, wurde das ganze Vorpommern wieder deutsches Territorium, als Bestandteil des Königreichs Preußen. Und unter der Ägide der in der Anti-Hitler-Koalition vereinten Alliierten vollzog sich im Jahre 1945 schließlich die Schöpfung des zur Sowjetischen Besatzungszone Deutschlands gehörenden Landes Mecklenburg-Vorpommern, was wiederum die Grundlage für die Verschmelzung der beiden ehemaligen Grenzorte Ribnitz und Damgarten zu der nunmehrigen Stadt Ribnitz-Damgarten bildete.

Im Hauptbahnhof dieser neuen Stadtschöpfung – es war der alte Ribnitzer Bahnhof – entstieg ich also eines schönen Sommertages im Jahre 1953 dem Eisenbahnzug, um Rettungsschwimmer zu werden.

Dass ich hier zwar nicht FDGB-Mitglied, jedoch Mitglied einer bestimmten anderen Organisation werden würde, die einige Jahrzehnte später mein gesamtes Leben prägen sollte, ahnte ich nicht im Entferntesten.

Wir Eleven der Rettungsschwimmerei wurden im ehemaligen Tanzsaal des Hotels „Deutsches Haus" in Damgarten untergebracht, in dem einst schwedisch, dann preußisch verwalteten Teil des Städtchens. Unser Lehrgang umfasste eine Gruppe von etwa 20 jungen Leuten, durchweg aus mecklenburgischen oder vorpommerschen Küstenorten oder Hafenstädten. Auch mein späterer ärztlicher Berufskollege und nachmalige Chef der Rostocker Rot-Kreuz-Organisation, Dr. Lau, gehörte damals zu ihnen. Trotz der sehr spartanischen Ausbildungsbedingungen – und vielleicht gerade deshalb – haben wir uns während jener zwei Wochen alle gut miteinander verstanden, wozu gewiss auch die in jenem Sommer im deutschen Osten allgemein aufgekratzte Stimmung das ihrige beigetragen hat.

In besagtem Tanzsaal waren für jeden von uns ein mit frischem Stroh gefüllter Schlafsack und zwei Decken deponiert worden; in der Mitte hatte man verschiedene Tische zu einer langen Tafel zusammengeschoben. Es war auch eine für uns ausreichende Anzahl von Stühlen vorhanden, so dass wir gemeinsam unsere Mahlzeiten einnehmen, in gleicher Weise dem theoretischen Unterricht folgen konnten. Allabendlich dienten die Stühle uns als Kleiderablage, oder sie fanden als provisorische Nachttische Verwendung. Alles, was man aktuell nicht benötigte, beließ man unter solchen Umständen natürlich im mitgeführten Koffer oder Rucksack, den jeder am Fußende seines Schlafsackes hinstellte oder hinlegte.

Aus verblichenen „besseren" Zeiten war noch einiges sonstiges Inventar im einstigen Tanzsaal verblieben, unter anderem ein immer noch passabel klingendes Klavier. Unter uns fand sich erfreulicherweise ein Junge, der das Tasteninstrument recht gut beherrschte, uns während der beiden Lehrgangswochen gelegentlich abends mit sehr hörenswerten Jazz-Improvisationen unterhielt. Das alles atmete wirklich den Charme einer herrlich robust-romantischen, rundum sympathischen Improvisation; niemand mäkelte an ihr herum.

Unser Ausbildungschef war der ortsansässige Schornsteinfeger-Meister, ein begeisterter Rettungsschwimmer, der seine Lizenz noch vor dem Zweiten Weltkrieg erhalten hatte. Genauso unkompliziert unbürokratisch, wie unsere Unterbringung von ihm arrangiert worden war, wurde auch die praktische Ausbildung gestaltet.

Zu jener Zeit gab es in ganz Mecklenburg-Vorpommern keine für unsere Schulung geeignete Schwimmhalle, der Bau der attraktiven Neptun-Schwimmhalle in Rostock war gerade erst begonnen worden. Dieses Manko kompensierte man kurzerhand, indem die letzten Flusskilometer der idyllischen Recknitz als angemessene Ausbildungsstätte zertifiziert wurden! Und da das Wetter während des Lehrganges trocken und warm blieb, gab es – nach meiner Erinnerung – bei unserer praktischen Ausbildung tatsächlich keinerlei nennenswerte Probleme.

Ich möchte dieses Geschehen kurz skizzieren.

Unmittelbar neben der Brücke, über welche die heutige B 105 auf ihrem Weg von Rostock nach Stralsund den einstigen Grenzfluss Recknitz überquert, befand sich damals auf dem mecklenburgischen Ufer ein kleiner, doch für unsere überschaubare Gruppe ausreichend großer Badeplatz. Er war mit frischem Gras bewachsen, durch einen schütteren Baum- und Busch-Streifen vom landwirtschaftlich genutzten Hinterland abgegrenzt. Dieses Fleckchen wurde für zwei Wochen von uns okkupiert, diente als Basislager für unsere praktische Ausbildungs-Arbeit im Fluss.

Passable Schwimmer waren wir alle von vornherein. Bei eindeutigen Defiziten hinsichtlich dieses Grunderfordernisses jeder schwimmerischen Rettungsleistung war der betreffende Bewerber – wie wir erfuhren – bereits bei der endgültigen Festlegung des Teilnehmerkreises unseres Lehrganges zurückgestellt worden. Jetzt lernten wir Bergungsschwimmen, Befreiungsgriffe im Wasser, Schwimmen in voller Straßenbekleidung, über Seerosen-Felder und andere Schlingpflanzen, übten vor allem Tief- und Streckentauchen.

Die Recknitz war damals an diesem Ort bei normalem Pegelstand über drei Meter tief – um dort beim Tieftauchen Schlick vom Boden des Flussbettes holen zu können, musste man sich deshalb voll auf sein Vorhaben konzentrieren, auch in der Lage sein, die Angst vor der dunklen Tiefe des Wassers zu überwinden.

Wir alle haben in jenem Sommer unser Lehrgangsziel erreicht.

Als Jüngling mit einem taufrischen Abitur-Zeugnis in der Tasche war der theoretische Teil des Lehrganges für mich – im Gegensatz zu manchem Lehrling oder jungen Facharbeiter – keine echte Herausforderung. Da ich außerdem wieder einmal der körperlich Längste und auch sonst schon eine stabile Erscheinung war, gelangte ich bei den praktischen Übungen ebenfalls zu überdurchschnittlichen Bewertungen, erhielt auf meinem Lehrgangs-Abschlusszeugnis erneut das gefragte „sehr gut" Gesamtprädikat.

Die unstrittig größte Überraschung dieser Zeit erlebten wir Kursanten etwa zur Mitte des Lehrganges. Wir sahen es am betreffenden Schicksalstag unserem Chef schon bei seinem morgendlichen Erscheinen an, dass er ziemlich zerknirscht war. Und tatsächlich – statt wie üblich sehr direkt und in kameradschaftlichem Ton in den Lehrstoff des betreffenden Tages einzusteigen, begann er unbeholfen stockend an einer grundsätzlichen Erklärung herumzustottern. Nach einigem verbalen Hin und Her wurde von ihm die Katze aus dem Sack gelassen: Der Gesundheitsdienst des FDGB hatte die gesamte Rettungsschwimmerei völlig überraschend dem vor einigen Monaten etablierten „Deutschen Roten Kreuz der DDR" übergeben! Deshalb müsste er uns nun bitten, möglichst sofort unseren Beitritt zum DRK, dem „Deutschen Roten Kreuz" zu erklären; die Aufnahme-Anträge hatte er bereits mitgebracht. Was, beziehungsweise ob überhaupt etwas Überzeugendes zur Begründung dieser organisationspolitisch sehr erheblichen Strukturveränderung uns mitgeteilt wurde, weiß ich nicht mehr. Gut erinnern kann ich mich daran, dass wir alle – leicht erheitert über die offensichtliche Dauerkonfusion bei unserer höchsten Obrigkeit – besagte Formulare ohne nennenswerte Diskussion ausgefüllt haben, so dass ich einige Tage später nicht als gewerkschaftlicher Rettungsschwimmer, sondern als designiertes Mitglied des Wasserrettungsdienstes des Deutschen Roten Kreuzes meine Heimreise antreten konnte!

Was war damals in den Jahren 1952 und 1953 hinsichtlich dieser Belange hinter den Kulissen der großen Politik unseres kleinen Staates geschehen?

Werner Ludwig, der Gründungspräsident des DRK der DDR, hatte die entscheidenden politischen Instanzen in Berlin überzeugen können, dass gewerkschaftliche Rettungsschwimmer international nicht gerade üblich seien, andererseits das Rettungsschwimmen sehr wohl in das

Konzept der von ihm aufzubauenden Organisation passen würde, auch für ihre umgehende internationale Akzeptanz von sehr spürbarem Vorteil wäre. Vor allem das letztgenannte Argument verhalf, seiner Auffassung nach, zum Durchbruch. Die Rot-Kreuz-Organisation der DDR wurde wenig später in der Tat international voll anerkannt, viel früher als die meisten anderen in der DDR entstandenen gesellschaftlichen oder staatlichen Körperschaften beziehungsweise die DDR als Ganzes.

Im Jahre 1981 wurde ich der direkte Amts-Nachfolger von Prof. Dr. Ludwig, blieb Präsident des Deutschen Roten Kreuzes der DDR bis 1987.

Die Rückfahrt nach Kühlungsborn trat ich übrigens im Sommer 1953 vom Damgartener Bahnhof an, einem Bahnhof preußisch-pommerscher Herkunft. Er war von unserem Lehrgangs-Quartier, dem „Deutschen Haus", auf einem wesentlich kürzeren Weg zu erreichen, als der nunmehrige Hauptbahnhof des Städtchens, der ehemalige Bahnhof des mecklenburgischen Ribnitz.

Den August 1953 über schwelte in unserer Familie eine unverschleiert hartnäckige kontroverse Diskussion, was es sonst bei uns sehr selten gegeben hat. Es ging darum, wie ich mit den mir anlässlich meines Abiturs zugeflossenen Geldgeschenken umgehen sollte, wofür die mir zugereichten etwa 500,- DM auszugeben seien.

Meine Eltern – vor allem meine Mutter – und meine Tanten vertraten den rational gewiss begründeten Standpunkt, dass ich mit diesem Geld, noch vor Aufnahme des Studiums, meine Garderobe angemessen ergänzen solle – bei „Rönnfeldt" gebe es seit kurzem wieder sehr gute Konfektionsware, beinahe in Vorkriegsqualität! „Rönnfeldt" war damals das größte Konfektionsgeschäft Kühlungsborns, heute ist im betreffenden Gebäude das bereits erwähnte „Kaufhaus Stolz" angesiedelt.

Ich habe auf mein Äußeres nie besonders großen Wert gelegt, auch schon als Oberschüler nicht, und konnte mich mit diesem ausdauernd vorgebrachten Ansinnen meiner Familie absolut nicht anfreunden. Den für unsere damaligen Verhältnisse sehr beachtlichen Batzen Geld jetzt für Hemden, Hosen usw. verplempern? Nein, das wollte ich auf gar keinen Fall! Ich wollte mir für meinen Geldsegen etwas wirklich Wertbeständiges anschaffen – zum Beispiel ein Rennrad mit Gangschaltung, das neuerdings in manchen HO-Geschäften verkauft wurde, neben anderen erstmalig im staatlichen Einzelhandel offerierten schönen und interessanten Dingen. Das Geld hätte dafür gerade so gereicht.

Nicht nur meine Mutter, auch meine Tanten und meine alte Großmutter waren ob dieser unglaublichen und ungeahnten Verschwendungsneigung meinerseits, die so überraschend und unerwartet in Erscheinung getreten war, geradezu schockiert, schlugen die Hände über dem Kopf zusammen. Mein Vater schien meine Sehnsüchte eher zu verstehen. Nachdem auch er wochenlang die Garderobe-Ergänzungs-Linie vertreten hatte, meinte er eines Tages zu mir: „Wenn du wirklich unbedingt ein schnelles Gefährt haben willst, dann versuche, das Geld für ein gebrauchtes Motorrad zusammenzusparen; die Strampelei auf dem Rennrad hast du spätestens nach ein, zwei Jahren satt!"

Nun ja, an dieser Überlegung war etwas dran.

Aber das preiswerteste Motorrad – eine IFA RT 125 – kostete neuwertig mindestens 1.200,- DM, hinlänglich erhaltene gebrauchte Maschinen waren kaum unter 1.000,- DM zu haben.

Ich hatte nur die Hälfte dieses Geldes.

Und da von dem ab September verfügbaren 180,- DM Monatsstipendium mein alltäglicher Lebensunterhalt in Rostock zu bestreiten war, erschien es sehr fraglich, ob es möglich sei, das Restgeld für ein Motorrad im Verlauf meines Studiums zusammenzusparen. Zu jenem Zeitpunkt war von mir wirklich nicht zu übersehen, wie viel von meinen 180,- DM monatlich übrig bleiben würde. Und konnte ich sicher sein, das im Vergleich hohe Leistungsstipendium auch in den folgenden Jahren zu halten? Nein, das eigene Motorrad blieb bis auf weiteres nichts mehr als ein schöner Traum!

Wie ging die durch meinen plötzlichen Reichtum entstandene innerfamiliäre Kontroverse zu guter Letzt aus?

Es wurden für das Abitur-Geld weder Klamotten noch ein blitzendes Rennrad mit Gangschaltung gekauft, sondern – eine Schreibmaschine! Für etwa 350,- DM legte ich mir ein Gerät des Modells „Groma" zu, mit einem Tabulator, einem bemerkenswerten Extra der damaligen Schreibmaschinen-Produktion. Diese Schreibmaschine hat mir über Jahrzehnte gute Dienste geleistet, befindet sich – heute von musealem Wert – immer noch in meinem Besitz, ist nach wie vor voll funktionstüchtig.

Die nach dem Schreibmaschinen-Kauf verbliebenen 150,- DM habe ich während meines gesamten Studiums als eisernen Grundstock verwaltet, konnte dadurch beim Erscheinen wichtiger und relativ teurer Lehrbücher in kleiner, schnell vergriffener Auflage besagte Werke stets unverzüglich erwerben.

Meine letztere größere Unternehmung während der langen und schönen Sommerpause zwischen Abitur und Beginn meines Medizinstudiums war eine Radtour nach Hiddensee, dem romantischen Eiland westlich von Deutschlands größter Insel, von Rügen.

Diese Fahrt – so sahen wir es damals – sollte unseren endgültigen Abschied von der Schüler-Zeit symbolisieren, und sie gestaltete sich dann auch wirklich zu einem solchen Schlusspunkt.

Ich unternahm jene größte Fahrrad-Tour meines Lebens im August 1953 gemeinsam mit Gerhard Schmidt, meinem Klassenkameraden Hans-Joachim Höflich und mit Otto Winkler. Otto war ein Junge aus unserer ehemaligen naturwissenschaftlich orientierten Parallel-Klasse, die vor unserem letzten Schuljahr an die Goethe-Oberschule in Bad Doberan delegiert worden war, dort ihre Reifeprüfung zur gleichen Zeit wie wir hatte ablegen können.

Das schöne Sommerwetter des Jahres 1953 hielt auch während unserer letzten Ferienwochen an, und so machten wir uns eines Morgens früh um 6:00 Uhr auf den Weg mit recht leichtem Gepäck, soll heißen ohne Zelte. Wir wollten grundsätzlich nur auf Bauernhöfen, in Stroh- und Heuschobern übernachten, hatten deshalb sehr wenig Geld eingesteckt – soweit ich mich erinnern kann, etwa 20,- DM pro Mann– dazu für den ersten Tag einige belegte Stullen, einige Seltersflaschen. Schließlich hatte jeder von uns einige kleine Päckchen Traubenzucker-Tabletten im Gepäck, Marke Dextro-Energen.

Über unsere Route waren wir uns von Anbeginn der Tourplanungen einig gewesen – zur Insel Hiddensee über Bad Doberan, Rostock, Ribnitz-Damgarten, Stralsund, Schapprode auf Rügen. Auf der gleichen Strecke sollte es später dann auch wieder zurückgehen.

Am Morgen und am Vormittag des ersten Tages rollte es prächtig. Wir hatten leichten Schiebewind, konnten ab Doberan auf der F 105 – der heutigen B 105 – ein flottes Tempo fahren.

Der heutzutage alles Radfahren auf Fernverkehrsstraßen zu einem gewagten Unternehmen machende Autoverkehr hielt sich in jenen Jahren selbst im Hochsommer in engen Grenzen. Nach meiner Erinnerung waren es eher undisziplinierte Motorradfahrer, die uns Radfahrer damals gelegentlich zu plötzlichen Lenk-Manövern zwangen. Von Auto-Kolonnen jedenfalls war damals in Mecklenburg und Vorpommern noch nichts zu spüren, zwischen den einzelnen PKW und LKW lagen selbst in den Hauptverkehrszeiten meist mehrere Minuten dauernde Pausen. Das war indessen kaum überraschend, da vermutlich kaum mehr als jede hundertste Familie ein vierrädriges motorisiertes Fahrzeug besaß; Motorrad-Besitz war spürbar stärker verbreitet.

Verständlich ist also auch, dass in den 50er Jahren bei uns im deutschen Osten noch niemand an das Trampen dachte, als später allgemein beliebter Modus jugendlich unbekümmerten Ferienreisens. Wenn man verreiste, dann benutzte man zu meiner Jugendzeit die vertraute Deutsche Reichsbahn, regionale Buslinien oder das Fahrrad – wie wir munteren Beinahe-Studenten.

Schon um die Mittagszeit hatten wir die 100 Kilometer von Kühlungsborn nach Stralsund zurückgelegt, machten eine Stunde Pause, aßen unsere Stullen, holten uns von einem Kiosk einige Gläser leicht gekühlter Limonade.

Wir fühlten uns noch bemerkenswert frisch.

Dann radelten wir weiter – über den alten Rügendamm, und später quer über die Insel Rügen, jetzt vorwiegend in nord-westlicher Richtung und zwar gegen den Schiebewind des Vormittags.

Wir radelten ohne weitere Pause bis Schapprode, dem Ausgangspunkt für die Überfahrt nach Hiddensee.

Als wir dort am späten Nachmittag anlangten, waren wir nun doch leicht erschöpft – das Fahren gegen den Wind war erheblich anstrengender gewesen als das flotte Rollen mit dem Wind im Rücken bis Stralsund. Wir ließen uns mit der nächsten Fähre nach Vitte auf Hiddensee übersetzen, wollten möglichst schon beim nächsten Bauern in einen Strohschober kriechen, uns endlich ausruhen. Doch das Finden eines solchen von uns erträumten schlichten Nachquartiers erwies sich schnell als die vermutlich schwierigste Aufgabe unserer radsportlichen Ferienunternehmung – ein Bauer nach dem anderen sagte Nein und das zumeist kurz, ohne weiteren Kommentar. Nur hin und wieder gab es wenigstens einige kurze Bemerkungen, etwa mit dem Inhalt: „Jeden Tag kommt jetzt ein kleinerer oder größerer Haufen junger Leute auf die Insel und will sich hier durchschlauchen – lernt erst einmal richtig zu arbeiten, verdient euch das nötige Geld, und bezahlt dann ein ordentliches Ferienquartier!" Oder: „Erst vorige Woche ist in Neuen-

dorf" – einem anderen Ort auf der Insel – „wieder eine Scheune abge-
brannt, weil der nette Herr Student trotz aller Verbote im Stroh nachts
unbedingt noch eine Zigarette rauchen musste!"

Erst bei schon sehr fortgeschrittener Dämmerung erbarmte sich eine Hofbesitzerin: „Aber nur für eine Nacht!"

Wir krochen in das Stroh, aßen unsere letzten Stullen, tranken das
letzte Selterswasser, und schliefen die Nacht über wie Murmeltiere. Am
nächsten Morgen wurde es uns dann deutlich gesagt: „Wenn ihr wollt,
könnt ihr hier ein paar Nächte bleiben, doch nur unter einer Bedingung
– am Vormittag wird von euch ordentlich gearbeitet, bei der Ernte
geholfen! Essen könnt ihr dann auch bei mir, aber Geld für die Arbeit
gibt es nicht!" Wir baten uns etwas Bedenkzeit aus – um auf einem
Bauernhof zu arbeiten, hätten wir auf unseren Rädern nicht bis nach
Hiddensee fahren müssen; das konnten wir auch in Kühlungsborn, wo
neben freier Kost wohl auch zumindest ein kleiner Lohn in Mark und
Pfennig abgefallen wäre!

„Gut, überlegt es euch bis Mittag! Wenn ihr zusagt, könnt ihr heute
euer Nachtquartier auch nach dem Mittagessen abarbeiten!"

Also – für diesen Vormittag hatte man uns großzügig freigegeben!
Wir nahmen die Sache, wie sie war, gingen jetzt zunächst an den Strand,
nahmen ein ausgiebiges Morgenbad. Dann holten wir uns aus einer
Bäckerei einige frische Brötchen, aus einer Gaststätte einige Flaschen
Brause, frühstückten, besuchten das Gerhard-Hauptmann-Haus in
Kloster, dann das Grab des Dichters, setzten uns schließlich ins Gras,
berieten, was wir tun sollten.

Wir waren uns bald einig: Die Welt ist eben auch jetzt, trotz „Neuen
Kurses" und neuerlicher allgemeiner Zukunftszuversicht keineswegs so
großzügig-brüderlich, wie wir es in unseren durch die Geschehnisse der
letzten Zeit und das glücklich bestandene Abitur beflügelten jugendlichen Illusionen ausgemalt hatten!

Also – Abbruch des Unternehmens, umgehende Rückkehr nach
Hause!

Dann gingen wir in eine Gaststätte und ließen uns die üppigsten der
auf der Speisekarte aufgeführten Gerichte munden – soweit diese markenfrei waren. Nach dem Schlemmermahl sind wir noch etwas auf der
Insel herumgeradelt, dann zu unserer Quartier-Chefin gefahren, haben
uns bei ihr für die eine gewährte Übernachtung artig bedankt, auch
korrekt gefragt, was wir ihr dafür schuldig seien. Darauf hörten wir:

„Na ja, mit euch ist eben auch nichts anzufangen! Lasst es gut sein, ihr seid mir nichts schuldig!"

Wir packten unsere Sachen, und am späten Nachmittag leisteten wir uns auf einem gepflegten Schiff der „Weißen Flotte" eine direkte Überfahrt von Vitte auf Hiddensee nach Stralsund.

Dort wurde noch einmal getafelt, jedem von uns blieb schließlich von seiner Barschaft nur noch ein kleiner Restbetrag übrig, und bei einbrechender Dämmerung traten wir auf unseren Drahteseln den absoluten Rückweg an, die 100-Kilometer-Fahrt von Stralsund nach Kühlungsborn.

Es wurde eine Fahrt, deren Einmaligkeit es mit sich gebracht hat, dass ich meine damaligen Empfindungen bis heute nicht vergessen habe.

Die Dämmerung ging allmählich in eine wundervoll laue, windstille Vollmond-Sommernacht über; wir vier großen Jungen haben diese Nacht, gemütlich radelnd, auf der Fernverkehrsstraße verbracht, sind im Mondenschein durch Damgarten und Ribnitz, durch die Wälder der Rostocker Heide und ihre an der Straße liegenden Dörfer, durch Feld und Flur gefahren, bis in der Morgendämmerung die Silhouette von Rostock vor uns auftauchte.

Spätestens ab 23.00 Uhr war fast aller Motorrad- und Auto-Verkehr zum Erliegen gekommen; wir hatten unsere Lichtmaschinen von den Reifen genommen, gondelten, von unserem abenteuerlichen Tun ein wenig berauscht – und von den Dextro-Energen-Tabletten auf den Sätteln gehalten – im Mondenlicht durch die wunderschöne Sommernacht unserer Heimat.

Herrlich! Einmalig!

Und unsere Zukunft lag vor uns!

Just beim Erreichen Rostocks hatte Otto Winkler eine Reifenpanne, die uns etwas abrupt wieder in das Hier und Heute zurückholte. Im morgendlichen Dämmerlicht versuchten wir allesamt, nun doch deutlich übermüdet, unter Konzentrationsproblemen leidend, den Schlauch zu flicken. Obwohl wir uns mit vereinten Kräften die größte Mühe gaben – es gelang nicht.

Wir legten nun unsere letzten Märker zusammen – es reichte gerade noch für eine Eisenbahn-Fahrkarte von Rostock nach Kühlungsborn; Otto nahm unser Angebot dankend an, ist das letzte Ende unserer denkwürdigen Schülerschafts-Abschiedstour bequem mit der Deutschen Reichsbahn nach Hause gereist.

Die allerletzten Kilometer fuhren wir also nur noch zu dritt auf unseren Rädern, inzwischen gewaltig müde.

Als ich – total geschlaucht – bei unserem Haus „Hertha" vom Sattel kletterte, waren meine Eltern gerade aufgestanden. Meine Mutter, die dem gesamten Unterfangen unserer Hiddensee-Fahrt von Anfang an mit einer gehörigen Portion Skepsis gegenübergestanden hatte, war besonders erleichtert, dass ich unbeschadet wieder zu Hause angelangt war. Mein Vater meinte, leicht ironisch: „Eigentlich habe ich dich erst morgen erwartet!"

Offenkundig hatte er von vornherein damit gerechnet, dass wir unsere sehr romantisch angelegte Rad-Wanderung keineswegs die ganze angekündigte Woche über würden durchhalten können. Über die ursprünglich geplante Dauer der Radtour schwieg sich auch der Rest der Familie höflicherweise aus.

Obwohl nun mein Radfahr-Hunger bis auf weiteres 100%ig gestillt war – unsere damalige Sommertour blieb für jeden von uns ein unvergessliches Erlebnis für das ganze weitere Leben.

Das kleine Abenteuer hat mir indessen aber auch die eindeutige Gewissheit vermittelt: Ich bin für ein Leben auf dem Fahrrad wohl doch letztlich nicht prädestiniert, auch nicht für ein Leben auf dem Rennrad – denn ein solches ist, bei Licht besehen, auch nichts weiter als ein Fahrrad, wenn auch ein Fahrrad mit besonderem Flair!

Der Kauf der bereits beschriebenen Schreibmaschine wurde nach unserer Heimkehr von der Hiddensee-Fahrt umgehend perfekt gemacht.

Die letzten Tage vor dem Studiumsbeginn in Rostock habe ich in meinem Elternhaus mit erholsamer Faulenzerei verbracht. Meine Eltern tolerierten das, zogen mich auch kaum zu Haus- oder Gartenarbeiten heran.

Und die einst täglich mit Futter zu versorgenden Kaninchen waren schon im Herbst des Vorjahres abgeschafft worden – das Einkommen meines Vaters und das Lebensmittel-Angebot im Einzelhandel hatten es erlaubt, einen solchen, unser Alltagsleben spürbar erleichternden Schritt aus der einst alles Denken, Tun und Handeln bestimmenden Nachkriegs-Mangelwirtschaft heraus zu vollziehen.

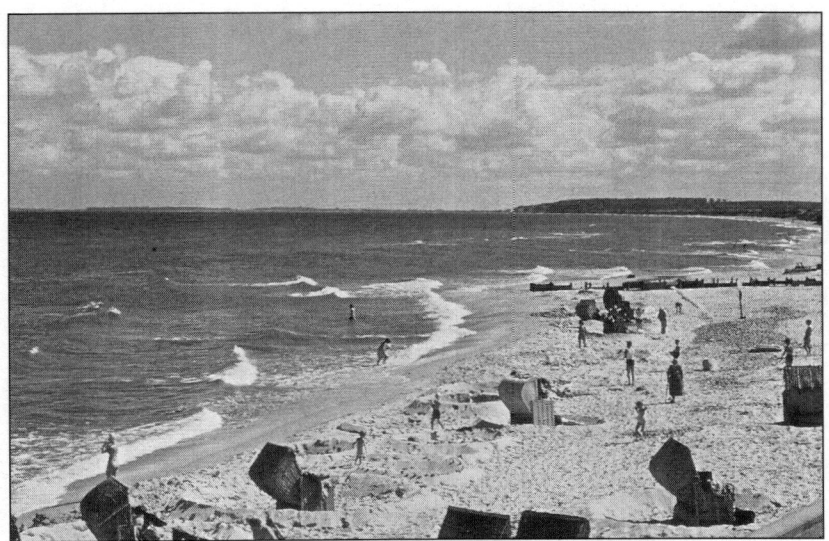

Abb. 10: Blick auf den spätsommerlichen Meeresstrand von Kühlungsborn-Ost, in den 50er Jahren.

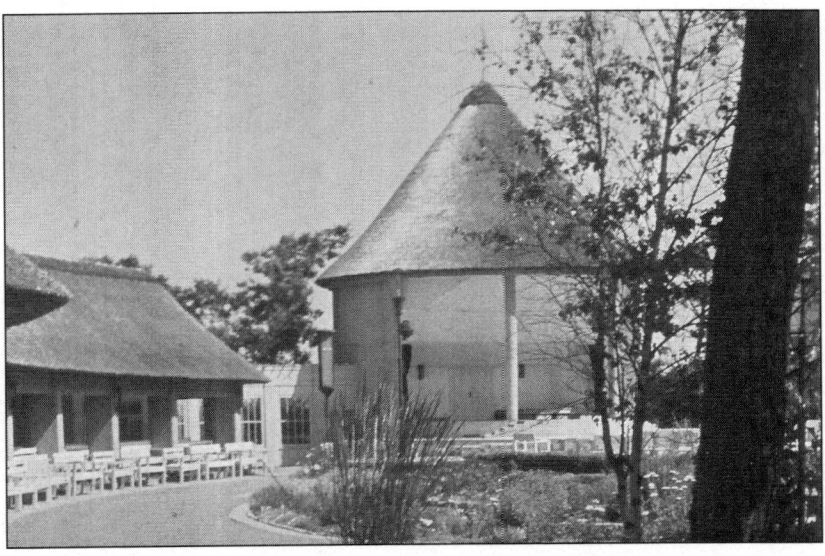

Abb. 11: Der in den 50er Jahren neu gestaltete Konzertgarten „Ost" im Ostseebad Kühlungsborn, nach Fertigstellung seines Um- und Ausbaus.

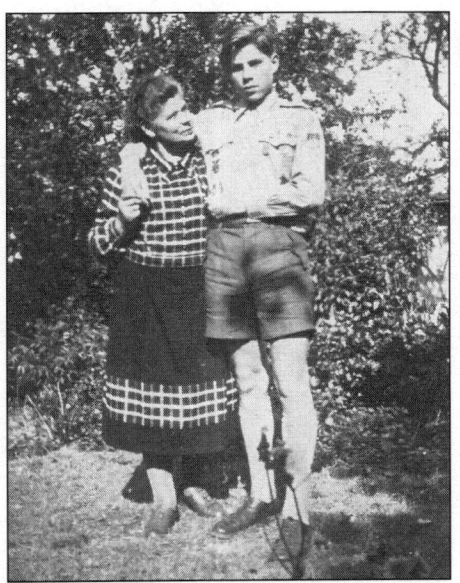

Abb. 12: Nach meiner Teilnahme an den „Weltfestspielen der Jugend und Studenten" in Berlin, im Sommer 1951, präsentiere ich mich meinem photographierenden Vater in FDJ-Kluft, zusammen mit meiner Mutter; am linken Hemd-Ärmel kann man das FDJ-Symbol – ein Wappenschild mit aufgehender Sonne – erkennen.

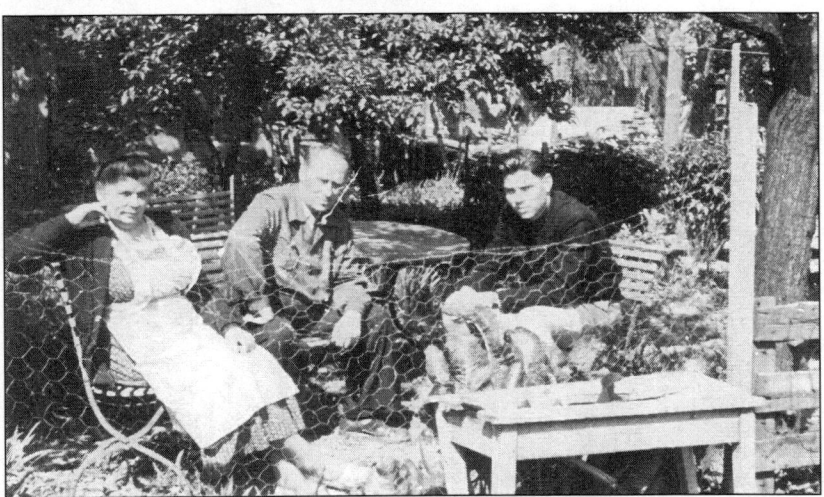

Abb. 13: Während meiner gesamten Oberschulzeit in den Jahren 1949 bis 1953 gehörte die intensive Bewirtschaftung unserer Gärten zu den wesentlichsten Elementen unserer alltäglichen Lebensgestaltung, wobei sich insbesondere meine Mutter engagierte. Das Bild zeigt meine Eltern und mich bei einer Arbeitspause in unserem kleinen Hausgarten auf dem Grundstück der Bau- und Möbeltischlerei Uplegger.

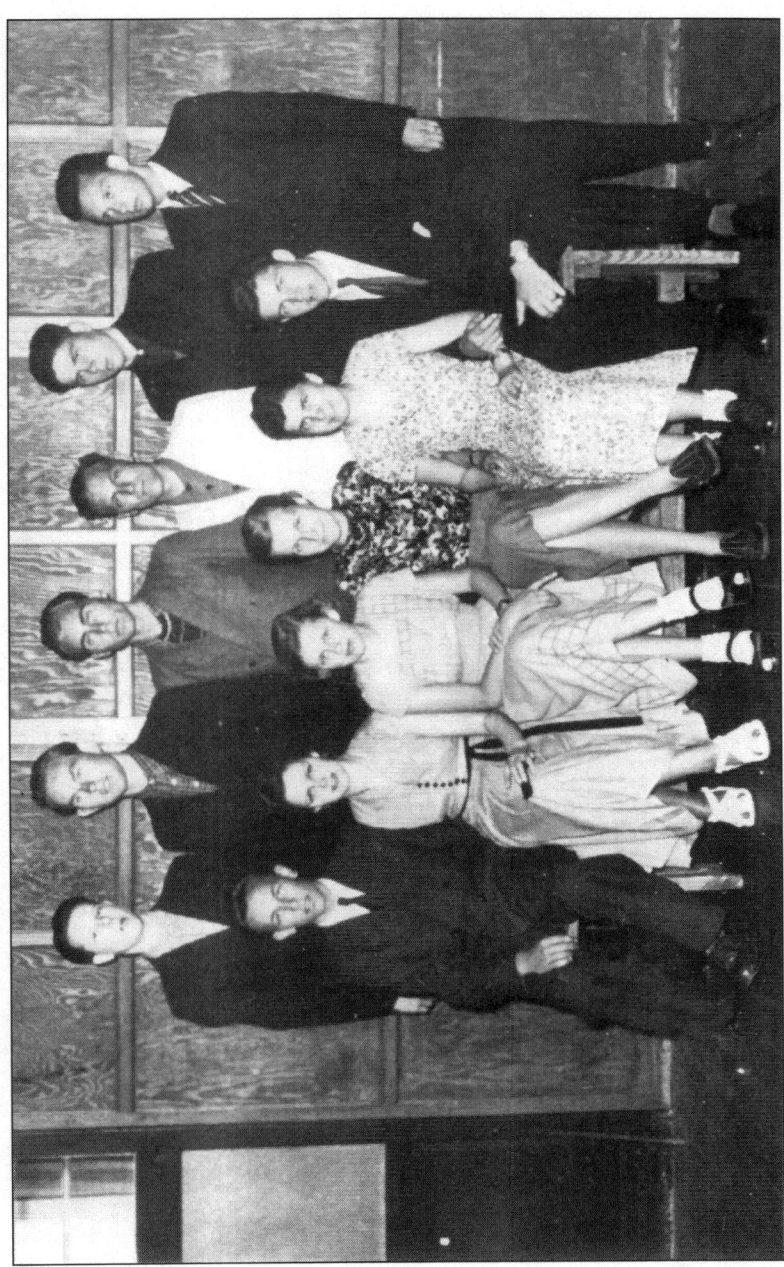

Abb. 14: Die erste Schülergruppe, die je – im Frühjahr 1953 – in Kühlungsborn ihr Abitur abgelegt hat!

Abb. 14: Es präsentieren sich, von links nach rechts: in der hinteren Reihe, stehend: Eberhard Johannsen, Hans-Joachim Höflich, Peter Praefcke, Gerhard Schmidt, Siegfried Akkermann, Wolfgang Pieper; in der vorderen Reihe, sitzend: Joseph Pischel, Marga Möller, Angelika Hanisch, Gesa Sengebusch, Gundula Burg, Karl Timmich.

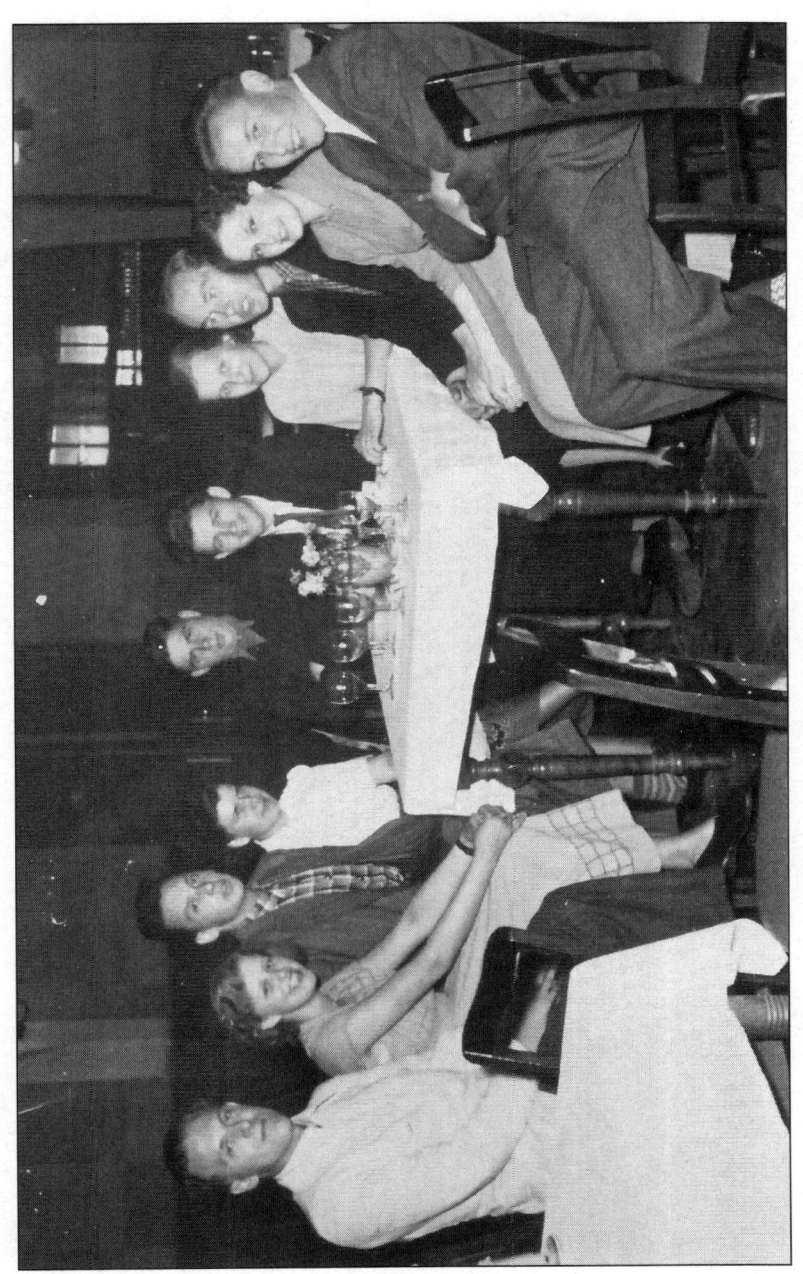

Abb. 15: Ein Tanzabend im „Korso" nach überstandenem Abitur.

Abb. 15: Noch vor dem großen, uns zu Ehren gegebenen „Abiturienten-Ball"
der Goethe-Oberschule haben wir, die Schülerinnen und Schüler der „12A"
uns unmittelbar nach den letzten, glücklich überstandenen Prüfungen im damals bereits recht beliebten „Korso", einem Tanzlokal, zu einem kleinen,
internen Abschluss-Abend zusammengefunden, bis weit in die Nacht unsere
Schulzeit noch einmal durchgekaut, miteinander getanzt und auch manche
Flasche Wein geleert. Gemäß gültigen jugendpolizeilichen Regelungen hätten unser Primus Sepp Pischel und Wolfgang Pieper die fröhliche Runde um
Mitternacht verlassen müssen, da sie zu jenem Zeitpunkt erst 17 Jahre alt
waren – sie taten es nicht, und es fand sich auch niemand, der sie an diesem besonderen Abend deshalb zur Rede gestellt hätte. Peter Praefcke und
Eberhard Johannsen fehlen auf dem Bild; die Gründe hierfür sind mir nicht
mehr erinnerlich. Wir sitzen in folgender Reihenfolge, von links nach rechts:
Gerhard Schmidt, Angelika Hanisch, Wolfgang Pieper, Gundula Burg, Siegfried Akkermann, Karl Timmich, Gesa Sengebusch, Hans-Joachim Höflich,
Marga Möller, Joseph Pischel.

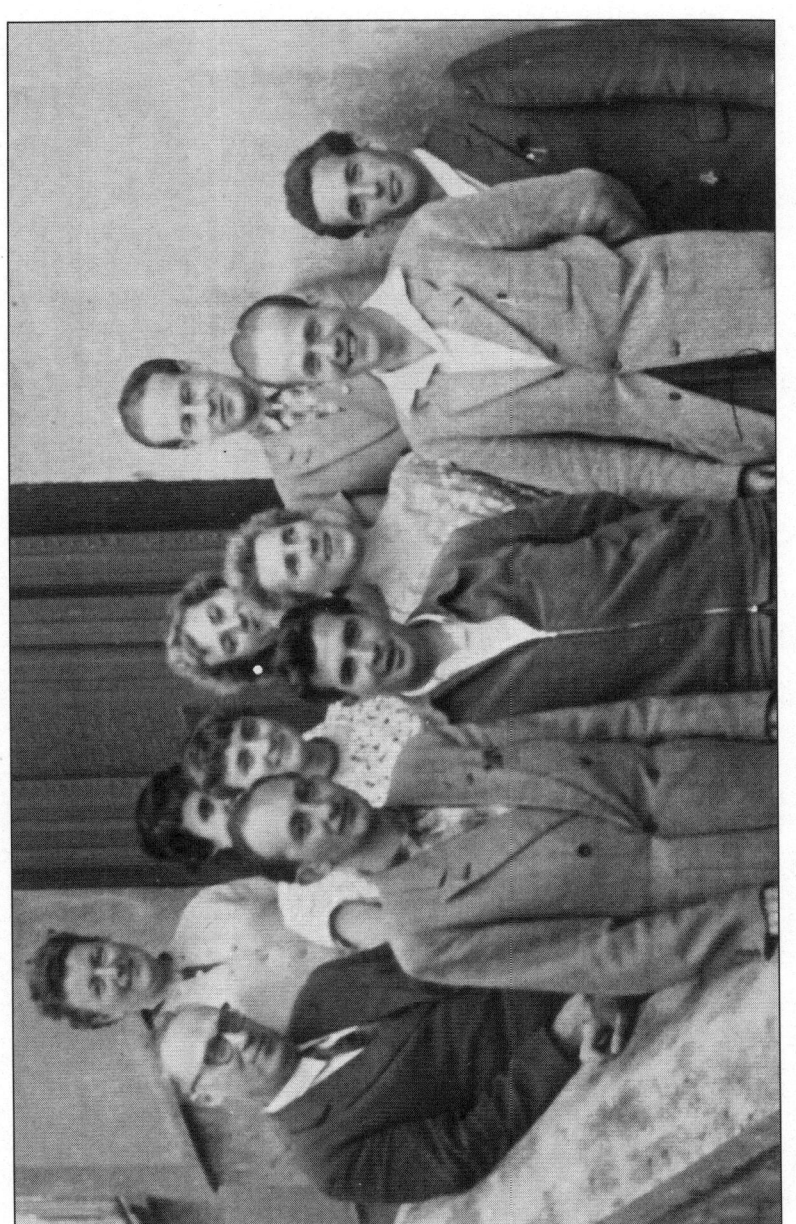

Abb. 16: Kühlungsborner Pädagogen, Mitte der 50er Jahre.

Abb. 16: Diese photographische Aufnahme ist erst Mitte der 50er Jahre angefertigt worden, sie bildet zu jenem Zeitpunkt an der Goethe-Oberschule Kühlungsborn tätige Lehrerinnen und Lehrer ab. Von den zu meiner Oberschulzeit – bis 1953 – bereits tätig gewesenen pädagogischen Persönlichkeiten
sind zu erkennen: unsere Latein-Lehrerin Frau Köhn (in der letzten Reihe
einzeln stehend); mein Vater (der einzige Brillenträger, sich an die seitliche
Balustrade lehnend); unser Chemie-Lehrer und zeitweiliger Schuldirektor
Herr Michels (vor meinem Vater); unser Mathematik-Lehrer im 12. Schuljahr Herr Buchholz (vorne, Zweiter von rechts); unsere Mathematik-Lehrerin
im 10. und 11. Schuljahr Frau Schröder-Klein (schräg hinter Herrn Buchholz stehend); unser letzter Schuldirektor und Geschichtslehrer Herr Podeyn
(hinter den beiden Mathematik unterrichtenden Persönlichkeiten stehend, im
karierten Hemd).

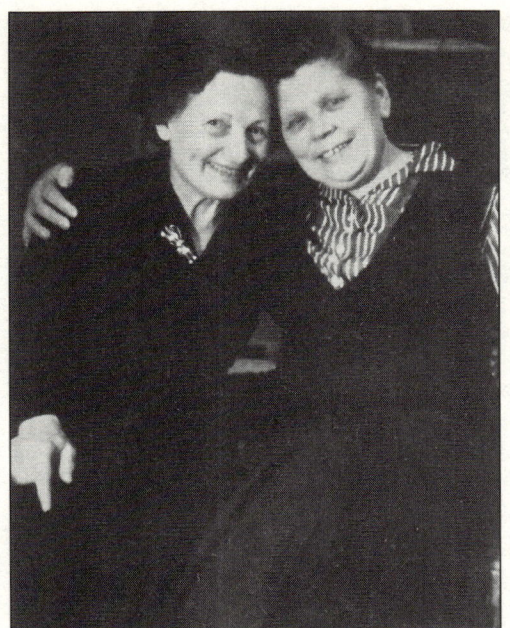

Abb. 17: Zwischen den aus dem Sudeten-Land stammenden Damen der Adelsfamilie von Florentin und meinen Eltern entwickelten sich im Verlauf der 50er Jahre recht enge freundschaftliche Beziehungen. Das Bild zeigt meine langjährige Englisch-Lehrerin Hilde von Florentin zusammen mit meiner Mutter.

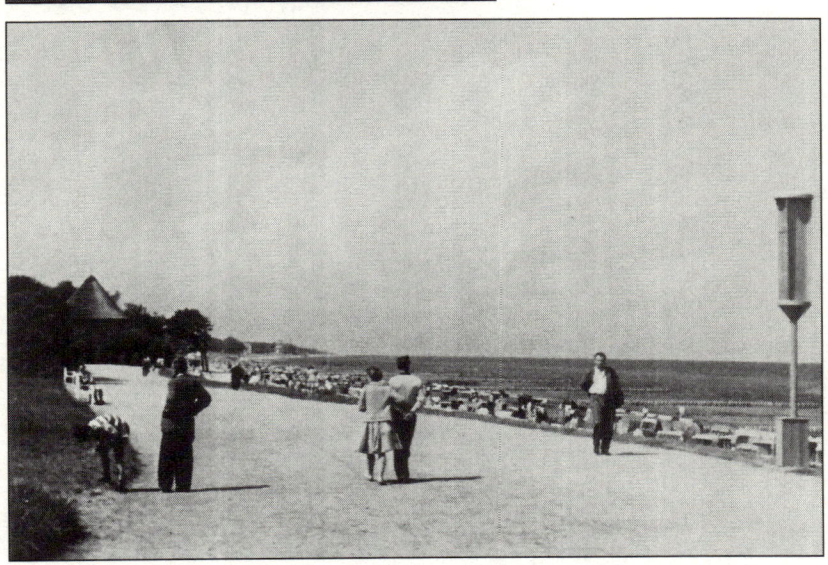

Abb. 18: Blick auf die Strandpromenade von Kühlungsborn-Ost, im Hochsommer des Jahres 1953.

Abb. 16: Rechts im Bild ist eine sogenannte RFT-Säule zu erkennen, eine Lautsprecher-Anlage aus der volkseigenen Rund-Funk-Technik-Produktion in der DDR. Ursprünglich vorzugsweise zur Beschallung der Strandbesucher und Spaziergänger im Sinne der zeitgemäßen Agitation errichtet, erklangen nach der Staatskrise im Juni 1953 aus ihnen vor allem Operetten- und Schlagermelodien, Sportreportagen und Volkslieder.

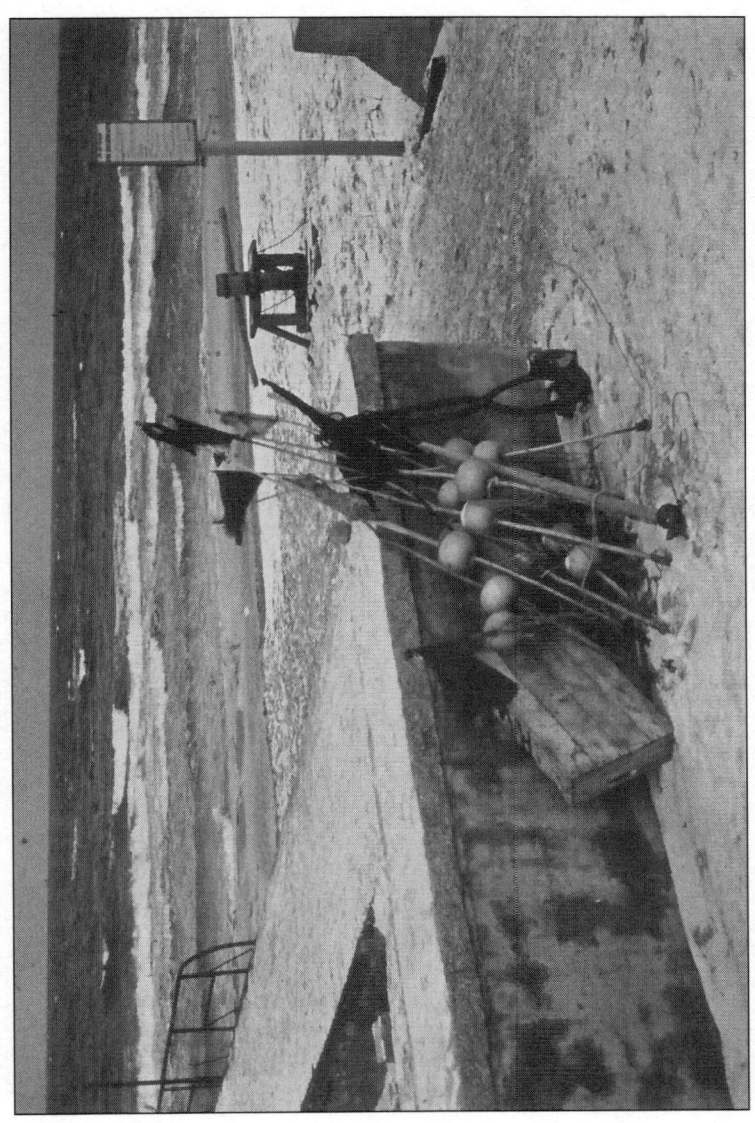

Abb. 19: Frühherbstliche Stimmung am damaligen Zugang zur Seebrücke von Kühlungsborn-Ost; photographische Aufnahme aus den 50er Jahren.

25. Vivat academia, vivat professores!

In der ersten Septemberwoche 1953 wurde ich als Student der Humanmedizin an der Universität Rostock immatrikuliert.

Mit diesem Ereignis ergaben sich, nicht unerwartet, erhebliche Veränderungen in meinem Alltagsleben.

Vordergründig zunächst kaum erkennbar, langfristig indessen umso stärker wirksam, begann zudem nun der Prozess meiner umfassenden sozialen Verselbständigung, ein Vorgang, der sich über 6 bis 8 Jahre hinziehen, zum Teil mit der Aufnahme meiner Berufstätigkeit im Februar 1959, endgültig mit meiner Eheschließung im Jahre 1961 seinen Abschluss finden sollte.

Heute glaube ich, diese Zeit – die Jahre 1953 bis 1961 – als die dritte große Zäsur meines Lebens ansehen zu können, nach der Umsiedlung aus dem Baltikum in das damalige Deutsche Reich in den Jahren 1939 bis 1940, und nach der Verlegung meines Wohnsitzes aus der im Kern polnisch gebliebenen Halbmillionen-Stadt Litzmannstadt-Lodz in das mecklenburgische Ostseebad Kühlungsborn mit seinem unverwechselbaren Milieu gehobener Bürgerlichkeit, im Sommer des Jahres 1944, wenige Monate vor dem für Deutschland katastrophalen Kriegsende.

Diese meine beiden ersten Zäsuren, zu Beginn und gegen Ende des Zweiten Weltkrieges, waren abrupte und in ihren Konsequenzen schwer überschaubare Ereignisse. Insbesondere meine von mir als Abkommandierung empfundene, nur widerwillig akzeptierte Evakuierung aus der mir vertraut gewordenen Litzmannstädter Villen-Vorort-Idylle von Heinzelshof hatte ich emotional nur sehr langsam verkraften können. Dieses Mal – in den Jahren 1953 bis 1961 – war das anders. Auch das augenscheinlich Prozessuale, die erhebliche zeitliche Streckung des nunmehrigen Geschehens ließen mir diese Zeit als harmonisch, planmäßig, zukunftsorientiert erscheinen – keineswegs als verstörend-verunsichernd –

also als eine insgesamt glückliche Fügung des Schicksals.

Aus einem letztlich doch „eingemecklenbürgerten", zum echten Kühlungsborner mutierten einstigen Ostland-Jungen wurde während meiner Studentenzeit, sehr allmählich und behutsam, ein Rostocker – wobei ich noch lange, zumindest bis zum Abschluss meines Medizinischen Staatsexamens Ende des Jahres 1958, zu einem guten Teil immer auch noch Kühlungsborner blieb, somit die Skizzierung meiner Studentenzeit im unmittelbaren Anschluss an die Oberschüler-Reminiszenzen ihre Berechtigung hat.

Die innere Gelassenheit und Ruhe, mit der ich damals in mein Rostocker Studentenleben trat – ungeachtet aller interessierten Spannung angesichts des vielen Neuen, das auf mich zukam – ist gewiss unter anderem durch den starken Rückhalt zu erklären, den ich damals seitens meines Elternhauses spürte, aber nicht nur. Vor allem die letzten drei Schuljahre hatten mir ein erhebliches Vertrauen in mein eigenes Urteilsvermögen, in mein persönliches Leistungspotential vermittelt, damit auch generelles Selbstvertrauen und eine – in heutiger Rückschau – für einen Achtzehnjährigen bemerkenswerte Trittsicherheit bei den vom Leben abgeforderten persönlichen Verhaltensentscheidungen.

Mittlerweile im achten Lebensjahrzehnt stehend ist dies mein durch ein arbeits- und erfahrungsreiches Leben gefiltertes Selbsturteil über mich jungen Studenten im Herbst 1953.

Ich möchte mich dazu etwas eingehender äußern.

Niemals in meiner Kindheit und Jugend hatte ich Anlass auch nur zum leisesten Zweifel daran, dass mein Wohl und Wehe stets im Zentrum des Denkens, Tuns und Trachtens meiner Eltern und Großmütter stehe, ich darüber hinaus außergewöhnliche Zuwendung auch seitens meiner Tanten Lilly und Alma erfahre.

Dennoch – schon vor meiner Oberschulzeit hatte in meinem Innersten die Erkenntnis zu reifen begonnen, dass ich die für mich mit bester Absicht in die Wege geleiteten Aktionen meiner Mutter und meines Vaters, mit dem Ziel eines möglichst Erfolg versprechenden Lebensweges, nicht als stets unstrittig richtig, ohne jegliche stille Hinterfragung hinnehmen sollte. Ich war weder eine spiegelbildliche Replik meiner Mutter noch meines Vaters, ich war Ich; ich hatte meine eigenen Stärken, Grenzen und Schwächen. Dessen musste ich mir bewusst sein, darauf aufbauend musste meine Lebensplanung vollzogen werden – sollte sie das in mir ruhende spezielle individuelle Potential wirklich voll nutzen, mich andererseits auch nicht überfordern.

Also – ich musste hinsichtlich aller auf mich zukommenden wichtigen Entscheidungen zuallererst mit mir selbst ins Reine kommen, und dies möglichst ohne äußeres Aufsehen.

Dabei musste ich auch das lernen, was ich heute als innere Selbstdistanz bezeichnen würde. .

Und sehr wichtig war in diesem Zusammenhang – was sich in meinem tiefsten Inneren vollzog, ging in seinen Einzelheiten prinzipiell niemanden etwas an!

Eine solche methodische Selbstfindung ist angesichts unterschiedlicher Veranlagungen und Lebensumstände in der Reifungszeit gewiss nicht jedem jungen Menschen in die Wiege gelegt, hilfreich bei der Lebensgestaltung ist ein in diese Richtung gehendes Bemühen jedoch allemal. Meiner tendenziell sehr rational geratenen emotionalen Grundveranlagung kam die recht frühe Entwicklung dieses vorstehend umrissenen kontrollierten Selbstzuganges vermutlich besonders entgegen. Ich habe mich später in meinem ganzen Leben bemüht, ihn mir zu bewahren. Wenn ich mit mir selbst hinsichtlich meines Verhaltens angesichts einer wichtigen konkreten Entscheidung ins Reine gekommen war – aber erst dann – bemühte ich mich stets, mit vertrauensvollsachlogischer Argumentation meine Eltern von meinem Standpunkt zu überzeugen, mit – zugegeben – unterschiedlichem Erfolg.

Ein gewisser Durchbruch in dieser Beziehung gelang mir bei der Bewältigung meiner gesundheitlichen und schulischen Krise im Verlauf meines 10. Schuljahres. Ich habe vorstehend an passender Stelle darüber im Einzelnen berichtet.

Auch wenn ich manche, meiner Auffassung nach nicht mehr ganz zeitgemäße Erziehungsgrundsätze meiner Eltern nie zu erschüttern vermochte – in meinen letzten beiden Schuljahren sind meine Altvorderen dann doch in der Regel ernsthaft auf das von mir Vorgebrachte eingegangen, haben schließlich manches akzeptiert, was sie zunächst abgelehnt hatten. Natürlich sah auch ich mich veranlasst, mich in Bezug auf die eine oder andere selbst gestrickte Überlegung zu korrigieren. Doch alles in allem habe ich meine letzten beiden Schuljahre weitgehend selbstbestimmt absolvieren können. Der in den überdurchschnittlichen Abitur-Zensuren sich ausdrückende Erfolg meines Lernbemühens, letztlich auch der glücklich erlangte Zugang zum Medizin-Studium, hatten mir deshalb einen beachtlichen Vorrat an Selbstvertrauen vermittelt, als ich im September 1953 in mein Studentenleben trat.

Mir ist es wichtig, anzumerken, dass Selbstvertrauen keinesfalls mit einem unreflektierten Optimismus verwechselt werden darf.

Offen ausgesprochen – ich war damals schon von keinerlei Gottvertrauen beseelt, auch nicht von der Unfehlbarkeit beliebiger politischer, wissenschaftlicher, pädagogischer oder sonstiger Führungspersönlichkeiten, auch nicht vom gesetzmäßigen Sieg des Guten über das Böse überzeugt.

Meine kurze Lebenserfahrung hatte mich schon zu jener Zeit gelehrt, grundsätzlich skeptisch zu sein. Aber diese Skepsis war immer mit der Bereitschaft zu verbinden, nach konstruktiven Lösungen zur Beherrschung der anstehenden Aufgaben und Probleme zu suchen, ausgehend von der Grundüberzeugung, dass solche Lösungen im Allgemeinen – mehr oder weniger – möglich seien.

Man hat mich in späteren Lebensjahren anlässlich eines persönlichen Jubiläums als „lebensbejahenden Skeptiker" bezeichnet; diese Charakterisierung kommt meinem Selbstbild sehr nahe.

Und, ganz wichtig – ich blieb mein ganzes Leben lang auch skeptisch mir selbst gegenüber!

Gar manchen von mir eingeschlagenen Irrweg habe ich – insbesondere in meiner wissenschaftlichen Arbeit – auf diese Weise bald als solchen erkannt, mich in wissenschaftlichen Belangen kaum je ernsthaft verrannt. Begangene Fehler, die man als Erster als solche wahrnimmt, kann man zumeist ziemlich geräuscharm korrigieren, was nicht nur im wissenschaftlichen Leben unter den Gesichtspunkten der Reputation bedeutsam ist.

Wichtig für mein stabiles stilles Vertrauen in mich selbst war schließlich meine physische Konstitution.

Ich war mit meinen 1,86 Meter Körpergröße und etwa 82 Kilogramm Gewicht ein für meine Generation großer, kräftiger, recht gut durchtrainierter junger Mann geworden, seit zwei Jahren frei von ernsthafteren gesundheitlichen Störungen. Ich erfreute mich gesunden Schlafs und guten Appetits, einer inzwischen eindeutig belegten überdurchschnittlichen Auffassungsgabe und auch – insbesondere was es länger zurückliegende Sachverhalte und Lerninhalte anbelangte – eines durchaus passablen Gedächtnisses.

Also – ran ans Werk!

26. Studentenwohnheim Thierfelder-Straße, Rostock

Vom Ablauf des Immatrikulationsaktes im repräsentativen Hauptgebäude der Universität Rostock am damaligen Stalin-Platz der Stadt – heute Universitätsplatz – ist mir erinnerlich der Eintrag meiner Personalien in das traditionsschwere Matrikel-Buch, die Übergabe des Studenten-Ausweises an mich, die Zureichung eines Einweisungsscheines in das neu geschaffene Studentenwohnheim Thierfelder-Straße und eine kurze Mitteilung darüber, welcher Seminargruppe meines Semesterjahrganges ich für den gesamten Verlauf des Studiums verbindlich zugeteilt worden sei.

Gerhard Schmidt und mich hatte man der gleichen Seminargruppe zugeordnet.

An irgendeine Einführungsveranstaltung, gar eine feierliche Immatrikulationszeremonie im großen Rahmen, kann ich mich nicht erinnern. Sehr detailliert in meinem Gedächtnis hat sich dann wieder mein mit erheblicher innerer Spannung erstmalig absolvierter Weg zu meiner neuen Bleibe in Rostock verankert, zum besagten Studentenwohnheim Thierfelder-Straße. Bis dahin hatte ich keinerlei bildliche Vorstellung von diesen Baulichkeiten gehabt. Gerhard und ich waren von der Einweisungs-Instanz auf verschiedene Zimmer gelegt worden. Erst nach Erhalt der Einweisungsscheine wurde mir bewusst, dass ich meine Kemenate bis auf weiteres ausschließlich mit mir bisher völlig fremden jungen Leuten würde teilen müssen.

Gerhard und ich wären gerne im gleichen Zimmer untergebracht worden, doch unser Versuch, diesen Sachverhalt umgehend korrigieren zu lassen, hatte keinen Erfolg.

„Beziehen Sie zunächst Ihre Ihnen zugewiesenen Plätze, vielleicht bieten sich später Tauschmöglichkeiten an!" Das wurde uns von der Einweisungsschein-Verteilerin nicht gerade unfreundlich, doch sehr

bestimmt mitgeteilt. Was blieb uns anderes übrig, als uns zu fügen?!
Doch wie gelangte man zum Studentenwohnheim Thierfelder-Straße?

„Am besten fahren Sie mit einer beliebigen Straßenbahn Richtung
Westen, bis zum Doberaner-Platz; der Schaffner wird 20 Pfennig von
jedem verlangen. Am Doberaner-Platz kaufen Sie am zentralen Fahr-
karten-Schalter der Straßenbahn unter Vorlage des soeben erhaltenen
Studentenausweises eine Studenten-Monatskarte, die Sie fortan zur
kostenlosen Benutzung aller Rostocker Nahverkehrsmittel berechtigt.
Dann steigen Sie in die Straßenbahnlinie 1, fahren bis zur Endhaltestelle Sportpalast; dort fragen Sie sich am besten weiter durch, es ist dann
nur noch ein kurzer Weg bis zu Ihrem Heim."

Es war offensichtlich: Die höflich und bestimmt agierenden Damen
der akademischen Immatrikulations-Instanz hatten besagte Erläuterung
im Laufe des Tages immer wieder von sich geben müssen; der Text war
gewiss hinreichend ausführlich, dabei sehr exakt und frei von jedem
Schnörkel. Wir spürten es – langatmige, erörternde Diskussionen organi-
satorischer Belange waren im Rostocker Universitätsleben kaum er-
wünscht. Was einmal festgelegt worden war, hatte man strikt zu befolgen!

Zum Abschluss unserer Einweisung hörten wir noch, dass unser
Heimleiter ein Herr Putensen sei, in dessen Büro auf dem Heimgelände
sollten wir uns melden.

Gerhard und ich taten, wie uns geheißen.

Von der Endhaltestelle der Linie „1" waren tatsächlich kaum mehr
als 100 Meter bis zum Beginn des deutlich erkennbaren Barackenkomplexes Studentenwohnheim Thierfelder-Straße zurückzulegen.

Das Areal war zweigeteilt, auch wenn es Zäune, Hecken oder andere
Begrenzungen nicht gab. Auf den neben der Haupteinfahrt liegenden
Flächen, in größtmöglicher Nähe zur Straßenbahn-Haltestelle, waren in
den letzten Monaten Baracken eines mir bisher unbekannten Typs,
zweigeschossige Holzbauten, errichtet worden; an einigen dieser Gebäude wurde noch von Bauhandwerkern gewerkelt. Hinter diesem neu
errichteten Teilkomplex des „Studentenwohnheim" getauften Barackenlagers lag, mit ihren Giebelseiten zum Hauptweg positioniert, eine
Reihe von Holz-Baracken der alten deutschen eingeschossigen Stan-
dardkonfiguration. Sie waren nicht ganz so neu wie die Zweigeschosser,
aber auch noch gut erhalten.

Natürlich gab es am Immatrikulationstag ein gewaltiges „Strömen"
zu den studentischen Wohnunterkünften, wie Gerhard und ich bezog

die Mehrheit der frisch Immatrikulierten an diesem Tag ihre durch die Stabsstelle im Hauptgebäude zugewiesene Bleibe. Noch in der Straßenbahn hatten wir den Rat aufgeschnappt: „Erst Schlafplätze sichern, dann Bürokratie erledigen!"

Ich weiß heute nicht mehr, wann wir uns – wie von der Einweisungsschein-Verteilerin angeordnet – beim Wohnheim-Chef Putensen gemeldet haben, unser erster Weg führte uns jedenfalls nicht zu ihm. Nach Verlassen der Straßenbahn und einem kurzen Vergleich mit den Einweisungsscheinen anderer Immatrikulierter schlossen wir uns unverzüglich den zahlreichen jungen Männern an, die sich zum weiter hinten gelegenen Teil des beachtlichen Barackenkomplexes bewegten.

Mit Hilfe wiederholten Zettelvergleiches hatten wir dann auch recht bald unser Haus und unsere Zimmer gefunden. Mit Ausnahme einiger Kriegsversehrter und körperlich Behinderter waren wohl alle männlichen Studienanfänger in die Eingeschosser eingewiesen worden, während man die brandneuen zweigeschossigen Baracken weitestgehend unseren Kommilitoninnen vorbehalten hatte. Es sollte sich bald herausstellen – die schon etwas früher aufgebauten eingeschossigen Standardbaracken waren unter besonders sparsamem Materialeinsatz errichtet worden, zum Beispiel gab es in punkto Wärme-Isolierung deutliche Unterschiede zwischen beiden Typen, zum Nachteil unserer Männerbaracken. Sowohl Gerhard als auch ich landeten damals in einem 10-Betten-Zimmer; sie lagen einander schräg gegenüber, auf verschiedenen Seiten des Mittelflures unseres Hauses.

Als ich den Raum betrat, in welchem sich das mir zugedachte Bett befand, war ich von der schlichten Sachlichkeit und Rationalität seiner Ausstattung beeindruckt. Die insgesamt 10 Betten waren in 5 Doppelstock-Bettgestellen zu finden. Drei von ihnen standen in Raumecken, lehnten sich folglich mit einer Längsseite an eine Zimmerwand; die restlichen beiden waren als Parallel-Gespann, mit ihrer Kopfseite von einer Wand des Zimmers ausgehend, in den Raum gestellt. Zu jedem Bettplatz gehörte ein den meisten von uns aus alten Zeiten geläufiger kleiner Schrank, ein sogenannter Spind. In der Mitte des Zimmers hatte man zwei rechteckige Tische zusammengeschoben, 10 Stühle dazugestellt. An der Zimmerdecke hing eine Kugellampe, rechts neben der Zimmertür stand ein kleiner Kanonenofen.

Das war's!

Jeder der im Zimmer Untergebrachten hatte also eine Schlafstelle, einen kleinen Schrank und einen Stuhl zu seiner Verfügung, konnte bei Bedarf an einem der beiden Tische einen Sitzplatz in Anspruch nehmen.

An Sanitäreinrichtungen waren – an den Stirnseiten der Baracken, in entsprechenden speziellen Räumen – Waschbecken, Pissoirs und WC-Becken installiert worden, doch keine Duschen, geschweige denn Badewannen.

Auch Kocheinrichtungen fehlten völlig.

Wir hatten es bei unserer Behausung eben mit der altbewährten deutschen Standard-Baracke zu tun, die zumindest den Vorteil eines überbreiten, übersichtlichen durchgehenden Flures in der Gebäude-Mitte besaß – einstmals wohl auch unter dem Aspekt alltäglicher Morgenappelle kasernierter Mannschaften von den Projektierungs-Büros in dieser auffälligen Großzügigkeit in die Gebäude-Pläne eingearbeitet.

Ich war an jenem Tag einer der ersten Zimmerbewohner, der in seinem zukünftigen Domizil eintraf; erst drei der zehn Betten in meinem Zimmer waren bereits belegt – zwei Obergeschoss-Betten und ein Untergeschoss-Bett. Zu meiner Überraschung stellte ich fest, dass beide Bezieher besagter Obergeschoss-Betten jene Gestelle gewählt hatten, die sich mit einer ihrer Längsseiten an eine Außenwand der Baracke lehnten, während das einzige in einer Zimmerecke postierte Bett mit Innenwand-Anlehnung noch frei war, sowohl oben, als auch unten. Natürlich wurde das Obergeschoss sofort von mir belegt – zu den vielen Ratschlägen, die mir in den letzten Tagen vor meiner Abreise nach Rostock von meinen Eltern erteilt worden waren, hatte auch der Hinweis meines Vaters gehört: „Achte darauf, dass du, wenn du in ein Quartier eingewiesen wirst, möglichst zu einem Bett kommst, das nicht an einer Außenwand steht!" Als Mann mit langjährigen baltisch-russischen Überwinterungserfahrungen wusste er, welche gesundheitlich bedenklichen Konsequenzen das Nächtigen an schlecht isolierten Außenwänden haben konnte.

Auch Gerhard wählte in seinem Zimmer das Innenwand-Obergeschoss-Bett.

Nachdem wir mit entsprechender Gepäck-Belegung unsere getroffene Entscheidung für alle später Ankommenden deutlich gemacht und auch einige von zu Hause mitgenommene Brotstullen verzehrt hatten, unternahmen wir eine ausgedehnte nachmittägliche Bummeltour durch Rostock, unseren nunmehrigen Studienort, der über fünf Jahre lang unsere zweite Heimat sein sollte.

Gegen Abend kehrten wir wieder in unsere Barackenzimmer zurück. Inzwischen hatten sich alle unsere zukünftigen Stubengenossen dort eingefunden, und das große Sich-miteinander-Bekanntmachen begann.

Es stellte sich schnell heraus – gar mancher von ihnen war gegen Mittag, etwa zur gleichen Zeit mit uns, im Barackenkomplex eingetroffen, hatte sich – wie angewiesen – zunächst zum Büro des Heimleiters begeben, musste dann aber dort wegen des großen Andranges längere Zeit warten, und fand sich demzufolge erheblich später als Gerhard und ich erstmalig in unseren Zimmern ein, nach dem wir beide uns unsere Betten vor diesen absolut disziplinbewussten Kommilitonen ausgesucht hatten. Mit unserer etwas laxeren Disziplinauffassung hatten wir uns also – unleugbar nicht ganz korrekt – einen kleinen Vorteil verschafft. Besonders in den eiskalten Winterwochen zu Beginn des Jahres 1954 wussten wir unsere Innenwand-Lagen zu schätzen, denn die Wärme-Isolation der Außenwände unserer Standard-Baracken ließ wirklich sehr zu wünschen übrig. Einige Jahre später wurde deshalb auf sie eine zusätzliche Dämmschicht aufgetragen.

So ist es nun einmal im echten Leben – absolute Korrektheit wird gelegentlich mit Benachteiligungen bestraft.

Sicherlich hatten Gerhard und ich gegenüber dem einen oder anderen unserer Stubenkameraden ein etwas schlechtes Gewissen, aber wirklich nur ein ganz klein wenig – schließlich waren wir nicht die Einzigen gewesen, die bei der Bettenauswahl Trick 17 praktiziert hatten.

In meinem Zimmer wurden letzten Endes sieben der zehn Betten belegt, drei Betten – alles Untergeschosser – blieben frei. Auch ich hatte keinen Unterschläfer bekommen. Mir war das sehr genehm, konnte ich doch somit das unter mir befindliche Bett gelegentlich als Zwischenablage zweckentfremden.

Doch nun einige Sätze zu meinen neuen Zimmer-Genossen.

Mit uns war eine bemerkenswert buntscheckige Gemeinschaft zusammengefügt worden, quasi quer durch die DDR.

Meinem Bett am nächsten stand das Parallel-Gespann jener Bettgestelle, die nur an ihren Kopfenden Wandberührung hatten, ansonsten in den freien Raum des Zimmers ragten. In den beiden Obergeschoss-Betten lagen dort nun – in sehr enger räumlicher Nähe – Lothar Böttcher, ein körperlich robuster FDJ-Funktionär aus dem erzgebirgischen

Uran-Bergbau, und Peter Regensburger, ein zierlicher, stark südländisch geprägter und redseliger junger Mann aus dem mitteldeutschen Raum, der in den ersten Tagen bei uns einiges Aufsehen durch seine von ihm bei jeder Gelegenheit zur Sprache gebrachte Mitgliedschaft in der „Liberal Demokratischen Partei Deutschlands" erregte. Eigenartigerweise entwickelte sich aus dieser, äußeren Zwängen geschuldeten Betten-Gemeinschaft von zwei sehr unterschiedlichen Charakteren recht schnell eine echte und lang andauernde Männerfreundschaft.

Unter den beiden zusammen liegenden Nichtmecklenburgern hatte sich Gerhard Haese einquartiert, ein ruhiger und zurückhaltender Junge aus dem zwischen Rostock und Ribnitz gelegenen Heide-Ort Gelbensande, zu Kaisers Zeiten sommerlicher Aufenthaltsort der regierenden Großherzöge von Mecklenburg-Schwerin, gelegentlich besucht von gekrönten Häuptern aus halb Europa. Leider erwies sich der von uns allen als sympathisch empfundene Zimmerkamerad schon nach einigen Monaten als den strapaziösen Anforderungen eines Humanmedizin-Studiums fachlich nicht gewachsen und verließ wieder die Universität.

Mein besonderes Interesse fanden indessen schon nach wenigen Tagen des Zusammenlebens meine restlichen drei neuen Wohngefährten – Karl-Friedrich Mahler, Peter Solisch und Karl Bennöhr.

Zu den diversen plastischen Erinnerungsbildern meines Immatrikulationstages gehört ein mittelgroßer, schlanker, bebrillter Junge, der – leicht vornüber gebeugt – im Schneidersitz auf seinem Obergeschoß-bett hockt, und aus dieser Position das gelegentlich stockende Gespräch unserer frisch zusammengewürfelten Zimmergenossenschaft geschickt dirigiert. Es war Karl-Friedrich Mahler aus Arnstadt in Thüringen. Ich habe diesen mir damals erstmalig begegnenden Kommilitonen auch nach der Absolvierung unserer Medizinischen Staatsexamen auf seinem späteren Lebensweg ein gutes Stück weit verfolgen können, und ich habe ihn – als sich schließlich unsere Kontakte doch verloren – in sehr angenehmer Erinnerung behalten.

Karl-Friedrich Mahler war der erste leibhaftige Thüringer, mit dem ich in eine nähere persönliche Berührung kam. Meine Vorstellungen über typische Eigenheiten des im grünen Herzen Deutschlands seit alters her beheimateten deutschen Volksstammes sind weitgehend durch das damalige Zusammenleben mit Karl-Friedrich geprägt worden. Wenn ich in meinem späteren Leben mit einem anderen in seiner Heimat fest verwurzelten Vertreter jener wunderschönen deutschen Landschaft zusammengekommen bin, habe ich mich mit ihm fast immer gut verstanden.

Gewiss – Karl-Friedrich war sehr offensichtlich kein Norddeutscher. Ein wenig nachdenklicher als die vitalen typischen Vertreter des östlich von Thüringen angesiedelten Sachsen-Volkes, war indessen auch er ein Junge mit beneidenswerter geistiger Behändigkeit, auch in das eigene gesprochene Wort ein wenig verliebt, doch mit einer angenehmen Selbstdistanz, auf den Gesprächspartner und dessen Argumente sachlich-verständnisvoll eingehend, frei von auffälliger Selbstgerechtigkeit oder Arroganz, dabei eine innerlich sehr stabile Persönlichkeit, die ihren gesunden Heimatstolz nie verleugnete.

Es wird auf ihn und seine Familie in gegebenem Zusammenhang detaillierter zurückzukommen sein.

Karl-Friedrichs häufigster Diskussionspartner an jenem Abend unseres erstmaligen Zusammentreffens war Peter Solisch.

Peter Solisch hatte einen sehr prominenten Vater – den Oberbürgermeister der westmecklenburgischen Hansestadt Wismar, der später zum Oberbürgermeister unserer Seehafen- und Universitätsstadt Rostock avancierte. Peter gehörte wegen der exponierten Position seines Vaters bereits damals mit einiger Sicherheit zur kleinen Schicht der sogenannten Nomenklatur-Kader, und hätte sich gewiss eine komfortablere Unterbringung als in unserem Baracken-Heim verschaffen können. Er hatte sich jedoch offensichtlich entschlossen, bei seinem Start in das Studentenleben keinerlei Privilegien in Anspruch zu nehmen; vermutlich wollte er dadurch von vornherein bestimmten sozialen Isolierungstendenzen vorbeugen, die junge Menschen aus politisch sehr exponierten Familien erfahrungsgemäß schnell bedrohen können. Dennoch – Peter war nun einmal der Sohn eines sich in Amt und Würden befindlichen Oberbürgermeisters. Und wenn er auch mit diesem Faktum sehr zurückhaltend umzugehen sich bemühte – die Jahre als Sohn des „ersten Mannes" seiner Heimatstadt hatten ihn bereits so stark geprägt, dass es ihm nicht leichtfiel, sich im Alltagsleben wirklich „wie Du und Ich" zu benehmen.

Er entwickelte sehr bald einen ausgeprägten Hang – auch uns gegenüber, seinen gleich alten Semesterkollegen und Stubengenossen – fast alles und jedes besser zu wissen; dabei war er durchaus um freundschaftliche Ausstrahlung bemüht, in üblichen Alltagsbelangen unstrittig ein guter Kumpel.

Peter Solisch absolvierte später eine Ausbildung zum Facharzt für Hals-, Nasen- und Ohren-Krankheiten, promovierte und habilitierte sich für dieses Fach an der Rostocker Universität, geriet dann – aus mir im Einzelnen nicht bekannten Gründen – in eine irreparable Dissonanz zu seinem Klinik-Chef, ging daraufhin an das Institut für Tierseuchenforschung auf der Ostsee-Insel Riems, und wurde schließlich ein sehr introvertierter Grübler. In der Nachwendezeit – in den Jahren nach 1990 – fand er als Inaugurator einer sogenannten Außenseiter-Therapie für unheilbar an Krebs Erkrankte erhebliche Medienaufmerksamkeit.

Aber damals, 1953, war Peter noch jugendlich und frisch, schwadronierte munter drauflos, vertrat – sicherlich aus tiefster innerer Überzeugung – mit Nachdruck in allen Einzelfragen die aktuelle parteipolitische Linie der SED, bemühte sich mit zum Teil missionarischem Eifer redlich, uns alle zu seinen „bewussten Gefolgsleuten" zu machen. Da er aber auch seine sympathischen Seiten zu entfalten verstand, kamen wir alle zu jener Zeit trotzdem gut miteinander aus.

Der Siebte in unserer Runde war Karl Bennöhr, mein späterer lebenslanger guter Freund Charly.

Karl wollte wohl damals möglichst überhaupt nicht auffallen, hatte – obwohl an jenem Immatrikulationstag bei seinem Eintreffen in unserem Zimmer durchaus noch Obergeschoßbetten verfügbar gewesen waren – als Einziger unserer Runde aus freien Stücken ein Untergeschoss-Bett als Liege- und Schlafstatt gewählt, unter seinem bisherigen Schulkameraden Peter Solisch. Nicht nur Karl-Friedrich Mahler veranlasste dieses Geschehnis zunächst zu der Annahme: Hier kommt ein Herr mit seinem Knecht, wobei allgemein Karl in der Rolle des Knechtes gewähnt wurde. Ein ziemlich krasses Fehlurteil, wie im Laufe der Zeit zu erkennen war.

Wie ich, so war Karl Bennöhr Lehrersohn, doch mit einer genealogisch lange zurückliegenden schwedischen Wurzel. Ähnlich wie meine Mutter war sein Vater wegen einstiger NSDAP-Mitgliedschaft im Jahre 1945 aus dem Schuldienst entlassen worden. Während in unserer Familie die berufliche Position meiner Mutter in gewissem Sinne von meinem Vater übernommen werden konnte, fehlten in der Familie Bennöhr die Voraussetzungen für einen solchen innerehelichen Rollentausch. Karl und seine Geschwister mussten eine ungemein karge Schulkindzeit durchleben. Das hatte bei Karl Spuren hinterlassen. Er war jedenfalls in den ersten Wochen unserer Baracken-Wohngemeinschaft sichtlich bemüht, sich bei verbalen Auseinandersetzungen sehr zurückzuhalten, mit sachlogischem Klarblick und umsichtigem Fleiß das Medizin-Studium zügig, mit dem Ziel eines maximalen Gewinns von Kenntnissen und Fertigkeiten in Angriff zu nehmen.

In diesem Punkt trafen sich unsere Anschauungen, und wohl auch unsere Charaktere. Es brauchte seine Zeit, doch nach unserer gemeinsamen Barackenzimmerperiode waren wir gute, verlässliche Freunde – und sind es heute noch.

Soviel zu den einzelnen Gliedern unseres damaligen „Fähnleins der sieben Aufrechten".

27. Das Studium beginnt

Es dauerte nicht lange und unser Medizinstudium nahm uns voll in Anspruch. Die Vormittage waren mit Vorlesungen angefüllt, die Nachmittage mit Kursen und Seminaren.

Die erste Vorlesung begann grundsätzlich um 8.15 Uhr; im Allgemeinen folgten ihr drei weitere, gelegentlich auch noch eine fünfte Vorlesung. Beginn der Nachmittagsveranstaltungen war in der Regel 14.15 Uhr, mit einem Ende um 16.00 Uhr, gelegentlich auch um 17.00 Uhr. Nur der Sonnabendnachmittag und der Sonntag waren für uns Medizin-Eleven frei von Pflichtveranstaltungen.

Zu Beginn unseres Studiums waren wir wohl alle fleißig und pflichtbewusste Studenten, doch schon im Verlauf des ersten Semesters sollten sich in dieser Hinsicht bestimmte Differenzierungen andeuten, die sich dann im zweiten Semester zunehmend deutlicher darstellten. Es wird später näher darauf einzugehen sein.

Bereits in den allerersten Lehrveranstaltungen wurde von uns mit großer Begeisterung der alte akademische Brauch des Klopfens auf die Klapptische der Hörsaalbänke aufgegriffen. Da wir, für Rostocker Verhältnisse, ein stark übersetztes erstes Mediziner-Semester geworden waren – auf die Ursachen wird zurückzukommen sein – machte schon ein normaler, eher beiläufiger akademischer Begrüßungsapplaus für einen zur Vorlesung an das Katheder getretenen Hochschullehrer einen gewaltigen Krach; und weil dem so war, und weil es sich außerdem für die Allermeisten von uns um ein völlig neues Stimmungserlebnis handelte, steigerten wir uns damals in unserer Begeisterung für das Klapptisch-Klopfen in den ersten Semester-Wochen fast von Tag zu Tag, bis unsere akademischen Lehrer zum Teil mit minutenlangen Klopf- und – absoluter Höhepunkt! – Trampel-Kaskaden begrüßt wurden.

Doch schon im Winter hatte das alles mehr oder weniger den Reiz des Neuen verloren, und im zweiten Studienjahr etablierte sich auch bei uns der im Regelfall knappe Begrüßungs- und Schlussapplaus durch sechs bis acht Klopf-Schläge auf den Klapptisch. Spürbar mehr Beifall gab es dann nur zu besonderen Anlässen, zum Beispiel wenn ein beliebter Hochschullehrer zur ersten Veranstaltung einer neuen Vorlesungsreihe vor uns erschien.

Das begeisterte Klopfen, Trommeln und Trampeln der taufrischen Erstsemester konnte ich auch in späteren Jahren wiederholt registrieren. Da wir im Jahre 1953 aber wirklich ein außergewöhnlich großer Haufen geworden waren, sind mir die extremen akademischen Krach-Erlebnisse meiner ersten Studentenwochen unvergesslich geblieben.

Ich habe es damals sehr schnell erfasst – im akademischen Lehrbetrieb der Mediziner-Ausbildung wird, insbesondere in der sogenannten Vorklinik der ersten beiden Studienjahre, kaum jemals etwas wiederholt!

Unsere Professoren und Dozenten bemühten sich gewiss auch damals um eine anschauliche Vermittlung des Lehrstoffes – doch dem einen gelang das vorzüglich, einem anderen dagegen nicht ganz so gut.

Aber in dem einen wie in dem anderen Fall galt: Gesagt war gesagt.

Inhaltlich in angemessener Ausführlichkeit w i e d e r h o l t w u r d e in den Vorlesungen k a u m e t w a s!

Wenn man als Student einmal den roten Faden ein wenig verloren hatte, war man gut beraten, möglichst umgehend – in Abendstunden und an Wochenenden – sich auf den Hosenboden zu setzen, um schleunigst zumindest wieder einen verlässlichen Überblick über die anstehende Materie zu gewinnen, den besagten roten Faden wiederzufinden.

Eine p a r t i e l l e Vertiefung, zum Teil auch Wiederholung bestimmter Stoffinhalte ergab sich sicherlich in verschiedenen Seminaren und Kursen – die ganze Breite des später von uns Studenten in den diversen Prüfungen abgefragten Wissens wurde aber keineswegs durch diese Nachmittags-Veranstaltungen abgedeckt. Maßstab für die abgeforderte Breite und Tiefe des Wissens waren eben nicht die Inhalte von Seminaren und Kursen, sondern der in der Vorlesung uns umfassend vorgestellte aktuelle Standard der sogenannten deutschen Schulmedizin.

Insbesondere der Medizinstudent der ersten Studienjahre musste sehr viel in seinem Gedächtnis speichern können.

In meinem ersten Studienjahr waren es vor allem zwei Fächer, die ob ihres immensen Detail-Reichtums mir manches hart durchgearbeitete Wochenende bescherten – zum einen die Chemie für Mediziner, zum anderen das altehrwürdige Kardinal-Fach des vorklinischen Medizinstudiums, die Anatomie des menschlichen Körpers.

Verschiedene Umstände hatten es mit sich gebracht, dass unsere Chemie-Ausbildung an der Kühlungsborner Oberschule sich auf das obligatorische Minimum beschränkt hatte. Im Gegensatz zu unserer „neuen" Schule waren den Absolventen verschiedener traditionell leistungsstarker, seit langem eingeführter gymnasialen Einrichtungen wesentlich umfangreichere Chemiekenntnisse vermittelt worden, zum Teil auch solche, die laut verbindlichem Stundenplan in allgemeinbildenden Schulen überhaupt nicht zur Sprache zu bringen waren. Während für Karl Bennöhr – er hatte sein Abiturzeugnis bekanntlich in Wismar erhalten – ein großer Teil des Chemie-Kollegs vertiefende Wiederholung war, wurde für Gerhard Schmidt und mich in den gleichen Vorlesungen zu 80% bis 90% völlig neuer Wissensstoff geboten. Ich habe mich in der Anfangsphase meines Studiums wochenlang fast allabendlich – alle anderen Interessen einstweilen zurückstellend – in die chemische Formelwelt vertieft, und hatte dann gegen Ende des ersten Studienjahres zumindest die Grundlagen der damals uns vermittelten Organischen Chemie ausreichend verinnerlicht. Die eher amorphe Anorganische Chemie habe ich trotz aller Bemühungen weniger gut beherrscht – mir fiel es immer leichter, verwobene Strukturen zu erfassen, als eine große Zahl nur locker in Beziehung stehender Versatzstücke eines bestimmten Wissensgebietes. Dennoch – im Vorphysikum nach dem ersten Studienjahr hatte ich es zu einer soliden Zwei gebracht.

Die große Anatomie ist indessen wohl für jeden zukünftigen Arzt einer der dicksten Brocken seines ganzen Studiums, zumindest wenn er sich der klassischen deutschen Mediziner-Ausbildung mit ihrer kategorischen Forderung nach einer sehr intensiven und subtilen Durcharbeitung der Morphologie des menschlichen Körpers unterzieht. Es ist eine gewaltige Menge Fleiß erforderlich, um – selbst bei sehr gut ausgeprägter Merkfähigkeit – die vielen Details der menschlichen Knochen, Muskeln, Sehnen, Blutgefäße, Nervenstränge, des Gehirns und der sogenannten inneren Organe in ihrer Struktur, in ihrem Zusammenspiel und in ihrer Topographie sich einzuprägen. Allein die Unzahl der korrekten anatomischen Termini dürfte dem Vokabel-Volumen jeder Kultursprache alle Ehre machen. Die anatomischen Taschenbücher, unsere „Vösser" – die von uns überwiegend benutzten Lehrmaterialien nach Voss-Herlinger – zählten zu den am stärksten zerlesenen Lehrbüchern fast eines jeden Rostocker Medizinstudenten meiner Generation.

Aber, bei aller mit ihr verknüpften unerlässlichen Paukerei – unsere Anatomie-Ausbildung war ganz gewiss mehr als nur das.

Unvergesslich geblieben ist für mich, wie wohl für die meisten meiner damaligen Kommilitonen, unser damaliger Ordinarius dieses Faches – Professor Dr. Strecker. Prof. Strecker befand sich zu meiner Studentenzeit in einem schon erheblich fortgeschrittenen Alter, er mag damals um die 70 Jahre alt gewesen sein. Von relativ kleinem Wuchs, von etwas rundlicher, untersetzter Statur, mit einem stark gelichteten Haaransatz, waren wir alle von seinen Augen fasziniert. Augen, die gleichzeitig verstehende Güte und wache Klugheit auszustrahlen vermochten. Bei aller relativen Unscheinbarkeit seines Äußeren fesselten seine sonore Stimme, seine ruhig-gepflegte Sprechweise, und besagte Augen jedes Auditorium in kürzester Zeit; er hatte von seiner ersten Vorlesungsstunde an unsere Sympathie und unseren Respekt.

Recht bald sprach sich seine in schweren Zeiten eindrucksvoll belegte humanistische Gesinnung, sein unter schweren persönlichen Opfern in der jüngeren Vergangenheit aufrechterhaltenes soziales ärztliches Engagement bei uns herum. Kurz und gut – der alte, jetzt mit vollem Einsatz sein akademisches Lehramt wahrnehmende Herr war in meinen ersten Studienjahren der Sympathie-Träger Nr.1 aus der erlauchten Gilde der Rostocker medizinischen Ordinarien. Und der eine oder andere, der respektablen Zahl seiner Lebensjahre geschuldete skurrile Zug Prof. Streckers konnte seine Sympathie-Werte nur steigern.

Gut erinnerlich ist mir eine Szene, im Verlaufe welcher unser Anatomie-Ordinarius dem vollen Hörsaal den Rücken zuwandte, auf die Wandtafel zuging, kurz vor ihr stehen blieb, und – der Tafel zugekehrt – einen blanken Schädel-Knochen-Teil fest an sein Bäuchlein drückte, mit seiner Demonstrations-Nadel auf eine bestimmte Region des Präparates zu deuten schien, und mit schließlich zum Fußboden gerichtetem Gesicht bedeutungsschwanger formulierte: „Und hier, meine Damen und Herren, sehen Sie in klassischer Deutlichkeit wieder das foramen ovale!" Bei der von ihm während dieses Ausspruchs im anatomischen Hörsaal eingenommenen Position war es sichttechnisch absolut ausgeschlossen, dass irgendjemand von uns auch nur annähernd erkennen konnte, wo unser allseits hochverehrter Herr Professor mit der Demonstrationsnadel am Schädel-Knochen-Präparat herumfingerte! Verhaltenes Glucksen, mühsam unterdrücktes Gelächter kam auf. Professor Strecker hielt inne, schien sehr überrascht zu bemerken, dass er soeben seine Rede an die Wandtafel gehalten hatte, drehte sich um, musterte uns über die Brillengläser mit einem Blick, aus dem eine eigenartige Mischung von mildem Tadel und nachsichtigem Verständnis sprach. Er holte Luft, und wir bekamen, jetzt bei allgemein sichtbarer Präsentation der betreffenden Lokalität mit Hilfe des Zeigeinstruments noch einmal zu hören: „Also hier, meine Damen und Herren, liegt das foramen ovale!" Dabei huschte der Anflug eines leichten Lächelns über sein Gesicht. Unsere Reaktion? Ein brausender Applaus, lang anhaltendes Klappbrett-Klopfen, zu guter Letzt donnerndes Fußgetrampel! Unser alter Professor wirkte nun doch ein wenig verlegen, er war sichtlich gerührt.

„Sehr aufmerksam von Ihnen! Aber jetzt müssen wir mit der Schädelbasis weitermachen! Und bitte merken Sie es sich – in der Physikums-Prüfung kann ich auch Ihnen keinen Sympathie-Rabatt gewähren!"

Anatomie bedeutet für Medizinstudenten in allen Teilen der Welt auch die sich über viele Monate erstreckende, fast tägliche stundenlange Arbeit im anatomischen Präparier-Kurs, an einer Materie, die einstmals ein lebender Mensch beziehungsweise ein Teil eines solchen gewesen war.

In medizinischen Ausbildungseinrichtungen werden wohl auch heute noch – ein halbes Jahrhundert nach meinen Studentenjahren – für die Ausbildung künftiger Ärzte verfügbare Leichen in mit Formalin gefüllten Behältnissen eingelegt, dadurch vor der natürlichen Verwesung bewahrt. Zu gegebenem Zeitpunkt legt man dann die Formalin-Leichen den Medizinstudenten der unteren Semester auf die Präpariertische, zur präparierenden Zerlegung unter fachkompetenter Anleitung. Das Einlegen in Formalin-Lösungen hat – neben der Unterbindung von Verwesungsprozessen – auch den Nebeneffekt, dass besagte Formalin-Leichen eine spezielle typische Verfärbung erfahren, einen typischen Geruch annehmen. Das hat eine entfremdende Wirkung, hilft spürbar, die bei der erstmaligen Konfrontation mit anatomischen Präparieraufgaben sich häufig einstellenden Berührungsängste abzubauen. Auch bei uns war das zu beobachten. Außerdem nahmen wir im Herbst 1953 diese Arbeiten als ausgesprochen große muntere Horde in Angriff, was gewiss das seinige dazu beitrug, die mulmigen Anfangsempfindungen vieler von uns schnell zu überspielen – niemand von uns musste sich übergeben oder erlitt einen Kreislaufkollaps, musste gar aus diesem Grunde sein Medizinstudium aufgeben.

Es ist so – der anatomische Präparierkurs fördert letztlich nicht nur das subtile anatomische Wissen nachhaltig, sondern ist auch ein erster Schritt zu der von jedem Arzt abverlangten psychischen Immunität gegenüber schockierenden Eindrücken infolge von Sterbeereignissen, drastischen Entstellungen oder gar der Konfrontation mit Verwesungsprozessen an den sterblichen Überresten einst lebendig gewesener Menschen.

Übrigens – einige von uns glaubten ihre Souveränität gegenüber der Situation im anatomischen Präpariersaal dadurch unterstreichen zu müssen, dass sie schon nach den ersten Kurs-Stunden demonstrativ Leberwurst-Brötchen neben „ihrer" Leiche verspeisten. Nicht nur ich empfand das deplaziert. Es waren eher junge Frauen, kaum junge Männer, die damals durch ein solches Benehmen auffielen. Zufall? Ich weiß es nicht.

Wie schon gesagt – wir Erstsemester der Rostocker Medizinischen Fakultät des Jahres 1953 waren ein wirklich gewaltig großer Haufen. Wir waren erheblich mehr als ursprünglich geplant; und das hatte die folgende Bewandtnis.

Selbstverständlich waren diejenigen Abiturienten, denen die Zulassung zum Medizin-Studium bereits unmittelbar nach den mit überdurchschnittlichen beziehungsweise sehr guten Prädikaten absolvierten Reifeprüfungen mitgeteilt worden war, wie vorgesehen Anfang September immatrikuliert worden. Gerhard Schmidt, Karl Bennöhr, Karl-Friedrich Mahler und auch ich hatten dazugehört. Die langfristig geplante Sollstärke unseres Semesters war damit erreicht.

Nach unserem regulären Abiturexamen hatte es dann aber die an anderer Stelle erörterten erheblichen politischen Kurskorrekturen gegeben, mit der Wiedergutmachungsbehandlung an den einige Monate vorher wegen ihres kirchlichen Engagements vom Oberschulbesuch suspendierten jungen Menschen. Als diese nach ihrem „Sonderabitur" im August hinsichtlich ihres Studienwunsches befragt wurden, nannte ein beachtlicher Anteil von ihnen Humanmedizin; dem wurde staatlicherseits in der Regel Rechnung getragen, selbst bei einem zum Teil nur mäßigen fachlichen Leistungsniveau. Für die medizinischen Fakultäten ergab sich in der Konsequenz dessen das Erfordernis, dieses besondere Kontingent zusätzlich zu den bereits akzeptierten Studienbewerbern zu immatrikulieren.

Schließlich wurde nach den politischen Kurskorrekturen verschiedenen persönlichen Wünschen solcher Studenten entsprochen, die bereits 1952 ein anderes Studium aufgenommen hatten, nunmehr jedoch in die Medizin wechseln wollten. Das traf auf einige Söhne und Töchter von Ärzten zu, denen im Vorjahr der Zugang zum Medizinstudium verwehrt, zu einem anderen Studiengang hingegen gestattet worden war. Auch diese jungen Männer und Frauen vermehrten jetzt unsere Reihen.

Natürlich freute sich jeder von uns über den kostbaren und gefragten Medizin-Studienplatz, der ihm zuteil geworden war, niemand missgönnte seinem Nebenmann oder seiner Nebenfrau einen solchen, auch wenn die ungewöhnlich starke zahlenmäßige Belegung unseres Semesters zwangsläufig viel zusätzlichen Stress nach sich zog – Stress für die mit Organisation und Realisierung des Studienbetriebes Befassten, aber auch einen gewissen Dauerstress für uns Studenten. Hörsäle und Kursräume waren ständig überfüllt, die gesamte Struktur unserer Alma Mater war schlicht und ergreifend für die plötzliche Medizinstudenten-Schwemme erheblich unterdimensioniert.

Dennoch – die an der Universität Verantwortlichen haben damals die vielfältigen Probleme letztlich passabel in den Griff bekommen, und auch wir Studenten lernten, mit den Besonderheiten unserer Situation zu leben.

Gewiss – Trödler und Träumer hatten unter den gegebenen Bedingungen schlechte Karten. Der Stress disziplinierte die meisten von uns schnell. Wir wurden von der ersten Studienwoche an zu einem straffen Arbeitstempo erzogen, einer auch für den späteren Ärzte-Alltag wichtigen Handlungsgrundlage. Nur wer beim Einpacken seiner Vorlesungsutensilien einem straffen Rhythmus folgte, den Weg von Lehrveranstaltung zu Lehrveranstaltung zügig zurücklegte, sich unterwegs nicht ablenken ließ, konnte einen günstigen Hörsaal-Platz besetzen, dem Vortrag des Professors oder Dozenten, den Fachdemonstrationen, Experimentalvorführungen usw. ohne nervende Kopfverrenkungen konzentriert folgen.

Die meisten von uns hatten es bald erfasst: Volle Konzentration auf das Studiengeschehen und eine überlegte Bewältigung seiner diversen Anforderungen zahlten sich unleugbar auch im Studienergebnis aus!

28. Studentenalltag

Ich möchte jetzt etwas näher die äußeren Gegebenheiten unseres Studentenlebens im Rostock des Jahres 1953 schildern.

Ein sehr wichtiges Thema jener Zeit war: „Wie sichere ich mir Tag für Tag eine angemessene Ernährungsgrundlage?"

In der DDR ruhte damals die Ernährung der allermeisten Studenten vor allem auf den folgenden drei Säulen: dem äußerst preiswerten, markenfreien Mittagessen in den an allen Universitäten und Hochschulen bedarfsgerecht eingerichteten Mensen, auf dem über die monatlich ausgegebene Lebensmittelkarte gleichfalls zu niedrigen Preisen möglichen Bezug der rationierten eiweiß- und fetthaltigen Lebensmittel, schließlich auf ebenfalls zu sehr niedrigen, schon damals stark subventionierten Abgabepreisen von den vielen Bäckerei-Handwerksbetrieben hergestellten Backwaren, speziell dem altbekannten, guten deutschen Roggenbrot.

Die Studenten-Mensa der Rostocker Universität war in zwei Baracken untergebracht, die meines Wissens in den ersten Nachkriegsjahren auf dem Hof- und Gartengelände einiger repräsentativer Bauten der Schwaanschen-Straße errichtet worden waren, fast unmittelbar an der alten, noch im mittelalterlichen Original erhaltenen Stadtmauer.

Die Einrichtung in den Mensa-Baracken war genau so schlicht und effizient wie die Barackenbauten selbst.

Während meiner Studentenzeit kaufte sich jeder von uns seine Essenmarken wöchentlich im Voraus. Wenn mich meine Erinnerung nicht täuscht, waren Mitte der 50er Jahre pro Tagesmarke 50 Pfennig zu berappen. Dafür gab es eine stets warme Mittagsmahlzeit; welcher Art diese war, erfuhr man während meiner ersten Studienjahre erst unmittelbar vor der Ausgabe des Essens. Andererseits hatten wir bald mitbekommen, dass der Küchenplan einem bestimmten Rhythmus folgte, zumindest im Großen und Ganzen. Fast in jeder Woche gab es an einem bestimmten Wochentag einen Eintopf, an einem anderen ein Nudelgericht, an einem dritten eine Fischmahlzeit usw. Uns wurde überwiegend solide, sättigende deutsche Hausmannskost vorgesetzt mit einem für jene Zeit beachtlichen Eiweißanteil, der uns Studenten auf diese Weise zusätzlich zu den auf Lebensmittelkarten in den Metzger-Läden beziehbaren Wurst-Rationen zuteil wurde. Und wer einen sehr großen Hunger hatte, konnte sich zumeist einen Nachschlag Eintopf, Nudeln oder Kartoffeln abholen, ohne dafür einen zusätzlichen Obolus entrichten zu müssen.

Ich musste es nie erleben, dass eine Mensa-Essenmarke am Fälligkeitstag nicht eingelöst werden konnte – die Versorgungsregie funktionierte zuverlässig, ungeachtet der stattlichen Zahl von 2.000 bis 3.000 Studenten, die sich wochentäglich in den beiden Baracken ihr Essen an den Ausgabeschaltern abholten, zu einem der stabilen Vierer-Tische trugen, es dort zu sich nahmen, schließlich den geleerten Teller und das benutzte Aluminium-Essbesteck zur Spülküche brachten. Wenn in den uns schnell vertraut gewordenen Baracken-Sälen einmal ein etwas ruhigerer Betrieb herrschte, uns auch der aktuelle Vorlesungsplan etwas Zeit ließ, blieb man nach dem Essen gelegentlich ein Viertelstündchen an seinem Tisch hocken, plauderte mit seinen Tischnachbarn über dieses und jenes. Herrschte dagegen Hochbetrieb – wie zwischen 12.15 Uhr und 12.45 Uhr – war es Usus, den Platz sofort nach Verspeisen der Mahlzeit wieder zu räumen, damit möglichst jeder Kommilitone seine Mittagsmahlzeit im Sitzen einnehmen konnte. Nur bei den Examensemestern wurden diesbezüglich gewisse Ausnahmen toleriert – man wusste, wie wichtig in dieser oft entscheidenden abschließenden Phase des Studiums ein eingehender Gedankenaustausch war. Während meines gesamten Studiums von 1953 bis 1958 habe ich kaum öfter als vier- oder fünfmal mein Essen in unserer Mensa im Stehen vertilgen müssen.

Auch wenn gelegentlich über das eine oder andere Menü sarkastisch gelästert wurde – selbst die in Rostock von Geburt an ansässigen Studenten verzichteten keineswegs auf die äußerst preiswerten, eine wertvolle zusätzliche Ernährungskomponente darstellenden Mahlzeiten an der taberna academica.

Nebenbei bemerkt – außer den vorstehend beschriebenen Massen-Verköstigungs-Baracken für uns Studenten war zu jener Zeit aus analogem Anlass eine Professoren-Mensa etabliert worden. Dafür hatte die

Universität den mit bemerkenswertem Gemälde-Schmuck ausgestalteten Hanse-Saal angemietet, einen der beiden nach dem Bombenkrieg übrig gebliebenen repräsentativen Säle im Hinterbau des ehemaligen exquisiten Rostocker Wintergarten-Restaurant-Komplexes in der Breiten-Straße. Die Professoren und Dozenten der Universität konnten sich dort – ebenfalls zu sehr kulanten Konditionen – das Mensa-Essen servieren lassen; unseren akademischen Lehrern wurde auf eine ihrem gesellschaftlichen Status angemessene, durch das gediegene Ambiente des Restaurant-Raumes auch entspannende Art und Weise die gleiche zusätzliche Lebensmittelversorgung zuteil wie uns Studenten. Die Offerte fand ein ungeteilt positives Echo. Heute sind diese Reste des einst durch britische Luftangriffe zerstörten vormaligen Rostocker Nobel-Etablissements abgerissen, nach der politischen Wende der Jahre 1989/90 durch eine moderne Geschäftspassage ersetzt worden.

Die Morgen- und die Abendmahlzeiten bestritten wir damals zumeist auf der Basis des immer wieder rühmend zu erwähnenden, preiswerten und geschmackvollen mecklenburgischen Roggenbrotes sowie der Butter und der Wurstwaren, welche über die Lebensmittelkarten-Marken zu beziehen waren. Auf die teuren, markenfreien HO-Lebensmittel wurde von den allermeisten von uns nur selten zurückgegriffen. Die Lebensmittelkarten wurden monatlich gemäß den Eintragungen in den polizeilichen Melderegistern wie zu Zeiten des Zweiten Weltkrieges von dafür speziell eingerichteten amtlichen Stellen an die Bevölkerung herausgegeben.

Die durch die Marken gewährleisteten Bezugsrechte waren terminiert, grundsätzlich gleichmäßig auf die drei 10- bis 11-Tage-Einheiten des betreffenden Kalendermonats – Dekaden genannt – verteilt. Innerhalb eines solchen Zeitraumes konnte man alle für die besagte Dekade bestimmten Lebensmittel-Marken nach Belieben einlösen. In der dritten Dekade des 28-Tage-Monats Februar war man aufgrund dieses langfristig administrativ festgelegten Reglements immer mit einem kleinen Extra an Wurst und Butter versorgt – mit den tatsächlichen Rationen für die in diesem Monat fehlenden 29ten und 30ten. In den 31-Tage-Monaten dagegen galt es, während der dritten Dekade mit seinen Marken besonders sorgsam zu planen – was üblicherweise für 10 Tage zur Verfügung stand, musste dann für 11 Tage reichen.

Auch wenn angesichts der soeben dargestellten Lebensmittel-Versorgung schon zu Beginn meines Studiums in der Mitte der 50er

Jahre niemand von uns Studenten mehr elementaren Hunger leiden musste, nahmen wir immer noch zusätzliche Verpflegungsunterstützungen von unseren Elternhäusern gerne an. Ich verbrachte während meines Studiums fast regelmäßig den Sonnabendnachmittag und den Sonntag bei meinen Eltern in Kühlungsborn, wo mich stets ein für die damaligen Verhältnisse sehr bemerkenswerter, von meiner Mutter liebevoll gedeckter Tisch erwartete. Sonntagabend, etwa gegen 18.00 Uhr, ging es dann zurück nach Rostock, zunächst mit der Kleinbahn Molli bis Bad Doberan, von Doberan dann weiter mit dem Regionalzug aus Wismar – in der einen Hand meine Aktentasche mit diversen am Wochenende durchgearbeiteten Papieren sowie acht bis zehn mit Dauerwurst großzügig belegten Doppelstullen, in der anderen Hand eine blaue 5-Liter-Emaille-Milchkanne, gefüllt mit frischer Buttermilch.

Meine mütterlichen Doppelstullen verzehrte ich im Verlauf der Woche vorzugsweise am Morgen. So hatte ich stets ein schnelles und nahrhaftes Frühstück, war in der Lage, meine per Lebensmittelkarte erhältlichen Viktualien auf die Abende zu konzentrieren, wodurch auch stets ein angemessenes Abendbrot gesichert war.

Mit der sonntäglich von mir aus Kühlungsborn nach Rostock mitgeführten blauen Buttermilch-Kanne, die mir schon nach einigen Monaten einen gewissen allgemeinen Bekanntheitsgrad innerhalb meines großen Semesters einbrachte, hatte es folgende Bewandtnis.

Völlig unerwartet stellte sich bei mir mit Aufnahme meines Medizinstudiums eine sehr lästige Tendenz zu hartem Stuhlgang ein, vermutlich den Umstellungen in meiner Lebensgestaltung, dem ungewohnten quirligen Rostocker Studentenmilieu geschuldet. Als ich darüber zu Hause klagte, hatte meine Familie sehr bald die aus baltischer Lebenserfahrung herrührende Empfehlung, vor dem Schlafengehen einige Gläser Buttermilch zu trinken, also den Versuch zu machen, die Buttermilch als Laxans einzusetzen. Ich fühlte mich sehr erleichtert, als die umgehende Probe aufs Exempel den erwünschten Erfolg brachte; doch in Rostock war der Bezug von frischer Buttermilch keineswegs durchgängig gewährleistet, im Gegensatz zu Kühlungsborn, mit seinem eigenen kleinen, die örtliche Versorgung stabil gewährleistenden Molkereibetrieb. Also wurde die bewusste 5-Liter-Kanne angeschafft, und jahrelang war mir meine wöchentliche Buttermilch-Ration ein vertrauter Begleiter bei den am Sonntagabend vollzogenen Rückfahrten von Kühlungsborn nach Rostock, meinem Studienort. Erst in den letzten Studienjahren begann sich diese sehr spezielle Dauertherapie meiner Hartleibigkeit zu erübrigen – ich hatte mich endlich an das Rostocker Milieu ausreichend akklimatisiert.

Wie gestaltete sich – von Ernährungsfragen abgesehen – das alltägliche Zusammenleben in unserem mit „nur" sieben Kommilitonen zwar noch kulant belegten 10-Bett-Zimmer, das aber dennoch alles andere als eine ruhige Studierstube war? Es wurde schon an anderer Stelle erwähnt: Unser bunt zusammengewürfeltes Häuflein vertrug sich trotz unterschiedlicher Charaktere, sozialer und landsmannschaftlicher Prägungen insgesamt recht gut. Dennoch sehnte sich jeder von uns sehr bald nach einer persönlich gestalteten Bleibe, nach einer passablen Unterkunft außerhalb des Barackenlagers in der Thierfelder-Straße, möglichst in Form eines privaten Einzelzimmers. Doch die Umsetzung dieser Idee erwies sich als äußerst schwierig. Folglich galt es zunächst, die gegebenen Umstände als solche hinzunehmen und ein erträgliches Miteinander zuwege zu bringen.

Der für uns alle verbindliche Beginn der obligatorischen Lehrveranstaltungen um 8.15 Uhr – Ausnahmen waren selten – bedingte, dass sich etwa um 6.00 Uhr morgens das allgemeine Ende unseres mehr oder weniger erquickenden Schlafes vollzog. Wer für seine morgendlichen Verrichtungen Zeit und Ruhe benötigte, war gut beraten, sogar noch etwas früher den Weg aus dem Etagenbett zu finden, vor der großen Masse seiner Wohngenossen, eben bevor diese sich in den Waschraum und in die WC-Kabinette der Baracke zu ergießen begannen. Insbesondere bei den WC-Kabinetten ergab sich nicht selten ein erhebliches Gedränge – die begrenzte Zahl der WC-Sitze erwies sich als der neuralgische Punkt für die morgendlichen Aktionsabläufe in unserem Massenquartier. Wer sich zu viel Zeit mit dem Start in den Arbeitsalltag gelassen hatte, konnte schnell vor der unangenehmen Alternative stehen, entweder ein natürliches Bedürfnis einstweilen verdrücken zu müssen oder zu spät im Hörsaal zu erscheinen. Nicht nur ich hatte Stuhlgangprobleme mit demzufolge verlängerten „Sitzungszeiten".

Das Frühstück nahmen wir meist in unserer Stube alle etwa zur selben Zeit ein, um uns dann im Geschwindschritt auf den Weg zur Straßenbahn zu machen. Es galt in jedem Fall zumindest die Abfahrt um 8.04 Uhr zu erreichen, die letzte, die noch ein halbwegs pünktliches Erscheinen am Ort der ersten Lehrveranstaltung ermöglichte. Wollte man aber bereits bei dieser einen günstigen Sitzplatz haben, musste man mindestens zehn Minuten früher an der Sportpalast-Haltestelle der Straßenbahn sein.

Nach den nachmittäglichen Praktika, Kursen und Seminaren trudelten wir nach und nach am späten Nachmittag oder frühen Abend wieder in unserer kollektiven Kemenate ein. Es begannen nun mehrere Stunden, in denen jeder tat, was er gerade tun wollte – der eine schmierte sich sofort eine Stulle, weil ihn bereits wieder sein fast unersättlicher Appetit plagte, der andere suchte verzweifelt mit Hilfe von Lehrbüchern und Scripten nach der inhaltlichen Erfassung, dem geistigen Begreifen eines Sachverhaltes, den er angesichts des straffen Vortragstempos in der Vorlesung nicht so recht mitbekommen hatte, der dritte und vierte vertieften sich in ein mehr oder weniger gehaltvolles Gespräch, der fünfte und sechste, vielleicht auch der siebente legten sich auf ihre Betten, ließen den Tag mit seinen diversen Lehrveranstaltungen, auch das Geplauder am Mensa-Mittagstisch in Gedanken noch einmal Revue passieren; oder man wendete sich noch anderen im Großen und Ganzen banalen Verrichtungen zu.

Zwischen 18.00 Uhr und 19.00 Uhr tafelten wir meist zu Abend, mehr oder weniger in der Gruppe. Da niemand von uns ein Radio mitgebracht hatte – Radio-Apparate waren in der DDR des Jahres 1953 noch rar und teuer – wurde es nach dem Abendessen in unserer Runde generell recht ruhig. Wer sich nicht gerade zu einem der eher seltenen Bummel in die Stadt aufmachte, vertiefte sich bis zur Vor-Schlafenszeit in irgendeine Lektüre – in ein Fachbuch, in eine Tageszeitung, in einen Roman oder auch in eine andere Art erbaulicher Literatur; das Fachbuch dominierte in der Regel.

Gegen 21.30 Uhr hob dann meist eine allgemeine Quassel-Stunde an, in der man sich gegenseitig Lebenserfahrungen und Lebensweisheiten zu vermitteln bemühte, bis dann – nach mehr oder weniger intensiver Abendtoilette – etwa gegen 23.00 Uhr das allgemeine Schnarchen begann.

Im Nachhinein halte ich es wirklich für bemerkenswert, dass ich in den über sechs Monaten, die ich in dieser Gemeinschaft lebte, niemals ernsthaftere persönliche Reibereien oder gar tätliche Auseinandersetzungen zwischen uns erlebt habe. Mediziner verstehen es eben, sich zu benehmen – jedenfalls meistens.

Bei unserem Barackenleben traten indessen bestimmte Probleme auf, die keinerlei nennenswerten Bezug zu unseren persönlichen Beziehungen, zu unserem sozialen Verhalten hatten – nicht nur hinsichtlich der äußerst knappen WC-Sitze.

Im Spätsommer hatten vor allem unsere Zimmerkameraden aus den südlichen Bezirken der DDR ihre liebe Müh und Not mit unzähligen Sandflöhen – Plagegeistern in Insektengestalt, die an den letzten warmen Tagen plötzlich in unserer Baracke auftauchten, spätestens mit den November-Kälteeinbrüchen wieder verschwanden. Ich weiß nicht, ob es inzwischen eine plausible Begründung dafür gibt – jedenfalls befielen besagte Insekten tatsächlich fast nur die jungen Leute unter uns, die ihre kürzliche Reifeprüfung südlich von Berlin abgelegt hatten, trotz größter Reinlichkeit, konzentriertem Einsatz von Flohpulver usw. Die Ärmsten hatten wochenlang einen an vielen Stellen ständig juckenden, zerstochenen Körper, während wir Nordlichter höchst selten von unseren lokalen Hausflöhen heimgesucht wurden. Unser Zimmer wurde – wie alle anderen in der Baracke – von angestellten Reinigungskräften täglich gefegt, wöchentlich feucht mit Desinfektionslösung aufgewischt.

Die kleinen Kanonenöfen, die in allen Schlaf- und Wohnräumen der Baracke standen, wurden bei Eintreten kühlerer Temperaturen von den gleichen Kräften am Vormittag angeheizt; nachmittags und abends legten dann wir einige Briketts nach. Solange keine nennenswerten Fröste auftraten, konnte man mit einem solchen Heizungsregime ganz gut leben. Als im Dezember erhebliche Minusgrade Einzug hielten, wurde es jedoch – vor allem gegen Morgen – in den Barackenräumen sehr ungemütlich kalt.

Spätestens jetzt begann jeder von uns besonders intensiv nach Möglichkeiten zu suchen, irgendwie zu einem anderen Quartier zu gelangen.

Einer der windigsten Tricks dabei war folgender: Man besorgte sich diejenigen lokalen Tageszeitungen, in denen die Todesanzeigen für Einwohner unserer Universitätsstadt üblicherweise erschienen, versuchte dann durch eingehendes Studium dieser Annoncen jene herauszufiltern, in denen der Tod eines älteren Mannes beklagt wurde, der nunmehr eine Witwe hinterließ, die jetzt wahrscheinlich ohne weiteren Anhang in der bisherigen gemeinsamen Wohnung lebte.

Dann wurde ein kleiner Blumenstrauß gekauft, der beste Anzug angezogen, und bei der persönlich bisher wildfremden Witwe umgehend ein Kondolenzbesuch abgestattet. Ergab das bei dieser Gelegenheit geführte erste Gespräch auch nur einen Funken Hoffnung, in der nach dem Tod des Ehepartners etwas unterbelegten Wohnung ein Zimmer ergattern zu können, ging man natürlich auch zur Beerdigung, bemühte sich, in der Zeit unmittelbar nach Beisetzung des Toten den Draht zur Witwe nicht kalt werden zu lassen. Als Medizinstudent, sozusagen als zukünftiger Arzt, hatte man mit seinem Anliegen – im Vergleich zu Studenten anderer Fakultäten – wohl recht gute Chancen. Aus unserer Baracke soll es jedenfalls einige gegeben haben, die auf diese Weise zu einer passablen Bleibe für ihre weitere Studentenzeit gelangt sind.

Meine verschiedenen aktiven Bemühungen um eine private Bleibe blieben jedoch erfolglos; vorstehend skizzierten Trick habe ich allerdings nie versucht.

Aga und Ernst Kemschies, meine um mich bemühten Rostocker Verwandten, setzten sich ebenfalls in diesen Belangen für mich ein – allein, auch ihr Suchen hatte leider nicht den erhofften Erfolg.

In meiner späteren jahrzehntelangen Hochschullehrer-Tätigkeit habe ich es immer wieder bestätigt gefunden – Erstsemester beginnen ihr Studentenleben durchweg sehr diszipliniert, aber bereits nach zwei bis drei Monaten beginnen sich, gelegentlich in atemberaubendem Tempo, unterschiedliche Lebenshaltungen, Lebenseinstellungen, Alltagsgestaltungen herauszuprägen.

Die meisten Entwicklungen eines frühen oder späteren Studienversagens zeichnen sich, mehr oder weniger deutlich, schon gegen Ende des ersten Semesters ab – zumindest, was es die mir vertraute Welt des Medizinstudiums anbelangt. Ich habe das in den letzten Jahrzehnten des vergangenen Jahrhunderts ebenso registrieren können wie bei meinem eigenen Rostocker Immatrikulationssemester des Jahres 1953.

Ich möchte betonen, dass die Mehrheit meiner Kommilitonen ihr Medizinstudium vom ersten bis zum letzten Tag ernst genommen hat, auf der Basis dieser Haltung schließlich das anspruchsvolle Deutsche Medizinische Staatsexamen absolvierte.

Aber was für die Mehrheit galt, galt leider nicht für alle von uns.

Schon nach den ersten Wochen spürte ich – verschiedenen frisch Immatrikulierten fiel es sehr schwer, die von uns von Anbeginn abgeforderte intensive und umfangreiche Lernarbeit zu leisten. Darunter war dieser und jener, die es den besonderen Umständen des Jahres 1953 zu danken hatten, trotz mäßiger Abiturzensuren zum Medizinstudium zugelassen worden zu sein. Aber es waren auch Einser-Abiturienten darunter – einige gymnasiale Einrichtungen hatten offensichtlich allzu großzügig Vorzugs-Prädikate an ihre Absolventen verteilt, und der nunmehrige einheitliche universitäre Leistungsanspruch deckte jetzt solche Gefälligkeiten schonungslos auf.

Es dürfte psychologisch gut erklärlich sein, dass von obligatorischen Studienanforderungen massiv überforderte junge Menschen sich oft emotionale Ausgleichsfelder suchen.

Die gegenüber einem klassischen Oberschulbetrieb erheblich gelockerten Lebensformen des studentischen Alltags, in Sonderheit das weitgehende Fehlen von Disziplinierungs-Instanzen mit direkter Kontrolle der Lebensführung einerseits und das reichhaltige Angebot außermedizinischer Erlebnisfelder andererseits verleiteten jetzt manchen, sein Denken, Fühlen und Handeln von den strapaziösen Gefilden der Mediziner-Ausbildung schrittweise abgleiten zu lassen, zum Beispiel schöngeistigen oder sportlichen Bereichen zuzuführen.

Ersteres widerfuhr unserem Kommilitonen Haese.

Mein freundlich-ausgeglichener, rundum sympathischer Stubengenosse entwickelte sich noch im Verlauf der Herbstmonate des Jahres 1953 zusehends zu einem glühenden Verehrer des damals noch unter den Lebenden weilenden großen deutschen Romanciers Lion Feuchtwanger. Gerd Haese war keineswegs ein geistig unbeweglicher junger Mann, doch er schien von Mutter Natur eher für ein ungebundenes kontemplatives Sinnen und Denken als für die unerbittlich harte, rationalistisch geprägte Mediziner-Ausbildung geschaffen worden zu sein. Die Fähigkeit, sich Details in großer Zahl einzuprägen, abrufbereit zu speichern, war bei ihm weniger stark ausgeprägt als beim Durchschnitt von uns. Schon nach wenigen Monaten holte er allabendlich, wenn die meisten von uns sich um Klarheit betreffs eines unübersichtlichen anatomischen Sachverhaltes oder einer bestimmten chemischen Reaktion bemühten, einen „Feuchtwanger" aus seinem Spind, und musste gegen 23.00 Uhr öfters sanft ermahnt werden, im Interesse der allgemeinen Nachtruhe auch s e i n e Leselampe auszuschalten. Er besuchte zwar brav und bieder weiter alle uns vorgeschriebenen Lehrveranstaltungen, doch wir merkten, dass der Lehrstoff mehr und mehr an ihm vorbeiging. Wir waren deshalb nicht überrascht, als unser vertrauter Zimmerkamerad – schicksalsergeben und ohne Lamento – sich nach dem ersten Studienjahr wieder exmatrikulieren ließ.

Ich bin ihm einige Jahre später zufällig auf der Straße begegnet; er war inzwischen Berufsunteroffizier der Landstreitkräfte geworden, dort jedoch bei einer Aufgabenstellung gelandet, die seinen literaturwissenschaftlichen Ambitionen entgegenkam. Er schien mit seiner Lebenssituation zufrieden zu sein.

Franz Pertschy, ein ungarnstämmiger, physisch ungewöhnlich gut durchtrainierter Mitstreiter in meiner Seminargruppe – einst als sogenannter Volksdeutscher nach Mecklenburg gelangt – hatte sich schon nach den ersten Studienwochen allzu sehr seinem geliebten Tennis-Sport zugewandt, sich geradezu in ihn verbissen.

Auch er schien mir, angesichts seiner speziellen Talente und Charakterstruktur, damals durch unsere Mediziner-Ausbildung in einer ihm nicht angemessenen Art und Weise gefordert, gar partiell überfordert zu sein.

In der Oberschule hatte er zu den eher mittelmäßigen Schülern gehört, auch mit seinem sehr guten Tennis-Spiel in seinem Heimatort – einer Kleinstadt – nur mäßige Aufmerksamkeit gefunden. Nachdem er aber jetzt durch glückliche Umstände zu einem Medizin-Studienplatz in Rostock gelangt war, stieg er hier schnell zu einem lokalen Tennis-Crack auf, nicht zuletzt dank der guten Trainingsbedingungen in der Universitätsstadt. Er erwies sich als zunehmend erfolgreicher Turnierspieler, und da er auch unter ästhetischen Aspekten eine beachtenswerte männliche Ausstrahlung besaß, spürte er bald viele interessierte Blicke auf sich gerichtet – aus der jungen Damenwelt ebenso wie aus der männlichen Tennis-Fachwelt. Das Flair des eleganten Tennissports nahm ihn mehr und mehr gefangen, und bald waren Tennisplatz und Sportler-Casino eher sein Gedanken- und Lebensmittelpunkt als die harte und trockene Hörsaalbank.

Im Laufe der Zeit fühlte er sich von den Inhalten seines Studiums nur noch sehr bedingt angesprochen; dennoch war mein Kommilitone Franz Pertschy letztlich Rationalist, und als solcher nicht gewillt, den glücklich errungenen Studienplatz quasi kampflos zu räumen. Etwa ein halbes Jahr vor dem Physikum, in der zweiten Hälfte des zweiten Studienjahres, begann er endlich, sich voll auf sein Medizinstudium zu konzentrieren, vom geliebten Tennissport eine Art Urlaub zu nehmen. Jedoch – in Rostock erwies sich trotz eines verbissenen Aufhol-Paukens das Physikum für ihn als eine zu hohe Hürde. Auch in einem zweiten Anlauf konnte er sie nicht überwinden. Er ging daraufhin in die Bundesrepublik, wo ihm tatsächlich noch eine dritte Chance eingeräumt wurde, die er schließlich nutzen konnte. Er soll daraufhin sein Medizin-Studium fortgesetzt haben. Über seinen weiteren Lebensweg habe ich nie wieder etwas gehört.

Haese und Pertschy würde ich einer Kategorie meiner damaligen Kommilitonen zuordnen, denen das Prädikat „Träumer und Schwärmer" erteilt werden kann. Die Beschwerlichkeiten des Medizinstudiums verleiteten sie dazu, sich allzu sehr mit anderem zu befassen, die Folge davon war ein weiteres fachliches Abgleiten.

Bei anderen meiner Studiengefährten und Studiengefährtinnen führte die Wechselwirkung zwischen mäßigen Leistungsvoraussetzungen und heftigen erotischen Beziehungen zum beschleunigten und öfters irreparablen Leistungseinbruch, so bei manchen attraktiven jungen Damen, die unseren harten fachlichen Anforderungen von vornherein nur bedingt gewachsen waren.

In diesen Fällen gab es indessen tendenziell sehr sozialverträgliche individuelle Lösungen – die betreffenden Mädchen heirateten beruflich bereits fest etablierte junge, hin und wieder auch nicht mehr ganz junge Männer, schieden als glückliche Ehefrauen mit allen Ehren aus ihrem bis dahin oft nur mit größter Mühe bewältigten Medizinstudium aus. Konkret kann ich mich an die eine oder andere Verehelichung solcher Kommilitoninnen mit gut bestallten Berufsoffizieren der bewaffneten Kräfte der DDR erinnern.

Für meine männlichen Studienkollegen mit ähnlichen Problemen boten sich indessen derartige elegante Lösungen kaum an.

Gut erinnerlich ist mir das Schicksal eines Kommilitonen, der keine Herkunft aus den Klassen der Arbeiter und Bauern nachweisen konnte, folglich kein Grund- sondern nur ein Leistungsstipendium auf der Basis eines mit „gut" absolvierten Abiturs erhielt. Trotz dieser respektablen Gesamtzensur seines Oberschul-Abschlusses hatte er nach Aufnahme des Medizin-Studiums sehr bald spürbare Lernprobleme; zudem musste er als „Rotfuchs" manch taktlosen Spott über sein Äußeres ertragen.

Schon wenige Monate nach der Immatrikulation verliebte er sich auf das Heftigste in ein „bereits älteres Mädchen", das seine Zuneigung – zur Überraschung von uns unbedarften Greenhorns – erwiderte. Nach Eintritt einer Schwangerschaft heiratete der junge Mann die etwa 15 Jahre ältere Frau, die nach der Geburt des Kindes ihre vergleichsweise gut bezahlte Arbeit aufgab. Die neue Familie wollte von dem kleinen Leistungsstipendium unseres Kommilitonen und den Rücklagen seiner Ehefrau so lange ihren Lebensunterhalt bestreiten, bis er sein Studium abgeschlossen habe, als Arzt seinen engsten Angehörigen einen angemessenen Lebensstandard sichern könne.

Die Aufgabe des Arbeitsplatzes seiner Ehefrau war keineswegs leichtfertig geschehen – Krippenplätze für Kleinkinder waren Mitte der 50er Jahre auch in der DDR noch sehr rar. Viele junge Frauen, denen weder Mutter noch Schwiegermutter zur Betreuung des Nachwuchses zur Seite stand, gaben damals nach der Geburt eines Kindes auch im ostdeutschen Staat ihre Arbeit einstweilen auf. Die international vorbildliche flächendeckende Krippenversorgung wurde in der DDR erst in den 70er Jahren erreicht.

Unserem kürzlich verehelichten Kommilitonen wurden letztendlich die rigorosen Prüfungen des Physikums zum Verhängnis. Er bestand sie zwar alle, doch die Zensuren waren für eine weitere Gewährung eines Leistungsstipendiums nicht mehr ausreichend. Da er aus bereits erwähnten Gründen zum Empfang eines Grundstipendiums nicht berechtigt war, stand die junge Familie plötzlich ohne finanzielle Einkünfte da. Der Ehemann und Familienvater sah jetzt keine andere Möglichkeit zur Beherrschung der Situation, als sein Studium aufzugeben, unverzüglich einer ausreichend bezahlten Tätigkeit nachzugehen. Später soll aus ihm ein Banker geworden sein.

Schließlich gab es auch in unserem Semester Vertreter jener Studentenkategorie, die den nach dem Abitur abrupt eingetretenen Zustand ausgeprägter persönlicher Freiheit und gleichzeitig erheblich gesteigerter Lernanforderungen zunächst generell nicht zu meistern in der Lage waren, in einen ausgesprochen liederlichen Lebensstil verfielen – mit übermäßigem Alkoholkonsum, fast wahllosem Wechsel ihrer Sexualpartner usw.

Nach meiner Erinnerung kamen diese jungen Menschen gehäuft aus sehr beengten sozialen Verhältnissen, oder – ganz im Gegenteil – aus materiell ausgesprochen gut betuchten Familien.

Manch einer der betreffenden jungen Männer – Mädchen oder junge Frauen waren kaum darunter – fing sich im zweiten oder dritten Semester, konnte sich dann mit einiger Mühe im Studium halten. Bei der Mehrheit der schon sehr bald nach dem Start in das Studentendasein in ein ausgesprochenes Lotterleben, gar auf eine schräge Bahn Geratenen währte das Medizinstudium indessen höchstens zwei Jahre, bis zum allseits gefürchteten Physikum.

29. Wehe, wenn sie losgelassen...

Gewiss– auf wohl jeden von uns haben damals nach dem Start in die Studentenherrlichkeit gewisse Gefahren einer Persönlichkeitsentgleisung gelauert, und wie schnell solche allgemeinen Risiken unversehens eine sehr konkrete Form annehmen können, will ich nachfolgend an einem recht drastischen Vorfall beispielhaft schildern.

Ich war selbst in selbigen verwickelt.

Lothar Böttcher war damals der Erste aus unserem Fähnlein der sieben Aufrechten, der es irgendwie geschafft hatte, eine eigene Bude zu ergattern und zwar gegen Ende des Herbstsemesters 1953. Er wollte ein guter Kumpel sein, lud uns am Abend vor seinem offiziellen Auszug aus der Baracke zu einem zünftigen Umtrunk ein. Da er die letzten Jahre vor dem Studium bei den Uranerzförderern der „Wismut AG" gearbeitet, also gut verdient hatte, verfügte er über eine gewisse finanzielle Rücklage.

Anlässlich besagten Umtrunks zeigte er sich jedenfalls sehr spendabel, hatte acht oder neun Flaschen – Dreiviertel-Liter-Flaschen – Hochprozentigen eingekauft, von Wodka und Kornbrand bis hin zu Likör und Kräuterschnaps. Dazu war ein Kasten Bier beschafft worden, ein Laib Brot, das zu Trinkgelagen gehörende Salz, schließlich ein Stück Räucherschinken aus einem HO-Laden. Unsere komplette Stubenbesatzung wurde von ihm eingeladen, und so fanden wir uns alle an jenem denkwürdigen Tag um 21.00 Uhr in unserer Kemenate zusammen, um unseren Zimmergenossen mit Hilfe der von ihm spendierten Spirituosen – wie erbeten – zünftig aus unserer Zimmergemeinschaft zu verabschieden.

Die Zusammenkunft begann recht gelöst mit einigen einleitenden, den guten Geist unserer Gemeinschaft würdigenden Worten des edlen Spenders aller aufgetischten Köstlichkeiten, und einem doppelten

Wodka, wozu von ihm persönlich jedem von uns Brot, Salz und Schinken gereicht wurde.

Anschließend wurde mit Bier nachgespült.

Der glückliche zukünftige Alleinmieter berichtete dann in aller Ausführlichkeit über die Einrichtung seiner neuen Bleibe, über die bei der Mietabsprache getroffenen Vereinbarungen betreffs Küchenbenutzung, Sturmfreiheit usw. Dazwischen wurde immer wieder ein Hochprozentiger ausgeschenkt, nach einem kurzen Trinkspruch hinter die Binde gekippt.

Natürlich begannen spätestens nach dem vierten oder fünften Schnaps unsere Stimmen erheblich lauter zu werden. Mit Ausnahme unseres Gastgebers, der damals etwa 25 Jahre alt gewesen sein mochte – und sicherlich angesichts seines Wirkens im Bergbau einen gewissen „einschlägigen Trainingszustand" aus dem Erzgebirge mitgebracht haben dürfte – waren wir anderen allesamt blutjunge Burschen, die Alkohol bisher fast nur zu gehobenen Anlässen, und auch dann nur in minimalen Mengen genossen hatten. Bald erschien uns selbst das inzwischen sehr laut gewordene Tischgespräch dem außergewöhnlichen Anlass unseres Beisammenseins in keiner Weise angemessen, soll heißen völlig unbefriedigend. Der besonderen Weihe des Augenblicks konnte – ab sofort! – nur noch mit Hilfe stimmgewaltiger Gesangsdarbietungen entsprochen werden! Also gingen wir revolutionär zum gesanglichen Teil unserer Zusammenkunft über, begannen – immer wieder von vorn – „gaudeamus igitur", die uralte Hymne der deutschen Studentenschaft, zu singen; jeder Außenstehende hätte wohl zu Recht gesagt: zu grölen.

Der Alkoholkonsum – markant mit zunehmend unkontrolliert gebrüllten Trinksprüchen garniert – setzte sich fort, sobald auch nur die kleinste Pause in der Gaudeamus-Grölerei eintrat. Und die vielen großen Schnapsflaschen waren immer noch halb voll!

Lothar Böttcher, der von uns allen sicher am nüchternsten geblieben war, merkte allmählich sehr wohl, dass er nun tunlichst auf die Bremse treten musste, bemühte sich, die für unsere Selbstkontrolle zunehmend gefährlicher werdenden alkoholischen Freudenspender möglichst unauffällig vom Tisch verschwinden zu lassen, zumindest irgendwie außerhalb der allgemeinen Reichweite zu deponieren. Allein – es war zu spät! Trotz der bereits eingetretenen alkoholischen Benebelung wurden diese Absichten von uns sofort durchschaut. Lautstarker

Protest erhob sich. Nach dem Motto: „Spendiert ist spendiert!", wurde Lothar von uns energisch veranlasst, alle halbleeren Schnapsflaschen gefälligst auf dem Tisch stehen zu lassen!

Doch immerhin gelang es ihm, unseren völlig außer Kontrolle geratenen Saufappetit vom fatalen Schnaps weg auf das weit weniger gefährliche Bier zu lenken, so dass die Stimmung für eine gewisse Weile zumindest nicht weiter eskalierte.

Wir wandten uns nach dem kurzen und heftigen Zwischendisput wieder unseren „revolutionären Singübungen" zu.

Diese Art von Feierei mochte sich bis etwa 22.00 Uhr, oder 22.15 Uhr hingezogen haben, als wir von unseren Nachbarzimmern ausgehende heftige Schläge gegen die Trennwände der Baracke und laute Ruhe-Rufe registrieren mussten.

Die „unverschämten Ungezogenheiten" wurden – bis auf weiteres – von uns großzügig übersehen. Aber dann – plötzlich ging unsere Zimmertür auf und mit streng-strafender Miene blickten drei oder vier Vertreter der in ihrem Ruhebedürfnis gestörten Nachbarn auf unseren munter zechenden Männerchor. Der durch dieses „aggressive Verhalten" bei uns ausgelöste Reflex war beeindruckend: Die gestrengen Blicke induzierten bei uns schlagartig eine lodernde Kampfeslust; jedenfalls wurde der „Gesang" sofort abgebrochen, die ernst-vorwurfsvollen Blicke unserer Nachbarn mit einem wütenden Augenfunkeln unsererseits beantwortet. Und unmittelbar nach dem Einsetzen unseres Raus-mit-euch-Gebrülls entfernte sich die Mahnwache tatsächlich wieder, spürbar eingeschüchtert.

In diesem Moment wurde ich gewahr, dass in einer Ecke unseres Zimmers die Bretterdecke unter dem Barackendach hochgehoben worden war, wir von zwei im niedrigen Zwischenboden unmittelbar unter dem Außendach hockenden aufmerksamen Spähern beobachtet wurden!

Jetzt kamen wir richtig in Fahrt!

Ohne längeren Wortwechsel kletterten unverzüglich drei oder vier von uns – ich auch – auf unsere Oberbetten. Die beiden Späher klappten hastig die von ihnen angehobenen Bretter in ihre ursprüngliche Lage, wir klappten sie postwendend wieder nach oben, sahen zwei Jungen auf allen vieren im Zwischenboden zu ihrem Zimmer zurückflüchten; es war das übernächste Nachbarzimmer. Diese registrierte Flucht stellte uns keineswegs zufrieden, sondern heizte den bei uns ausgelösten Jagdtrieb auf das Höchste an: Nun erkletterten wir den niedrigen Raum zwischen den

Zimmerdecken und der Dachaußenhaut der Baracke, machten uns, ebenfalls auf allen vieren an die Verfolgung der beiden „Spione".

Mit knapper Not konnten die sich in den rettenden Hafen ihrer Zimmergemeinschaft flüchten.

Unser rabiates Reagieren muss dort einen gewaltigen Schock ausgelöst haben. Als wir nämlich durch die von den Spionen offen gelassene Fluchtlücke in das Zimmer der beiden blickten – es war mit zehn Mann voll belegt – wurde unser stieres Staunen keineswegs mit der Präsentation ernster oder gar vorwurfsvoller Mienen beantwortet, sondern mit fassungslosen, fast entsetzt verzerrten Gesichtern. Schließlich bekamen wir von dem einzigen älteren Studenten dieser Mannschaft in beruhigend-sachlichem Ton zu hören: „Kriecht zu eurer Bude zurück und schlaft euren Rausch aus, wir tun euch nichts!"

Worauf wir – eben noch zornentflammte Rächer der gestörten Sängergemeinschaft – gehorsam kehrtmachten.

Wir krochen also zurück, kletterten über unsere Oberbetten wieder hinunter in unser Zimmer, wo ich überrascht feststellte, dass der Fußboden unter mir plötzlich bedenklich zu schaukeln schien und ich mich irgendwie müde fühlte.

Doch unsere im Zimmer verbliebenen Sauf- und Sangesbrüder waren immer noch ziemlich rauf- und unternehmungslustig. Man diskutierte gerade, wir müssten uns unbedingt verstärken; und mir wurde aufgetragen: „Geh sofort in das Zimmer von Gerhard Schmidt, hol ihn her! Er kann auch saufen, es ist noch genug da!"

Was tat ich daraufhin? Schwankenden Schrittes begab ich mich, fast ohne eigenen Impuls, eher automatisch dem Befehl gehorchend, tatsächlich in das uns schräg gegenüber liegende Zimmer meines Kühlungsborner Freundes.

Aus eigener Erinnerung weiß ich noch, dass ich ihn dort nicht antraf. Später wurde mir erzählt, ich hätte die Tür aufgerissen und laut „Gerhard!" gebrüllt. Und als „Gerhard nicht vorhanden" war, soll ich an sein Bett getreten, die Bettdecke aufgeschlagen, mir seinen Schlafanzug gegriffen, kräftig ausgeschüttelt, dann mit der Bemerkung: „Er ist wirklich nicht da!", wieder auf das Bett geworfen, mich schließlich schaukelnd und schwankend getrollt haben.

Als ich erneut in unser Zimmer zurückkehrte, hatte sich die noch vor kurzem überkochende Kampfbereitschaft weitestgehend verflüchtigt; die Tischrunde begann sich aufzulösen. Gelegentlich immer noch sehr laute und bemerkenswert unmelodische kurze Gesangs-Soli von sich gebend, verzogen sich meine Zechkumpane und Zimmergenossen in ihre Betten.

Auch ich legte mich in mein Bett, hatte inzwischen wirklich große Schwierigkeiten mich auf meinen Beinen zu halten. Alles deutete zu jenem Zeitpunkt darauf hin, dass wir umgehend und ohne Ausnahme in einen kollektiven friedlichen Tiefschlaf entglitten sein dürften.

Aber einer von uns wollte unbedingt noch etwas aus seinem Spind holen, kroch deshalb wieder aus seinem Bett heraus, schaffte es auch, zu seinem Spind zu gelangen, doch der schwer Alkoholisierte war nicht mehr in der Lage, die Spindtür zu öffnen. Das muss meinen Kameraden jäh in einen rasenden Zorn versetzt haben, denn er packte nun seinen Schrank, und mit Flüchen wie: „Verdammter Dreckskerl!" begann er, ihn mit aller Kraft zu schütteln.

Eigenartig, diese psycho-nervale Explosion bewirkte bei verschiedenen von uns schlagartig eine Kettenreaktion – man stemmte, kurz zuvor mit Müh und Not in ein Unterbett gelangt, die Füße gegen das betreffende Oberbett, ließ Bretter und Matratzen mit Getöse durch das Zimmer auf den Fußboden krachen, untermalt von wirrem Schlachtrufbrüllen, oder auch nur noch von einem unartikulierten Lallen.

Unser lieber Lothar – der immer noch der am wenigsten Betrunkene von uns war – bekam es jetzt mit der Angst zu tun. Er packte Peter Regensburger, seinen Freund, und flüchtete – den pausenlos kichernden und stolpernden Peter hinter sich ziehend – aus unserer sich in ein furioses Chaos verwandelnden Bude. Er hat sich und seinen Hauptkumpel an jenem Abend in sein neu angemietetes Privatzimmer gerettet. Der Transport des zierlichen, aber schwer bezechten Begleiters – mit Hilfe der Rostocker Straßenbahn – muss selbst für ihn, einen körperlich kräftigen und festes Zupacken gewohnten Mann, ein hartes Stück Arbeit gewesen sein.

Bei uns ging indessen der maskuline Hexen-Sabbat weiter.

Verschiedene unserer Spinde waren bei der Möblierung unseres Zimmers mit ihrer Rückseite gegen das Fußende eines Doppelstockbettes aufgestellt worden – welch verlockende Angriffsfläche für die in den betreffenden Unterbetten Randalierenden! Nachdem die Oberbetten mit wildem Geschrei und Gebrüll in das Zimmer geschleudert worden waren, rückte einer von uns – in einem seltenen Augenblick zielstrebigen Handelns – mit seinem Körper weit zum Bettenfußende, zog seine Beine an, legte die Füße gegen die Rückwand des dort positionierten Schrankes, stemmte dann ruckartig die Beine von sich, mit dem beeindruckenden Ergebnis, dass nunmehr ein ganzer Schrank samt Inhalt in das Zimmer katapultiert wurde, wo er anschließend donnernd aufschlug.

Dieser Krawall war von neuer Qualität, mit der absehbaren Folge, dass dem ersten fliegenden Spind die weiteren folgten.

Zum Glück ist bei der völlig außer Kontrolle geratenen Randale niemand von uns ernsthaft verletzt worden, auch kein Außenstehender. Die Fensterscheiben unseres Zimmers und der Ofen blieben unbeschädigt – wahrlich purer Zufall!

Einer der letzten in den Raum geschleuderten Spinde riss bei seinem Sturz den Lichtschalter neben der Zimmertür aus seiner Verankerung, unterbrach den Stromfluss für unseren Raum, schlagartig war es um uns herum stockdunkel.

Irgendwie signalisierte das – endlich! – den Schluss der Vorstellung; es trat innerhalb kürzester Zeit Ruhe in unserem Zimmer ein.

Der eine oder andere von uns quälte sich bald darauf noch einmal aus seiner Liegestatt, stolperte und torkelte in den Toilettenraum, übergab sich heftig; ich auch. Aber dann lagen wir schließlich alle auf irgendwelchen Matratzen in unserem verwüsteten Barackenraum und fielen nun doch in den narkoseartigen Tiefschlaf der schwer Alkoholisierten.

Wir haben uns damals in recht kurzer Zeit eine erhebliche Alkohol-Vergiftung angesoffen, denn jeder von uns hatte mindestens einen halben Liter 30% bis 40%iger alkoholischer Getränke vertilgt, dazu einige Flaschen Bier, und das alles im Verlauf von nur etwa 90 Minuten.

Als ich schließlich gegen 8.00 Uhr morgens wieder aufwachte, war unser Zimmer von mannigfachem Scharchen und extremem Alkoholdunst erfüllt. Nur Karl Bennöhr saß im fahlen Dämmerlicht auf seiner Bettkante und bemühte sich, Ordnung in seine Gedanken zu bringen. Mich quälte ein gewaltiger Brummschädel und hässliches Magendrücken. Ich fühlte mich mächtig zerschlagen. Auch Karl ging es nicht besonders gut.

Wir schauten uns beide an; und dann sagte Karl, kurz entschlossen: „Los, aufräumen!“

Ich nickte, machte noch einen Gang zum WC. Dann haben wir beide, so gut es ging, zuerst die Spinde wieder an die ihnen von der Heim-Obrigkeit zugedachten Positionen gebracht. Als nächstes fingerte Karl die zerfetzte Lichtleitung unseres Zimmers notdürftig zusammen, und zum Schluss hatten wir auch aus den im Zimmer verstreut herumliegenden Elementen der Oberbetten wieder halbwegs nutzbare Schlafmöbel entstehen lassen.

Jetzt erst, nach Erledigung der wichtigsten Aufräumungsarbeiten, entschlossen wir uns zum allgemeinen Wecken und machten – gegen den wütenden Protest einiger immer noch Schlafsuchenden – alle Fenster weit auf, damit der benebelnde Alkoholdunst aus dem Zimmer zog, ungeachtet der im Freien herrschenden winterlichen Kälte.

Schließlich raffte sich die Restmannschaft dann doch auf, und mit vereinten Kräften wurden die übrigen, kleineren Auffälligkeiten infolge des Trinkgelages mehr oder weniger beseitigt.

Bitter für manchen von uns war das Ergebnis einer ersten Inspektion des inneren Zustandes der auf dem Höhepunkt des Exzesses gekegelten Spinde – manches gute Kleidungsstück war durch den ausgekippten Inhalt eines Marmeladen-Glases verdreckt worden, unverschlossen im Schrank hingestellte Getränkeflaschen hatten sich über teure Lehrbücher ergossen, manches Porzellangeschirr lag in Scherben usw.

Ich habe über den Verlauf dieses von Lothar Böttcher ganz gewiss gut und kameradschaftlich gemeinten zünftigen Umtrunks in den nächsten Monaten immer wieder nachdenken müssen, über das Verhalten von uns allen als Gruppe, und insbesondere über mein eigenes Verhalten.

Für mich ergab sich daraus eine Erfahrung für mein ganzes Leben.

Ich wusste nun aus eigenem Erleben, dass beim Erreichen vom Alkohol bedingter schwerer Rauschzustände die rationale Selbstkontrolle gegen null abrutschen kann, und dass insbesondere an Alkohol nicht gewöhnte Menschen dann unter Umständen schnell ein primitives, nur durch dumpfe Instinkte gesteuertes Gruppenverhalten entwickeln. Also: Hüte dich davor, in einen solchen Zustand zu geraten! Auch du läufst Gefahr, dann völlig die Kontrolle über dich zu verlieren! Und gib besonders Acht, dass du nicht gemeinsam mit einer ganzen Gruppe in solche Verhältnisse gelangst – die Folgen der sich entwickelnden Gruppendynamik, einer zunehmenden kollektiven Enthemmung, können sehr schlimm sein, unangenehmste Konsequenzen nach sich ziehen!

Lothar Böttchers zünftiger Umtrunk war für mich auch ein warnendes Beispiel dafür, wie unvermutet schnell man in den besagten Zustand geraten kann!

Wir haben damals – ich wiederhole mich – wirklich sehr viel Glück gehabt. Unsere eine Zeit lang erheblich angeheizte kampfbereite Stimmung zerfiel glücklicherweise infolge der rasch zunehmenden Intoxikation sehr schnell, so dass definitive, etwa tätliche Auseinandersetzungen mit Heimbewohnern aus anderen Zimmern unserer Baracke sich nicht entwickeln konnten.

Auch hat uns niemand bei der Heimleitung verpfiffen.

Am Nachmittag des folgenden Tages musste ich, zusammen mit Gerhard, wegen einer unsere Seminargruppe betreffenden Sache das Prorektorat für Studentenangelegenheiten der Universität aufsuchen. Nachdem alles geklärt und erledigt war, wandte sich die Mitarbeiterin des Prorektors an uns: „Sie gehören doch auch zum ersten Mediziner-Semester! Dem Rektor sollen heute unbestätigte Gerüchte zu Ohren gekommen sein, wonach sich vorgestern Abend ein unglaublicher alkoholischer Exzess unter Medizin-Studenten im Wohnheim Thierfelder-Straße zugetragen hat. Bitte wirken auch Sie darauf hin, dass sich Derartiges nicht wiederholt! Wir wollen, dass Sie in Ruhe studieren können, möglichst auch nicht zu verschiedenen Arbeitseinsätzen hinzugezogen werden. Doch von Ihrer Seite muss ebenfalls das dafür Nötige getan werden, Randale können wir überhaupt nicht gebrauchen!"

Gerhard und ich sicherten der Prorektorats-Dame zu, das uns Mögliche in diesem Sinne leisten zu wollen – ich war wohl immer noch zu sehr erschöpft, um vor Scham rot zu werden; trotzdem war mir die Situation ziemlich unangenehm.

Nun, die Weihnachtsferien standen vor der Tür, und nach Beginn des neuen Kalenderjahres, nach dem Start in das neue Semester, bewegten andere Themen die Gemüter.

Wir hatten eben Glück gehabt!

30. Auf nach Dierkow, zu Frau Schuldt

Nach meiner Erinnerung begann unser zweites Semester in der zweiten Januarhälfte 1954 bei bitterer Kälte. In unseren Wohnheim-Baracken herrschten damals vor allem in den frühen Morgenstunden öfters Temperaturen, die nur knapp über dem Gefrierpunkt lagen – bis etwa Mitternacht gaben die Kanonenöfen noch eine nennenswerte Wärme von sich, dann wurde es von Stunde zu Stunde kälter, und nach dem Erlöschen der Glut einige Stunden später konnte die Kälte durch die schlecht isolierenden Außenwände fast ungehemmt von unserem Zimmer Besitz ergreifen.

Verständlich, dass sich Morgentoilette und Frühstück unter diesen Bedingungen nunmehr in rasantem Eiltempo vollzogen.

Gegen Abend trat das für überheizte Baracken mit unzureichender Außenisolierung charakteristische Luft-Schichtungs-Phänomen auf – wenn man in seinem Oberbett lag, umgab einen verbrauchte, sauerstoffarme, jedoch warme Luft; wenn man sich unten am Gemeinschaftstisch niedergelassen hatte, waren spätestens nach einer Stunde die Füße trotz mehrerer dicker Wollsocken zu Eisklumpen erstarrt.

Durch diese Gegebenheiten fanden wir bestätigt: Während der jahreszeitlichen Übergangsmonate – im Herbst und Frühjahr – konnte man mit Geschick und Überlegung in unseren Baracken-Bauten ein erträglicher Mikroklima aufrechterhalten, in einem harten Winter war das jedoch unmöglich. Aber wir waren junge Kerle, haben diese Unbilden während des Winters 1954 ohne Schaden zu nehmen, überstanden, zumindest meine Stubengenossen und ich. Andererseits hatte in jenen unwirtlichen Monaten wohl jeder von uns es sich fest vorgenommen, bis zum Einsetzen der nächsten kalten Jahreszeit auf jeden Fall eine angenehmere Unterkunft zu ergattern, dem Barackenmilieu zu entkommen.

Als mich Mitte März mein Kommilitone Horst Binder – wir waren Angehörige derselben Seminargruppe – ansprach und mir anbot, mit ihm gemeinsam ein privates Zimmer in der damals ländlichen Rostocker Stadtrand-Siedlung Dierkow-West zu beziehen, nahm ich deshalb dieses überraschende Angebot erfreut und dankbar an. Ihm war über individuelle Kontakte dieser Raum als Zwei-Bett-Zimmer angeboten worden.

Ich habe mir in dieser Situation keinerlei tiefere Gedanken über die Motive der gewiss etwas ungewöhnlichen Offerte, über mögliche Konsequenzen einer solchen auf die Dauer von zumindest vier weiteren Studienjahren angelegten Zweier-Wohngemeinschaft gemacht. Die übliche Lebenserfahrung eines knapp 19-Jährigen lässt wohl derartige Nachdenklichkeit auch kaum erwarten. Bestimmte nach einiger Zeit einsetzende Entwicklungen sollten indessen offenbaren, wie unbedarft ich damals diesen Schritt getan habe; es wird im Einzelnen darauf einzugehen sein.

Einstweilen freuten Horst und ich uns darauf, eine Bleibe außerhalb des sehr frustrierenden Barackenmilieus beziehen zu können, vollzogen in gemeinsamer Hochstimmung unseren Quartierwechsel.

Unser Domizil war fortan eine Dachstube in einem Dierkower Siedlungshaus in Rostock, Dierkow-West, Ostsee-Weg 10.

In Dierkow-West standen damals fast ausschließlich Siedlungshäuser, kleine, schlicht gestaltete Einzel- oder Doppelhäuschen. Sie waren während der Weltwirtschaftskrise Ende der 20er, Anfang der 30er Jahre zu finanziell günstigen, staatlich gestützten Bedingungen für Familien mit niedrigem Einkommen errichtet worden. Gewiss – es waren aus stabilem Mauerwerk errichtete, verputzte Bauten, doch zumeist ohne Voll-Unterkellerung, mit einer dürftigen Wärmeisolierung sowohl im Boden- als auch im Dachbereich.

Wenngleich das alles ebenfalls keineswegs rundum wohlige Wärme zur Winterszeit verhieß – da wir eine Dachstube über einem Wohnzimmer beziehen konnten, hofften wir in der kalten Jahreszeit zumindest einen dezent erwärmten Fußboden vorfinden zu können.

An die Versorgungsnetze für elektrischen Strom und Wasser waren die Gebäude angeschlossen, an die Rostocker Fäkalienkanalisation hingegen nicht. Für die tägliche Erleichterung stand in diesem Gebiet der Großstadt Rostock – wie in grauer Vorzeit – nur das

Plumpsklo zur Verfügung, zumeist in einem separat neben dem Wohngebäude errichteten Schuppen untergebracht. Das traf auch für unser neues Domizil zu.

Das Zimmer war ähnlich spartanisch möbliert wie unsere bisherigen 10-Mann-Räume im Baracken-Wohnheim: zwei Betten unter den beidseitigen Dachschrägen, in der Mitte ein Tisch mit zwei Stühlen, neben der Zimmertür ein Kanonenofen, gegenüber Ofen und Tür zwei kleine, einflügelige Fenster mit Ausrichtung nach Westen. Vor unserem Zimmer befand sich ein kleiner Vorraum mit Waschtisch, Wasserkanne und Waschschüssel; direkt aus diesem Vorraum führte eine steile Holztreppe nach unten, unmittelbar bis zur Haustür.

Spürbar ungünstiger als bisher hatten wir es nun mit den täglichen Wegen zu und von den Stätten unserer akademischen Unterweisungen, den Hörsälen, Kurs- und Seminarräumen.

Der morgendliche Weg zur Straßenbahnhaltestelle der Linie „4" – die damals nach und von Gehlsdorf parallel zum rechten Warnowufer fuhr, auf einem heute weitestgehend wieder demontierten Schienenstrang – betrug etwa das Vierfache des Weges von unserer Baracke in der Thierfelder-Straße zur Sportpalast-Haltestelle. Auch für unsere jetzt täglichen Straßenbahnfahrten in das Zentrum und aus dem Zentrum war erheblich mehr Zeit einzuplanen als für die bisher relativ kurzen Touren mit den uns vertraut gewordenen Linien „1" oder „11". Zum einen war die Fahrstrecke mit der „4" erheblich länger, zum anderen wurde die damalige Warnow-Hubbrücke am Petridamm samt Straßenbahnschienen noch in den 50er Jahren bei Bedarf für größere Wasserfahrzeuge hochgezogen, was regelmäßig längere Stopps für allen landseitigen Verkehr nach sich zog. Nach glücklich vollzogener Warnowquerung zuckelten wir dann bei unserer allmorgendlichen Fahrt an der damals noch nicht abgerissenen Ruine des im Krieg zerstörten mittelalterlichen Petritores vorbei in die sogenannte östliche Altstadt Rostocks. Weiter ging es über den Alten Markt – an welchem damals unter anderem ein Schmiedemeister immer noch sein traditionelles Handwerk ausübte – vorbei an Nikolai-Kirche und Wendländer Schild, um schließlich im Bereich des heutigen Ostsee-Druck-Gebäudes das Zentrum und die Endhaltestelle der Linie „4" zu erreichen. Die Straßenbahn wendete dort mit einer großen Schleife um ein Areal, auf dem einst das durch seine Wagner-Tradition auch überregional bekannte imposante Rostocker Stadttheater gestanden hatte. Die Ruine des im britischen Bombenhagel des Zweiten Welt-krieges zerstörten Baues war inzwischen abgeräumt, das Areal als schlichte Rasenfläche gestaltet worden, in der Hoffnung, irgendwann an dieser der Muse geweihten Stätte wieder einen angemessenen städtischen Kulturtempel errichten zu können. Vor allem die alteingesessenen Rostocker registrierten später mit sehr gemischten Gefühlen die Bebauung dieses Geländes im Zentrum ihrer Stadt mit den profanen Produktionsstätten des Ostsee-Drucks.

Während meiner Studentenzeit war indessen von solchen Plänen noch nichts bekannt. Horst und ich hatten jedenfalls die „4" hier zu verlassen, den Rest des Weges zu unseren Lehrveranstaltungen entweder zu Fuß, oder – wenn die erste Vorlesung im altehrwürdigen Anatomie-Gebäude in der Gertruden-Straße stattfand – nach Umsteigen mit einer anderen Straßenbahn-Linie zurückzulegen.

Dennoch – trotz des Fortbestandes sehr komfortarmer Lebensbedingungen und der nunmehr durch die langen täglichen Wege gegebenen Umständlichkeiten sahen wir unseren Auszug nach Dierkow-West als deutlichen Schritt zum Besseren an; und die Tatsache, dass nicht wenige unserer Kommilitonen uns in diesem Zusammenhang glühend beneideten, bestärkte uns in unserer Sicht der Dinge.

Frau Schuldt, die Besitzerin der schlichten Baulichkeiten mit der postalischen Anschrift Ostsee-Weg 10, begrüßte uns am Abend unseres Einzuges mit einem kleinen Teller selbst eingelegten Sauerfleisches. Mir war ein solches Gericht bisher unbekannt gewesen, es mundete mir auf Anhieb vorzüglich.

Unsere Hauswirtin war damals etwa 40 Jahre alt. Sie war gebürtige Mecklenburgerin, entstammte einer Arbeiterfamilie, stand mit beiden Beinen fest im Leben. Ihr Ehemann war noch gegen Kriegsende als Wehrmachtssoldat ums Leben gekommen, ihre Kinder hatte sie als Kriegerwitwe in schwerer Zeit allein erziehen müssen.

Als wir in ihre Dachstube einzogen – sie sagte freimütig, dass sie den Raum der kleinen, doch für sie wichtigen Mieteinnahme wegen geräumt habe – waren ihre beiden frisch verheirateten Söhne kurz vorher aus der elterlichen Wohnung ausgezogen, so dass nur Frau Schuldt mit ihrer damals etwa 12-jährigen Tochter im Haus geblieben war. Mutter und Tochter bewohnten jetzt im Erdgeschoss zwei kleine Zimmer und einen Küchenraum.

Ihren Lebensunterhalt erarbeitete sich unsere Wirtin im Wesentlichen im Rahmen einer festen Anstellung in einem Rostocker Betrieb. Wenn wir zwei Studenten uns etwa um 7.00 Uhr morgens auf den Weg zu unseren Lehrveranstaltungen machten, hatte sie das Haus längst verlassen, um rechtzeitig an ihrem Arbeitsplatz zu erscheinen. Die täglichen Reinigungsarbeiten im Haus waren offensichtlich zu Pflichtaufgaben der Tochter erklärt worden; wenn wir einmal früher als üblich – z. B. am frühen Nachmittag – in unserer Behausung anlangten, war unsere Stube immer schon hergerichtet, bevor unsere Wirtin von ihrer Arbeit zurückgekehrt war.

31. Horst Binder, „Bimbo"

Damals, im Vorfrühling 1954, bin ich mit schlicht-naivem Optimismus zusammen mit Horst Binder nach Dierkow-West gezogen, erfreut vor allem, dass wir dem längerfristig alles andere als erquicklichen Barackenmilieu der Thierfelder-Straße entkommen waren.

Horst Binder und ich sind uns als Studenten in der gleichen Seminargruppe erstmalig im Spätsommer 1953 begegnet, hatten gelegentlich auch einmal ein kurzes beiläufiges Gespräch miteinander geführt, ohne uns indessen nennenswert nähergekommen zu sein, gar befreundet zu haben.

Ich hatte bei diesen eher flüchtigen persönlichen Kontakten den Eindruck, einen unkomplizierten, heiteren Jungen kennengelernt zu haben, der – um einige wenige Monate älter als ich – mit seinem ausdrücklichen Einverständnis von allen „Bimbo" genannt wurde. Es liegt mir daran, an dieser Stelle ausdrücklich darauf hingewiesen zu haben, dass es in den 15 Monaten unseres Zusammenlebens nie ein böses Wort zwischen uns gegeben hat, geschweige denn einen ernsthaften Streit. Wir haben als gute Kameraden unser Zusammenleben einträchtig gestaltet – doch wirkliche Freunde geworden sind wir leider nicht.

Wie schon angemerkt hatte ich mir zu damaliger Zeit keine weiteren Gedanken gemacht, weshalb dieser Junge gerade mir den Vorschlag machte, mit ihm eine Zweier-Wohngemeinschaft in einer privaten Bude zu begründen.

Wer war Bimbo?

Als wir uns im Sommer 1955 trennen mussten, wusste ich es: Ein junger Mensch, zu dem ich, wollte ich uns vergleichen, in meinem bisherigen, sicher keineswegs üppigen Leben ein ausgesprochener Glückspilz gewesen war!

Horst Binder war das älteste Kind einer einst im typischen Arbeitermilieu verankerten pommerschen Familie. Er hatte – wenn ich mich recht erinnere – zwei, möglicherweise drei jüngere Geschwister. Nur die ersten Jahre seines Lebens erfuhr er die für eine harmonische kindliche Entwicklung äußerst bedeutungsvolle frühkindliche Geborgenheit, etwa bis zu Beginn seines Schulbesuches im Jahre 1941, in dem sein Vater – wie viele andere Männer unserer Vätergeneration – den Soldatentod starb. Auf die soziale Situation der Familie hatte dieses Ereignis erhebliche Auswirkungen.

Im Winter 1945 musste seine Mutter mit Bimbo und seinen kleinen Geschwistern vor der heranrückenden Ostfront aus ihrer pommerschen Heimat fliehen; bei einem Fliegerangriff auf den Flüchtlingstreck kam sie ums Leben, Bimbo und seine Geschwister überlebten das Massaker, waren hinfort Vollwaisen. Der damals 10-jährige Junge sah sich gegenüber den Kleinen unvermittelt in eine außerordentliche Verantwortung gestellt, die er sofort voll wahrnahm – er erreichte, dass die jetzt nur aus unmündigen Kindern bestehende Restfamilie nicht auseinandergerissen wurde, sich nach Ankunft auf mecklenburgischem Territorium unter das Dach einer Hilfseinrichtung der Evangelisch-lutherischen Landeskirche retten konnte. Erst in den letzten Jahren vor Abitur und Beginn des Medizinstudiums, als sich auch für seine jüngeren Geschwister eine klare berufliche beziehungsweise weiterführende schulische Perspektive abzuzeichnen begann, fühlte er sich ein wenig aus seiner besonderen Verantwortung für sie genommen.

Ich besaß also jetzt einen Zimmerkameraden, dem eine normale Persönlichkeitsentwicklung im Kindheits- und frühen Jugendalter zum großen Teil verwehrt gewesen war. Dieser von Horst Binder unter Beweis gestellten uneigennützigen, gar aufopfernden Grundhaltung gegenüber seinen Geschwistern konnte – und kann – ich nur höchsten Respekt zollen.

Andererseits – in unserem Zusammenleben wirkte es sich für unsere bilateralen Beziehungsstrukturen von Monat zu Monat stärker aus, dass dieser Junge bestimmte allgemeine Reifeprozesse nicht oder nur rudimentär hatte erfahren können, auch wenn es in seinem neuen Heimatort einen sehr bemerkenswerten Pfarrer gab, der sich, weit über die Wahrnehmung kirchlicher seelsorgerischer Fürsorge hinausgehend, um Horst und seine Entwicklung nachhaltig bemüht, schließlich dafür Sorge getragen hatte, dass er sein Abitur ablegen und ein Medizinstudium aufnehmen konnte. Bimbos ausschließlich im Heimmilieu vollzogene Persönlichkeitsreifung, die von Verantwortung überladene Sonderstellung gegenüber seinen jüngeren Geschwistern hatten wohl trotzdem erheblich dazu beigetragen, dass manche, einen Halbwüchsigen typischerweise beschäftigenden Fragen von und mit ihm nicht mit jener Intensität erörtert worden waren, wie ich es in meiner Oberschulzeit in vielen gemeinsam verbrachten Stunden mit Gerhard Schmidt und anderen Schulkameraden, noch früher mit Klaus Praefcke und Rolf Schulz getan hatte.

Vermutlich spürte auch unser Bimbo bei sich diesbezügliche Defizite und wahrscheinlich hoffte er, sie durch das Zusammenleben mit mir im Laufe der Zeit ausgleichen zu können, machte mir wohl deshalb im März 1954 das Angebot, mit ihm zusammenzuziehen.

Aber diese Erkenntnisse reiften bei mir leider erst spät, zu spät, als dass ich sie noch wirksam in meinem Alltagsverhalten gegenüber meinem Zimmergenossen hätte umsetzen können. Damals meinte ich, Bimbo sei in seinem Reifungsprozess eben etwas zurückgeblieben, was sich sicherlich früher oder später quasi von selbst korrigieren werde. Seine diversen, aus meiner damaligen engen Sicht als unwichtig-nichtig beurteilten Diskussionsanstöße, die deshalb bei mir auch kaum die von ihm erhoffte Reflexionsintensität auslösten, erkannte ich lange nicht als versteckte Bitten um Unterstützung beim Schließen seiner Entwicklungslücken, was sie – meiner heutigen Meinung nach – sicherlich waren. Um diese Zusammenhänge von vornherein zu erkennen, war auch ich im Jahre 1954 noch zu unreif, besaß ich zu wenig Lebenserfahrung.

So kam es, dass wir uns in allen Sachfragen schnell ein fast konfliktfreies Zusammenleben organisierten, ich meinem Stubengefährten bei manchen fachlichen Problemstellungen einen gewissen Beistand geben konnte, im Herbst 1954 dennoch mehr und mehr zur Auffassung tendierte, wir beide spielten zwar im gleichen Orchester, waren aber in eindeutig unterschiedlichen Tonlagen zu Hause. Wie gesagt – wir waren von Anfang an gute Kameraden und blieben es bis zum Ende unserer Zimmer-Genossenschaft, doch für eine echte Freundschaft zwischen uns fehlte die erforderliche Masse an emotional-inhaltlicher Substanz.

Da mein Stubenkamerad auch sonst nirgends einen ihm angemessenen Partner fand, zu alledem ein von ihm sehr verehrtes, aus gemeinsamer langjähriger Heimgemeinschaft sehr vertrautes Mädchen – eine Studienkollegin von uns – sich in einen schneidigen Offiziersschüler verliebte und diesen bald nach seiner Erhebung in den untersten Offiziersdienstgrad heiratete, begann Horst nach einem halben Jahr unseres Zusammenlebens zunehmend mir befremdliche Verhaltenseigentümlichkeiten zu entwickeln, die letzten Endes in einer schlimmen, seine gesamte Lebensperspektive entscheidend verändernden Entgleisung mündeten. Dazu später, an passender Stelle mehr.

Nicht unerwähnt sollte bleiben, dass Bimbo damals ein eher schmächtiger, etwa 1,65 Meter großer Junge war – sicherlich eine in bestimmter Hinsicht sehr zähe Persönlichkeit, aber keineswegs eine imposante Erscheinung. Er gewann überall mit seinem augenscheinlich offen-heiteren Wesen auf Anhieb Sympathien, allerdings von einer eher flüchtigen Art. Vermutlich sehnte er sich damals intensiv nach deutlicher Beachtung und Anerkennung, empfand die übliche freundlichbeiläufige Registrierung seiner Existenz als sehr unbefriedigend. Auch diese Erkenntnis hat sich bei mir erst sehr spät eingestellt. In unserem zweiten Semester waren zudem noch keinerlei deutliche Vorboten seiner späteren Entwicklung zu erkennen.

Recht bald nach unserem Einzug in die Dierkower Kemenate bei Frau Schuldt begannen wir, uns in trauter Zweisamkeit intensiv auf den ersten Abschnitt der ärztlichen Vorprüfung vorzubereiten, auf das sogenannte Vorphysikum.

Als wir Studenten aufgefordert wurden, uns nach eigenen Präferenzen zu Prüfungsgruppen zusammenzufinden – zu jeweils vier in einer Gruppe – war ich gedankenlos genug, mich in rationaler Abwägung potentieller Prüfungsrisiken mit Gerhard Schmidt und zwei anderen leistungsstarken Jungen meiner Seminargruppe zusammenzutun, auf Horst dabei keinerlei Rücksicht nehmend. Gewiss – von ihm war, anders als bei unserem Auszug aus dem Studentenheim, diesmal kein eindeutiger diesbezüglicher Vorschlag gekommen. Heute bin ich überzeugt, dass er nunmehr den entsprechenden Vorschlag von mir erwartet hatte, gerne mit mir in das Examen gegangen wäre. Manche begangenen Kränkungen erkennt man leider erst in rückschauender Betrachtung.

32. Vorphysikum

Wie auch immer – ich habe sowohl mein Vorphysikum als auch ein Jahr später mein Physikum gemeinsam mit meinem alten Freund aus Kühlungsborner Tagen, mit Gerhard Schmidt, sowie mit Hans Bellin – Hannes – und mit Udo Schrodt absolviert.

Auch Hannes war – wie Bimbo – gebürtiger Hinterpommer, auch er hatte – wie Bimbo und Gerhard – seinen Vater im Krieg verloren. Wir haben später während unserer beruflichen Laufbahn stets einen lockeren Kontakt zueinander unterhalten. Am Ende seiner ärztlichen Karriere war er der in Fachkreisen bundesweit bekannte und hoch dekorierte Kardiologe Prof. Dr. med. habil. Hans Bellin.

Udo war der Sohn eines einst in Schlesien ansässigen Juristen. Nach dem Physikum wurde er veranlasst, sein Medizinstudium in Magdeburg fortzusetzen, wo er auch sein Staatsexamen ablegte. Selbst als er später – als Gynäkologe – am westmecklenburgischen Bezirkskrankenhaus in Wismar eine leitende Position übernahm, ist es zwischen uns beiden nicht wieder zu einer Kontaktaufnahme gekommen. Gerhard dagegen hat sich gelegentlich mit ihm getroffen; zwischen den beiden hatte sich während Udos Rostocker Zeit eine nähere Verbindung entwickelt.

Wir haben alle damals das Vorphysikum locker hinter uns gebracht. Mit einem Zensurendurchschnitt von 1,5 konnte ich mir mein Leistungsstipendium des ersten Studienjahres auch für das zweite Studienjahr sichern.

Horst, der in einer anderen Prüfungsgruppe zu den Examina hatte antreten müssen, kam auch im ersten Anlauf durch alle Prüfungen, allerdings mit einem deutlich schwächeren Zensurendurchschnitt. Da er gemäß Sozialklassen-Klassifikation der Universität fest als „Arbeiterkind" eingeordnet worden war, lag die Höhe seines Stipendiums trotzdem nicht unter meinen monatlichen Bezügen.

272

Nachdem wir mit dem Vorphysikum die erste nennenswerte Hürde auf unserem langen Weg zum ärztlichen Beruf genommen hatten, war von uns das seit alters her im deutschen Humanmedizin-Studium nach erstem Studienjahr und Vorphysikum vorgesehene mehrwöchige Pflegepraktikum abzuleisten, in Form eines Dauereinsatzes als Hilfspfleger in einem Krankenhaus, ohne jegliche zusätzliche Entlohnung.

33. Pflegepraktikum im Kreiskrankenhaus Kühlungsborn, Sommer 1954

Gerhard und ich absolvierten unser obligatorisches Pflegepraktikum im Sommer 1954 am Kreiskrankenhaus Kühlungsborn, also in unserem vertrauten Heimatort.

Nach meiner Blinddarm-Operation im Frühjahr 1949 hatte sich Kühlungsborns Krankenhaus-Landschaft erheblich verändert.

Die sogenannte stationäre medizinische Akutversorgung der Bevölkerung war verlagert worden, aus dem einstigen Union-Hotel am Bülow-Weg, der heutigen Ostsee-Allee, einen knappen Kilometer in Richtung Westen, in das ehemalige und vermutlich auch zukünftige große Kurhaus des Ortes, gleichfalls an der heutigen Ostsee-Allee gelegen.

Ob die Straße damals ihre Bezeichnung Stalin-Allee bereits verloren und schon ihre zu späteren DDR-Zeiten geltende Titulierung als „Straße des Friedens" erhalten hatte, weiß ich nicht mehr.

Hinter dem jetzt als Kreiskrankenhaus neu hergerichteten Gebäude lagen bewegte Jahre.

Einst als eines der repräsentativsten Hotels des Ortes errichtet, war es im Krieg – wie viele andere größere Hotels Kühlungsborns – zum Reservelazarett umfunktioniert worden. Als solches hatte ich es bei meinem ersten Besuch an der mecklenburgischen Ostseeküste im Sommer 1943 kennengelernt – tarngrün angestrichen und mit einem gewaltigen roten Kreuz auf dem Dach. In seiner einst wegen des angrenzenden Stadtwaldes begründeten grünen Tarnfarbe steckte das Haus auch noch längere Zeit nach dem Untergang des Dritten Reiches. Nachdem es im Verlauf des Frühjahres 1945 von allen noch in ihm nach der deutschen Kapitulation verbliebenen Verwundeten geräumt worden war, hatte man die vielen Bettenzimmer mit

Flüchtlingsfamilien, Vertriebenen und Ausgewiesenen belegt.

Der sich südlich an den dominanten, längst der Straße gelegenen Hauptbau anschließende, ebenfalls recht große Saalbau – einst den prunkenden Ball-Saal des Ensembles aufnehmend, während der Lazarett-Zeit Hauptkantine des Hauses – erfuhr eine weitere herabwürdigende Metamorphose, indem er zum zentralen Getreide-Speicher des Ortes umfunktioniert wurde. An der Ostseite des Saalbaus errichtete man nun eine lange, stabile Rampe, über die sich alsbald die An- und Auslieferungsprozeduren der landwirtschaftlichen Erzeugnisse aus Kühlungsborn und Umgebung abspielten. In einigen Seitenräumen nahm ein örtlicher Unternehmer eine Holzpantoffel-Produktion auf.

Auch im imposanten Baukörper des Bettenhauses vollzog sich Eigenartiges – in seinem Souterrain etablierte sich, 1946 oder 1947, die schnell in der ganzen Region zu einer ominösen Berühmtheit aufsteigende „Traumland-Bar". Im besagten Etablissement war vieles zu haben, was in jener kargen Zeit auf legale Manier kaum zu bekommen war, einzig und allein für horrende Reichsmark-Zahlungen – von opulenten Menüs, über edle Spirituosen und amerikanischen Zigaretten, bis hin zu „immateriellen Dienstleistungen" von routinierten und versierten Repräsentanten des uralten Gunst-Gewerbes beiderlei Geschlechts. Ende der 40er Jahre war das Unternehmen „Traumland-Bar" – recht plötzlich – eines Tages wieder verschwunden.

Und jetzt – im Sommer 1954 – präsentierte sich das ganze Gebäude als Kreiskrankenhaus Kühlungsborn, als Zentrum der medizinischen Versorgung aller Einwohner des unlängst konstituierten Kreises Bad Doberan.

Natürlich hatte man in diesem Zusammenhang die Zweckentfremdung des einstigen Kurhaus-Saalbaus als Getreidespeicher beendet, auch die dortige Holzpantoffel-Produktion war eingestellt worden. Die spätere Nutzung seines erheblichen Raumkubus für Krankenstationen und einen ansprechenden Speiseraum – nach Einziehung von Zwischendecken – war damals bereits vorgesehen, die Küchenräume in seiner untersten Funktionsebene waren zur gleichen Zeit mit der Wiedereröffnung des ganzen Komplexes als Kreiskrankenhaus sogar betriebsbereit fertiggestellt worden.

Dem Inneren des Bettenhauses ließ man eine intensive malermäßige Instandsetzung angedeihen; meines Wissens wurden bei dieser Gelegenheit die Fußböden mit neuem Linoleum belegt, manche Tür und

manches Fenster ausgetauscht. Endlich wurde zudem der grüne Tarn-
anstrich überpinselt, alles in ein leuchtendes Weiß getaucht.

Gerhard und ich traten also in einem von Grund auf erneuerten Objekt
unseren Praktikums-Dienst an – doch ein für den Patiententransport
geeigneter Aufzug war im Sommer 1954 im gesamten schönen neuen
Krankenhaus nicht verfügbar!

Dieser Umstand war gewiss ein zusätzlicher Grund, kräftige junge
Männer – wie meinen Freund und mich – als unbezahlte Hilfspfleger
besonders willkommen zu heißen. Wegen des bereits damals generellen
Mangels an männlichem Pflegepersonal mussten sich auch oft Krankenschwestern mit dem im neuen Haus ausschließlich mittels menschlicher Muskelkraft zu bewerkstelligenden Transport der Frischoperierten
aus dem Operationssaal, über die Flure und Treppen des Gebäudes, in
die Bettenstationen der oberen Geschosse abplagen. Mit unserem Erscheinen, mit der sofortigen Delegierung dieser Patienten-Transport-
Arbeiten an uns, trat somit für die Schwesternschaft eine spürbare Ar-
beitserleichterung ein. Man begegnete uns jedenfalls überall sehr aufgeschlossen und freundlich.

Wir waren bestimmten Stationen zugeteilt, direkt den für diese Stationen verantwortlichen Stationsschwestern unterstellt worden. Den
Inhalt der von uns, neben der Patienten-Schlepperei, erwarteten Arbeiten hatten wir schnell erfasst, und so konnte man uns schon nach der
ersten Einarbeitungswoche flexibel einsetzen – Patientenbetten herrich-
ten, Fäkalien der Gehunfähigen beseitigen, Tabletten ausgeben, Essen
verteilen und Geschirr abräumen, Puls und Temperatur messen, Patienten zu speziellen Untersuchungen bringen und abholen usw.

Vermutlich hatten im neuen Krankenhaus des landschaftlich ungemein reizvoll gelegenen Ostseebades alle Schwestern-Planstellen
schnell besetzt werden können, so dass – von männlichen Pflegern
abgesehen – kein echter Personalmangel bestand, jedes Mitglied des
Pflegepersonals gewiss sein tägliches Arbeitspensum zu leisten hatte,
aber auch manches Viertelstündchen für Gespräche über alles Mögliche abfiel, unter anderem über Patientenschicksale, Lebensperspek-
tiven, Bewältigung von Alltagsproblemen, Ost-West-Vergleiche usw.
Ein guter Teil der Krankenschwestern war kaum älter als wir, oder
gar gleichaltrig. Ich habe damals aus solchen Gesprächen erheblichen Gewinn gezogen.

Eines der geläufigsten Argumente für das obligatorische Pflegepraktikum nach dem ersten Studienjahr war und ist die Forderung, dass junge Ärzte unbedingt die Arbeitswelt der nach dem Studienabschluss ihnen unterstellten Angehörigen der Heil- und Pflege-Berufe kennengelernt haben sollten. Diese Argumentation hat – meiner Erfahrung nach – ihre volle Berechtigung.

Mir vermittelte mein Pflegepraktikum zudem für meine Persönlichkeitsentwicklung ungemein wichtige Erlebnisse und Eindrücke auch anderer Art. Ich befand mich im Sommer 1954 zum ersten Mal in meinem Leben für einen gewissen Zeitraum Tag für Tag in einer sozialen Gruppe, die mit echter Erwerbsarbeit befasst war, als ein von dieser Gruppe voll anerkanntes und in ihrem realen Arbeitsleben voll gefordertes Mitglied. Sicherlich – das Arbeiten an sich war mir in meinem jungen Leben keineswegs fremd geblieben, doch was ich jetzt als Praktikant zu leisten hatte, war weder die von früher Jugend an von mir abverlangte stille Einzelarbeit, noch das stundenweise Arbeiten im Familienkreis, unter unmittelbarer Anleitung meiner erwachsenen Angehörigen, wobei ich mich allein in Anbetracht der weiterwirkenden innerfamiliären Hierarchie keineswegs als gleichrangig ansehen konnte. Und mit der Lernarbeit an Schule und Universität war die Arbeit im Pflegepraktikum schlechterdings unvergleichbar – allzu different waren Handlungsmerkmale, Aufgabenstellungen, Arbeitsbedingungen. Wir wurden im Kühlungsborner Krankenhaus nicht nur schnell in das von uns zu vollziehende individuelle Handeln eingewiesen, sondern zugleich umfassend und zügig in die Gesamtheit der auf Station anstehenden Arbeitsabläufe integriert, und – was sehr wichtig war – von der uns umgebenden Gruppe w i r k l i c h a k z e p t i e r t. Was die Krankenschwestern uns an konkreter Pflegeerfahrung zweifellos generell voraus hatten, uns immer gerne weitervermittelten, das konnten wir durch waches und allseits erwünschtes geistiges Mitarbeiten zumindest in einzelnen Details ein wenig relativieren – vor allem gegenüber den selbst am Anfang ihrer Berufskarriere stehenden jungen Schwestern –, häufig mit einem Erkenntnisgewinn für alle Seiten. Es war jedenfalls für mich – und wohl auch für die anderen Pflege-Praktikanten – ein schönes Gefühl, gemeinsam mit vielen anderen in einem gut organisierten Arbeitsprozess einen eigenen, persönlichen Part bei der Lösung von in der Öffentlichkeit hoch anerkannten Leistungsaufgaben erbringen zu können, frei von nennenswertem Konkurrenz- und Rivalitätsstreben.

Nachdem ich mein Praktikum im Krankenhaus abgeleistet, dafür eine gute Beurteilung erhalten hatte, verblieb mir bis zum Beginn meines neuen, des dritten Semesters im September noch etwas echte Ferienzeit.

Ich versuchte, mich zu Hause – vor allem im Schrebergarten meiner Eltern – nützlich zu machen, ich schmökerte auch viel.

Bei ausgesprochen gutem Wetter ging ich gelegentlich nachmittags an den Strand, zu der gleichen Stelle, an der ich im letzten Sommer mit meinem damaligen Haufen sehr schöne Tage verbracht hatte. Allein – dort traf ich nun auf eine andere kleine Welt. Den einen oder anderen aus der alten Truppe zog es wie mich hin und wieder an den Ort unserer vorjährigen Sommerfreuden, doch wenn sich einmal drei oder vier vertraute Gesichter – mich eingerechnet – zusammenfanden, dann waren wir schon viele. Unser vertrauter Badeplatz vor Haus Sonneneck im Bereich der einstigen Badeanstalt war jetzt überwiegend von anderen jungen Leuten belegt. Natürlich tauschten wir „Alten" uns über unsere Erfahrungen in unserem ersten Studienjahr aus, sprachen über dies und jenes. Doch wir haben es wohl alle gespürt – der Sommer des Jahres 1953 war etwas Einmaliges gewesen, für die große Mehrheit der jungen Menschen im Osten Deutschlands, und insbesondere für uns damalige Abiturienten. Jetzt hatte uns der Gang der Dinge in zum Teil sehr unterschiedliche, durchweg anspruchsvolle Ausbildungsanforderungen und sonstige Leistungspflichten eingebunden.

Zudem – die besondere Euphorie des August 1953 war nicht nur bei uns wieder nüchterneren Sichtweisen gewichen.

Gerhard konnte sich auch nach dem Ende unseres Praktikums nur selten am Strande sehen lassen – er musste selbst an den letzten Augusttagen tüchtig bei der Getreideernte auf dem Hof seines Onkels aushelfen.

34. Das dritte Semester beginnt – und ich „verliebe" mich in die Physiologie!

Pünktlich am ersten Montag des Monats September 1954 begann unser zweites Studienjahr beziehungsweise das dritte Semester unseres Medizinstudiums mit verschiedenen inzwischen vertrauten und zwei neuen Fächern: „Physiologie" und Physiologische Chemie". Auch für diese Fächer war am Ende des zweiten Studienjahres die Abschlussprüfung abzulegen. Ihr Bestehen gehörte damals im deutschen Universitätsleben zu den zwingenden Voraussetzungen für ein Absolvieren des Physikums, der Ärztlichen Vorprüfung, die den Weg zu den klinischen Semestern, somit letztlich zum Medizinischen Staatsexamen und zum Ausüben des Arztberufes öffnete.

Insbesondere die Physiologie hat es mir im Herbst 1954 bereits mit den ersten von mir in diesem Fachgebiet gehörten Vorlesungen angetan, mich außergewöhnlich stark angezogen. Unser ausgezeichneter Kühlungsborner Biologieunterricht im 11. Schuljahr, gegeben von Herrn Zülow – als Generalthema stand der Mensch im Lehrplan – bildete für Gerhard und mich eine sehr stabile Grundlage für die jetzt von uns im akademischen Fach Physiologie zu erarbeitenden Stoffinhalte, wir konnten so den Vorlesungen von Beginn an mühelos folgen.

Mindestens genau so bedeutsam für meine damalige Physiologie-Begeisterung war, dass ihr Fachvertreter, der spätere Prof. Dr. med. habil. Axel Beckmann, sich als wahrer Meister der Didaktik erwies.

Seinerzeit war er in der Stufenleiter der akademischen Karriere noch nicht ganz so weit gelangt, gab uns seine Lektionen als Oberarzt (OA) und kommissarischer Institutsdirektor.

OA Beckmann faszinierte uns in den Jahren 1954/55 wegen seiner außerordentlich einprägsamen Vortragsform, die den menschlichen Organismus als „genial instrumentalisiertes Orchester biologischer

Virtuosität" erscheinen ließ. Es dauerte nicht lange, und ich begann mich ernsthaft mit dem Gedanken zu beschäftigen, nach dem Staatsexamen eine akademische Laufbahn in diesem Fach anzustreben.

Das verfügbare schriftliche Lehrmaterial zur Physiologie wurde nun von mir in der Regel besonders intensiv durchgearbeitet, wobei – ich muss es eingestehen – mich nicht alle ihre Teilgebiete mit gleicher Intensität anzogen, wie die inneren Organe; sie faszinierten mich besonders. Für eine damals gleichfalls von mir als berufliches Fernziel erwogene Internisten-Karriere wären subtile Kenntnisse in diesen Belangen gleicherweise sehr wichtig gewesen.

Als Oberarzt Dr. Beckmann eines Tages gegen Ende seiner Vorlesung an uns Studenten die Bitte richtete, sich als Freiwillige für eine bestimmte wissenschaftliche Untersuchungsreihe zur Verfügung zu stellen, gehörte ich selbstverständlich zu den Ersten, die sich meldeten.

Es verging einige Zeit, der Vorfrühling unseres Physikum-Jahres 1955 war bereits angebrochen, doch dann wurde auch ich zu einer Einweisung in das Sekretariat des Universitäts-Instituts für Physiologie gebeten. Bei der Versuchsreihe, in die ich als Versuchsperson eingegliedert wurde, ging es um die wechselseitigen Beziehungen zwischen bestimmten funktionalen Parametern des menschlichen Organismus im Falle einer mäßigen allgemeinen Alkoholisierung.

Als mir diese Details mitgeteilt wurden, musste ich an unser erst etwas über ein Jahr zurückliegendes großes Besäufnis im Studentenwohnheim Thierfelder-Straße kurz vor Weihnachten 1953 denken, das Geschehen jenes Abend war mir in allen Einzelheiten noch in sehr lebhafter Erinnerung. Ich wusste also, auf was ich mich bei der mir angetragenen Versuchsteilnahme einließ. Indessen fühlte ich mich durch besagte Erfahrung für das geplante kleine wissenschaftliche Abenteuer dann doch eher gewappnet als abgeschreckt. Nach kurzer Überlegung sagte ich meine Mitarbeit zu.

Es wurde verabredet, ich solle an einem der nächsten Tage abends, kurz vor Dienstschluss, mit Zahnbürste und Rasierzeug im Instituts-Sekretariat erscheinen, dort einen Gebäude-Schlüssel und den Schlüssel für mein Übernachtungszimmer im Instituts-Gebäude in Empfang nehmen. Ich wurde außerdem gebeten, am Vortag des Versuches keinen Alkohol zu mir zu nehmen, auch nicht in Kleinstmengen, zum Beispiel in Form von Cognac-Bohnen. Nun, so etwas gehörte ohnehin nicht zum regelmäßigen Konsum eines Studenten jener Zeit. Am Abend vor dem Versuch sollte ich mich spätestens um 22.00 Uhr zur Nachtruhe auf die hiefür hergerichtete Liege betten, nach dem morgendlichen Aufwachen absolut nüchtern bleiben, also vor dem Versuch nichts essen und nichts trinken. Nach meiner Erinnerung sollte dieser dann von 6.00 Uhr morgens bis etwa 12.00 Uhr mittags durchgezogen werden. Mir wurde auch noch gesagt, ich werde am Versuchstag vermutlich erst gegen Abend mich wieder in der Lage fühlen, ohne Schwierigkeiten meinen sonstigen Obliegenheiten nachzugehen.

Nun ja, ich war also gut beraten, mich hinsichtlich des Versuches auf ein mittleres wissenschaftliches Alkoholisierungs-Abenteuer einzustellen.

Ich kann mich noch gut daran erinnern, dass ich mich am vorgesehenen Versuchs-Vorabend im Sekretariat des Instituts für Physiologie erneut einfand, die Schlüssel entgegennahm, zunächst meine Schlafstatt der nächsten Nacht in Augenschein nahm. Es war doch schon ein etwas eigenartiges Gefühl, als möglicherweise einzige lebendige menschliche Seele im großen altehrwürdigen Institutsgebäude, Ecke Gertruden-Straße/Patriotischer-Weg zu übernachten – gemeinsam mit den vielen für die Anatomie-Ausbildung benötigten Formalin-Leichen im Keller des Hauses.

Als ich aus dem Fenster meiner Unterkunft blickte, wurde ich Zeuge eines Vorganges, den ich in dieser Ausführlichkeit bisher noch nicht hatte beobachten können. Auf dem Gelände der alten – damals noch als solcher betriebenen – Medizinischen Universitätsklinik stand im nördlichen Winkel besagten Terrains, damit gegenüber den Instituten für Anatomie und Physiologie, ein garagenähnliches Gebäude, das der Parasiten-Bekämpfung bei Pferden vorbehalten war. Und in dieses Gebäude wurde nun ein friedlicher Gaul bugsiert, mit seinem Hinterteil voran; anschließend verschloss man es mit einer massiven Tür. Nur der Kopf des Pferdes ragte nach draußen, in der Tür war dafür eine entsprechende Aussparung vorhanden. Den Raum zwischen Pferdehals und Ausguck dichtete man gründlich ab, und schließlich wurde der Körper des Tieres im Gebäude-Inneren mit einem Parasiten-Vertilgungsmittel umnebelt. Trotz aller Abdichtung war das an einigen kleinen Wölkchen zu erkennen, die neben dem Pferdehals entwichen.

Nachdem ich mir das alles interessiert angesehen hatte, verließ ich noch einmal das Institut, machte einen kleinen Bummel durch die frühabendliche City Rostocks, die fast vor der Tür meines Quartiers begann. Irgendwie baute sich nun doch eine kleine innere Spannung bei mir auf – es war schließlich das erste Mal, dass ich Versuchsperson spielte. Nach einem knappen Stündchen kehrte ich zu meiner Lagerstatt zurück, schlief ungeachtet des ungewohnten Milieus recht gut und ohne Unterbrechung bis gegen Morgen durch.

Als man mich um 5.30 Uhr zur Vorbereitung auf den für 6.00 Uhr angesetzten ersten Versuchsgang wecken wollte, war ich bereits erwacht. Ich erledigte in aller Ruhe meine Morgentoilette und wurde dann kurz vor 6.00 Uhr pünktlich von einer Laborantin abgeholt, in das eigentliche Versuchszimmer geführt, von Oberarzt Dr. Beckmann freundlich begrüßt. Er nahm verschiedene ärztliche klinische Untersuchungen an mir vor – horchte mich ab, betastete meinen Bauchraum, klopfte Wirbelsäule und Nierengegend ab usw., nahm mir einige Reagenzgläser Blut ab und dann bekam ich einen 100-ml-Becher mit einem wirklich schauerlichen Gesöff zu trinken. Es war reiner Alkohol, den man mit einer streng definierten Menge destillierten Wassers versetzt hatte. Ich trank das Zeug weisungsgemäß aus, wurde für den Rest der Stunde entlassen; bis 7.00 Uhr sollte ich mich wieder hinlegen.

Auf einem kleinen Tisch meines Refugiums hatte man inzwischen verschiedene Literatur platziert: eine Tageszeitung, etwas Fachliteratur, auch etwas Belletristik. Der Alkohol wirkte – trotz meines leeren Magens – keineswegs schlagartig und ich begann, mir mit einem gewissen Interesse die Tageszeitung anzusehen. Doch nach etwa 20 Minuten spürte ich langsam, dass ich für ein sachliches Erfassen der mehr oder weniger banalen Tagesnachrichten mich erheblich anstrengen musste. Der getrunkene Alkohol begann zu wirken.

Ich will meine zunehmende Benebelung nicht allzu episch breit ausmalen: man holte mich jedenfalls stündlich zu Blutdruck- und Puls-Kontrolle, Blutabnahme und Verabfolgung meines nächsten Stunden-Trunkes in das Versuchszimmer. Spätestens nach der dritten Schnapsladung hatte ich jedes Interesse an den für mich bereitgelegten Druckerzeugnissen verloren, döste nur noch vor mich hin. Dabei vollzog sich an mir in Bezug auf einen bestimmten Sachverhalt höchst Eigenartiges, meines Erachtens Berichtenswertes: Das von mir zu Beginn der Versuchsreihe nur mit erheblichem Widerwillen konsumierte schauerliche Gesöff aus reinem Alkohol und destilliertem Wasser schmeckte mir von Stunde zu Stunde besser, schließlich fragte ich sogar, bereits erheb-

lich benebelt, ob ich nicht noch einen zweiten Becher bekommen könne. Selbstverständlich wurde mir das verweigert.

Zwischen den letzten Untersuchungen bereitete es mir erhebliche
Mühe, nicht einzuschlafen, mich der gegebenen Weisung entsprechend
wach zu halten. Als ich schließlich zur letzten, der Schlussuntersuchung
wankte, war ich, wie vermutlich gemäß der Konzeption des mit mir
vollzogenen Experiments vorgesehen, von den sechs 100-ml-Bechern
des wissenschaftlich definierten alkoholischen Getränks stark alkoholi-
siert, konnte in meinem betrunkenen Zustand kaum noch verstehen
und erfassen, was zu mir gesagt wurde. Ich hatte den Eindruck, dass in
meiner Gegenwart nur noch unverständliches Zeug geflüstert wurde,
gab – wie mir später berichtet wurde – mit dröhnender Trompeten-
stimme Antwort auf an mich gerichtete Fragen.

Was im Einzelnen für Oberarzt Dr. Beckmann die Veranlassung
war, dieses für den Versuchsleiter gewiss nicht überraschende Verhalten meinerseits damals zu thematisieren, weiß ich nicht. Ich kann mich
jedenfalls dunkel daran erinnern, dass er – vermutlich eher beiläufig –
während seiner Manipulationen meinte: „Herr Akkermann, Sie brau-
chen doch wirklich nicht so laut zu brüllen, wenn Sie etwas zu sagen
haben!" Mein alkoholisch benebeltes Gehirn interpretierte diese Äußerung sofort als Verbalattacke, alle im Raum Befindlichen bekamen von
mir zu hören: „Was, ich soll angeblich brüllen? Das zu behaupten, ist
eine Frechheit! Ich brülle nicht! Aber Sie sollten gefälligst lauter reden, damit man Sie versteht!" Und nach einer kurzen Pause: „Da sehen
Sie es, Herr Oberarzt, was Sie mit Ihrem verdammten Schnaps anrich-
ten! Allerdings – er schmeckt jetzt wirklich gut! Von mir aus können
wir den Versuch weiter fortsetzen!" Der Oberarzt blieb ruhig und
freundlich, lächelte mich an, sagte, jetzt ebenfalls recht laut: „Das ist ja
sehr nett von Ihnen, doch jetzt sollten Sie sich hinlegen und erst einmal
gründlich ausschlafen, bevor Sie nach Hause fahren! Über eine Fortsetzung des Versuches können wir vielleicht später reden."

Meine Reaktion soll in einem überlauten „In Ordnung!" bestanden
haben, und in einem sehr unsicher wirkenden Herunterklettern von der
Untersuchungsliege. Ich fühlte, wie mir links und rechts unter die Achsel
gegriffen wurde, man mich in meinen Ruhe-Raum führte, auf die dortige
Liege schob.

Anschließend bin ich in einen narkoseartigen Tiefschlaf gefallen – wie
schon vor einem guten Jahr in der Wohnheim-Baracke.

Am späten Nachmittag wachte ich wieder auf, war immer noch sehr müde, doch im Kopf wieder recht klar, und – ich registrierte es mit Erleichterung, als ich mich aufrappelte – auch wieder ziemlich trittsicher.

Der Oberarzt hatte auf mein Wachwerden gewartet, kontrollierte noch einmal Puls und Blutdruck, nahm mir noch einmal einige Reagenz-Röhrchen Blut ab, bot mir dann auf einem Teller etwas Gebäck an; ich langte kräftig zu, es war meine erste feste Nahrung seit dem Vorabend. Er führte noch über irgendwelche Belanglosigkeiten ein kleines Gespräch mit mir, erkundigte sich zum Schluss ausführlich nach meinem Befinden, fragte, ob er – auf Universitätskosten – mich mit einem Taxi nach Hause fahren lassen sollte. Ich dankte für das Angebot, machte mich dann aber doch zu Fuß und Straßenbahn auf den Weg nach Dierkow; ich hatte das Empfinden, mir täte etwas Bewegung gut.

Auch an den nächsten Tagen fühlte ich mich noch etwas schlaff, doch an Kopfschmerzen oder Übelkeit im Ergebnis meines kleinen alkoholisch-wissenschaftlichen Versuchsabenteuers kann ich mich nicht erinnern.

Wenige Wochen später saßen Gerhard Schmidt, Hannes Bellin, Udo Schrodt und ich – als Prüfungsgruppe – vor unserem geschätzten akademischen Physiologie-Lehrer, um uns im Rahmen des Physikums von ihm prüfen zu lassen. Wir waren alle gut präpariert, voller Optimismus zum Examen gegangen, und die erste Frage-Runde unseres Prüfers lief dann für jeden von uns auch wirklich gut. Ich hatte beobachtet, dass nach meinem ersten Beitrag im Rahmen des Prüfungsgespräches die Hand des Oberarztes auf dem Prüfungsprotokoll – wie schon zuvor bei meinen Mitstreitern – nur eine sehr kurze Bewegung machte, vermutlich den begehrten Haken – die Eins – auf dem Papier fixierte. In der zweiten Runde lief es bei mir nicht ganz so gut, ich verhaspelte mich einige Male; die Folge davon war, dass im Protokoll neben meiner Eins auch eine Zwei Minus erschien. In Bezug auf meine Gruppen-Kameraden vermittelten diese beiden üblichen Standard-Runden unserem Prüfer ein ausreichend klares Bild, um – sein Fach betreffend – die verbindliche Prüfungszensur für sie festlegen zu können. Sie waren damit der aktuellen Prüfungssituation enthoben. Mich dagegen schaute Oberarzt Beckmann sehr freundlich an, meinte sinngemäß: „Ihre letzten Antworten waren wohl ein wenig unter Ihrem Niveau, Herr Akkermann. Ich will Ihnen noch eine Chance geben, Ihr Potential voll auszuschöpfen, machen wir also noch eine kleine zusätzliche, eine dritte Runde!"

Es war für mich klar: Unser Prüfer meinte, meine Antworten in dieser Zusatzrunde werden doch noch ein „sehr gut", eine Eins als Prüfungsnote seines Faches rechtfertigen. Und dann kam die Frage dieser dritten, allein mir vorbehaltenen Runde: „Geben Sie mir bitte einen skizzenhaften Überblick über die Physiologie des menschlichen Hörapparates!"

Ich dachte, mich trifft der Schlag!

Den betreffenden Abschnitt auf den Schluss-Seiten des Lehrbuches hatte ich nur ein einziges Mal kurz überflogen. Zum einen war das ein Stoffgebiet, das bisher von unserem Prüfer kaum je abgefragt worden war, und zum anderen hatte dieser sehr spezielle Teilbereich der Physiologie mich nie sonderlich interessiert.

Ich hatte Mühe, mich zu sammeln.

Der Oberarzt hatte es sicher mit mir besonders gut gemeint, nun aber mit seiner etwas ausgefallenen Frage – im negativen Sinne – einen absoluten Volltreffer gelandet.

Was blieb mir zu tun übrig? So gut es ging, riss ich mich zusammen, präsentierte meine spärlichen Brocken, stotterte und fabulierte, bis der Prüfer mir trocken mitteilte: „Herr Akkermann, das war nichts!

Danke!"

Und dann wurden unsere Endzensuren im Prüfungsfach Physiologie errechnet, unmittelbar daran anschließend verkündet. Zu guter Letzt sagte Oberarzt Dr. Beckmann an mich gerichtet: „Wir kennen uns ein wenig persönlich, und ich habe nicht die geringsten Zweifel, dass Sie Ihren Weg in unserem Beruf gehen werden. Aber solch kapitalen Schnitzer wie zum Schluss in der soeben abgelegten Prüfung müssen Sie vermeiden lernen! Sicher, man kann nicht überall zur absoluten Spitze gehören, aber als Arzt müssen Sie immer einen soliden Überblick über die ganze Medizin besitzen! Lassen Sie sich Verlauf und Ergebnis des heutigen Examens eine Lehre sein!"

Meine Gesamtleistung wurde von ihm mit einer mich sehr ernüchternden Drei bewertet, für das Gestammel über die Physiologie des menschlichen Hörapparates hatte ich eine Vier bis Fünf kassiert.

Auch wenn ich dem Mann Recht geben musste – die Physikums-Prüfung in meinem damaligen Lieblingsfach lag mir lange schwer im Magen. Doch ich ließ mir das damalige Geschehen wirklich eine Lehre sein, die Drei in Physiologie blieb die einzige derartige Zensur in all den vielen Abschlussprüfungen, die ich im Verlauf meines Medizinstudiums hinter mich bringen musste.

Wahrscheinlich gehört es zum natürlichen Verhalten bei der Verarbeitung einer erfahrenen Niederlage: Man sucht sich innerlich von allem zu entfernen, was mit der Niederlage in unmittelbarer Verbindung steht.

Meine Physikums-Prüfung in Physiologie hat vermutlich nicht unerheblich dazu beigetragen, dass aus mir doch kein Physiologe geworden ist. Ich wollte jahrelang nicht an die im Sommer 1955 vergeigte Prüfung erinnert werden, und als endlich in dieser Sache Gras über meine empfindsame Seele gewachsen war, hatte ich fesselnde Aspekte in den wissenschaftlichen Fragestellungen auch verschiedener anderer medizinischer Fachdisziplinen entdeckt.

35. BSG Motor Nord-West Rostock, Sektion Leichtathletik

Auch heute meine ich, mit gutem Recht behaupten zu können, ich sei im September 1954, bei Beginn meines dritten Semesters, im Milieu der Rostocker studentischen Mediziner-Ausbildung angekommen.

Ich hatte mich – soweit eine derartige Formulierung für eine studentische Existenz angebracht ist – im universitären Alltagsleben Rostocks im Großen und Ganzen etabliert. Ich hatte eine erhebliche Umstellung bewältigt, und es war richtig gewesen, sich im ersten Studienjahr hierauf zu konzentrieren. Doch nun spürte und vermisste ich mehr und mehr, worauf ich bei diesen Veränderungen meiner Lebenssituation bisher verzichtet hatte. Dazu gehörte insbesondere der mir in den letzten Oberschul-Jahren zum Bedürfnis gewordene, nach Lust und Laune betriebene Freizeit-Sport, der sportliche Ausgleich gegenüber den intellektuellen Anforderungen des schulischen Lernbetriebes. Vor allem fehlte mir meine geliebte Leichtathletik, angefangen von den gelegentlichen Sprintübungen, über Hoch- und Weitsprung bis hin zum Üben mir Diskus und Kugel.

Sicherlich konnte man keineswegs behaupten, Körperkultur und Sport wurde aus dem Leben eines Studiosus an einer der „Hohen Schulen" der DDR ausgeschlossen – ganz im Gegenteil. Allwöchentlich hatten wir für zwei Stunden zum akademischen Pflichtsport zu erscheinen, die Anwesenheit wurde stets feinsäuberlich vermerkt, ein Boykott des Pflichtsports konnte ernsthafte Schwierigkeiten für die Absolvierung des gesamten Studiums nach sich ziehen. Und ich habe diese Pflichtstunden immer auch ganz gerne besucht, obwohl manches, was dort von uns verlangt wurde, mir absolut nicht auf den Leib geschneidert war, zum Beispiel das Geräte-Turnen, das – vom Pferdsprung abgesehen – nie mein Fall gewesen ist. Aber unsere Sportlehrer waren stets um Abwechselung, um Vermeidung von Eintönigkeit bemüht; auf die zum Schluss der Doppelstunde häufig veranstalteten Basketballschlachten freute ich mich stets besonders. Vor allem die physisch Kräftigeren unter uns – auch ich – bevorzugten damals eine ausgesprochen körperbetonte Variante dieses Korbspieles, aller körperfernen Ideologie seines offiziellen Regelwerkes zum Trotz. Anfangs gab es heftige Proteste einiger Spieläshteten, doch bald machten auch sie beim gelegentlich sehr gelösten Toben mit viel Spaß am körperlichen Ausarbeiten mit.

Unser studentischer Sport wurde in jenen Jahren an zum Teil ausgesprochen geschichtsträchtigen Orten ausgeübt. Ich erinnere mich an unser manchmal wildes Treiben im einstigen Versammlungssaal der Rostocker Freimaurer, in einem Gebäude der Schwaanschen-Straße, oder auch an unser sportliches Tun im sogenannten Wollmagazin, vorgenanntem Haus schräg gegenüber. Unter der damals in ganz Rostock geläufigen profanen Bezeichnung „Wollmagazin" verbarg sich ein Sakralbau des zur Reformation säkularisierten Michaelisklosters, den man aber schon seit langem den ursprünglich höheren Zwecken entfremdet hatte, nicht erst im letzten Jahrhundert. Man hatte ihn beispielsweise als Zeughaus oder eben als Wollmagazin genutzt. Heute befindet sich dort die Sektion Geschichte der Universitätsbibliothek in einträchtiger Nachbarschaft mit der Gemeinde der Michaeliskirche; es ist eine kulturhistorisch beachtliche Baulichkeit, nach einer mit liebevoller Sorgfalt vorgenommenen Restaurierung ist der Komplex unstrittig sehenswert.

Wenn wir an Spätherbst- oder Winterabenden aus diesen einstmals weihevollen Stätten nach Ableistung des wöchentlichen Pflichtsportes unseren Wohnunterkünften zustrebten, kamen wir regelmäßig am Rostocker Stadtgefängnis vorbei; heute befindet sich an diesem Platz die „Rostocker Hof" genannte elegante Einkaufspassage. In der einbrechenden Dunkelheit hatten wir es uns bald zur Gewohnheit gemacht, die Anzahl der erhellten mit der Anzahl der dunklen Fenster hinter den Gitterstäben der Verwahranstalt zu vergleichen, aus dem Verhältnis von Hell und Dunkel unsere Schlüsse auf den aktuellen Belegungsstand des backsteinernen Hotels mit den schwedischen Gardinen zu ziehen. Es lag nahe, sich sodann über mögliche Gründe einer stärkeren oder schwächeren Belegung auszutauschen.

In meiner Rückschau auf meine Studentenzeit möchte ich unseren einstigen akademischen Pflichtsport eindeutig als sehr berechtigt bezeichnen. Dennoch – ein vollwertiger Ersatz für freiwillig und frei von jedem Drill betriebenen Freizeitsport war er für mich nicht.

Gerhard Schmidt und Karl Bennöhr hatten ähnliche Empfindungen. Karl war ein vorzüglicher Sprinter. In seiner Wismarer Oberschul-Zeit hatte er kurz davor gestanden, über die 100-Meter-Distanz die 11-Sekunden-Marke zu unterbieten.

Als es sich im Spätherbst 1954 in der Studentenschaft herumsprach, dass der kürzlich in Rostock neu gegründete Sportclub „Empor" seine Leichtathletik-Sektion erheblich ausbauen wolle, richtete ich – auch im Namen von Gerhard und Karl – an die Leitung des Clubs ein förmliches Schreiben, in dem ich um verbindliche Information hinsichtlich gültiger Kriterien für Aufnahme und Mitgliedschaft als aktiver Leichtathlet bat.

Als Hannes Bellin – der keine sonderlichen leichtathletischen Ambitionen hatte – von diesem Schreiben erfuhr, erhielten wir von ihm umgehend das sicher scherzhaft gemeinte Prädikat von „Empor-Kömmlingen" aufgedrückt; wir waren darüber nicht gerade erfreut, und sehr zufrieden, dass dieser doch eher unangenehme Assoziationen weckende Kosename für uns drei sich nirgends durchsetzen konnte, schließlich auch von Hannes aufgegeben wurde. Unseren engen kameradschaftlichen Beziehungen hat diese kleine Eskapade unseres Prüfungsgruppen-Mitstreiters keinerlei Abbruch getan.

Nach einigen Wochen erhielt ich von der Clubleitung Antwort, einen ebenfalls sehr höflich verfassten Brief, der auf alle von mir angesprochenen Fragen detailliert einging. Ihm lag eine Liste mit leichtathletischen Normen bei, deren nachgewiesene, zumindest vermutlich baldige Erfüllung von zukünftigen Clubmitgliedern gefordert wurde. Von uns dreien hatte bisher keiner eine dieser Normen erfüllt, dennoch erschien uns die eine oder andere von ihnen – in Anbetracht unseres ohne professionell angeleitetes Training bereits erreichten Leistungsniveaus – als eine durchaus realistische Zielmarke. Wir gingen jetzt sehr eingehend mit uns zu Rate.

Club-Mitglied zu sein – das war etwas!

Die überraschend möglich erscheinende Aufnahme lockte verführerisch, zumal die dort gegebenen Rahmenbedingungen für die damalige Zeit geradezu exquisit zu sein schienen, eingedenk der an den Club gebundenen Sonderverpflegung.

Nach einigem Hin und Her waren wir uns aber einig – es war absehbar, dass im Fall unserer Clubaufnahme die von uns dort abverlangte harte Trainingsarbeit unsere weitestgehende Konzentration hierauf erforderlich machen würde, was kaum vereinbar war mit den ebenfalls hohen Anforderungen unseres Medizinstudiums. Und an jene individuellen Studienpläne, wie ich sie Jahrzehnte später für an unserer Rostocker Universität Medizin studierende Athleten kennengelernt habe – zum Beispiel für die legendäre 400-Meter-Läuferin Maritta Meier-Koch – war zu den Zeiten meines Medizinstudiums selbst in den kühnsten Träumen nicht zu denken. Wir schlugen uns also unsere Ambitionen auf die besagte Club-Mitgliedschaft aus dem Kopf.

Wenige Wochen später fand ich auf dem Tisch unserer Dierkower Bleibe einen an mich gerichteten Brief der „BSG Motor Nord-West Rostock", der Betriebs-Sport-Gemeinschaft des damaligen Rostocker Dieselmotoren-Werkes, eines Groß-Betriebes mit etwa 2.000 Beschäftigten. Die BSG Motor Nord-West hatte begonnen, eine Leichtathletik-Sektion für Volks-Sportler – für junge Leute, denen es nicht unbedingt nach Spitzen-Lorbeer dürstete – aufzubauen. Dem Vorstand der BSG waren vom SC Empor unsere Namen weitergeleitet worden, und nun lud man unsere kleine Gruppe ein, in Zukunft bei den Leichtathleten des Dieselmotorenwerkes mitzumachen, das kleine Häufchen der dortigen leichtathletischen Enthusiasten zu verstärken. Man bat uns zu einem unverbindlichen Probetraining auf dem Sportplatz der BSG in unmittelbarer Nähe des Neuen Friedhofes.

Nun, ansehen kostet nichts!

Gerhard, Karl und ich begaben uns zum vorgeschlagenen Zeitpunkt auf den schlichten Sportplatz der BSG. Man hatte offensichtlich mit unserem Erscheinen gerechnet, die jungen Leichtathletik-Fans des Rostocker Dieselmotoren-Werkes begrüßten uns sehr freundschaftlich und sportlich-offen.

Um es kurz zu machen – es gefiel uns auf Anhieb bei diesen unkomplizierten und intelligenten jungen Leuten, und in den Jahren 1955 bis 1957 haben wir uns zu zweit oder zu dritt im Herbst und Frühjahr fast allwöchentlich an einem Nachmittag zum Sportplatz der BSG Motor Nord-West begeben, am südwestlichen Stadtrand Rostocks. Wir haben dort unsere Steigerungsläufe zelebriert, uns im Hoch- und Weitsprung geübt, kleine freundschaftliche Duelle mit Kugel und Diskus ausgefochten. Man gestattete uns, Sport nach Lust und Laune zu treiben, von unserem Trainer gab es im Allgemeinen nur Empfehlungen, zum Beispiel zur Verbesserung von Bewegungsabläufen, zu geeigneten

Aufwärmübungen, zur Gestaltung des individuellen Lauftrainings usw. Was wir davon umsetzten, war uns letztlich anheimgestellt. Zum Abschluss der Übungsnachmittage haben wir oft und gerne noch eine halbe Stunde Fußball oder Feld-Handball gespielt; Feld-Handball war damals in ganz Deutschland ein weit verbreiteter Ballsport.

Wir drei kamen durch diese lockeren Übungen von Jahr zu Jahr besser in Schuss, die Normen für das „Sportabzeichen der DDR in Gold" wurden von uns fast im Vorbeigehen erfüllt. Im Laufe der Zeit schloss sich uns noch der eine oder andere Kommilitone an, Gert Schnack beispielsweise, aus dem später ein bekannter Professor für Sportmedizin wurde.

Gewiss – auf dem BSG-Sportplatz war, wie schon angedeutet, alles wesentlich schlichter dimensioniert als auf den Trainingsstätten des SC Empor. Aber wir hatten unser Aschenbahn-Oval, unsere Sprunggruben, einen Diskus- und einen Kugelstoß-Ring, ein großes Ballspiel-Feld, eine Umkleide-Baracke mit Waschbecken und WC, und natürlich auch die in der Leichtathletik unerlässliche Ausstattung mit Wurfgeräten, Stopp-Uhren, Bandmaßen usw. Der monatliche Mitgliedsbeitrag war symbolisch, bewegte sich im Pfennig-Bereich. De facto wurde die gesamte Anlage durch den Trägerbetrieb der Betriebs-Sport-Gemeinschaft, das Rostocker Dieselmotoren-Werk, finanziert.

Noch heute erinnere ich mich gerne an meine damaligen Sportkameraden Hans Lisson, einen jungen Ingenieur, an Edgar Mahnke, der es einst als 400m-Hürdenläufer zu internationalem Renommee bringen sollte, an Fritz Möller, und an Jochen, unseren Chef, einen gelernten Sportpädagogen.

Unsere Wettkampf-Aktivitäten kann man wohl kaum als ausgesprochen rege einordnen – dennoch, wir traten sehr wohl bei manchem Event als Aktive auf. Beispielsweise nahmen wir an den winterlichen Hallen-Wettbewerben in der Sporthalle Rostock-Marienehe teil, an traditionellen Leichtathletik-Veranstaltungen in Schwerin und Wismar. Auch wenn sich unsere Platzierungen zumeist im Mittelfeld bewegten – nur Edgar Mahnke landete in der Tendenz deutlich weiter vorne – so war doch jede Wettkampfteilnahme bereits an sich ein schönes Erlebnis, erbrachte auch manch interessanten neuen Kontakt mit jungen Leuten aus anderen Ecken unseres Landes, vermittelte andere Ansichten, erweiterte den Horizont.

Was mir aber in Sonderheit von unserer BSG-Zeit in Erinnerung geblieben ist, das ist das ungezwungene Herumtollen auf dem Sportplatz

gegen Ende unserer Übungsnachmittage, der spontane gelöst-freund-
schaftliche Leistungsvergleich, das Gemeinschaftserlebnis – auch das häufig zu guter Letzt in einer Gaststätte gemeinsam geleerte Glas Brause.

Auf eine kurze Phase unangebrachten BSG-Ehrgeizes und ihre üb-
len Folgen für mich wird später an passender Stelle einzugehen sein.

Sehr plastisch in Erinnerung ist mir auch mein letzter Auftritt als Aktiver anlässlich der Leichtathletik-Meisterschaften des Bezirkes Rostock
im Jahre 1957 geblieben, im einstigen Ostsee-Stadion, das damals ein
brandneuer Bau war. Heute steht dort eine hochmoderne Fußball-
Arena, in der Leichtathletik nicht mehr vorgesehen ist.

Ich trat damals als Diskus-Werfer gegen die regionale Leistungselite
der Rostocker Sport-Clubs an, aus denen im Lauf der nächsten Jahre
eine Reihe von Olympiasiegern und Weltmeistern hervorgegangen ist,
nicht nur die bereits erwähnte Maritta Meier-Koch. Neben dem SC
Empor hatte sich zu jener Zeit inzwischen auch ein dem Spitzensport
gewidmeter Armee-Club etabliert, der „ASK Vorwärts Rostock".

Mit einer Weite von knapp unter 40 Metern erreichte ich immerhin
den 6. Platz, vor mehreren Club-Sportlern und allen weiteren BSG-
beziehungsweise HSG-Sportkameraden.

Auch wenn es wieder einmal nicht zu einem der begehrten Plätze
auf dem Treppchen gereicht hatte, wurde mir zum Schluss meiner aktiven Sportlerlaufbahn eine bemerkenswerte Ehre zuteil. Emil Hirschfeld, eine deutsche Sport-Ikone der 30er Jahre, Bronze-
Medaillengewinner bei den Olympischen Spielen 1932 in Los Angeles
und nunmehr Wurf-Trainer des SC Empor, lud mich nach dem Wettkampf persönlich zu einem Probe-Training in seiner Werfer-Gruppe
ein! Da sich inzwischen der Beginn meines Medizinischen Staatsexamens mit seinen volle Konzentration abverlangenden Lern-
Anforderungen abzuzeichnen begann, ich zudem bis dahin auch noch
den Textentwurf meiner Promotionsarbeit fertiggestellt haben wollte,
hatte ich bereits vor jenen Bezirksmeisterschaften den Entschluss gefasst, mich anschließend – zumindest bis 1959 – vom sportlichen Training und von allen weiteren Wettkämpfen zu verabschieden. Die unerwartete und äußerst ehrenvolle Offerte des verehrten Altmeisters veranlasste zwar bei mir eine kleine Unsicherheit, doch dann habe ich
mich recht schnell emotional diszipliniert und die Einladung der auch
von mir damals hoch respektierten und verehrten Persönlichkeit des

deutschen Sports in gebührender Form mit Dank abgelehnt. Emil Hirschfeld verstand und akzeptierte meine Argumentation. „Du musst wissen, was du dir zumuten kannst, und wenn du spürst, dass du nur einer Aufgabe gewachsen bist, musst du dich entscheiden – wenn ich in deiner Situation wäre, würde ich vermutlich auch Staatsexamen und Promotion den Vorrang einräumen!"

Ich dankte dem verdienstvollen, an Lebenserfahrung reichen und redlichen Mann für seine offenen Worte und sein Verständnis.

36. Bimbo dreht durch

Doch kehren wir zum Herbst 1954 zurück, zum Beginn meines zweiten Studienjahres.

Wie ich in meinem heimatlichen Kühlungsborn, so hatte auch Horst – oder Bimbo, mein Zimmergefährte – sein Pflegepraktikum in seinem Heimatort absolviert. Als wir uns zu Semesterbeginn wieder in Dierkow zusammenfanden, hatte ich nicht den Eindruck, er trage mir mein Verhalten bei der Bildung unserer Prüfungsgruppen für die Abschlussprüfungen des ersten Studienjahres jetzt noch nach. Vermutlich habe ich mich in dieser Sache damals dennoch getäuscht – mein Anschluss an die leistungsstarke Prüfungsgruppe, in der dann kein Platz mehr für ihn war, hatte ihn wohl doch tiefer getroffen, als ich es ahnte und als er es sich anmerken ließ.

Das Alltagsleben in unserer Zweier-Wohngemeinschaft, auch der sonstige studentische Alltags-Rhythmus erfuhren – im Vergleich zum Frühjahr – im neuen Semester zunächst kaum Veränderungen, wenn man davon absieht, dass es nun für uns die beiden bereits erwähnten neuen Fächer „Physiologie" und „Physiologische Chemie" gab, andererseits die Fächer des Vor-Physikums sozusagen abgeprüft und deshalb fortgefallen waren.

Als dann der Winter kam, haben Horst und ich auch in der Dierkower Dachstube bei Frau Schuldt erheblich frieren müssen – weniger an den Füßen, wie einst im studentischen Barackenlager an der Thierfelder-Straße, sondern eher gleichmäßig verteilt, soll heißen am ganzen Körper. Mit den wachsenden Minusgraden in der Außenwelt wurden unserer Zimmerwirtin die hiermit für uns beide verbundenen Kalamitäten bewusst, und sie stellte uns für die Nachtstunden einen kleinen zusätzlichen elektrischen Heizkörper in die Stube. Trotzdem hatten wir morgens zum Teil Temperaturen von nur 3 bis 5 Grad Celsius im

Raum; und im Treppenflur-Bereich, in dem sich auch unsere Waschgelegenheit befand, herrschten Minusgrade, war das Wasser in unserer Wasserkanne mit Eis bedeckt. Horst und ich sehnten damals jedenfalls inständig den Frühling herbei.

Als er endlich kam, genossen wir umso intensiver das naturnahe Leben in der Rostocker Stadtrandsiedlung – dort, wo heute die Wohnblöcke der neuen Rostocker Stadtviertel Dierkow und Toitenwinkel stehen, befanden sich zu damaliger Zeit nur Ackerland, Wiesen und Weiden. Überall grünte und blühte es, bald wurde in den großen Gärten der kleinen Häuser überall fleißig an der Frühjahrsbestellung gearbeitet. Allmorgendlich weckte uns jetzt ein Konzert wacker krähender Hähne, und in den samtweichen Abendstunden konnten wir – bei offenen Fenstern – dem vielstimmigen Gezwitscher unserer vielen kleinen gefiederten Freunde lauschen. Kurz und gut: Im Frühling, schon im Vorfrühling, zeigte sich Dierkow von seiner schönsten Seite.

Leicht beunruhigt war ich – trotz aller ländlichen Frühlingsidylle – wegen einer zunächst sehr dezenten, dann aber von Woche zu Woche auffälliger werdenden Wesensänderung meines Zimmergenossen.

Hatte das Winterende noch uns beide in eine ungetrübte Hochstimmung versetzt, waren wir beide gleichermaßen durch den ausbrechenden Frühling beglückt gewesen, so wurde mein lieber Bimbo etwa in der zweiten Aprilhälfte allmählich auffallend still und nachdenklich.

Zuerst erklärte ich mir diesen Stimmungswandel ausschließlich mit dem tatsächlich enormen Lernprogramm für das allmählich heranrückende Physikum. Damals begann Horst vermutlich sich wirklich dessen bewusst zu werden, er könne den hohen Anforderungen unseres Studiums auf Dauer kaum entsprechen. Als ich den Eindruck gewann, hinter seiner Wesensänderung stecke mehr, bat ich ihn wiederholt, sich mir gegenüber zu öffnen, mit mir über alles zu sprechen, was ihn offensichtlich bedrückte. Doch Horst wich mir hartnäckig aus, geschweige denn er suchte – wie bis vor kurzem – das Gespräch mit mir.

Nach einigen Wochen gab ich es auf, in ihn dringen zu wollen, in der Hoffnung seine unübersehbar depressive Phase werde von selbst wieder abklingen.

So lebten wir eine Reihe von Tagen nebeneinander her. Auch ich musste mich nun voll auf die anstehenden strapaziösen Prüfungen des Physikums konzentrieren, hatte zu allem Übel eigene gesundheitliche Probleme, auf die noch einzugehen sein wird.

Doch Ende Mai nahmen die Verhaltens-Auffälligkeiten meines Zimmer-Kameraden ein beängstigendes Ausmaß an. Nachdem wir von den Lehrveranstaltungen des Tages in unserer Behausung angekommen waren, verfiel er regelmäßig in ein stundenlanges stummes Brüten, ließ jetzt keinerlei weitere gezielte Prüfungsvorbereitung erkennen, machte sich gelegentlich in einem kleinen Heft kurze Notizen, die er dann ständig bei sich trug. Etwa zu dieser Zeit erfuhr ich von anderen, eine von ihm ständig umschwärmte, aus gemeinsam verbrachten Kinderheim-Jahren sehr vertraute Studienkollegin von uns habe sich endgültig für einen anderen jungen Mann entschieden; ich habe die Angelegenheit bereits an anderer Stelle erwähnt. Nun begann ich mir doch ernste Sorgen um Bimbo zu machen, beobachtete ihn auch im Tagesverlauf aufmerksamer als sonst. Mir fiel dabei auf – er suchte das Gespräch mit bestimmten a n d e r e n Studenten, ging dabei geradezu aufdringlich vor, wollte sie zu Erörterungen über von ihm formulierte Sentenzen bewegen oder auch über den zu jener Zeit gängigen Slogan: „Verstehen heißt verzeihen!"

Aber mit mir wollte er darüber nicht sprechen.

Eines Tages – das Semester neigte sich seinem Ende zu – erklärte er mir morgens, er fühle sich nicht wohl, könne die Lehrveranstaltungen deshalb nicht besuchen, und müsse außerdem, so wörtlich: „sowieso unbedingt zu sich finden"! Ich bot ihm daraufhin an, mich um einen Termin für ihn in einer geeigneten poliklinischen Einrichtung unserer Fakultät zu bemühen.

„Nein, tu das bitte nicht! Wenn ich spüre, dass ich ärztliche Hilfe nötig habe, bemühe ich mich selbst darum!" Nun gut – er musste es wissen.

Als ich am späten Nachmittag dieses Tages wieder im Ostsee-Weg anlangte, glaubte ich, meinen Augen nicht trauen zu können: Bimbo hatte sich von seinen bescheidenen finanziellen Rücklagen im Laufe des Tages in den Rostocker HO-Konfektions-Läden neu einkleiden lassen, begrüßte mich in unserem Zimmer mit breitem Grinsen.

„Ja, mein Lieber, da staunst du!"

Ich staunte wirklich.

Mein Zimmer-Kamerad hatte sich hochmodische blaue Wildleder-Schuhe gekauft, dazu grell-gelbe Socken. Die braune Hose, die er trug, war mir wohlbekannt, doch das grüne Jackett, und das darunter hervorschimmernde bordeauxrote Hemd waren auch neu. Der Junge sah in diesem Aufzug wie eine Karnevals-Figur aus, wozu eine gewaltige neue Sonnenbrille gewissermaßen das i-Tüpfelchen setzte. Und er schien das sehr wohl zu wissen, freute sich diebisch über meine momentane Fassungslosigkeit. Mein erster Gedanke war, Bimbo sei durchgeknallt!

Aber seine Faschings-Kostümierung sollte nicht die alleinige Überraschung an diesem Abend bleiben.

„Während du in diesen überflüssigen Vorlesungen deine Zeit vertan hast, habe ich den Tag genutzt! Probier doch mal das von mir heute entwickelte sensationelle, epochale neue Party-Getränk!" Bimbo reichte mir mit diesen Worten ein Wasserglas mit einer undefinierbaren Flüssigkeit, und in mir schoss der Gedanke hoch, dieses Gebräu könne möglicherweise Gift enthalten. Doch im nächsten Moment verdrängte ich diesen Gedanken wieder, auch deshalb, weil er ebenfalls ein Glas mit diesem „neu erfundenen" Getränk in der Hand hielt. Das Getränk strömte einen dezenten Bier-Duft aus, roch andererseits eigenartig fruchtig. Ich nippte am Glas – sein Geschmack war widerlich!

„Na ja, etwas gewöhnungsbedürftig!", meinte mein Kumpel. Nun wollte ich doch wissen, was alles in dieser kreativen Party-Mixtur enthalten sei. Ich stellte eine entsprechende Frage, und Bimbo antwortete mir: „Die Grundlage ist Bockbier, dazu habe ich zur Geschmacksverstärkung einige Tabletten Brausepulver, zwei Teelöffel Bautzener Senf, einen Teelöffel Puderzucker und eine ordentliche Prise Pfeffer getan. Insgesamt genial! Findest du nicht auch?"

Jetzt begann ich – nun doch einigermaßen verdattert – an irgendeiner ausweichenden Antwort herumzustottern.

Es kam zu einer Gesprächspause, bis Horst freundlich und ganz ruhig sagte: „Ich habe es dir angesehen, es hat dir überhaupt nicht geschmeckt. Ich werde also nach dem Physikum noch viel experimentieren müssen, bis vielleicht etwas wirklich Absetzbares herauskommt. Mach dir keine Sorgen, ich bin nicht verrückt geworden, wollte nur etwas Spaß haben. Morgen komme ich wieder zu den Vorlesungen."

Und dann haben wir den lieben langen Abend über alles Mögliche gequatscht, Bimbos Schweigen mir gegenüber war wie weggeblasen. Es war wie in alten Zeiten.

Schließlich aßen wir noch etwas in trauter Gemeinsamkeit, legten uns bald darauf in unsere Betten. Horst schlief vor mir ein. Auch ich fühlte mich nach dem stundenlangen ungezwungen-lockeren Gedan-

kenaustausch spürbar erleichtert – das Seelenleben meines Zimmerkameraden schien sich wieder einzurenken. Doch am nächsten Morgen –
das gleiche Theater wie am Vortag!

„Gib mir noch diesen einen Tag, ich muss noch etwas in meinem
Kopf auf die Reihe kriegen, etwas Ruhe haben. Aber dann steh ich
wieder auf der Matte, kannst dich auf mich verlassen!"

Bimbo bat mich außerdem, für ihn einige Lebensmittel einzukaufen.

Ich weiß noch, ich überlegte mir am Vormittag ernsthaft, ob ich seinen
Pastor, vermutlich seine wichtigste Bezugsperson, anrufen solle, unterließ
das dann doch; ich hätte mir zudem erst dessen Telefonnummer besorgen
müssen. So erleichtert wie nach unseren ausführlichen Gesprächen am
Vorabend war ich nach dem eigenartigen Wortwechsel am Morgen jedenfalls nicht mehr. Bimbo und sein Verhalten gingen mir während aller
Lehrveranstaltungen des Vormittags nicht aus dem Kopf.

Nach dem Mittagessen in der Mensa machte ich mich unverzüglich
auf den Heimweg nach Dierkow, schwänzte die Nachmittagskurse.
Unterwegs kaufte ich noch die von ihm erbetenen Lebensmittel ein.

In einer Vorlesungspause hatte ich mit Gerhard und Hannes über
Bimbos Zustand gesprochen, wobei von Hannes in trockenen Worten
zu hören gewesen war: „Hoffentlich bringt er sich nicht um; Leute, die
sich wie er verhalten, sind nachweislich selbstmordgefährdet." Gerhard
hatte ahnungsvoll zustimmend genickt.

Ich war folglich erheblich aufgewühlt, als ich in Dierkow-West am
frühen Nachmittag aus der Straßenbahn stieg. Schnellen Schrittes eilte
ich auf unserer Quartier zu.

Schon von weitem erkannte ich die Tochter unserer Wirtin; sie
machte den Eindruck, als ob sie – in einiger Entfernung von unserem
Haus – auf irgendjemanden wartete. Als ich ihr näher gekommen war,
sah ich, dass ihr Gesicht stark verweint war. Die letzten Meter kam sie
mir entgegen. Ich schaute sie erstaunt-fragend an, und unter Tränen
hörte ich von ihr: „Herr Akkermann, ich warte hier auf meinen großen
Bruder; falls Sie schon jetzt nach Hause kommen sollten, sollte ich auch
Sie abfangen – Herr Binder ist wohl verrückt geworden, er hat meine
Mutter zusammengeschlagen! Bitte klopfen Sie bei meiner Mutter
an, bevor Sie nach oben in Ihr Zimmer gehen, meine Mutter möchte
mit Ihnen kurz sprechen; sie hat sich sicherheitshalber eingeschlossen,
wird Ihnen aber sofort öffnen."

Hinter dem Mädchen standen vier oder fünf finster dreinblickende

Halbstarke aus der Nachbarschaft, mit handfesten Holzknüppeln bewaffnet. Vermutlich waren sie vom Mädchen – oder von Frau Schuldt – alarmiert worden.

Mein schmächtiger Bimbo – ein Prügelheld, ein Gewalttäter gegenüber unserer stets freundlichen und verständnisvollen Hauswirtin?

Ich konnte es nicht so recht glauben!

Jedenfalls war ich jetzt auf das Höchste beunruhigt – in Dierkow war damals der Gruppen-Zusammenhalt der Ursiedler noch sehr stark, ich musste befürchten, dass meinem Zimmerkameraden eine drastische Straßenkeile bevorstand; die Burschen mit den Knüppeln sahen so aus, als ob sie nur noch auf das Signal zu solchem Tun warteten. Vielleicht rechneten sie damit, unter Führung des erwarteten großen Bruders unserer Haustochter umgehend ihre Racheaktion vollziehen zu können.

Wie auch immer – die Atmosphäre um unsere schlichte Unterkunft war unangenehm gespannt, gar explosiv.

Ich sagte dem Mädchen, dass ich der Bitte seiner Mutter selbstverständlich sofort Folge leisten werde, legte dann hastig die letzten Schritte zum Ostsee-Weg 10 zurück, klopfte bei Frau Schuldt an.

Sie hatte mich schon durch ihr Wohnzimmerfenster kommen sehen, öffnete die Tür sofort, schloss sie hinter mir sogleich wieder. Auch sie war völlig verweint, immer noch hochgradig erregt.

Was war im Einzelnen geschehen?

Horst war bis nach 9.00 Uhr in seinem Bett geblieben. Als die Tochter des Hauses gegen 10.00 Uhr nach oben kam, das Zimmer reinigen wollte – aus irgendeinem Grunde hatte es an diesem Tag für sie keinen Schulunterricht gegeben – saß mein Zimmergenosse am Frühstückstisch, tafelte in aller Ruhe. Wie im Detail sich der Wortwechsel zwischen den beiden entwickelte, aus welchem Anlass es überhaupt zu einem solchen kam, weiß ich nicht mehr. Jedenfalls gipfelte das Gespräch darin, dass Horst der inzwischen 13-Jährigen wegen schlampiger Arbeit heftige Vorwürfe machte. Zum Beweis seiner Anschuldigungen habe er sich ein neues weißes Taschentuch aus unserem kleinen Schrank geholt, sei dann halbwegs unter mein Bett gekrochen, habe dort mit dem Taschentuch auf dem Boden herumgewischt, zuletzt das nun nicht mehr blütenweiße Taschentuch dem Mädchen – in des Wortes reinster Bedeutung – unter die Nase gehalten. Die hätte daraufhin zu weinen begonnen, sei mit ihren Reinigungsutensilien aus dem Zimmer ihres unberechenbar erscheinenden Untermieters getürmt. In der

Küche der Schuldt'schen Wohnung hatte sie dann auf ihre Mutter gewartet, die an diesem Tage ihre Arbeit schon am späten Vormittag verlassen konnte, gegen Mittag zu Hause eintraf. Unter immer wieder neu ausbrechenden Weinkrämpfen berichtete dann das Mädchen seiner Mutter von der beleidigenden Behandlung seitens des Mieters.

Das veranlasste Frau Schuldt, schnurstracks zu unserem Zimmer hinaufzusteigen, um – wie sie sagte – das vermutete Missverständnis aus der Welt zu schaffen. Sie habe ein sachliches Gespräch mit Herrn Binder gesucht, der aber bald auch ihr gegenüber ausfallend und beleidigend geworden sei. Sicher, auch sie sei darauf in Rage geraten, doch dann habe mein Zimmergenosse auf sie einzuschlagen begonnen, und sie sei entsetzt über seine Raserei geflüchtet. Zum Glück habe er sie nicht verfolgt, so dass sie sich in ihrer Wohnung einschließen konnte. Jetzt warte sie auf ihren großen Sohn, und mit dem wolle sie über ihr weiteres Vorgehen beraten. Sie hatte zuerst sofort die Polizei rufen wollen, dann aber davon Abstand genommen, denn in Dierkow habe man sich nie gegenseitig ins Gefängnis gebracht!

Ich bestätigte sie in ihrer Haltung, wir sprachen noch lang und breit über das Geschehene; zum Schluss erklärte ich unserer Wirtin, dass ich nunmehr nach oben, in unser Zimmer gehen und mich bemühen werde, meinen Zimmerpartner zu beruhigen, zur Vernunft zu bringen. Frau Schuldt nickte, ich möge das tun. Aber eines stünde für sie unerschütterlich fest: Herr Binder habe umgehend auszuziehen!

In einem Augenblick der Unbeherrschtheit hatte sich mein lieber Bimbo wirklich etwas Schlimmes eingebrockt, dessen Konsequenz im Augenblick überhaupt noch nicht zu übersehen war.

Mochte die Frau auch ein wenig übertreiben – dass er unserer Wirtin zumindest e i n e n Schlag versetzt hatte, war eindeutig von ihrer immer noch stark geröteten linken Gesichthälfte abzulesen. Ich war nach dem Gespräch mit unserer Wirtin aber auch davon überzeugt, es sei bei diesem einen Schlag geblieben, einer Art Ohrfeige – dennoch, schlimm genug!

Ich ging nach oben. Angst vor einer körperlichen Attacke hatte ich dabei nicht gehabt. Zum einen konnte ich mir nicht vorstellen, er könne eine Veranlassung dazu haben, zum anderen war ich ihm damals physisch weit überlegen.

Als ich in das Zimmer trat, blickten mich zwei weit geöffnete Augen aus einem Gesicht an, das wie der ganze schmächtige Körper trotz der frühsommerlich-warmen Mittagstemperaturen unter einer dicken Bettdecke steckte, die sich Bimbo bis über seine Nasenspitze gezogen hatte.

„Bimbo, was hast du angestellt! Weißt du überhaupt, welche Folgen es für dich haben kann, wenn du einer nicht mehr jungen Frau gegenüber tätlich wirst?"

Bimbo riss sich die Decke von der unteren Gesichtshälfte, auch sein magerer Hals wurde frei. „Und weißt du, wie sich dieses Weib hier aufgeführt hat?! Muss ich mir denn immer alles gefallen lassen?! ‚Frecher Kerl', hat sie zu mir gesagt! Es sei eine Frechheit, was ich mir hier herausnehme! Sie hat ‚frecher Kerl' zu mir gesagt, da ist mir der Kragen geplatzt, und ich habe ihr eine gescheuert! Du hättest sehen sollen, wie schnell sie da wieder aus dem Zimmer hinaus war!"

Mein Zimmergefährte war also noch irgendwie stolz auf seine Unbeherrschtheit, der fluchtartige Rückzug unserer Wirtin hatte ihm vermutlich einen gewissen Triumph vermittelt.

Armer Kerl!

Aber wie nun weiter?

Früher oder später – vielleicht schon sehr bald – musste mit besagtem großen Sohn von Frau Schuldt gerechnet werden. Hoffentlich behielten alle Mitglieder der Familie Schuldt einen ausreichend klaren Kopf, um auf die bereitwillige Unterstützung der jugendlichen Nachbarschaft bei der Beherrschung des dramatisch gewordenen Konfliktes dankend zu verzichten, und die kampfeslustigen Burschen – deren Anzahl auf der Straße ständig größer zu werden schien – wieder in ihre Elternhäuser zu schicken.

Auch ich musste jetzt meine Gedanken sammeln. Ich trat an eines unserer beiden kleinen Fenster, blickte eine Weile wortlos hinaus, während Horst munter weiter schwadronierte – über Wohnungshygiene, die Aufgaben einer Zimmervermieterin, über die Menschenwürde im Allgemeinen und seine eigene im Besonderen, über die jämmerlichen Wohnbedingungen in den leicht gebauten Dierkower Siedlungshäusern usw. Dabei blieb er unverändert unter der dicken Decke in seinem Bett liegen, nur Kopf und Hals waren unbedeckt.

Nachdem ich mir dieses Gerede eine Weile angehört hatte, wandte ich mich ihm wieder zu, sprach Horst direkt an: „Nun hast du mir alles Mögliche erzählt, aber wie willst du jetzt aus dem Schlamassel herauskommen? Noch heute werden wir einen kräftigen Maurerpolier hier bei uns in der Stube haben, und auf der Straße steht schon ein Haufen Halbstarker, der sich nichts sehnlicher wünscht, als dich umgehend windelweich zu prügeln!"

Horst antwortete mir nicht.

Es dauerte einige Augenblicke, dann brach mein Zimmerkamerad in sich zusammen. Er zog die Bettdecke über seinen Kopf und ich vernahm nur noch ein hemmungsloses Schluchzen. Recht laut, damit er es unter seiner Decke hörte, sagte ich ihm noch: „Ich bleibe im Haus, will noch einmal mit den Leuten unten reden; wenn es dir körperlich an den Kragen gehen sollte, stehe ich dir bei."

Dann verließ ich unser Zimmer, stieg die Treppe hinunter, klopfte noch einmal bei Frau Schuldt. Sie hatte inzwischen ihre Tochter hereingeholt, eine kleine Kanne Bohnenkaffee zubereitet. Auch mir wurde eine Tasse angeboten. Ich setzte mich zu Mutter und Tochter, wir redeten jetzt einigermaßen gefasst über die Situation. Frau Schuldt erklärte mir, dass sie sich endgültig entschlossen habe, von einer polizeilichen Meldung des Vorfalls Abstand zu nehmen, denn es sei für sie eine zu starke seelische Belastung, den Lebensweg von Herrn Binder vielleicht für immer zu zerstören. Aber an der Universität werde sie das Geschehene sehr wohl zur Sprache bringen, gleichzeitig darum bitten, dass er zwar einen ordentlichen Denkzettel bekomme, aber nicht für immer und ewig vom Medizinstudium ausgeschlossen werde.

Ich nickte dazu, ohne mich weiter zu äußern.

Als meine kleine Tasse mit dem damals kostbaren echten Kaffee geleert war, hielt ich es für angebracht, zum Schluss unseres Gespräches auf den nunmehr baldigst zu erwartenden Besuch ihres Sohnes zurückzukommen. Mir war das Delikate der zu besprechenden Sache sehr bewusst; in jedem Fall wollte ich aber alles versucht haben, weitere Tätlichkeiten in unserem bisher ausgesprochen friedlichen Domizil zu verhindern. Also brachte ich noch einmal klar und deutlich zum Ausdruck, dass sich mein Zimmerkamerad eine auch nach meiner Auffassung unentschuldbare Unbeherrschtheit habe zuschulden kommen lassen, ich aber – wenn es sein müsste, auch körperlich – weitere tätliche Auseinandersetzungen unterbinden werde, es nicht zulassen werde, dass mein Zimmerkamerad, von wem auch immer, geschlagen werde.

Nun nickte Frau Schuldt stumm.

Zuletzt bemerkte ich: „Frau Schuldt, bitte sorgen Sie dafür, dass Ihr

Sohn nachher ohne Begleitung zu uns nach oben kommt; und – ich werde in jedem Fall in unserem Zimmer sein!"

Sie nickte noch einmal.

Ich ging nach oben, berichtete Horst vom Verlauf des Gesprächs. Er hatte sich inzwischen beruhigt, hörte sich alles an, stellte einige Zwischenfragen, schien seine Unbeherrschtheiten und seine Situation allmählich erfassen zu können.

Plötzlich hörten wir, wie unten die Haustür aufgerissen wurde, mehrere Personen in das Haus drängten, und jemand mit einer kräftigen Männerstimme laut brüllte: „Wo ist das Schwein?"

Frau Schuldt stürzte sofort aus ihrer Wohnung, es gab einen kurzen, wirren Wortwechsel, ihr Sohn ging dann doch – nachdem er es zunächst wohl abgelehnt hatte – mit seiner Mutter in das Wohnzimmer im Untergeschoss. Die mit ihm ins Haus Gelangten verließen es wieder, zum Teil sehr zögerlich; sie hielten sich aber weiter auf unserem kleinen Hof auf.

Unsere Hauswirtin bemühte sich offensichtlich, die hochgradige Erregung ihres Sohnes etwas zu dämpfen; was ihr auch gelang, denn das zunächst sehr lautstarke Gespräch wurde etwas ruhiger und leiser, zog sich eine geraume Weile hin. Bis ich dann Schritte auf der Treppe hörte.

Sofort ging ich in unseren Vorraum, begrüßte den Sohn unserer Wirtin betont förmlich – wir kannten uns flüchtig – und sagte sinngemäß zu ihm: „Herr Schuldt, ich glaube zu ahnen, was in Ihnen vorgeht, und ich will Sie auch nicht bevormunden – aber tätliche Auseinandersetzungen bitte ich in meiner Gegenwart absolut zu unterlassen! Und Sie werden sicherlich keinen Einwand dagegen erheben, dass ich bei Ihrem Gespräch mit Herrn Binder zugegen bin. Ich glaube, das liegt auch in Ihrem Interesse!"

Er drückte mir nur kurz und wortlos die Hand, deutete ein Nicken an, wollte mich zur Seite schieben, aber ich blieb stehen. Jetzt schaute er mich groß an. Er war nur wenig kleiner als ich, kräftig gebaut, wie bereits erwähnt Maurerpolier. Unsere physischen Potentiale – das meinige und das seinige – dürften in etwa gleichwertig gewesen sein; mir eindeutig überlegen war er ganz gewiss nicht.

Ich trat nun – ohne seine Zuhilfenahme – einen Schritt zurück, öffnete ihm unsere Zimmertür, sagte höflich: „Bitte, treten Sie ein!"

Was er dann tat.

Horst lag wieder in der gleichen Stellung in seinem Bett, in der er mich bei meinem Eintreffen begrüßt hatte.

Die beiden funkelten sich einen langen Augenblick an – mit zornigen Blicken der eine, mit schreckerfüllten der andere – dann stürmte der junge Schuldt auf das Häuflein Unglück unter der Bettdecke zu, beugte sich tief über meinen Zimmer-Genossen, begann mit einer drastischen Schimpfkanonade, in die diverse fürchterliche Drohungen eingeflochten waren.

Ich war an das Fußende des belagerten Bettes getreten, hatte meine Arme vor der Brust breit verschränkt, mich möglichst weit und groß gemacht, schaute dem Geschehen mit entschlossener, konzentriert-ernster Miene zu.

Nach seiner ersten langen Tirade drehte sich der junge Schuldt um, registrierte mich und meine Haltung, beugte sich dann wieder über den Delinquenten, ließ eine zweite Suada los, nicht mehr ganz so kraftvoll-unbeherrscht wie die erste.

Auch Horst kam jetzt mit einigen eher gestammelten als gesprochenen Zwischenbemerkungen gelegentlich zu Wort.

Es wurde eine strapaziöse halbe Stunde, auch für mich.

Doch zum Schluss rang sich Horst tatsächlich etwas Ähnliches wie eine Bitte um Entschuldigung ab, und letzten Endes zog der Sohn des Hauses nur noch mäßig grollend ab. Ich begleitete ihn bis vor die Zimmertür, dankte ihm für seine Selbstbeherrschung, erklärte ihm, dass ich für Rückfragen und Ähnliches – auch ihm persönlich – zur Verfügung stehe, verabschiedete ihn mit Handschlag.

Als er die Treppe hinuntergestiegen war, wurde er unten von seiner Mutter sofort wieder in Empfang genommen; die beiden verschwanden im Wohnzimmer der Schuldt'schen Wohnung.

Ich ging zu Horst zurück, und wir haben dann – wie schon am Vorabend – bis spät in die Nacht rege und offen diskutiert, über alles Mögliche, insbesondere natürlich darüber, wie sich Horst jetzt verhalten sollte. Als wir schließlich einschliefen, waren wir übereinstimmend zur Meinung gelangt, dass es das Beste sei, wenn mein Zimmer-Kamerad am nächsten Morgen gemeinsam mit mir das Haus im Ostsee-Weg verließe, doch nicht, um die letzten Lehrveranstaltungen vor dem Physikum zu besuchen, sondern um auf kürzestem Wege in seine Heimatstadt zu seinem Pastor zu fahren. Und so geschah es dann auch am nächsten Morgen.

Wie ist das alles ausgegangen, wie gestaltete sich der weitere Lebensweg meines einstigen Wohngefährten Horst Binder, des jungen Mannes, den wir alle Bimbo nannten?

Frau Schuldt ließ nach Horsts Entgleisung einige Tage verstreichen, besprach sich in dieser Zeit mit diesem und jenem aus Verwandtschaft, Freundschafts- und Nachbarschafts-Kreisen, neigte zeitweilig dazu, ohne jede Einschränkung Gnade vor Recht walten zu lassen, meldete sich dann aber doch – wie am Ereignistag angekündigt – beim Prorektorat für Studentenangelegenheiten, berichtete dort im Einzelnen von den bewussten Vorgängen mit ihrem Mieter, dem Herrn Binder.

Daraufhin wurde Horst in das Prorektorat einbestellt.

Die Aussprache mit ihm erbrachte im Wesentlichen eine Bestätigung des von unserer Wirtin Vorgebrachten. Da auch das Opfer seiner Unbeherrschtheit ausdrücklich darum gebeten hatte, ihn nicht zu exmatrikulieren, er keinerlei Winkelzüge unternahm, um sein Ausrasten zu verschleiern, umzudeuten, zum Beispiel als eine Art Notwehr oder „unglücklichen Zufall infolge einer mit völlig andersartigem Handlungsvorsatz vollzogenen Handbewegung" erscheinen zu lassen, auch das Unangemessene seiner Reaktion im Verlauf der verbalen Auseinandersetzung mit unserer Zimmerwirtin einsah und bedauerte, wurde seine Studienzulassung nicht kassiert, sondern lediglich für ein Jahr suspendiert.

Dennoch – Horst wurde für das umgehend beginnende Physikum des Jahres 1955 gesperrt, die Stipendienzahlung für die Zeit seiner Suspendierung nicht fortgeführt. Ihm wurde das Angebot unterbreitet, das Jahr seiner aus disziplinarischen Gründen verfügten Studienunterbrechung als Hilfspfleger an der Medizinischen Universitätsklinik abzuarbeiten, bei tarifgemäßer Bezahlung. In Abhängigkeit von seinen bei dieser Tätigkeit gezeigten Leistungen und seinem sonstigen Verhalten wollte der Prorektor dann endgültig entscheiden, ob Horst nach diesem Bewährungsjahr, also ab 1956, sein Medizinstudium fortsetzen könne, oder doch zu exmatrikulieren sei.

Bimbo akzeptierte diesen Bescheid und das Beschäftigungsangebot.

Als ich mich im Frühsommer in Kühlungsborn auf die letzten Prüfungen des Physikums vorbereitete, kam er noch einmal in unser Dierkower Zimmer, um seine sieben Sachen mitzunehmen und den von ihm benutzten Haustürschlüssel abzugeben. Sein Pastor hatte ihm über kirchliche Verbindungen eine andere private Bleibe in Rostock vermitteln können.

Während meines dritten Studienjahres sind wir uns einige Male zufällig begegnet, zumeist in der Medizinischen Klinik, in der er in seinem Suspendierungsjahr beschäftigt war. Mein ehemaliger Zimmerkamerad war wieder völlig normal geworden, wir haben bei unseren Begegnungen stets zumindest einige Worte gewechselt. Dennoch, eine gewisse Wesensänderung war nicht zu übersehen – so freundlich-heiter, wie ich ihn aus den Jahren 1953 und 1954 in Erinnerung hatte, habe ich ihn nie wieder erlebt.

Zudem spürte ich bei ihm eine gewisse innere Distanz mir gegenüber.

Nach dem bewussten Jahr wurde ihm von der Medizinischen Universitätsklinik ein gutes Zeugnis ausgestellt, seine Suspendierung vom Studium aufgehoben, die Zulassung zu den Physikums-Prüfungen des Jahres 1956 erteilt. Das erste im Rahmen dieses strapaziösen Rigorosums zu bestehende Examen war eine Zwischenprüfung in Gesellschaftswissenschaften, die für kaum einen von uns eine ernsthafte Hürde gewesen war. Natürlich war das auch Horst bekannt, und folglich soll er sich sehr locker für diesen leichten Aufgalopp bei der Wiederaufnahme seiner akademischen Laufbahn vorbereitet haben.

Doch wie es öfters geschieht, wenn man eine Sache allzu leicht nimmt – die Prüfung endete für Bimbo mit einem Desaster.

Details ihres Verlaufes habe ich – obwohl mich dieses Geschehen zu jener Zeit erheblich bewegte – nur in sehr groben Konturen erfahren können.

Möglicherweise hatte sich die späte hysterische Pubertätsneurose des Frühjahrs 1955, über die vorstehend recht eingehend berichtet worden ist, kurz vor dem Examen reaktiviert. Mein in den letzten Monaten einen sachlichen und realitätsbezogenen Gesamteindruck vermittelnder ehemaliger Zimmergefährte soll jedenfalls schon bei den unverbindlichen Begrüßungspräliminarien vor Beginn der eigentlichen Fragerei seltsam aufgekratzt gewirkt haben. Als dann die ersten eigentlichen Prüfungsfragen an ihn gerichtet wurden, konnte er das abgefragte marxistisch-leninistische Lehrbuch-Wissen nicht rekapitulieren, er musste passen. Stattdessen begann er, in eindrucksvoller Beredsamkeit, eine „Philippika" hinsichtlich verschiedener Widersprüchlichkeiten zwischen theoretischem gesellschaftlichem Anspruch und den realen Verhältnissen in der DDR vom Stapel zu lassen. Die Einzelheiten der Reaktionen hierauf seitens des staatlich bestallten Prüfers im Fach Gesellschaftswissenschaften sind mir nie bekannt geworden.

Im weiteren Verlauf der Prüfung soll Horst auf Zwischenfragen des Prüfers schließlich selbst ansatzweise nicht mehr eingegangen sein, was wohl kaum jemals in einem akademischen Examen gut ausgegangen ist.

Nach einigem Hin und Her in verschiedenen Universitäts-Gremien, das diesem denkwürdigen und einiges Aufsehen erregenden Auftritt Bimbos folgte, wurde er nun doch – meines Wissens „wegen grundsätzlicher mangelnder Eignung für den Arztberuf" – seitens der alma mater rostochiensis exmatrikuliert.

Ich bin Horst nach seiner Exmatrikulation im Sommer 1956 nur noch ein einziges Mal begegnet, knapp zwei Jahre später.

Wir trafen uns – wieder absolut zufällig – eines Morgens auf der Doberaner-Straße, vor dem Komplex der damaligen Kliniken für Gynäkologie und Geburtshilfe, Ophthalmologie sowie Hals-, Nasen- und Ohrenheilkunde.

Aus dem schmächtigen Jungen von einst war ein auffallend durchtrainierter, drahtig-muskulöser junger Mann geworden.

Bimbo war – wieder einmal – mächtig oben auf, erzählte mir sprudelnd aus seinem bewegten Leben als Montagearbeiter und Eisenbieger beim Stahl-Beton-Bau, von seinem hohen Einkommen und dem tollen Kollektiv, in dem er heimisch geworden sei. Dennoch befriedige ihn das alles auf lange Sicht natürlich nicht, vor allem seine intellektuellen Talente könnten sich unter seinen gegenwärtigen Lebensbedingungen nicht richtig entfalten. Er habe sich deshalb vor kurzem bei einer renommierten Schauspielschule beworben, und hoffe, demnächst eine positive Antwort zu erhalten. Ob er dann später wirklich lebenslang bei der Schauspielerei bleiben werde, oder vielleicht doch eines Tages zum Regiefach streben würde, wisse er noch nicht.

Da ich inzwischen in Rostock umgezogen war, nicht mehr in Dierkow wohnte, gab ich ihm meine neue Adresse. Er wollte mir aus seinem neuen Studienort gelegentlich schreiben, auf keinen Fall wollten wir unsere persönliche Verbindung wieder gänzlich abreißen lassen.

Bimbo hat mir nie geschrieben. Auch von dritter Seite habe ich nach unserer Begegnung im Frühjahr 1958 nie mehr etwas von ihm gehört. Ich halte es für möglich, dass er noch vor 1961 in die Bundesrepublik übergesiedelt ist.

Unser ehedem gemeinsames Zimmer in Dierkow habe ich damals fast ein Jahr lang allein bewohnt, bis Frau Schuldt – in Vorbreitung einer neuerlichen Eheschließung – ihr Haus verkaufte. Im Zusammenhang mit diesem Eigentumswechsel eröffnete sich mir die Möglichkeit, meine Dachkammer in Dierkow gegen ein recht gepflegtes Zimmer in der citynahen Eschenstraße zu tauschen. Frau Schuldt und ich schieden in gutem Einvernehmen.

Ich habe unsere einstige Zimmerwirtin etwa ein Jahrzehnt später am Ostseestrand von Markgrafenheide – östlich der Warnow-Mündung gelegen – ein letztes Mal gesehen. Im Gedächtnis geblieben ist mir vor allem, mit welch innerer Bewegtheit sie sehr bald auf Bimbo zu sprechen kam – sie machte sich immer noch den Vorwurf, mit ihrer Wendung an den Prorektor im Jahre 1955 möglicherweise maßgeblich dazu beigetragen zu haben, den erstrebten Lebensweg eines jungen Menschen, der eine sehr schwere Kindheit hatte, für immer und ewig zerstört zu haben. Daraufhin erzählte ich ihr, was ich über seine Entwicklung, seine Höhen und Tiefen nach der in jenem Frühjahr ausgesprochenen Suspendierung wusste, insbesondere, was mir Horst bei unserer letzten Begegnung in der Doberaner-Straße erzählt hatte, und dass er zu jenem Zeitpunkt auf mich keineswegs den Eindruck eines vom Schicksal Gezeichneten gemacht hätte.

Das beruhigte sie ein wenig.

37. Physikum

Doch nun wieder zurück zum Sommer 1955, meinem „Physikums-Sommer".

Die Monate Mai bis Juli 1955 wurden tatsächlich für uns alle Studiosi im damaligen Rostocker 4. Humanmedizin-Semester sehr harte Monate – es wurde im Physikum erheblich härter geprüft und strenger zensiert als bei den Vorphysikums-Prüfungen. Die Quote nicht bestandener Prüfungen war beträchtlich, lag meines Wissens in den Fächern „Physiologie" und „Anatomie" im zweistelligen Bereich. Wir vier – Gerhard, Hannes, Udo und ich – sind auch im Physikum bei allen Prüfungen auf Anhieb durchgekommen, bei uns gab es keinen einzigen „Hänger".

Schaffte ein Kandidat nur in einer Prüfung des Physikums nicht die Passage, konnte er sie einige Wochen später wiederholen. Bestand er sie in diesem zweiten Anlauf, wurde dies bei der Ermittlung der Gesamtzensur für die ärztliche Vorprüfung mit einer Vier in Ansatz gebracht. Wurde dagegen bei der Wiederholung erneut gepatzt, war in der Regel der Traum vom späteren Arztberuf ausgeträumt. Der betreffende Student musste sein Medizinstudium beenden – es sei denn, ihm wurde in Anbetracht besonders erschwerender äußerer Umstände beim zweiten vergeblichen Anlauf noch eine dritte Chance eingeräumt. Doch das geschah selten, zum Beispiel bei einem eindeutig belegten schweren persönlichen Schicksalsschlag unmittelbar vor der Prüfung.

Eine ausgesprochen düstere Prognose öffnete sich all jenen von uns, die nach einer nicht bestandenen Prüfung auch noch in einem anderen Fach versagten.

Über den Verlauf meiner Physiologie-Prüfung habe ich in anderem Zusammenhang vorstehend bereits ausführlich berichtet.

Das im Allgemeinen als höchste Hürde innerhalb des Rigorosums eingeordnete Examen war indessen die Anatomie-Prüfung, zu anderen Zeiten „großes Anatomicum" genannt.

In dem für unsere Gruppe festgelegten Prüfungsplan lag die Anatomie-Prüfung am Ende der ganzen Prozedur, wir mussten also Ermattung und manche zu innerem Hader Anlass gebende Enttäuschung durch das bisherige strapaziöse Prüfungsgeschehen zu verdrängen verstehen, uns zum Schluss noch einmal voll mobilisieren, in wenigen Wochen den gesamten riesigen Wissensberg der klassischen „Anatomie des Menschen" wiederholend durcharbeiten, damit wir in der entscheidenden Stunde den voluminösen Prüfungsstoff abrufbereit in unserem Gedächtnis parat hatten. Da es kurz zuvor für einige Gruppen komplette Abschüsse gab – alle vier Mitglieder dieser Gruppen mit dem deprimierenden Prädikat „ungenügend" in die Wiederholungs-Vorbereitung nach Hause geschickt worden waren – stellten wir uns am Tag der Entscheidung mit Beklommenheit bei unserem verehrten Prof. Dr. Strecker zur Prüfung vor. Wahrscheinlich waren wir wirklich besser präpariert als der große Durchschnitt unserer Kommilitonen. Professor Strecker begann uns nach einigen sehr knapp formulierten Einleitungsfragen und unseren präzisen Antworten bald geradezu väterlich-freundlich nach den Details des menschlichen Körpers auszufragen, und auch ich erhielt zum Schluss meiner Physikums-Prüfungen eine versöhnliche Zwei.

Der sehr gute Zensuren-Durchschnitt des Vorphysikums war dennoch auch von mir im Physikum nicht zu wiederholen gewesen, wobei natürlich die Drei aus der etwas verkorksten Physiologie-Prüfung großen Anteil hatte.

Nach Abschluss der Prüfungen im Sommer 1955 war mir bewusst, dass ich im nächsten, im dritten Studienjahr statt der bisherigen 180,- DM nur noch das „kleine Leistungsstipendium" für Abkömmlinge aus den sogenannten sonstigen gesellschaftlichen Kreisen in Höhe von monatlich 130,- DM zur Verfügung haben würde, entsprechend dem von mir erreichten Zensuren-Durchschnitt im Physikum. Dennoch – wie meine Prüfungsgruppen-Mitstreiter war auch ich sehr erleichtert, den Schritt in die klinischen Semester geschafft zu haben. Einem erheblichen Teil von uns, die wir alle im September 1953 hoffnungsvoll unser Medizinstudium begonnen hatten, war dies nicht gelungen.

Die gescheiterten Physikums-Aspiranten verschwanden meist still und unauffällig in Richtung Heimat wie so viele, die schon vor dem Physikum die Segel hatten streichen müssen.

Für uns Verbliebene war ihr Schicksal vor allem Mahnung, sich auch weiterhin mit der nötigen Konzentration den Anforderungen des Studiums zu widmen, gegenüber dem eigenen Wissen und Können stets die erforderliche Selbstdistanz zu wahren, um aus irgendwelchen Gründen aufgetretene Wissenslücken schnell selbst erkennen und schließen zu können. Gelang das nicht – im Verlauf des Physikums hatte es sich besonders drastisch gezeigt – war die ärztliche Berufskarriere schon zu Ende, bevor sie begonnen hatte. Mehrheitlich lernten wir es schnell genug, diese unerbittliche Maxime der deutschen Mediziner-Ausbildung voll zu akzeptieren und uns dem entsprechend zu verhalten, um unsere Berufsziele schließlich zu erreichen.

An Verzweiflungs-Szenen und Ähnliches kann ich mich – die glücklosen Kommilitonen meines eigenen Studienjahres betreffend – nicht erinnern.

38. Dummer Ehrgeiz und seine schlimmen Folgen

War schon Vorbereitung und Absolvierung des Physikums für einen „normalen Sterblichen" gewiss Plackerei und Bürde genug, so hatte ich zu jener Zeit zusätzlich die Qualen eines besonderen, höchst individuellen „kleinen Fegefeuers" zu erdulden – eine Entzündung meiner Hämorrhoiden war unter den Gegebenheiten des stressigen Physikums-Geschehens nicht unter Kontrolle zu bringen, intensivierte sich von Woche zu Woche.

Die letzte Phase der Examenszeit – einschließlich des „Anatomicums" – durchlebte ich mit den quälenden Schmerzen eines massiv entzündeten, zum Teil thrombotischen Venenkranzes im Analbereich. In einem normalen Arbeitsleben rechtfertigt ein solcher Zustand ausgedehnte Arbeitsbefreiungszeiten und maximale Schonung – ich indessen biss die Zähne zusammen und glaube auch heute, darauf stolz sein zu dürfen, die von mir erwarteten Prüfungsleistungen trotz eines wortwörtlich ständigen Feuers unterm Hintern termingerecht erbracht zu haben.

Andererseits muss ich einräumen – ganz ohne eigenes Verschulden war ich nicht in diese missliche Lage geraten.

Im März 1955, als der Vorfrühling den kalten Winter jenes Jahres abzulösen begann, hatte ich mich überreden lassen, bei unserem ansonsten beschaulich-ruhigen leichtathletischen Training der BSG Motor Nord-West mich einer Testphase mit intensivierter Belastung zu unterziehen. Das war nur möglich, indem ich einige Wochen lang bestimmte Lehrveranstaltungen am Nachmittag schwänzte, dadurch die Zeit für mehrere 3-Stunden-Trainingseinheiten in der Woche gewann.

Der Clou dieser Testphase bestand indessen in einer massiv gesteigerten Intensität des Trainingsgeschehens. Das wurde beispielsweise

312

durch eine extreme Verkürzung der Trainingspausen, die rasche Abfolge einzelner Übungen, auch durch ein straff gestaltetes Lauftraining angestrebt.

Ziel des Ganzen war eine schnelle Steigerung des allgemeinen leichtathletischen Leistungsvermögens, wovon man sich auch einen spürbaren Sprung in Bezug auf im Wettkampf zu erzielende Zeiten und Weiten versprach. Es war leider schon so – in meinem Innersten hatte ich irgendwie noch immer den eitlen Wunsch, mit Hilfe eines solchen Leistungssprunges zu Ergebnissen zu gelangen, die mir die Tür zum prestigeträchtigen „SC Empor" öffneten, obwohl auch mein gesunder Menschenverstand sich von diesem Traum schon vor Monaten verabschiedet hatte.

Tief verinnerlichte Wünsche können nicht nur mächtige Stimulatoren sein, beachtliche Energien freisetzen – sie vernebeln gelegentlich auch das klare Denken, können sich zu Geburtshelfern völlig unrealistischer persönlicher Zielvorstellungen entwickeln.

Letzteres traf damals in gewisser Hinsicht auf mich zu.

Was kam nun an Konkretem heraus?

In wenigen Wochen war natürlich nichts sportlich Sensationelles zu bewegen, und monatelang konnte ich mein Studium nicht derart systematisch vernachlässigen, wie ich es in jenem Vorfrühling teilweise tat. Das alles erzeugte bei mir bald einen unruhig schwelenden Gefühlszustand, der mich innerlich arg zerriss, in dem ich mich mit mir selbst uneins fühlte. Heute meine ich, dass es dann die zunehmende generelle physische Ermattung infolge der ergebnislosen freiwilligen sportlichen Strapazen war, die mir mein psychisches Gleichgewicht wiedergegeben hat.

Ich konnte es vor mir selbst nicht verheimlichen: Meine Aufnahmebereitschaft im akademischen Lehrbetrieb begann spürbar unter dem von der sportlichen Dauerbelastung ausgelösten Ermüdungszustand zu leiden!

Und das – darüber gab es keine Zweifel – war mittelfristig für die weitere Verfolgung meines beruflichen Ausbildungszieles elementar bedrohlich!

Und das Physikum stand fast vor der Tür!

Die körperlichen Ermüdungszustände zwangen mich auf diese Weise, meinen Kopf wieder in Ordnung zu bringen.

Sich von Illusionen, an denen starke Emotionen hängen, zu verabschieden, fällt vermutlich jungen Menschen besonders schwer.

Ich musste mir nun aber doch allmählich eingestehen, dass ich mich in der Einschätzung meiner Potentiale alles in allem ziemlich verrannt hatte, signalisierte schließlich unserem Übungsleiter meinen Willen zum vorzeitigen Abbruch der Testphase, was von diesem – menschlich verständlich – mit einer gewissen Enttäuschung quittiert wurde. Da wir aber sogenannte Volkssportler waren – keine Leistungssportler – blieb ihm nichts anderes übrig, als meine Entscheidung zu akzeptieren. Vermutlich bedeutete mein Verhalten auch für ihn den Abschied von einer bestimmten Trainerhoffnung.

Damit seine Konzeption in Bezug auf meine Leistungsentwicklung nicht allzu abrupt ihr Ende finden musste, bat er mich, zum Abschluss meiner Teilnahme am Testphasen-Programm wenigstens den hierin vorgesehenen Trainings-Wettlauf über 3000 Meter mitzumachen, auch um einen präzisen, aussagefähigen Wert hinsichtlich Ausdauerbelastbarkeit zu haben.

Ich war bis dahin noch nie 3000 Meter nach Zeit gelaufen, war deshalb durchaus etwas neugierig, zu erfahren, wie es aktuell mit meinem läuferischen Potential auf längeren Strecken bestellt sei. Und da ich zudem die durch mich verursachte Enttäuschung unseres von mir als guten Kameraden geschätzten Chefs etwas mildern wollte, gab ich nach einigem Zögern dann doch meine Zusage für die Teilnahme an besagtem Lauf.

Wie ging die Sache aus?

Um es unumwunden beim Namen zu nennen: Das Rennen wurde in seiner zweiten Hälfte zu einer extremen Strapaze für mich!

Ich hatte auch bei Mittelstrecken-Läufen über 1000 Meter oder 1500 Meter an unserer Kühlungsborner Oberschule meist gewisse Schwierigkeiten gehabt, schon meine körperliche Statur ließ mich für diesen Bereich der Leichtathletik als ziemlich ungeeignet erscheinen. Spätestens nach 800 bis 1000 Metern hatte ich beispielsweise bei 1500 Meter-Läufen meist sehr mit mir kämpfen müssen, um nicht vorzeitig aufzugeben. Auch den 3000 Meter-Lauf habe ich damals durchgehalten, mittels Mobilisierung meiner allerletzten Reserven eine Zeit von knapp über 12 Minuten erreicht.

Für einen jungen Mann, der sich mehr und mehr auf den Diskusring zu konzentrieren begann, war ein solches Ergebnis auf der kürzesten Langstrecke gewiss nicht grottenschlecht, andererseits konnte man daraus keineswegs ein verheißungsvolles Omen für verborgenes Talent in Bezug auf Langstrecken-Läufe ablesen. In meiner BSG wurde ich dann später auch nie mehr zur Teilnahme an Lauf-Wettbewerben über längere Strecken gedrängt, auch nicht zur Teilnahme an den jährlich mit breitester Beteiligung abgewickelten Frühjahrs-Waldläufen.

Zurück zu meinem 3000 Meter-Lauf im erwachenden Frühling des Jahres 1955.

Total ausgepumpt musste ich mich nach dem Zieleinlauf sofort auf den Rasen neben der Aschenbahn fallen lassen, wie manch anderer Teilnehmer am Ausdauerbelastbarkeits-Test. Doch diese erhoben sich nach einigen Minuten, während ich immer noch am Boden lag und nach Luft japste. Als alle anderen Läufer sich längst in unsere Sport-platz-Baracke verzogen hatten, rappelte auch ich mich schließlich auf, hatte aber immer noch Kreislauf-Schwierigkeiten.

Auf dem Nachhause-Weg wurde mir erneut schwindlig. Ich setzte mich auf einen am Wegrand befindlichen großen Stein, empfand dessen Kälte als stimulierend-stabilisierend, fühlte mich nach etwa einer Viertelstunde wieder in der Lage, meinen Weg fortzusetzen. Allerdings spürte ich, dass sich in meinem Afterbereich irgendeine Veränderung vollzogen haben musste. Wie ich abends in unserem Dierkower Quartier feststellte, hatten sich einige Venen dieser sensiblen Zone als Hämorrhoiden aus dem Analkanal herausgedrückt. Wovon ich als Medizinstudent bisher nur als Krankheit anderer gehört hatte, konnte ich nun plötzlich am eigenen Leib studieren.

Damals nahm ich das zunächst nicht allzu wichtig; als das eindeutig größere Problem erachtete ich meinen immer noch labilen Kreislauf, der mir auch den Rest des Tages über zu schaffen machte.

Aber die eigenartigen „Apparate" an delikater Stelle wollten und wollten nicht so recht an ihren von der Natur bestimmten anatomischen Platz zurückkehren; sie wurden zwar an den nächsten Tagen spürbar kleiner, verschwanden jedoch nicht! Jedenfalls ging ich in jenem Frühjahr 1955 nur noch ein einziges weiteres Mal zum Training, spielte etwas Fußball, meldete mich bis zum Abschluss des Physikums von allem aktiven sportlichen Tun ab.

Auch wenn ich nun nicht mehr trainierte, mein Körper von den unsinnigen Belastungen der Testphase wieder befreit war – die Hämorrhoiden machten mir mehr und mehr Kummer.

Ich sollte schließlich für meinen dümmlichen sportlichen Ehrgeiz bitter bestraft werden. Beim langen Sitzen in den Vorlesungsstunden, noch mehr beim stundenlangen pausenlosen Hocken auf harten und unbequemen Laborschemeln bei den kniffligen Arbeiten an den Leichen des anatomischen Präparierkurses war der ständige Druck von den aus dem After herausgetretenen Blut-Knollen zunehmend unangenehm.

Anlässlich eines Wochenendbesuches in Kühlungsborn stellte ich mich beim langjährigen Hausarzt unserer Familie vor, bei Dr. med. Bruno Nissen, der mir eingehende Verhaltensregeln vermittelte, mich mit einem Kassenrezept für Hämorrhoiden-Zäpfchen und Hämorrhoiden-Salbe versorgte. Diese Therapie erbrachte unstrittig eine gewisse Besserung, doch der volle Rückzug der deplatzierten Venen-Konvolute war unter den gegebenen Umständen auch damit nicht erreichbar. Es war im Interesse einer stabilen Physikums-Vorbereitung dringend erforderlich, die letzten Lehrveranstaltungen vor dem Beginn der Prüfungsperiode nicht zu versäumen – aber dadurch war ich gezwungen, den stundenlangen, meinem Leiden absolut abträglichen Holzstuhlmarathon weiterhin abzusitzen. Und die sich zur gleichen Zeit abspielenden Geschehnisse um Bimbo, meinen Zimmerkameraden, trugen den ihrigen Teil dazu bei, dass meine rückwärtige Angelegenheit nicht zur Ruhe kam.

Trotz intensivster Analhygiene begannen sich die Hämorrhoiden nach einigen Wochen zu entzünden – zu dem bisherigen, lediglich lästigen, unangenehmen Drücken gesellte sich jetzt zunächst ein nerviges Jucken, dann auch ein mehr oder weniger stetiges Brennen. Ich begab mich wieder zu Dr. Nissen, der mir – zusätzlich zur bisherigen Therapie – regelmäßige warme Kamille-Sitzbäder empfahl, nochmals betonte, wie wichtig das Meiden langen Sitzens und Stehens sei.

Zum Glück fanden die Lehrveranstaltungen meines vierten Semesters dann sehr bald ihr Ende; ich zog mich in mein Elternhaus nach Kühlungsborn zurück, um mich dort auf die speziellen Anforderungen der einzelnen Physikums-Prüfungen vorzubereiten. Diese besondere Lernarbeit konnte ich überwiegend im Liegen leisten; die Entzündung der Hämorrhoiden ging zurück, das Brennen ließ nach. Alle von Dr.

Nissen empfohlenen Maßnahmen setzte ich selbstverständlich weiter fort, so dass ich in die ersten Examina des Physikums in einem – was es mein Hämorrhoiden-Leiden anbelangte – hinlänglich erträglichen physischen Zustand gehen konnte.

Dennoch – richtig in den Griff bekommen hatte ich die Angelegenheit nach wie vor nicht!

Und der allerdickste Brocken: das „große Anatomicum", stand mir noch bevor!

Dieses extrem voluminöse Fach ist von mir nie unterschätzt worden. Und durch den heilsamen Schock, den mir der Verlauf der Physiologie-Prüfung beschert hatte, war mir noch einmal nachdrücklich bewusst geworden – Wissenslücken zu riskieren konnte schlimm ins Auge gehen! Also rangeklotzt und nicht gezittert! auch wenn Körper und Geist allmählich erschöpft waren, die ewige Paukerei selbst den nächtlichen Schlaf inzwischen sehr unruhig werden ließ.

Unglücklicherweise bescherte mir eine kleine Süßkirschenschlemmerei zu jenem Zeitpunkt eine kurze, aber heftige Diarrhöe, einen sogenannten Durchfall, was mein zwar nicht überwundenes, doch inzwischen spürbar ruhiger gewordenes Hämorrhoiden-Leiden wieder zu voller Blüte brachte.

Die Entzündung steigerte sich jetzt erneut von Tag zu Tag ungeachtet der Zäpfchen, Salben und Bäder, einer äußerst subtilen Hygiene im relevanten Bereich und eines strikten Meidens jedes über 10 Minuten hinausgehenden Stehens oder Sitzens. Der jetzt stark entzündete Venenring um den After verursachte – auch nach baldiger Beruhigung des Dünndarms – einen steten Dauerschmerz; jeder Stuhlgang wurde zur Qual. Und die Anatomie-Prüfung, auf die ich trotz alledem inzwischen gut vorbereitet war, stand unmittelbar bevor!

Noch einmal ging ich zu Dr. Nissen, der nun aber auch mehr keinen anderen Rat wusste als größtmögliche allgemeine Schonung, Intensivierung der Sitzbäder, Fortsetzung der sonstigen Therapie. Der Einsatz gerinnungshemmender Mittel bei thrombosierenden Hämorrhoiden – um solche handelte es sich inzwischen bei mir – war noch nicht üblich.

Was sollte ich tun? Ich entschloss mich, die Zähne zusammenzubeißen, schluckte eine Aspirin-Tablette nach der anderen, fuhr mit Molli und Reichsbahn pünktlich zur Anatomie-Prüfung, bestand – wie berichtet – die Prüfung mit gutem Ergebnis, fuhr sofort wieder zurück nach Kühlungsborn, bat Dr. Nissen am nächsten Tag um eine Einweisung in die Chirurgische Abteilung des Kreiskrankenhauses, damit ich dort durch einen fachgerechten operativen Eingriff von meinem Elend der letzten Wochen erlöst werde.

Dr. Nissen entsprach meiner Bitte.

Im Kühlungsborner Kreiskrankenhaus hatte man mich nach meinem Einsatz als Pflege-Praktikant vor einem Jahr in guter Erinnerung behalten. Mir wurde sofort ein Operationstermin zugeteilt und nur einen weiteren Tag später lag ich auf dem Operations-Tisch; präziser ausgedrückt: auf einem Operations-Stuhl, der große Ähnlichkeit mit sogenannten gynäkologischen Stühlen hatte.

Der Eingriff wurde vom damaligen Chef persönlich vorgenommen, von Dr. Michelsen – Deutschbalte wie sein Amtsvorgänger Dr. Hoffmann und ich. Dr. Michelsen hat mich gemäß dem damals üblichen chirurgischen Standard mit sicherer Hand fachgerecht und technisch sauber operiert.

Die heute üblich gewordene mikroinvasive Operations-Methodik gab es zu jener Zeit noch nicht, auch nicht ansatzweise; ihre technischen und wissenschaftlichen Grundlagen wurden erst Jahrzehnte später geschaffen, von der Ärzte-Generation, der auch ich eines Tages angehören durfte. Heute wird bei einer aus gleichem Anlass vorgenommenen Operation an einer relativ unempfindlichen Stelle des Analbereiches ein kleiner Einschnitt vollzogen, durch den man dann mit geeignetem, speziellem Instrumentarium die entzündeten und vergrößerten Venenknoten des Analringes hinter der Darmschleimhaut freipräpariert. Sie werden dann vorsichtig durch die zu Beginn des Eingriffs geschaffene Öffnung nach draußen manipuliert, schließlich von den gesunden, im Körper des Operierten weiter verbleibenden Venengefäßen der Analregion abgetrennt.

Vor einem halben Jahrhundert – also auch in meinem Fall – wurden die ausgetretenen und thrombotisch hämorrhoidalen Venen-Konvolute abgebunden, mit einem sogenannten Elektro-Cauter abgeschnitten, wobei gleichzeitig mit der Abtrennung eine gewisse sofortige Verschorfung der frischen Wunde bewirkt wurde. Gegebenenfalls wurde die Operationswunde noch leicht übernäht, schließlich ein mit Mull umhülltes, ca. zehn Zentimeter langes Gummirohr – ein sogenanntes Darmrohr – in den After geschoben. Das Darmrohr hatte auch die Funktion, den Abgang von Darmgasen in den ersten Tagen nach dem operativen Eingriff möglich zu machen. Damit möglichst wenig Kotmasse im Darm entstand, wurde man tagelang ausschließlich flüssig ernährt – im Interesse einer zügigen Wundheilung sollte zumindest für zwei Wochen jeder Stuhlgang vermieden werden.

Mit der Verabreichung von schmerzstillenden Mitteln war man zu jener Zeit – aus verschiedenen Gründen – grundsätzlich viel zurückhaltender als heutzutage. Ich musste jedenfalls nach dem Schwinden der Narkosewirkung einige peinvolle Tage überstehen, die in meiner Lebenserinnerung als die bisher schmerzreichsten jemals durchlebten verankert sind. Sicherlich wurde ich sehr aufmerksam umsorgt und gepflegt, doch die mir – vergleichsweise großzügig – gewährten damals üblichen Schmerztabletten linderten das ewige heftige Brennen in der frischen Operationswunde nur wenig. Jede kleine Erschütterung meines Bettgestells, sei es durch eine zufällige Berührung, steigerte dieses heftige Brennen zu einem von mir als extrem empfundenen Schmerz, was mich dann gelegentlich laut aufbrüllen ließ. Erst nach drei oder vier Tagen ließen diese Qualen ein wenig nach.

Dr. Michelsen, der Chefarzt der Chirurgischen Abteilung und Direktor des ganzen Krankenhauses, schaute in den ersten Tagen nach dem Eingriff täglich nach mir, begrüßte mich mit einigen freundlichen Worten, schaute sich die Fieberkurve an. Da er aus dieser einen normalen postoperativen Verlauf herauslas, gab es wohl einige zusätzliche tröstende Bemerkungen – etwa: „So ist das nun einmal bei Eingriffen in einer sehr schmerzempfindlichen Region, Herr Kollege!" Doch zum Einsatz von Morphium oder Ähnlichem konnte er sich, nur wegen des ihm sehr geläufigen postoperativen Schmerzsyndroms im Analbereich, keineswegs entschließen.

Ich habe das Martyrium überstanden.

Und ich weiß seit dieser persönlichen Erfahrung recht gut, was die postoperative Zeit nach einem chirurgischen Eingriff für einen Patienten bedeuten kann. Nach meiner Blinddarm-Operation sechs Jahre zuvor waren von mir nicht annähernd derartig starke Schmerzen zu erdulden gewesen, doch nun hatte ich es am eigenen Leib erlebt – nicht immer sind die ersten Tage nach einer Operation hinlänglich erträglich, sie können zu einer entsetzlichen Quälerei geraten!

In meinem späteren ärztlichen Wirken habe ich ein chirurgisch-operatives Vorgehen stets nur nach gründlichster Auslotung aller Alternativen empfohlen.

Nach zwei Wochen wurde das Darmrohr entfernt – es hatte gute Dienste geleistet – und man entließ mich in die häusliche Pflege meiner Eltern. Kurz darauf stand der erste Stuhlgang nach dem chirurgischen Engriff auf der Tagesordnung.

Schon bei meinen ersten Bemühungen, die erforderliche Darmdehnung im Wundbereich einzuleiten, setzte wieder ein derart starker Schmerz ein, dass die für eine Darmentleerung erforderliche Reflexkette unterbrochen wurde, mir außerdem schwindlig wurde, ich mich schnell flach hinlegen musste. Die Wunde musste erst wieder zur Ruhe kommen, am gleichen Tag unternahm ich keine weiteren Entleerungsversuche.

Anderntags applizierte ich mir mit Hilfe eines alten Irrigators einen Einlauf, ich füllte den Mastdarm durch einen von unten eingeführten dünnen Gummischlauch mit warmem Wasser. Der nach einer solchen Manipulation unvermeidliche Abgang des aktuellen Darminhalts ist mir als immer noch sehr schmerzhaftes Geschehen in Erinnerung geblieben.

Von Ereignis zu Ereignis ging aber nun die Schmerzhaftigkeit bei der Passage der Verdauungsreste zurück, und ich begann auch, wieder halbwegs normale Kost zu mir zu nehmen.

Als im September 1955 der Beginn meines 3. Studienjahres anstand, konnte ich die bewusste Körperfunktion, ohne einen Irrigator zu Hilfe nehmen zu müssen, ablaufen lassen, musste allerdings weiterhin die immer noch zu leichten Nachblutungen neigende Wunde nach jedem Stuhlgang angemessen versorgen.

Ich nahm mein Studium im Spätsommer 1955 plangemäß wieder auf, versäumte zu Semesterbeginn keinen einzigen Studientag.

Einen erholsamen Urlaub habe ich in jenem Sommer der Strapazen nicht gehabt, auch nicht ansatzweise.

39. Endlich in den klinischen Semestern!

Als wir, frisch gebackene Kandidaten der Medizin, im September 1955 unsere klinischen Semester beginnen konnten, waren wir im Vergleich zu unserem Universitätsstart vor zwei Jahren wahrlich eine spürbar gelichtete Schar.

Neben den erheblichen Kontingenten einstiger akademischer Mitstreiter, denen nicht bestandene Physikums-Prüfungen eine bittere Zäsur ihrer Lebensplanung und das Ausscheiden aus der Mediziner-Laufbahn gebracht hatten, fehlten jetzt auch viele junge Leute aus den südlicheren Bezirken der DDR, die für die Ableistung der klinischen Semester an die neu gegründeten Medizinischen Akademien in Dresden, Erfurt und Magdeburg delegiert worden waren. Udo Schrodt, Karl-Friedrich Mahler, Peter Regensburger und Lothar Böttcher gehörten zu ihnen.

Die radikale Verkleinerung unseres Immatrikulationsjahrganges hatte für die in Rostock Verbliebenen auch ihr Gutes – die übervollen Hörsäle gehörten der Vergangenheit an, den Dozenten war das Eingehen auf den einzelnen Studenten bei niedrigeren Studentenzahlen viel eher möglich.

Angenehm überrascht waren wir alle davon, dass der Südflügel des neu entstehenden medizinisch-theoretischen Institutsgebäudes in der heutigen Schilling-Allee – damals hieß sie Lenin-Allee – tatsächlich pünktlich zu Semesterbeginn fertiggestellt und der Universität übergeben worden war. Geradezu imposant mutete uns der dort eingeordnete große Kurssaal an, der bald nicht nur für Kurse, sondern auch für Vorlesungen genutzt wurde. Schlüssel-Herr des gewaltigen Raumes war der Direktor des Universitäts-Instituts für Medizinische Mikrobiologie, Prof. Dr. Kathe. Unser Semester gehörte damals zu den Erstnutzern der neuen

Räumlichkeit, ausgestattet mit den modernsten Errungenschaften von Hörsaal- und Kurssaal-Technik jener Zeit.

Prof. Dr. Kathe war der letzte lebende Schüler von Robert Koch, einem der Größten nicht nur der Medizin-, sondern der Menschheitsgeschichte, Stammvater der modernen Bakteriologie. Logischerweise war auch Professor Kathe in meiner Jungmännerzeit bereits ein betagter älterer Herr, etwa im gleichen Alter stehend wie der Anatom Prof. Dr. Strecker. Obwohl ähnlich in Bezug auf Lebensalter, höchst respektabler innerer Haltung und Gesinnung, ähnlich selbst in Bezug auf landsmannschaftliche Herkunft – auch Prof. Kathe hatte bis 1945 in den jetzt zu Polen gehörenden Teilen des ehemaligen Deutschen Reiches gearbeitet – unterschieden sich die beiden Hochverehrten, wahre Altmeister ihrer akademischen Fächer, in wesentlichen Charakterzügen spürbar. Prof. Kathe strahlte bis an das Ende seines Lebens vor allem preußische Zuverlässigkeit und nüchtern-sachliche Urteilskraft aus; die großväterliche Güte, auch leichte Schrullenhaftigkeit Prof. Streckers, die ihm bei uns besonders viele Sympathien eintrug, konnte ich bei seinem mikrobiologischen Amtsbruder nicht bemerken. Dessen ungeachtet erfuhr auch Prof. Kathe von uns allerhöchsten Respekt.

Wie schon angesprochen hielt er jetzt nicht nur seinen Großen Mikroskopier-Kurs, sondern auch das mikrobiologische Hauptkolleg in seinem neuen Kurssaal ab.

Bei schönem Wetter flutete das Licht durch die an beiden Längsseiten angebrachten vielen hohen Fenster, die fast vom Fußboden bis zu der in etwa zehn Meter Höhe schwebend anmutenden Oberdecke reichten.

So erhebend dieses Raumerlebnis sein mochte – immer dann, wenn es für den akademischen Unterweisungs-Prozess angebracht erschien, Diapositive oder gar auf schlichtem Papier fixierte Abbildungen an die Wand zu projizieren, konnten sich durch besagte architektonische Schöpfungen doch gewisse gravierende Probleme ergeben.

Für die Projektion auf Papier gedruckter Abbildungen war damals der Einsatz einer imposanten großen Maschine üblich, die „Belsazar" hieß – in Anlehnung an einen durch die Dichtung der deutschen Romantik bei uns bekannten einstigen Herrscher des frühgeschichtlichen Mesopotamiens. Bücher, in denen sich aktuell interessierende Bilder befanden, wurden an entsprechender Stelle aufgeschlagen in einen

lichtgeschützten kastenartigen Bereich des „Belsazar" gelegt, ein möglichst starker Lichtstrahl auf das interessierende Bild gerichtet, das Bild
mit Hilfe des von ihm reflektierten Lichtstrahls über ein ausgeklügeltes
Linsensystem ausreichend vergrößert, an eine Projektionswand geworfen. Eine Grundbedingung dafür, dass man auf der großen Projektions-
fläche tatsächlich das erkennen konnte, was man erkennen sollte, war
die totale Verdunkelung des gesamten Auditoriums. Die bei der damals
verfügbaren Belichtungstechnik unvermeidliche schnelle Erhitzung des
gesamten Gerätes setzte der Leuchtkraft der im „Belsazar" eingesetzten
Glühbirnen ziemlich enge Grenzen: je stärker die Glühbirne, desto
höher die Temperatur! Heutzutage übliche Bildhelligkeiten moderner
Geräte mussten damals grundsätzlich utopische Wünsche bleiben. Wie
gesagt – sollte auf den heimelig-schummrigen Bildern aus dem „Belsazar" zumindest näherungsweise das erkannt werden, was einem der
Vortragende zeigen wollte, musste der Raum stockfinster sein.

Natürlich hatten die umsichtigen Projektanten unseres neuen Erleb-
nis-Raumes auch dieses Problem von vornherein weitsichtig bedacht,
indem sie die großen und hohen Fenster mit elektrisch betriebenen
Verdunkelungsvorrichtungen – ebenfalls neuester Fertigung – ausgestattet hatten. Und in den ersten Wochen funktionierte das alles imponierend einwandfrei, wahrlich wunderbar beeindruckend!

Aber was zu Beginn gut funktioniert, muss – banale Lebenserkennt-
nis – nicht unbedingt auch auf Dauer zuverlässig Dienst tun!

Eines der elektrischen Rollos begann jedenfalls eines schönen Tages
sich bei Ingangsetzung der grandiosen Verdunklungsmechanik zu ver-
klemmen. Das war sicherlich für alle Anwesenden etwas desillusionie-
rend, aber mit einem kurzen Hochziehen und der unmittelbar daran
anschließenden erneuten Inbetriebnahme des Rollos war die kleine
Störung in kürzester Zeit behoben. Nun – es dauerte nicht lange, und
zu dem ersten Klemm-Rollo gesellten sich weitere. Wenn man den
zunächst bewährten Trick des kurzen Hochziehens zur Beseitigung des
Klemmens praktizierte, löste sich diese zwar zumeist, doch dafür
klemmte immer häufiger ein anderes Rollo!

Ärgerlich!!

Die Studentenschaft registrierte die sich allmählich in fast jeder Vorlesung ergebenden Slapstick-Effekte bald mit unverhohlener Heiterkeit.
Unserem verehrten alten Herrn Professor am Katheder dagegen droh-
ten solche Macken der verdunklungstechnischen Spitzenprodukte ein

um das andere Mal die ganze ausgetüftelte Didaktik seiner Vorlesungen zunichte zu machen.

Er sann auf Abhilfe, und er fand eine solche.

Diese Abhilfe hieß Herr Witt.

Herr Witt war der leitende Nährbodenkoch des Instituts, auch nicht mehr der Jüngste, eine Seele von Mensch.

Nach einigen Beinahe-Katastrophen wegen besonders hartnäckig klemmender Verdunkelungsrollos erschienen eines Tages pünktlich zum Beginn der anstehenden Vorlesung nicht nur Professor Kathe mit wissenschaftlichem Begleiterstab, sondern auch Herr Witt mit einer langen Leiter.

Als nun – im Zusammenhang mit einer didaktisch unerlässlichen Belsazar-Projektion – neuerlich das leidige Theater mit den klemmenden Rollos losging, wurde die Verdunkelungstechnik nicht wieder durch abwechselnde Rückwärts- und Vorwärts-Schaltungen am Regiepult völlig konfus gemacht, sondern vom Katheder erscholl laut und vernehmlich der Ruf unseres Professors: „Herr Witt!"

Herr Witt eilte daraufhin sofort mit seiner langen Leiter zu der den Verdunkelungsdienst verweigernden Stoffbahn, erkletterte wagemutig die vielen Leitersprossen, hebelte an den betreffenden Gleitleisten ein wenig hin und her – die Verklemmung des Rollos löste sich, die betreffende Stoffbahn erfüllte wieder brav ihren Dienst.

Anerkennender, freundlich anhaltender Beifall!

Die stets interessiert verfolgten, fast akrobatischen Kletterübungen und Verklemmungslösungen seitens Herrn Witt wurden einige Wochen lang zu regelmäßigen Einlagen in den Vorlesungen Professor Kathes, von uns nach erfolgreicher Absolvierung des Intermezzos immer mit angemessenem Beifall bedacht.

Professor Kathe hatte allerdings bei seiner Entscheidung, den schönen neuen Kurssaal hinfort auch für sein Hauptkolleg zu nutzen, vermutlich andere Vorstellungen von der zukünftigen Vorlesungsatmosphäre gehabt. Nach einiger Zeit hatte man eine absolut neuartige, zuverlässige Lösung des Problems gefunden. Der Kurssaal wurde in aller Ruhe grundsätzlich vor Beginn der Lehrveranstaltung verdunkelt, die Saal-Beleuchtung eingeschaltet. Bei einem Projektionserfordernis musste hinfort schlicht und ergreifend lediglich die Saalbeleuchtung ausgeschaltet werden.

Wahrlich – so banal wie genial!

Wer der Vater dieses Gedankenblitzes gewesen war, wurde uns leider nicht verraten.

Auf den wunderschönen Raumeindruck des von Sonnenlicht durchfluteten neuen Saales mussten wir jedoch – im Falle von anstehenden Vorlesungen – leider ab sofort verzichten.

Gut in Erinnerung geblieben ist mir Prof. Kathe auch wegen der von ihm organisierten „Kommunalhygienischen Besichtigungen".

Im Rahmen dieser obligatorischen Lehrveranstaltung haben wir unter anderem den Rostocker Schlachthof, die Abwasser-Aufbereitungsanlagen der Stadt an der Unter-Warnow, ihre Trinkwasser-Aufbereitungsanlagen an der Ober-Warnow besucht, sind in die Kelleretage des Krematoriums auf dem damaligen Neuen Friedhof gestiegen, wurden dort Zeuge der Verbrennung eines Sarges samt einliegendem Leichnam im Gasofen der Anstalt.

Besonders beeindruckt war ich von meinem ersten Besuch der kurz zuvor eröffneten Rostocker Neptun-Schwimmhalle in der Kopernikusstraße, der gleichfalls im Rahmen der Kathe'schen Besichtigungen geschah.

Das durch eine geschickte Fenstergestaltung gedämpft freundlich einfallende Sonnenlicht verlieh der Halle eine Atmosphäre wohltuender „optischer Wärme" und sportlicher Reinlichkeit. Wir durften auch die für die Öffentlichkeit gesperrten Beobachtungstunnel an beiden Seiten des großen Beckens betreten. Sie waren geschaffen worden, um den Trainern die Möglichkeit zu geben, die Bewegungsabläufe ihrer schwimmenden Schützlinge durch große dicke Glasscheiben von schräg unten beobachten, anschließend korrigieren zu können. Die Rostocker Neptun-Halle war meines Wissens die erste überdachte Schwimmhalle mit wettkampfgerechtem Becken in Mecklenburg – und nun hatten wir Rostocker, Mitte der 50er Jahre, gar die modernste Schwimmhalle der jungen DDR, die sich auch im internationalen Vergleich durchaus sehen lassen konnte!

Wir Medizinstudenten waren zum ersten Mal dort, wohl keiner von uns blieb an diesem Besichtigungsnachmittag gänzlich frei von einem gewissen Stolz, obwohl niemand von uns am Entstehen des schmucken kleinen Sportpalastes direkt beteiligt gewesen war.

Die Trümmer der im Bombenkrieg zerstörten Häuserzeilen waren in unserer Universitätsstadt noch keineswegs komplett abgeräumt.

Sehr bald nach Beginn des 3. Studienjahres spürten wir erleichtert – mit dem Bewältigen des zu Recht gefürchteten Physikums hatten wir uns zu einem Abschnitt unseres Studiums vorgearbeitet, der von einem spürbar kommoderen Studienklima geprägt war als die geradezu extreme Gedächtnisleistungen abverlangenden ersten beiden Studienjahre.

Wenn ich heute, über fünf Jahrzehnte später, nach meiner Meinung über Sinn und Zweck des Physikums gefragt werde, gebe ich in der Regel die folgende Antwort: Selbst wenn die Masse der damals gelernten vielen Fakten aus den Bereichen von Anatomie, Physiologie und Physiologischer Chemie, später Biochemie genannt, in den Folgejahren nach und nach in unserem Gedächtnis verblasste, so ist und bleibt ein Sachverhalt unstrittig: Die Grundstrukturen des bis zum Physikum Eingepaukten bleiben nach meinen Erfahrungen so gut wie jedem Arzt zeitlebens abrufbereit verfügbar! Und in diesem Sinn hat die Physikums-Büffelei ihren tieferen Wert.

Aber nun war dieses Rigorosum von uns absolviert worden, wurde von uns nicht mehr vor allem Gedächtnistraining erwartet, sondern das zielstrebige Erfassen und Erlernen der konkreten Facetten eigenverantwortlicher ärztlicher Berufsausübung.

Die Stoffinhalte unserer nunmehrigen Lehrveranstaltungen waren durchweg sehr beziehungsreich und farbig, das Lernklima wesentlich entspannter als in den ersten beiden Studienjahren. Das tägliche Stundenvolumen war – zumindest im 3. Studienjahr – nicht ganz so umfangreich wie bisher, der Tagesablauf nicht derart kompakt mit obligatorischen Lehrveranstaltungen verplant. Man hatte jetzt auch als Medizinstudent an einzelnen Wochentagen echte Freizeit, worum wir bisher die Studenten manch anderer Fakultäten – beispielsweise der pädagogischen oder geisteswissenschaftlichen Disziplinen – beneidet hatten. Ich konnte deshalb, nachdem ich mich von den Folgen der Hämorrhoiden-Operation gänzlich erholt hatte, jetzt meinen leichtathletischen Liebhabereien nachgehen, ohne die eine oder andere akademische Pflichtveranstaltung gelegentlich „übersehen" zu müssen.

Auch aus heutiger Sicht meine ich, dass uns das Überstehen der „Ärztlichen Vorprüfung" eine Studienform eröffnete, mit der eine erhebliche Anhebung der studentischen Lebensqualität verbunden war.

Irgendwie passte es zur Atmosphäre meines dritten Studienjahres, unsere ganze Clique – Gerhard, Charly, Hannes und ich – wurden enthusiastische Skatspieler, gleich vielen anderen unserer verbliebenen Semesterkollegen.

Gespielt wurde vorzugsweise in den Vorlesungspausen, bei ruhigem Mensa-Betrieb öfter auch unmittelbar nach dem Mittagessen, am Sonnabendnachmittag bei der Heimreise nach Kühlungsborn, am Sonntagabend bei der Rückreise nach Rostock.

Damals lernten auch meine Eltern von mir das Skatspiel – eher, um sich über das neuerliche Freizeitvergnügen ihres Sohnes ein fundiertes Urteil bilden zu können als aus echtem Spieltrieb. Einige Jahre später sollte das aber dann doch zu gewissen Problemen führen; Näheres wird an passender Stelle zu erörtern sein.

Was es meine eigene Skatleidenschaft anbelangt – sie verebbte schon nach etwa einem halben Jahr wieder, wenngleich ich hinsichtlich gelegentlicher Skatabende bis in meine Assistenz-Arzt-Zeit hinein ansprechbar blieb.

40. Wie aus mir ein Sportschütze wurde

Im Spätherbst 1955 sprach es sich bei uns herum – Besitzer einer GST-Fahrerlaubnis können nach zweijähriger unfallfreier Fahrpraxis im Rahmen der GST-Ausbildung auf Antrag eine Erweiterung besagter Lizenz für den privaten Gebrauch erhalten, ohne weitere Prüfungen ablegen zu müssen, und ohne dass ihnen nennenswerte Gebühren für die Lizenz-Erweiterung abverlangt werden.

Gerhard und ich hatten unsere GST-Führerscheine im Spätfrühling 1953 erworben, besagte obligatorische Bewährungsfrist war in unserem Fall verstrichen. Ich hatte nach meinen Fahrerlaubnis-Prüfungsfahrten kurz nach dem Abitur zwar nur sehr selten auf einem Motorrad gesessen – Gerhard meines Wissens kaum – doch warum sollte man nicht zumindest einen Versuch machen, diese Chance zum Erwerb einer auch für das ärztliche Berufsleben nützlichen Lizenz zu nutzen?!

Dass wir in der Zwischenzeit weder als Verkehrsrowdies aufgefallen waren noch einen Verkehrsunfall schuldhaft verursacht hatten, konnten wir reinsten Herzens beteuern, notfalls beeiden. Wer sich der aktiven Teilhabe am motorisierten Verkehr mangels verfügbaren Fahrzeuges enthalten muss, kann ihn logischerweise auch nicht durch unbedachte Fahrmanöver gefährden.

Was wir allerdings antworten sollten, falls tatsächlich nach unserer Fahrpraxis in den letzten beiden Jahren gefragt werde, wussten wir nicht so recht; aber vielleicht, so unsere Überlegung, habe man Glück, würden derart inquisitorische Fragen überhaupt nicht gestellt.

Also begaben wir uns eines schönen Tages zum Dienstzimmer des GST-Instrukteurs für die Universität Rostock, trugen unser Anliegen vor.

Der an Lebenserfahrung reiche Mann – ein ehemaliger Wehrmachts-Feldwebel – hörte uns ruhig an, fragte dann mit einem leisen Lächeln: „Nun gut, liebe Kameraden, ihr müsst mir jetzt nur noch sa-

328

gen, bei welcher unserer Grundorganisationen ihr eure Fahrpraxis in den letzten Jahren ständig vervollkommnet habt!"

Gerhard schaute mich an, ich schaute ihn an – wir schauten uns gegenseitig in der Hoffnung an, dem anderen fiele eine überzeugende Antwort ein.

Leider war dem nicht so.

Dem Mann aus dem Stehgreif etwas vorzuschwindeln, hätte uns mit großer Wahrscheinlichkeit umgehend in eine wirklich peinliche Situation gebracht. Nach einigen Augenblicken lastenden Schweigens schenkten wir dem Instrukteur nun doch reinen Wein ein, und unser Gesprächspartner honorierte unsere Freimütigkeit mit dem Vorschlag eines regelrechten kleinen Deals. Da wir nichts Unsittliches daran erkennen konnten, gingen wir darauf ein.

Worum ging es?

Nach den Ereignissen im Sommer 1953 hatte die GST aufgelöst werden sollen. Das war zwar unterblieben, dennoch hatten die 53er Vorgänge die noch sehr junge Organisation schwer erschüttert; verglichen mit ihrem furiosen Start Ende 1952, Anfang 1953 führte die „Gesellschaft für Sport und Technik" in den nächsten Jahren eher ein Schattendasein. Die Lizenz-Erweiterungs-Aktion für GST-Führerschein-Besitzer war vermutlich eine von zentraler Seite geschickt initiierte Leimrute, um ehemalige GST-Sportler – wie eben auch uns – wieder an die Organisation heranzuführen. Das bramarbasierende grobschlächtige ideologische Beiwerk – zum Beispiel von der „umgehenden Ausräucherung des Conny in Bonn" – war im Sommer 1953 rigoros entfernt worden, hatte seither auch nicht wieder Salonfähigkeit erlangt.

Man hatte das GST-Konzept auch in anderen Belangen erheblich überarbeitet, straff auf die militärpolitisch als vorrangig erachtete Schieß-Ausbildung der jüngeren männlichen Bevölkerung ausgerichtet. Eine Folge dieser Entwicklungen war, dass technisch aufwändige, elitäre sportliche Ambitionen wie Segelfliegen oder Motorrad-Geländesport von der GST kaum noch bedient wurden, die im Hochschul- und Universitätsbereich eingesetzten GST-Instrukteure es besonders schwer hatten, bei uns inzwischen wählerisch gewordenen Jungakademikern wieder nennenswerten Boden unter die Füße zu bekommen.

Und so geschah es, dass unser Instrukteur Gerhard und mir den Vorschlag machte, sich in eine Liste von Leistungsschützen mit individuellen Trainingsplänen einschreiben zu lassen. Nachdem dies geschehen sei, sollten wir die bei der GST üblichen Kleinkaliber-Gewehre, Munition und neue Schießscheiben ausgehändigt bekommen, uns dann nach unseren zeitlichen Möglichkeiten – aber zumindest ein Mal im Monat – auf den zu jener Zeit ohne jede Kontrolle nutzbaren ehemaligen Wehrmachts-Schießplatz im Barnstorfer Wald begeben, dort im Sinne eines Schießtrainings die uns ausgehändigten neuen Schießscheiben beschießen. Nach Verbrauch von Munition und Scheiben sollten wir wieder im Dienstzimmer des GST-Instrukteurs vorstellig werden, die beschossenen Scheiben mit der dazugehörigen Dokumentation abgeben, frische Scheiben und neue Munition in Empfang nehmen.

„Und wenn ihr auf diese Weise eine Zeit lang die Entwicklung einer leistungsstarken Sportschützen-Gemeinschaft bei uns gefördert habt, reden wir auch wieder über die Erweiterung eurer Lizenzen für das Führen von Kraftfahrzeugen!"

Der Mann hatte es erfasst, wie man mit Speck Mäuse fängt!

Gerhard und ich ließen uns als sogenannte Leistungsschützen mit individuellen Trainingsplänen einschreiben.

Statt wie angestrebt mit einer erweiterten Fahrerlaubnis verließen wir das Büro des GST-Instrukteurs mit einem Paket Schießscheiben, bewaffnet mit Kleinkaliber-Gewehr und dazugehöriger Munition – ein Studentenleben in der jungen DDR war eben gelegentlich mit Überraschungen und jähen Wendungen verbunden!

Unser Coup sprach sich im Semester schnell herum; Charly und manch anderer Kommilitone aus unserem inzwischen recht großen freundschaftlichen Bekanntenkreis war durchaus auch an gelegentlichen halbprivaten Schützenfesten auf Staatskosten interessiert, und so zog etwa ein Jahr lang, nach entsprechender Verabredung, ein munteres Jungmänner-Häuflein gelegentlich zum alten Wehrmachts-Schießplatz, verbrachte dort eine oder zwei Stunden bei höchst ungezwungener Kleinkaliber-Ballerei. Wir hatten also wieder einmal eine Variante des an sich eher martialisch gemeinten GST-Sports entdeckt, die absolut vergnüglich war.

Nach drei oder vier Monaten tauschte ich bei unserem Instrukteur mein Kleinkaliber-Gewehr gegen eine Kleinkaliber-Pistole um. Sich in Räuberzivil mit geschultertem Schießgewehr per Straßenbahn zum Schießplatz zu bewegen erregte nicht immer nur sympathisierende Aufmerksamkeit, kam mir zudem bald ziemlich albern vor – die KK-Pistole dagegen war völlig unauffällig in jeder Aktentasche zu transportieren.

Dass mich eine solche ungewöhnliche Alltagsausstattung bei einer zufälligen Polizeikontrolle in erhebliche Schwierigkeiten hätte bringen können, ist mir in meinen Studentenjahren niemals in den Sinn gekommen. Weder Gerhard noch ich hatten irgendeinen Beleg unseres besonderen Leistungsschützenstatus' in der Hand, einen Waffenschein oder Ähnliches. Der Listeneintrag bei unserem Instrukteur war unsere einzige ordnungspolizeiliche Rückendeckung – doch in der ganzen Zeit unseres Schützenlebens sind wir nie von einem Uniformierten in dieser Angelegenheit angesprochen worden. Lediglich Glück der Ahnungslosen? Aus heutiger Sicht erachte ich es als angebracht, die Antwort auf diese Frage offen zu halten.

Ich will an dieser Stelle auch einen bisher unausgesprochen gebliebenen Aspekt meines damaligen Tuns nicht verschweigen – die Verfügung über eine quasi p r i v a t e Pistole steigerte zu jener Zeit auf eine eigenartig-dumpfe Weise erheblich mein jungmännliches Selbstwertgefühl. War das ein wieder erwachender Rest früher emotionaler Prägung, ein Überbleibsel aus den letzten Kriegsjahren? Vermutlich ja; doch genau weiß ich das nicht.

Aus der damaligen Schießbahn-Schneise im Barnstorfer Wald, westlich der Gaststätte „Trotzenburg", ist einige Jahrzehnte später eine viel befahrene Ausfall-Straße geworden, letztlich ein Autobahnzubringer.

Als ich nach Jahr und Tag wieder einmal – nunmehr mit gewissem Nachdruck – bei unserem ansonsten äußerst verständnisvollen Instrukteur die Führerschein-Erweiterung ansprach, reagierte er – endlich! – mit einer konkreten Zustimmung; allerdings war sie konditioniert: „Auch ich habe noch eine Bitte. Es wäre wirklich schön, wenn du zum Abschluss deines intensiven Schieß-Trainings das Schießsport-Leistungsabzeichen erwerben würdest, bei deinen bisherigen sehr guten Ergebnissen dürfte sogar die goldene Plakette drin sein! Es genügt mir, wenn du mir umgehend die entsprechend beschossene Scheibe vorlegst."

Hoppla.

Mit den sehr guten Ergebnissen hatte es nämlich seine besondere Bewandtnis – wir hatten sehr schnell herausgefunden, dass aus 20 Metern Entfernung sehr viel bessere „Ergebnisse" auf den Standard-Schießscheiben zu erzielen seien als aus den an sich vorgegebenen größeren Distanzen, und uns diese Entdeckung unbekümmert zunutze gemacht. Möglicherweise hatten wir mit dieser Schummelei höheren Ortes Erwartungen geweckt, die uns jetzt unter Umständen in Schwierigkeiten bringen konnten.

Aber wie sollte ich nun reagieren? Als ich mit meiner Antwort zu zögern schien, hoben sich die Augenbrauen des Instrukteurs.

Also gab ich zunächst meine generelle Einwilligung, mich besagtem Leistungstest zu unterziehen, bekam daraufhin wieder ein KK-Gewehr zur persönlichen Verfügung, zog mich mit den neuen Problemen in meine private Sphäre zurück. Mir war es sehr wohl bewusst: die ganze Angelegenheit war nicht bedenkenlos auf die leichte Schulter zu nehmen, gar als läppisch abzutun, die Sache erforderte zumindest ein wenig Gehirn-Schmalz, sollte es nicht unangenehme Weiterungen in die eine oder andere Richtung geben!

Selbstverständlich wäre es ein Kinderspiel, mit entsprechendem Beschuss – frei von jeglicher Außenkontrolle – ein „Ergebnis" zu produzieren, das jeden gewünschten Leistungsnachweis – bis zur Weltmeisterschaftsnorm-Erfüllung – dokumentierte. Es war nur eine Frage der Distanz zwischen Schütze und Scheibe, wie häufig man die „9" oder gar „10" traf. Die Produktion eines getürkten Beleges für den Erwerb der Goldenen Schützenplakette war also alles andere als eine ernsthafte Herausforderung.

Aber die möglichen Folgen solchen Tricksens wollten wohl bedacht sein!

Mein Vater hatte mir wiederholt geraten: „Wenn du mit dem Barras in Berührung kommst, solltest du vor allem bemüht sein, nicht aufzufallen – weder negativ noch positiv!" Die GST war gewiss kein „Barras" – kein reguläres Militär – aber so weit ab von den im Entstehen begriffenen bewaffneten Formationen der DDR war die uns noch manch freudvolle Abwechselung bietende „Gesellschaft für Sport und Technik" nun auch wieder nicht. Auf gar keinen Fall wollte ich beispielsweise unversehens in einer speziellen Kartei jener Leistungsschützen erscheinen, die für eine ernsthafte militärische Scharfschützen-Ausbildung vorzusehen waren.

Selbst wenn Derartiges umgangen wurde – was geschah, wenn der Teilnahme an einem regulären, hochkarätigen schießsportlichen Wettbewerb nicht auszuweichen war?! Mit Sicherheit würde ich mich zumindest fürchterlich blamieren, möglicherweise käme im Zusammenhang damit auch unsere ganze Schummelei und Trickserei an die große Glocke! Nicht gerade eine verlockende Perspektive!

Also, was tun?

Nach ausgiebigem Hin- und Herüberlegen kam ich zu dem Entschluss, keinesfalls die goldene, sondern die silberne Plakette zu „erwerben". Mir war nämlich bewusst geworden, dass der uns betreuende Instrukteur vermutlich sehr an einem demonstrativen Beleg für den Erfolg unseres von ihm „geleiteten" Schießtrainings interessiert war.

Gedacht, getan!

Unser Instrukteur war dann doch etwas enttäuscht, dass es nur für Silber gereicht hatte. Dennoch: „Silber" war mehr als gar nichts; der Antrag auf Erweiterung meiner Fahrerlaubnis wurde von ihm gestellt, nach einigen Wochen hatte ich tatsächlich meinen privaten Führerschein!

Einige Male habe ich noch etwas Schießtraining veranstaltet, meine restliche Munition verschossen, dann die Kleinkaliber-Waffen und Schießscheiben wieder in der GST-Dienststelle der Universität abgeliefert. Wir schieden im Guten, man hatte dort jetzt freundliches Verständnis dafür, dass die allmählich herannahenden strapaziösen Prüfungen des medizinischen Staatsexamens und die Arbeiten an meiner Promotionsschrift meine volle Aufmerksamkeit beanspruchten – alldieweil mein schützensportliches Potential wohl doch nicht ganz so außergewöhnlich sei, wie es vorübergehend den Eindruck erweckt hatte.

Außerdem war vermutlich höheren Orts das Einstellen unseres kontrollfreien Trainingsbetriebes angewiesen worden – natürlich waren manch altgedientem Frontsoldaten in den Reihen der jetzigen GST-Funktionäre die Finten des Schießplatz-Geschehens aus ihrer eigenen Rekruten-Zeit noch sehr gut erinnerlich!

41. Glück gehabt – ich kann ein eigenes Zimmer in Zentrumsnähe beziehen!

Aus dem Frühjahr 1956, aus der zweiten Hälfte meines 3. Studienjahres, will ich zumindest in zusammenfassender Kürze auch die bereits an anderer Stelle erwähnte Veränderung meines Rostocker Wohnsitzes hier darstellen.

Nach Bimbos Suspendierung und seinem Auszug aus unserem bisherigen gemeinsamen Zimmer stand es mir als Alleinbewohner zur Verfügung, und mich umfing ein nunmehr ungestörtes, fast ländliches Milieu, die ruhige Wohnatmosphäre der damaligen Rostocker Stadtrandsiedlung Dierkow-West.

Mir blieb es keineswegs verborgen, dass meine Hauswirtin von einem Mann mittleren Alters heftig und ausdauernd umworben wurde, der sich in Haus und Garten des Schuldt'schen Anwesens nützlich zu machen versuchte; gelegentlich führte er auch mit mir ein kurzes Gespräch. Frau Schuldt schien zunächst ziemlich spröde zu reagieren, doch im Spätwinter gewann ich den Eindruck – der eifrige und fleißige Werber komme seinem Ziel näher!

Und eines Abends erschien dann die etwa 40-jährige Frau leicht errötend in meinem Zimmer, „beichtete" mir – sie wolle eventuell wieder eine Partnerschaft eingehen, wenn es so weit wäre, ihr Haus verkaufen. Die Familie des von ihr bereits in Aussicht genommenen Käufers habe eine „erwachsene Tochter", die zurzeit ein möbliertes Zimmer in der citynahen Eschenstraße bewohne; nachdem ihre Eltern die Dierkower Immobilie erworben hätten, wolle sie zu ihnen ziehen. Frau Schuldt bat mich nun, mir das Zimmer in der Rostocker Eschenstraße Nr. 8 anzusehen, um, wenn aus meiner Sicht nichts Entscheidendes dagegen spreche, mit besagter „erwachsenen" Tochter nach Abschluss des Kaufvertrages die Bleibe zu tauschen.

Das war eine überraschende Offerte!

Gleich am folgenden Tag machte ich mich zur Eschenstraße Nr. 8 auf den Weg. Ich durfte davon ausgehen, der bereits angebahnte Zimmertausch verbessere meine Wohnsituation in Rostock spürbar – statt einer Dierkower Dachkammer stehe mir nun ein passables Zimmer fast mitten in der Stadt als Quartier zur Verfügung.

Die Eschenstraße, als geschlossener Straßenzug in der Nähe des Fähranlegers Kabutzenhof in den 20er Jahren errichtet, entsprach den damaligen gutbürgerlichen städtebaulichen Maßstäben, war bei den schweren britischen Luftangriffen im Zweiten Weltkrieg nahezu verschont geblieben. Andere für die Kriegszeit typische Tragödien dagegen haben um den Straßenzug und seine Bewohner keinen Bogen gemacht – recht viele der einst hier aufgewachsenen jungen Männer aus gutbürgerlichen Familien mussten im Feld ihr Leben lassen, und vor der Nr. 8 erinnert heute ein sogenannter Stolperstein an eine einstige jüdische Mitbewohnerin, die von den Nationalsozialisten in einem Konzentrationslager umgebracht worden war.

Doch das alles erfuhr und verarbeitete ich später; zunächst lagen mir ausschließlich meine aktuellen Wohnungsprobleme am Herzen.

Die Wohnung meiner späteren Wirtsleute, ein Ehepaar Bohm, lag im 2. Stock, hatte eine passable Außenisolierung, leidliche Belichtung, Innen-WC. Das heute allgemein übliche Badezimmer fehlte allerdings noch, selbst in dieser für ihre Entstehungszeit g e h o b e n e n Baulichkeit. Das Ehepaar Bohm bewohnte zwei ihrer drei zur Wohnung gehörenden Zimmer; das dritte, zurzeit von der „erwachsenen Tochter" bewohnte, sollte ich beziehen. Mit 20 Quadratmetern hatte es eine für mich optimale Größe, wurde mit Hilfe einen soliden Kachelofens beheizt, hatte sogar einen kleinen, nach Osten gerichteten Balkon. Sein besonderes Plus war ein kleiner Nebenraum, in dem Waschtisch, Waschschüssel und Wasserkanne für meine Morgen- und Abendtoilette standen. Durch den bereits vorbereiteten Mietvertrag wurde mir das Recht der Küchenbenutzung zugesichert, doch als ich in einer beiläufigen Nebenbemerkung meinte, von diesem Recht wohl kaum jemals Gebrauch zu machen, schien das vor allem F r a u Bohm sehr genehm zu sein. Später erfuhr ich von gelegentlichen diesbezüglichen Reibereien mit meiner Vormieterin, der „erwachsenen Tochter", einer über 40-jährigen (!) Lehrerin.

Ich zögerte nicht lange mit meiner Tauschzusage, und da auch Familie Bohm mit mir einverstanden war, konnte der Tausch-

Umzug bereits einige Tage später vollzogen werden.

Herr und Frau Bohm waren damals um die 60 Jahre alt; er war Reichsbahn-Buchhalter, sie war nie berufstätig gewesen.

In der Eschenstraße Nr. 8 habe ich insgesamt über 5 Jahre gelebt, also auch während meiner ersten Berufsjahre als Arzt, und mich im Großen und Ganzen recht wohl gefühlt.

Es war schon sehr erfreulich für mich, nach drei durchstandenen Frostjahren keinen weiteren Winter frieren zu müssen. Der Kachelofen in meinem Zimmer garantierte auch bei tiefen Minusgraden eine angenehme Raumtemperatur.

Im ersten Sommer empfand ich es als störend, wenn bei geöffnetem Fenster noch nach Mitternacht die sehr lauten Geräusche des nahen Schiffsverkehrs auf der Warnow zu mir heraufdrangen. Aber spätestens nach zwei Jahren wurde ich selbst von dröhnenden Schiffssirenen nicht mehr aus dem Schlaf geweckt.

Sehr erfreulich war auch, dass die täglichen langen Straßenbahn-Fahrten in die City beziehungsweise aus der City nach Dierkow-West nunmehr Geschichte waren. Dadurch hatte ich jetzt täglich etwa eine Stunde mehr zu meiner freien Verfügung, und war fortan in den Abendstunden beweglicher.

Auch unter einem anderen Aspekt fügte es sich gut, jetzt citynah zu leben: Es war an der Zeit, sich als Medizin-Student im 6. Semester intensiv um die verbindliche Vereinbarung eines Promotionsthemas zu bemühen. Für die dann im Zusammenhang mit der Anfertigung der Promotionsarbeit anfallenden diversen speziellen Aktivitäten konnte es nur von Vorteil sein, sein Wohnquartier nicht gerade in der nur umständlich erreichbaren Stadtrand-Siedlung Dierkow-West zu haben, sondern in der Nähe des Rostocker Stadt-Zentrums.

42. „Wer nicht kommt zur rechten Zeit…"; oder: Mein Weg zu einem Dissertationsthema

In meiner Studentenzeit galt nicht ohne Grund die goldene Regel, den Hauptteil aller Arbeiten zum Erwerb des im Arztberuf üblichen Titels „Dr. med." bereits v o r dem Medizinischen Staatsexamen erledigt zu haben.

Unmittelbar nach Aufnahme der eigentlichen ärztlichen Tätigkeit stürzten auf den jungen Mediziner erfahrungsgemäß derart viele neuartige Anforderungen ein, dass es für ihn sehr schwer war, Zeit für Arbeiten im Rahmen des Dissertationsvorhabens zu reservieren. Wünschenswert war, den ersten Entwurf der Dissertationsschrift, die erste textliche Fassung der meist mehrfach zu überarbeitenden sogenannten Doktorarbeit, noch vor den unmittelbaren Vorbereitungen auf die strapaziösen Staatsexamensprüfungen fertiggestellt zu haben.

Das lief darauf hinaus, sich möglichst bald nach dem Physikum um ein Promotionsthema zu bemühen, geeignete Schritte zu unternehmen, um schließlich mit einem habilitierten wissenschaftlich tätigen Arzt zu einer verbindlichen Arbeitsvereinbarung zu gelangen, ihn damit als „Doktorvater" zu gewinnen. Als Promovend bearbeitete man dann zumeist ein spezielles Teil- oder Seiten-Thema in der Arbeitsrichtung des „Doktorvaters". Dieser wurde dadurch häufig ein wenig entlastet, vermittelte seinerseits dem Promovenden wissenschaftlich-technische und sonstige Unterstützung, sorgte nach Fertigstellung der Doktorarbeit für die Einleitung der eigentlichen Promotionsprozedur.

Über medizinische Dissertationsschriften konnte man auch in den 50er Jahren des vergangenen Jahrhunderts von Vertretern anderer Fachrichtungen manch arrogant-oberflächliche, abwertende Äußerung vernehmen, und wenn ich damals – aus gegebenem Anlass – mich mit Niveau und

Inhalt medizinischer Inaugural-Dissertationen bestimmter medizinischer Fakultäten jenseits der innerdeutschen Grenze auseinanderzusetzen hatte, fand ich leider das Entstehen dieser Sichtweisen oft erklärlich.

Dennoch – in der verallgemeinernden Verabsolutierung, mit der mancher im eigenen Verhalten und fachlichen Leistungsstandard reichlich wissenschaftsferne Zeitgenosse über medizinische Doktorarbeiten glaubte urteilen zu können, lag nicht nur kränkende Dummheit, sondern ein prinzipieller Irrtum. Neben den vorstehend zitierten medizinischen Fakultäten der jungen Bundesrepublik gab es auch solche, die hohe wissenschaftliche Ansprüche an ihre Promovenden stellten, wie es zudem in der DDR generell der Fall war.

Auch in Rostock war der Weg zum „Dr. med." anspruchsvoll und steinig. Ich weiß es aus eigener Erfahrung: Wer in der DDR das Gros aller für eine medizinische Dissertation erforderlichen Arbeiten nicht schon während des Studiums und seinen kalkulierbaren Belastungen hinter sich zu bringen verstand, erreichte dann den Abschluss seiner Promotion oft während seines ganzen späteren Berufslebens nicht mehr – mit einem „Urlaubsaufsatz" kam kein Arzt der DDR zu seinem Doktor-Titel!

Also – spätestens zum Ende des 6. Semesters sollte zumindest das Thema der späteren Dissertationsarbeit feststehen, auch damit man bereits die – trotz Famulatur – vergleichsweise ruhige sommerliche Semesterpause zu einem eingehenden speziellen Literaturstudium nutzen konnte.

Ich hatte mich – nach Ausheilung der Operationsfolgen – schon im Spätherbst 1955, noch im 5. Semester, auf die Suche nach Thema und „Doktorvater" gemacht.

Allein – bereits dieses Unterfangen, das Finden einer Startlinie für den anstrengenden Weg zum Doktor-Titel, erwies sich als viel schwerer realisierbar, als vermutet. Auch wenn die rigorosen Prüfungen des Physikums und die Delegierungen an die Medizinischen Akademien die Reihen unseres Semesters merklich gelichtet hatten, waren wir – für bisherige Rostocker Verhältnisse – immer noch ein zahlenmäßig stark besetztes Semester geblieben, für das die übliche Anzahl ausgereichter Promotionsthemen bei weitem nicht genügte.

Ich will hier keine langatmige Aufzählung meiner vielen vergeblichen Anfragen zu Papier bringen – ich hatte es aus mangelnder Milieukenntnis versäumt, mich bereits v o r d e m P h y s i k u m in geeigneter Form und an richtiger Stelle mit einem solchen Wunsch dezent voranzumelden und fand mich nun, zu meiner großen Überraschung, als Spätstarter am Ende langer Warteschlangen.

Ich hatte auch keinen konkreten persönlichen Draht zu einem Hochschullehrer, der berechtigt war, Themen auszugeben, wie verschiedene aus bekannten Arztfamilien hervorgegangene Kommilitonen, die mit Hilfe solcher Verbindungen mit Eleganz besagte Warteschlangen zu umgehen vermochten.

Kurz und gut – auch wenn ich angesichts meines Zensurenspiegels kaum absolute Absagen erhielt, so wurde ich bei meinen nunmehrigen Vorsprachen stets mit unverbindlich-freundlichen Wendungen auf unabsehbare Zeit vertröstet. Ich spürte es zum ersten Mal in meinem Leben sehr deutlich – auch unter den tendenziell nivellierenden Konditionen einer sich als sozialistisch orientiert verstehenden Gesellschaft war intime Vertrautheit mit allen für den angestrebten persönlichen Werdegang wichtigen Beziehungsgeflechten unstrittig von erheblichem Vorteil, in meinem Fall Vertrautheit mit den in Medizin und Wissenschaft diesbezüglich wirksamen Strukturen. Ich entstammte eben n i c h t einem ärztlichen oder explizit wissenschaftlichen sozialen Milieu und musste demzufolge – bei allen guten Zeugnis-Zensuren – zunächst mein Lehrgeld bezahlen.

Aber dann kam mir wieder einmal Kamerad Zufall zu Hilfe.

Oder, anders ausgedrückt – ich erkannte nach einer zufällig zu mir gelangten Information sofort die sich mir damit eröffnende Chance, nutzte diese ohne jeden Zeitverzug und konsequent.

Hans Rabe, mein ehemaliger Mitschüler, der spätere Ehemann meiner langjährigen Banknachbarin Marga Möller, damals Rostocker Medizinstudent im 4. Studienjahr – mir also ein Jahr voraus – erzählte anlässlich einer gemeinsamen Wochenend-Rückfahrt im Frühjahr 1956, dass der kürzlich aus Berlin nach Rostock gelangte Fachvertreter der „Sozialhygiene", ein Oberarzt Dr. med. habil. Mehlan, in seiner Vorlesung an die Studentenschaft appelliert habe, mit der Bearbeitung sozialhygienisch-sozialmedizinischer Themen im Rahmen von Dissertationsarbeiten einen Beitrag für die Behebung der nach wie vor massiven s o z i a l m e d i z i n i s c h e n Probleme im Umfeld von Rostock zu leisten, sich nicht ausschließlich auf medizinisch experimentelle beziehungsweise einseitig klinische Fragestellungen zu versteifen.

Bereits anderntags, einem Montag, beschloss ich, den Versuch zu unternehmen, den mir bis dahin persönlich vollkommen unbekannten Herrn Oberarzt beim Wort zu nehmen – wenn, seinem Appell gemäß, besagte Themen bearbeitet werden sollen, müsse wohl vor allem er selbst diese jetzt ausgeben.

Schnell brachte ich in Erfahrung, wo der in Berlin habilitierte Sozialhygieniker bei uns in Rostock sein Domizil erhalten hatte, machte mich zu ihm auf den Weg.

Oberarzt Mehlan startete damals als Einzelkämpfer, er war sehr bescheiden in einem Zimmer des mir inzwischen ziemlich vertrauten alten medizinischen Institutsgebäudes in der Gertrudenstraße untergebracht worden; lediglich eine einzige weitere Planstelle – eine Sekretariats-Stelle – hatte ihm die Fakultät zugebilligt. Der zu jener Zeit noch keine 40 Jahre alte Mann empfing mich sofort, fragte mich nach meinen Abitur-, nach den Physikums-Zensuren und späteren Berufsabsichten. Ich antwortete ihm, ich schwanke derzeit zwischen Internie und Chirurgie; meine physiologische Schwärmphase hatte bekanntlich inzwischen ihr Ende gefunden.

„Nun, Herr Akkermann, ich befasse mich vorzugsweise mit sozialhygienischen Fragestellungen von Schwangerschaft, Mutterschaft und Säuglingsalter. Wenn Sie bereit sind, sich bei Ihrer Dissertation auf diesen Themenbereich einzustellen, hätte ich vielleicht etwas für Sie; andernfalls muss ich bedauern!"

Was sollte ich tun? Ich bat den Oberarzt, mir das eventuell in Frage kommende Thema konkret zu benennen.

„Es wäre sicher interessant, das Stillverhalten der jungen Mütter hier im Rostocker Raum zu erfassen. Meiner Vermutung nach verursachen zu frühe Still-Abbrüche und eine unqualifizierte Ernährung der Säuglinge mit zum teil hygienisch bedenklicher Kuhmilch so manche tödlich endende Säuglings-Erkrankung. Sie könnten beispielsweise etwa 100 junge Rostocker Mütter nach ihrem Stillverhalten befragen, bei dieser Gelegenheit auch versuchen, das soziale und sonstige Umfeld der Frauen zu erfassen. Wäre das etwas für Sie?"

Natürlich war das ein völlig neues Feld für mich, und ich stellte mich sogleich als jugendlichen Inquisitor vor, der auch gestandene Frauen mit damals noch als sehr delikat empfundenen Fragen betreffs ihres Stillverhaltens löcherte – nicht gerade eine animierende Vorstellung! Vermutlich war der Oberarzt aus diesem Grund das Thema bisher nicht losgeworden. Doch die Zeit drängte, die große Sommerpause mit der Möglichkeit eines ruhig-sachlichen einleitenden Literaturstudiums für ein frisch übernommenes Dissertationsthema nahte zusehends, und so sagte ich nach einigen weitergehenden Erörterungen – unter anderem über die statistische Aussagekraft einer zahlenmäßig relativ schwach belegten Untersuchung, über die organisatorische Umsetzbarkeit der Idee usw. – dann doch schon bei dieser ersten Begegnung mit dem damaligen Oberarzt Mehlan zu, wurde in seine damals noch sehr dünne Doktoranden-Kartei aufgenommen.

Hierbei erfuhr ich, dass ein Zahnarzt aus Schwaan – einer Kleinstadt südlich Rostocks – es übernommen habe, eine ähnliche Erhebung bei den jungen Müttern seiner ländlichen Klientel vorzunehmen. Mir war das sehr recht, blieben mir doch folglich Reisen in die Dörfer der Umgebung Rostocks höchstwahrscheinlich erspart.

Damals ahnte ich keineswegs, dass ich mit meinem nunmehrigen „Doktorvater" in nicht allzu ferner Zukunft in ein jahrzehntelanges enges Arbeitsverhältnis treten sollte.

Aus dem Oberarzt Mehlan wurde bald der Professor Mehlan, und etwa zwei Jahre nach unserer ersten Begegnung im Gebäude an der Gertrudenstraße sogar der Dekan der Medizinischen Fakultät – Spectabilis Prof. Dr. Mehlan –, der bis weit in die 60er Jahre die zeitgemäße Neustrukturierung des gesamten Rostocker akademischen Medizinbetriebes weitgehend prägte. International wurde Mehlan in den späten 60er und in den 70er Jahren vor allem als einer der Hauptinitiatoren für die weltweite Durchsetzung effektiver, moderner Methoden der Kontrazeption bekannt.

Ich wurde im Februar 1959 sein wissenschaftlicher Assistent, 1963 sein Direktorats-Stellvertreter. Diese Dienststellung nahm ich – zuletzt als Professor – bis 1980 wahr, um dann für etwa 7 Jahre leitende Funktionen beim Deutschen Roten Kreuz der DDR zu übernehmen. Im Jahre 1987 schließlich wurde ich zum Direktor unseres Universitäts-Instituts ernannt.

Das bundesweit führende deutsche Nachrichtenmagazin „Der Spiegel" bemerkte in einem Nachruf für Prof. Dr. med. habil. Dr. h. c. Karl-Heinz Mehlan im Jahre 2003, dass seine Vorlesungen in Rostock zu ihrer Zeit Kult gewesen seien. Aus den Erfahrungen langjähriger persönlicher Zusammenarbeit mit meinem ehemaligen Chef möchte ich dem bestätigend hinzufügen: Er war ganz bestimmt eine Persönlichkeit mit ausgesprochen individuellen Eigenheiten und einem ungewöhnlichen geistigen Facettenreichtum.

Karl-Heinz Mehlan entstammte sehr schlichten Verhältnissen, sein Vater betrieb im Spreewald einen dörflichen Gasthof mit angeschlossener kleiner Landwirtschaft. Da ihm der Besuch einer der üblichen Bildungseinrichtungen mit abschließender Reifeprüfung verwehrt gewesen war, erarbeitete sich der strebsame und geistig äußerst agile junge Mann die Hochschulreife durch den Besuch einer Abendschule, neben dem täglichen Wirken auf dem väterlichen Anwesen, von seiner Familie eher toleriert als gefördert.

Nach dem auf diesem Wege abgelegten Abitur sah er bei der nach 1935 forciert aufgebauten deutschen Luftwaffe Chancen für den eigenen beruflichen Lebensweg – er strebte damals eine Karriere als Jagdflieger an –, bewarb sich bei den zuständigen Instanzen, erlangte die Aufnahme in einer Offiziersschule der deutschen Wehrmacht nach Bestehen der relevanten Aufnahme-Prüfungen. Die Verarbeitung des theoretischen Grundlagenwissens bereitete ihm keinerlei Schwierigkeiten, auch nicht das Erfassen der praktischen Handlungsabläufe bei der Steuerung und sonstigen Bedienung aller in einem Jagdflugzeug jener Jahre installierten Maschinen- und Waffensysteme. Der Fähnrich Karl-Heinz Mehlan sah bald seiner fliegerischen Laufbahn mit offensichtlich berechtigtem, großem Optimismus entgegen.

Aber dann gab es einen erheblichen Schock, bei der ersten von ihm selbständig als Pilot zu realisierenden Landung mit einem Flugzeug. Kurz vor dieser Landung irrte sich mein späterer Chef fatal bei der optischen Einschätzung der restlichen Flughöhe und setzte das Flugzeug extrem hart auf – die Maschine ging völlig zu Bruch, er und sein Fluglehrer kamen glücklicherweise mit einigen schweren Prellungen davon.

Bis dahin galt er als kerngesund, doch nun kam der Verdacht auf, sein Sehvermögen sei gestört, er könne insbesondere Schwierigkeiten haben, Entfernungen richtig zu taxieren. Der flugmedizinische Dienst der Luftwaffe veranlasste eine spezielle augenärztliche Untersuchung.

Fähnrich Mehlan begab sich mit erheblichem Magendrücken in die für solche spezielle Überprüfungen vorgesehene Dienststelle. Natürlich hatte er auch schon vor der Bauchlandung von seinen leichten optischen Defiziten gewusst, diese aber bisher beim Militär verschwiegen, sie generell als nicht nennenswert behindernd angesehen.

Nachdem er in dem für seine Untersuchung vorgesehenen Raum angelangt war, wurde er aus irgendwelchen Gründen eine gewisse Zeit lang dort allein und unbeobachtet gelassen, konnte sich in Ruhe die verschiedenen installierten Untersuchungs-Gerätschaften betrachten. Von seinen Kameraden hatte er von einem besonderen tischartigen Gerät gehört, auf welchem mittels zweier Kurbeln – nach Aufforderung seitens des Untersuchers – zwei Objekte in eine möglichst identische Entfernung zum Bedienungspult zu manipulieren waren. Je exakter das Entfernungssehen des an den Kurbeln aktiven Prüflings war, desto geringer war nach Abschluss dieser Aktion der Unterschied in den Distanzen der beiden Objekte zum Bedienungspult mit dem Prüfling.

Fähnrich Mehlan schaute sich diese Apparatur genauer an – gut möglich, dass auch ihm ein solcher Kurbel-Test bald bevorstand. Und – siehe da! In den hölzernen Rahmen des Kurbeltisches hatte irgendjemand zwei leichte Kerben – die eine auf der rechten, die andere auf der linken Seite – eingeritzt, und diese Kerben befanden sich, wie er schnell feststellte, fast millimetergenau in absolut gleicher Entfernung zum Bedienpult des tischartigen Gerätes!

Fähnrich Mehlan hatte diese Entdeckung gerade noch rechtzeitig vor dem Erscheinen des zuständigen Luftwaffen-Stabsarztes gemacht, der nach einigen Begrüßungsworten von ihm justament genau die Übung am Kurbeltisch abverlangte, mit der er im Stillen gerechnet hatte, und auf die er sich in den letzten Minuten sehr exakt hatte einstellen können. Dank des frisch erworbenen Insiderwissens wurde ein geradezu phänomenales Testergebnis erreicht – mein späterer Chef kurbelte nämlich beide Objekte präzise bis zu den kurz zuvor erkannten rettenden Kerben im Holzrahmen des Gerätes.

Also – der Test ließ keine Zweifel zu, am „Visus" hatte das kapitale Versagen bei der ersten selbständigen Flugzeuglandung nachweislich nicht liegen können!

Nach gehöriger Überlegung wurde seitens der Experten eine andere Ursache für die Mehlan'sche Bruchlandung „festgestellt", bei nächster Gelegenheit der nächste Versuch mit einem Flugzeug gestartet.

Als er nach fehlerfreiem Rundflug wieder landen sollte, dachte er nur an eines – nicht zu schnell mit der Maschine hinuntergehen, nicht zu hart aufsetzen, auf keinen Fall die Resthöhe überschätzen, denn sie kann bereits viel geringer sein, als man in der Kanzel des Flugzeugs annimmt! Demzufolge wurde von ihm ein ausgesprochen weicher Anflug höchst gefühlvoll zelebriert, in Erwartung des umgehenden Aufsetzens schwebte die Maschine Hunderte Meter in drei bis vier Meter Höhe über die Landebahn – dabei immer langsamer werdend, bis die Luftströmung abriss, und das Ganze aus mindestens drei Metern auf das Ende der Bahn plumpste!

Ein weiteres Flugzeug erlitt Totalschaden.

Der nun ziemlich zerknirschte Flugschüler kam noch einmal mit einigen Prellungen davon, der Fluglehrer dagegen war jetzt ernsthafter verletzt worden, weigerte sich in der Zukunft konsequent, noch einmal mit diesem „Todeskandidaten" in ein Flugzeug zu klettern.

Zwei Schrottmaschinen bei zwei Landeanflügen – das war auch für die das Ausbildungsgeschehen kommandierende Luftwaffenobrigkeit unverhältnismäßig!

Man entschloss sich, dem „Phänomen Fähnrich Mehlan" ernsthaft auf den Grund zu gehen, und bei einer höheren Orts vorgenommenen intensiven ärztlichen Untersuchung wurde sein beträchtlicher Sehfehler im Einzelnen ausdiagnostiziert, ein erheblicher Astigmatismus mit starker Einschränkung in der Präzision des räumlichen Sehens.

Da er – mit Ausnahme der beiden Bruchlandungen – sich bisher bei seiner Offiziersausbildung gut gemacht, nicht zuletzt nach der ersten Katastrophe persönlichen Mut bei der Fortsetzung der Flugausbildung bewiesen hatte, wurde ihm von der Luftwaffe ein Medizinstudium angeboten, mit der Perspektive einer späteren flugärztlichen Tätigkeit.

Er nahm das Angebot an, absolvierte während des Zweiten Weltkrieges – als Angehöriger der Luftwaffe – ein komplettes humanmedizinisches Studium.

Im Jahre 1944 legte er sein Medizinisches Staatsexamen ab, das Kriegsende erlebte er als frisch promovierter Arzt und Luftwaffenoffizier.

Nach einer kurzen Tätigkeit in der unmittelbaren Nachkriegszeit als praktischer Arzt in seinem Heimatort, einigen Jahren Kreisarzt-Tätigkeit – ebenfalls in seiner angestammten Heimat – war mein Doktorvater und späterer Chef an das neuerlich gegründete Institut für Sozialhygiene der Berliner Humboldt-Universität gegangen, hatte sich dort mit einem Thema zu Fragen des vorzeitigen Schwangerschaftsabbruchs habilitiert und anschließend die perspektivreiche Dozentur seines Fachs an der Universität Rostock erhalten.

Dank seiner Bereitschaft zur Themenvergabe an mich hatte ich jetzt endlich in ihm einen „Doktorvater", konnte zielstrebig meine spätere Promotion zum „Dr. med." in Angriff nehmen.

43. Kurzer Exkurs zu studentischer Ökonomik;
Rostock, 50er Jahre

Am Ende meines 3. Studienjahres, im Spätfrühling 1956, waren einige Nebenfächer abzuschließen, für die ich wieder die Note Eins erlangte. Das hatte – wie manch anderes im 3. Studienjahr – für mich die positive Konsequenz, dass sich meine studentische Lebensposition spürbar verbesserte, insbesondere im Hinblick auf die Höhe des mir monatlich gewährten Stipendiums. Mein Stipendium wuchs von monatlich 130,- DM auf 210,- DM!

Dieser erhebliche Sprung hing im Einzelnen mit folgenden Sachverhalten zusammen: Zum einen hatte man sich in den Entscheidungszentralen der DDR nun doch entschlossen, auch den weder aus dem Arbeiter- und Bauern-Milieu noch aus Kreisen der anerkannten Intelligenz entstammenden Studenten ein Grundstipendium zu gewähren. Selbst wenn dieses Grundstipendium nicht dieselbe Höhe hatte wie das der Erstgenannten, belief es sich dennoch auf die für jene Zeiten respektable Höhe von 130,- DM monatlich. Ab September 1956 sollte auch ich – als Abkömmling „sonstiger gesellschaftlichen Schichten" – ein solches erhalten. Zum anderen bekam ich, ebenfalls ab September 1956, in Anbetracht meines Zensurenspiegels einen Einser-Leistungszuschlag von 80,- DM, woraus sich in der Summe das ab Herbst des Jahres 1956 zu erwartende Gesamteinkommen von monatlich 210,- DM ergab. Mancher ganztags engagierte Berufstätige musste sich mit weniger bescheiden.

Für die unvermeidlichen Ausgaben des täglichen Lebens benötigte ich damals etwa 100,- DM monatlich: 25,- DM Zimmermiete; 15,- DM Straßenbahn-Monatskarte und Reichsbahn-Fahrkarten für die Wochenendfahrten nach Kühlungsborn; 15,- DM Mensa-Essen, einschließlich einer gelegentlichen Limonade; 30,- DM Lebensmittelkarten-

Nahrungsmittel für das Abendessen, für Roggenbrot und ein gelegentliches Weizenbrötchen; 15,- DM Lernmaterial und Schreibutensilien. Im 3. Studienjahr hatte ich demnach von meinem monatlichen 130,- DM Leistungsstipendium nur mickrige 30,- DM zur freien Verfügung gehabt – und diese Summe hatte sich nun, von einem Studienjahr zum anderen, mehr als verdreifacht!

Verständlicherweise trat ich meine Famulatur in der Sommerpause zwischen dem 3. und 4. Studienjahr in einer sehr gehobenen Stimmungslage an.

Es handelte sich um meine erste ordentliche Famulatur.

Wieder wurde unser heimatliches Kreiskrankenhaus in Kühlungsborn mein sommerlicher Lebensmittelpunkt.

44. Als Famulant bei Chefarzt Dr. Michelsen

Zu meiner Zeit musste in der DDR ein Medizinstudent vor seinem Staatsexamen sogenannte Pflicht-Famulaturen, insbesondere in „Innerer Medizin" und „Chirurgie", abgeleistet haben.

Ich hatte mich entschlossen, als erste Famulatur die in „Chirurgie" zu absolvieren, und so arbeitete ich dann zwei Monate lang im Sommer 1956 als „Unterarzt" in der gleichen Abteilung des Kühlungsborner Kreiskrankenhauses, in der ich vor Jahresfrist im Zusammenhang mit meiner Hämorrhoiden-Operation getreulich umsorgt und gepflegt worden war. Stellvertretend für alle anderen damals dort Tätigen möchte ich an dieser Stelle des langjährigen Kühlungsborner Oberpflegers Niemann ehrend gedenken, der mir nach der Operation ein oft Trost spendender älterer Freund gewesen war, mir auch während meiner Famulatur in vielen Belangen als verständnisvoller Ratgeber zur Seite stand.

Der Chirurgie-Famulus hatte damals zum einen die typischen Arbeiten einer klinischen Famulatur zu erledigen: bei neu aufgenommenen Patienten die Anamnese und den Status zu erheben, im Rahmen des Stationsbetriebes die Blutdruck-Kontrollen und Blutentnahmen durchzuführen, das Verabfolgen intravenöser Injektionen schrittweise zu erlernen usw.

Zum anderen hatte er im Operationssaal als zweiter oder dritter Assistent bei chirurgischen Eingriffen, bei Operationen zu assistieren.

Diese Aufgabenstellung hatte zur Folge, dass ich in jenem Sommer immer wieder die Gelegenheit erhielt, an der Seite eines Mannes am Operationstisch stehen zu dürfen, dessen variantenreiches operationstechnisches Geschick ihm noch Jahre nach seinem Ableben bei vielen Bürgern des Rostocker Raumes eine bleibende Erinnerung gesichert hat – an der Seite des damaligen Kühlungsborner Chefarztes Dr. Michelsen, des späteren Ärztlichen Direktors des Rostocker Südstadt-Krankenhauses Prof. Dr. Michelsen. Wir haben uns damals insgesamt weit über 100 Stunden lang über den gleichen OP-Tisch gebeugt – bei der Entfernung mit Steinen beladener und entzündeter Gallenblasen, mit damals unheilbaren Geschwüren besetzter Mägen, bei der Operation von auf Harnwege drückende Vorsteherdrüsen usw. usf. Meines Wissens haben diese im Sommer 1956 vorgenommenen Eingriffe immer einen guten Ausgang gehabt. Gewiss – mein Anteil am Vollzug der Eingriffe war marginal, als Famulus war ich fast stets nur der „Hakenhalter vom Dienst". Andererseits ersetzte ich dabei immerhin einen ansonsten hierfür erforderlichen approbierten Arzt.

Gegen Ende der Famulatur wollte mir Chefarzt Michelsen wohl die Gelegenheit geben, mich beim Vollzug einer etwas anspruchsvolleren operationstechnischen Handlung zu bewähren. In der Regel ließ er die letzten verschließenden Nähte nach einem größeren Eingriff vom ersten Operations-Assistenten vornehmen.

An jenem Tag – wie gesagt, einem der letzten, die ich als Famulus bei ihm abzuleisten hatte – meinte er aber zu diesem: „Lass mal Akkermann die Hautnaht machen!" Im Operations-Saal sprach der Chef alle mit „Du" an, außerhalb dieses Raumes hieß es auch bei mir grundsätzlich „Herr Akkermann" und „Sie".

Ich zuckte zusammen.

Ein solcher Auftrag war für einen Famulus gewiss eine Auszeichnung; aber, wenngleich ich in den letzten Wochen fast allabendlich mindestens eine Viertelstunde das Fabrizieren sogenannter chirurgischer Knoten geübt hatte – in diesem Augenblick traf mich der ehrende Auftrag doch sehr überraschend, innerlich völlig unvorbereitet.

Ich muss wohl leicht irritiert dreingeblickt haben, denn der Erste – der erste Assistent – schaute mich mit sehr bestimmter Miene an, meinte trocken: „Nun, dann man zu!", und die OP-Schwester drückte mir mit leichtem Lächeln den Nadelhalter in die eine, die Operations-Pinzette in die andere Hand.

Die beiden Hautdurchstiche am Wundrand waren für mich kein Problem, doch der vielfach – allerdings mit trockenem Nahtmaterial – geübte Knoten wollte und wollte mir nicht gelingen, der blutige Faden war auch allzu klebrig!

Der Chefarzt hatte inzwischen den OP verlassen.

Mit Müh und Not brachte ich einen Knoten zustande, doch dann kam ich mit meiner Hautnaht wieder nicht weiter. Und ich spürte immer deutlicher Schweißperlen auf meiner Stirn, meine Hände begannen leicht zu zittern.

Ekelhafte Situation!

Meine unbeholfenen Bemühungen wurden selbstverständlich am Operationstisch – und wie mir schien, auch vom übrigen OP-Personal – aufmerksam verfolgt. Schließlich soll eine gefährlich Blässe in mein Gesicht gezogen sein, der Erste erbarmte sich meiner, führte die Naht zu Ende.

„Na ja, die Stiche waren schon ganz ordentlich! Üben Sie den Knoten doch einmal auf Station mit einem blutgetränkten Faden!" Ich nickte dankbar, fühlte mich unendlich erleichtert, gewann wieder Farbe im Gesicht.

Fortan neigte ich zur Auffassung, doch eher für die Innere Medizin, als für die ein erhebliches handwerkliches Talent zur Voraussetzung habende Chirurgie geeignet zu sein, auch wenn einige Tage später mir ein jüngerer Arzt aus unserer Abteilung am Mittagstisch erzählte, es habe bei ihm über ein halbes Jahr gedauert, ehe er einwandfreie chirurgische Knoten unter realen Bedingungen zuwege brachte.

Umso mehr imponierte mir unser Chefarzt mit seiner ruhig-sicheren, sachlich-sauberen chirurgischen Arbeit am Operationstisch.

Ich begann mir auch darüber Gedanken zu machen, worauf es zurückzuführen sei, dass nicht nur die ihm direkt unterstehende chirurgische Abteilung, sondern das ganze Kühlungsborner Krankenhaus – er war als Ärztlicher Direktor oberster Chef der ganzen Einrichtung – nach seinem Dienstantritt in unserem Ort so schnell einen außergewöhnlich guten Ruf hatte erlangen können, der weit über sein eigentliches Einzugsgebiet und die Region hinausging. Mir wurde bald offenbar – die entscheidende allgemeine Grundlage hierfür war die Führung des Hauses aus einer Hand!

Dafür gab es einige Voraussetzungen.

Die erste Voraussetzung für die allgemein anerkannte Stellung Dr. Michelsens als Chef und Leiter war gewiss die souveräne Beherrschung seiner meisterlichen chirurgischen Operierkunst.

Nach dem Ende des Zweiten Weltkrieges hatte er seine Fachausbildung bei dem international bekannten Chirurgen Prof. Dr. Felix in

Greifswald erhalten, dessen Schule man bei ihm lebenslang spüren konnte. Natürlich fehlte mir „jungem Dachs" im Sommer 1956 ein angemessener Maßstab, um Vergleiche ziehen zu können, doch als ich Jahre später einige Zeit in der Rostocker Chirurgischen Universitätsklinik arbeitete, fand ich meine hohe Meinung über meinen einstigen Kühlungsborner Chef voll bestätigt.

Und die zweite war sein beeindruckender Leitungsstil.

Ich habe es in den vielen gemeinsamen Stunden am Operationstisch – und auch sonst – nie erlebt, dass Chefarzt Michelsen die Beherrschung verlor. Bei seinen eher seltenen kritischen Bemerkungen – die meist kurz waren und auch sehr hart sein konnten – vermied er stets jede Häme oder sonstige Taktlosigkeit.

Seinem in der Tendenz eher reservierten baltischen Naturell entsprach es andererseits, mit Lob und anerkennenden Äußerungen sparsam umzugehen. Überschwänglich-enthusiastische Worte waren ihm fast völlig fremd.

Sachlich vorgetragene Einwände gegen bereits gefällte Entscheidungen nahm er zumeist ruhig prüfend entgegen, war bei überzeugenden Gegenargumenten durchaus zu einer Korrektur der eigenen Auffassung bereit.

Wer allerdings hinter seinem Rücken Leitungsentscheidungen zu hinterfragen begann, hatte sofort äußerst schlechte Karten beim Chef.

Ausgesprochen zuwider waren ihm langes Palavern, eitles Bemühen um beschönigende Selbstdarstellung.

Er war der Chef des Hauses, und das hatte jeder, der in der von ihm geleiteten Einrichtung arbeiten wollte, anzuerkennen, auch die in den diversen gesellschaftlichen Gremien des Betriebes verankerten Personen – seien es Gewerkschafts-, Partei-, Jugendorganisations- oder sonstige Leitungen.

Ein solcher Führungsanspruch – er widersprach erheblich der sich zunehmend herausschälenden Staatsdoktrin der DDR in Sachen Leitungstätigkeit – wurde von den letztlich alles beherrschenden zentralen Parteiinstanzen der SED nur dann toleriert, wenn es besondere Gegebenheiten rechtfertigten.

Und solche besonderen Gegebenheiten hatte Dr. Michelsen in kurzer Zeit zu organisieren verstanden.

Sie waren meines Erachtens das dritte tragende Element seines persönlichen Leitungserfolges, des überdurchschnittlichen Renommees unseres Kühlungsborner Kreiskrankenhauses.

Er hatte es insbesondere erreicht, schon sehr bald nach Antritt seiner Leitungsfunktion zu einem erheblichen Einfluss auf verschiedene politische Führungsinstanzen zu gelangen – nicht nur des von ihm zu versorgenden engeren territorialen Bereiches, sondern auch der übergeordneten regionalen Ebene, der Bezirksebene.

Wie lief das?

Ich bekam sehr bald mit, dass mit hohen Ämtern betraute Männer, zum Beispiel Spitzenfunktionäre von Bezirks-Organen, an der eigenen Person oder bei ihren engsten Angehörigen erforderlich gewordene Routine-Eingriffe öfter bei uns vornehmen ließen und nicht in Rostock oder Berlin. Natürlich bemühte sich der Chef um diese Patienten mit großer Aufmerksamkeit, operierte sie persönlich, machte bei ihnen täglich Chefvisite usw.

Welcher Erste Sekretär einer Bezirksparteileitung hätte es hingenommen, wenn besagter Chirurg, der wichtige Mitarbeiter verschiedener Leitungen seines Verantwortungsbereiches immer prompt und qualitativ hochwertig versorgte, von kleinkarierten innerbetrieblichen „Demokratiespielchen" in seinem Wirken ernsthaft behindert würde?!

Ich glaube vermuten zu können – bei einem solchen Bedingungsgefüge wurde im Konfliktfall ein querulierender Vertreter einer Gewerkschaft, betrieblichen Parteileitung usw., umgehend mit einem anderen Aufgabenfeld betraut, und nicht der attackierte leitende Arzt.

Den Chirurgen jedenfalls, der neben seiner tadellosen fachlichen Arbeit auch die Funktionsstabilität des w e s e n t l i c h e r e g i o n a l e R e -g i e r u n g s - I n t e r e s s e n bedienenden Krankenhauses garantierte, ließen die entscheidenden politischen Verantwortungsträger selbstverständlich seine erfolgreiche Arbeit w e i t e r h i n verrichten.

Für viele andere Einrichtungen der DDR, die für sich keine derartigen Gegebenheiten hatten organisieren können, traf vorstehend Geschildertes hinsichtlich verantwortlicher Leitungsstraffung leider nicht zu. So mancher Chef tendierte dann dahin, möglichst allen Konflikten auszuweichen beziehungsweise auch solche Konflikte unverantwortlich lange schwelen zu lassen, die dringlich radikale Schritte erforderten – die gesellschaftliche Verfasstheit der DDR machte es prestigesüchtigen „Tribunen" oft sehr leicht, politische Losungen des Staates für ihre kleinen Erfolge zu instrumentalisieren, zum Beispiel unter dem Schlagwort der „sozialistischen innerbetrieblichen Demokratie".

Besonders häufiges Opfer derartiger innerbetrieblicher Verhältnisse war der wissenschaftlich-technische Fortschritt.

Ein Leitungsstil von der Art, wie er von meinem Kühlungsborner Chef praktiziert wurde, ist aber auch mit belastenden Momenten für eine solche Persönlichkeit verbunden, zum Beispiel wirkt er in Richtung sozialer Isolierung im eigenen Aktionsbereich. Und in der Tat – so hoch der Respekt war, der von uns allen unserem Chefarzt angesichts seiner Leistungen gezollt wurde, so betrüblich stimmte uns gelegentlich seine meist kühle Distanziertheit, insbesondere auch uns Famulanten gegenüber. In bestimmten Situationen allerdings – auch das war bekannt – konnte er einen geradezu bezaubernden Charme von unwiderstehlicher Liebenswürdigkeit entfalten.

Aber das waren seltene Momente.

Vermutlich war seine Jagdleidenschaft das Hauptventil, um den vermutlich von ihm selbst empfundenen gelegentlichen Emotionsstau angemessen zu regulieren. Zudem war die Jägerei zu DDR-Zeiten ein Bereich, in dem sich interne Kontakte zu den Spitzen der gesellschaftlichen Hierarchien trefflich pflegen ließen.

Gut in Erinnerung ist mir, dass ein bestimmter stationär aufgenommener Patient von schlichtem Status und Charakter seitens des Chefarztes mindestens genau so viel persönliche Beachtung erfuhr wie die Mitglieder der SED-Bezirksleitung oder die Hauptabteilungsleiter aus Berliner Ministerien – es handelte sich bei diesem Mann um den Besitzer des kleinen ehemaligen „Hotels zur Kühlung", gelegen unmittelbar neben dem nördlichen Austritt der von Kröpelin nach Kühlungsborn führenden Chaussee aus dem Hochwald, nach ihrer Passage der mittelgebirgsähnlichen „Kühlung".

An diesem Punkt eröffnet sich aus etwa 40 bis 60 Metern Höhe ein sehr schöner Panorama-Blick auf die wenige Kilometer entfernte Ostsee; und südlich wird das Hotel-Areal vom besagten gebirgigen Hochwald der „Kühlung" mit ihrem reichen jagdbaren Wildbestand begrenzt. Es war offenkundig – hier befand sich ein Filet-Stück von Immobilie, ihr möglicher Ausbau zu einem exquisiten Jagd- und Erholungsdomizil hat zu jener Zeit sicherlich die Phantasie mancher Waidmänner, nicht nur die meines damaligen Chefs angeregt.

Chefarzt Michelsen parlierte immer wieder ausgiebig mit dem eher wortkargen Mann, redete mit Engelszungen, damit dieser einen Verkauf seines kleinen Beherbergungsbetriebes an ihn wenigstens in Erwägung ziehe! Aber, sosehr der Mini-Hotelier seinen Doktor schätzte – er verkaufte nicht!

Mein damaliger Chef hat sich diesen Traum auch später nicht erfüllen können. Nach einigen Jahren wurde in dem für einen üblichen Hotelbetrieb wahrlich nicht sonderlich geeigneten Haus ein kleines Betriebs-Erholungsheim etabliert.

Heute ist es eine verfallende Ruine.

Anders als während meines zwei Jahre zurückliegenden Pflegepraktikums brachten die sich überschneidenden, oft auch gemeinsamen Arbeiten im Operationssaal es jetzt mit sich, dass man mit Famulanten anderer Stationen, anderer Studienjahre, anderer Hochschuleinrichtungen immer wieder ins Gespräch, sich im Laufe der Wochen näherkam. Schließlich setzte man sich auch zum Mittagessen zusammen, gestaltete manche dienstfreie Stunde miteinander.

Unser Arbeitstag war in der Regel zweigeteilt.

Nach meiner Erinnerung hatten wir grundsätzlich morgens um 7.00 Uhr anzutreten, bis 13.00 Uhr zu arbeiten, dann bis 16.00 Uhr Freizeit, und von 16.00 Uhr bis 18.00 Uhr noch einmal Dienst. Da in jenem Sommer 1956 weitgehend schönes Wetter herrschte, bot es sich oft an, nach der Einnahme des Mittagessens ein bis zwei Stunden am direkt vor dem Krankenhaus liegenden Ostsee-Strand zu verbringen. Ich will nicht behaupten, dass sich damals unter uns Famulanten eine derart vertraute Atmosphäre entwickelt hat, wie Jahre zuvor bei unserer Schüler-Ferienclique, doch immerhin kreierten wir Jung-Mediziner im Bemühen um ein gemeinsames sportliches Freizeit-Erlebnis eine besondere Form des Handballspiels, die dem heutigen offiziellen Beach-Handball sehr ähnlich war.

Unsere seit Anfang der 50er Jahre organisch gewachsene Kühlungsborner Jungen-Strandgruppe, die im unvergesslichen Sommer 1953 ihren Höhepunkt erreicht hatte, war inzwischen endgültig zerfallen. Wenn man jemandem aus dem alten Haufen einmal am Strand begegnete, war es purer Zufall; gewiss gab es zumeist eine herzliche Begrüßung, man legte sich auch ein Stündchen gemeinsam in den Sand, redete über dies und jenes, aber das war es dann auch. Mancher von uns hatte damals bereits seinen Studienplatz in der DDR gegen einen solchen in der

Bundesrepublik vertauscht, manch anderer studierte jetzt irgendwo in Sachsen oder Thüringen – aus der Sicht von uns Nordlichtern im letzten Winkel der Republik.

Bei nicht wenigen deuteten sich die erfahrungsgemäß alle Kameraden-Kontakte einengenden festeren Beziehungen zum anderen Geschlecht, zunehmend verbindlicher werdende Partnerbindungen überdeutlich an.

Ein besonderer Höhepunkt unseres Famulantenlebens in der großen sommerlichen Vorlesungspause 1956 war der Geburtstag von Chefarzt Dr. Michelsen.

Gerd Kleiminger aus meinem Semester – Arztsohn aus Wismar, älterer Bruder des späteren DDR-Fußball-Nationalspielers Heino Kleiminger – hatte die famose Idee, unseren Chef mit einem aus diversen Lebens- und sonstigen genießbaren Mitteln zusammengebastelten „Abdomen" als Präsent seiner Famulanten zu überraschen. Also legte jeder sein Scherflein in den Hut, die betreffenden Produkte wurden eingekauft, und kunstvoll auf einer Krankentrage drapiert: die Leber wurde von entsprechend platzierten Leberkäsen symbolisiert, der Dünndarm durch eine lange Kette köstlicher Bockwürste, und die Harnblase wurde von einer Bocksbeutel-Flasche Frankenwein aus der HO dargestellt. Wodurch die anderen Bauchorgane – der Magen etc. – ihre Verdeutlichung erfuhren, weiß ich nicht mehr. Jedenfalls kam unser Präsent beim Jubilar gut an, und uns Famulanten wurde nach absolvierter Gratulations-Cour aus Anlass des „Kaisergeburtstages" aus allerhöchstem Munde arbeitsfrei gewährt!

Auch wenn der Famulanten-Arbeitstag de facto – mehr oder weniger – sich über etwa 11 Stunden hinzog, war ich von der zu erbringenden Arbeit in der Regel abends bei weitem nicht so ermüdet wie zwei Jahre zuvor als Pflegepraktikant.

Gerhard Schmidt, der zur gleichen Zeit mit mir an unserem Kreiskrankenhaus famulierte, erging es ähnlich, und so machten wir uns in diesem Sommer nicht nur an den Wochenenden, sondern recht oft auch nach Dienstschluss und Abendessen noch einmal auf den Weg, um ein wenig von den angenehmen Seiten, dem Flair des sich damals von Jahr zu Jahr spürbarer entwickelnden Kühlungsborner sommerlichen Saisonbetriebes miterleben zu können.

45. Kühlungsborn bei Nacht

Vor Antritt meiner Famulatur im Sommer 1956 habe ich – um absolut sicher hinsichtlich meiner finanziellen Möglichkeiten zu sein – eine regelrechte kleine Budget-Kalkulation vorgenommen.

Da ich ab Beginn des nächsten Studienjahres, ab September, mit einem Stipendium von immerhin 210,- DM monatlich rechnen durfte, mich somit von diesem Zeitpunkt an als einstweilen pekuniär gesichert ansah, hatte ich mich – nach der Überwindung lange nagender Selbstzweifel und innerer Unschlüssigkeit – zum festen Vorsatz durchgerungen, in den vor mir liegenden Kühlungsborner Monaten keinen einzigen Pfennig zu sparen, das mir während des Sommers zufließende Geld restlos auszugeben, um endlich auch etwas zu erleben!

Selbstverständlich durfte ich andererseits den mir vorgegebenen Finanzrahmen nicht wegen irgendwelcher leichtfertigen Unternehmungen überziehen.

Wie stellte sich also meine aktuelle Finanzlage dar?

In Rostock waren in den Monaten Juli und August nur die beiden monatlichen Zimmermieten in Höhe von jeweils 25,- DM fällig, also insgesamt 50,- DM, in Kühlungsborn die Bezahlung der Essen-Marken für die Krankenhaus-Kantine in Höhe von ebenfalls etwa 50,- DM. Nach „Adam Riese" konnte ich folglich – meine Eltern erwarteten von mir kein Wohn- oder Essengeld – von den beiden 130,- DM – Stipendien für Juli und August während der vor mir liegenden verheißungsvollen Kühlungsborner Sommerwochen insgesamt etwa 150,- DM verjubeln!

Das ist mir dann tatsächlich auch fast gelungen.

Doch wenden wir uns nun den „tragenden Elementen" des damaligen abendlich-nächtlichen Amüsierbetriebes in Kühlungsborn, dem größten Ostseebad der DDR, etwas näher zu.

Im Kühlungsborner „Konzertgarten Ost" wurde zu jener Zeit allabendlich eine sehr angenehme Unterhaltung geboten, bei freiem Zutritt für jedermann. Der Rat der Stadt hatte ein passables Orchester professioneller Musiker engagiert, die vorzugsweise populäre Operettenmelodien, aber auch gängige Partien aus Opern oder modernen Musicals spielten, selbst Schlager-Einlagen und deutsche Volkslieder darboten. Dem geneigten Publikum, das inzwischen überwiegend aus Klienten des Feriendienstes des FDGB bestand, wurde niveauvolle, gehobene Unterhaltungsmusik serviert, von den aus allen Schichten der DDR-Bevölkerung stammenden Hörern gern angenommen. Die dazu passende, unspektakuläre, doch sprachlich gepflegte Conférence erledigte ein Herr Hering, der im Laufe der Zeit einen erheblichen Beliebtheitsgrad vor allem bei den Kühlungsbornern errang, die zu beträchtlichen Teilen ebenfalls – zumindest gelegentlich – die Veranstaltungen im Konzertgarten besuchten. Auch Gerhard und ich haben an manchem Abend den eingängigen Melodien am Ostseestrand gelauscht – das Jahr 1956 gehörte bekanntlich noch zu der Zeit v o r dem Fernsehen!

Einen beachtlichen Stellenwert im örtlichen Unterhaltungsangebot hatte folglich generell auch das Lichtspiel behalten, die Präsentation mehr oder weniger attraktiver Zelluloid-Streifen in der neben dem Krankenhaus gelegenen „Strandbühne".

Insbesondere an den Sonnabenden war damit aber für uns der Tag noch nicht zu Ende – junge Männer sind auf Dauer selbst mittels gelungenster orchestraler Interpretation von Operettenmelodien, Opernarien oder der wiederholten Betrachtung einstiger UFA-Kassenschlager sozial-kulturell nicht voll zu befriedigen.

Das junge Volk, das vom gewerkschaftlichen Feriendienst in Kühlungsborn-Ost untergebracht worden war, frequentierte damals zu späterer Stunde insbesondere zwei Tanzlokale – das „Atlantik", unmittelbar an der See östlich des Seebrücken-Zuganges gelegen, und das „Korso", ebenfalls in der Strandstraße, schräg gegenüber vom „Café Röntgen"; sie haben im vorliegenden Text bereits Erwähnung gefunden.

Zwischen dem „Atlantik" und dem „Korso" gab es einen kleinen aber feinen Unterschied – das „Atlantik" beendete seine allabendliche Tanzmusik um 24.00 Uhr, während im Korso bis 2.00 Uhr getanzt werden konnte. Da für alle Jugendlichen unter 18 Jahren die Polizeistunde von 24.00 Uhr damals immer noch recht rigoros durchgesetzt wurde, bevorzugten junge Damen im Alter von 16 oder 17 Jahren das „Atlantik", um nicht dem als diskriminierend, ja geradezu entlarvend empfundenen Zwang des überstürzten Rückzuges um 24.00 Uhr ausgesetzt zu sein. Folglich hatte es sich bei der Jungmänner-Welt bald eingespielt – wenn man mit jungen Mädchen im Alter von unter 18 Jahren tanzen wollte, besuchte man das „Atlantik", wollte man sich hingegen mit reiferen Semestern, etwa der eigenen Altersgruppe, in ein anregendes Beisammensein einlassen, war eher der Besuch des „Korso" angebracht. Natürlich war es möglich, am gleichen Abend die Nutzung beider Chancen zu versuchen – nach dem Konzertgartenbesuch zunächst im „Atlantik" hineinzuschauen, und – wenn dort um 24.00 Uhr die Musik verstummte – auch noch das „Korso" zu beehren.

Ich gestehe heute mit dem Abstand eines halben Jahrhunderts gerne – der Sommer des Jahres 1956 erbrachte für Gerhard und mich eine nicht nur in fachlich-medizinischer Hinsicht sehr anregende Famulantenzeit.

Nicht unerwähnt sollen die damals sehr beliebten vielgestaltigen Publikumswettbewerbe bleiben, die im regelmäßigen Abstand sowohl im „Atlantik" als auch im „Korso" stattfanden, zum Beispiel Sänger- und Dirigenten-Wettbewerbe. Die Leitungen der betreffenden Gaststätten-Betriebe schrieben solche Veranstaltungen meist mit einem sehr kurzen Vorlauf aus, damit auch mancher Sommergast seine Chance wahrnehmen konnte, die ganze Angelegenheit nicht bald zur totalen Domäne einiger weniger Lokal-Matadore geriet. Der Zuspruch war durchweg erheblich. Fand der Contest statt, war die betreffende Tanz-Gaststätte in der Regel nicht nur gut oder sehr gut besucht, sondern überfüllt. Der Sieger wurde meines Wissens immer anhand der Beifallsintensität oder mit Hilfe registrierter Stimmabgabe des Publikums ermittelt; auf Jurys oder Juroren verzichtete man.

Ich habe meine diesbezüglichen sehr bescheidenen Talente nie einem solchen Wettbewerb ausgesetzt, auch Gerhard nicht. Doch unter meinen ehemaligen Schulkameraden gab es den einen oder anderen, der nach Sieg oder Platzierung öfter den Rest des Abends ohne weitere Inanspruchnahme des eigenen Portemonnaies verbringen konnte. Natürlich bemühte man sich, im Falle eines Auftritts seinen einstigen Schulkameraden als eifriger Claqueur zur Seite zu stehen.

Wenn Gerhard und ich bei unseren Atlantik- und Korso-Besuchen eine der anwesenden jungen Damen formgerecht zum Tanz aufgefordert hatten – in ostdeutschen Seebädern herrschte damals bei Tanzveranstaltungen tendenziell immer noch ein spürbarer Damenüberschuss – erwähnten wir im begleitenden Gespräch recht bald, dass wir zurzeit als Medizinstudenten eine Famulatur im örtlichen Krankenhaus ableisteten; die dezente Lautstärke der ohne größeren technischen Aufwand spielenden Tanzkapellen gestattete zu jener Zeit noch solchen heute kaum denkbaren Austausch. Der beabsichtigte Effekt dieser möglichst nebenbei, quasi „zufällig" gemachten Bemerkung trat fast regelmäßig ein – wir konnten uns schlagartig einer ausreichenden Aufmerksamkeit seitens unserer Tanzpartnerinnen sicher sein.

Auch bei solchen entspannend-angenehmen Unternehmungen wurden von uns die zu beachtenden mikroökonomischen Limits nie aus dem Auge gelassen. Unsere Standardbestellung bei einem Lokalbesuch war das auch für ein studentisches Budget erschwingliche Glas Bier. Schien eine Tanzpartnerschaftsbekanntschaft den Abend wert zu sein, bestellten Gerhard und ich zusammen eine Flasche Wein für etwa 10,- DM, zum Beispiel den fast immer verfügbaren „Plattenseer Riesling" – jeden von uns kostete diese Leichtsinnigkeit 5,- DM. Dann luden wir die betreffende Dame mit ihrer meist unvermeidlichen Freundin an unseren Tisch; wir bekamen nur selten einen Korb.

Allerdings – gelegentlich ist es bei der einen Flasche Wein doch nicht geblieben!

Die einzige nennenswerte Konkurrenz für uns Medizinstudenten waren die Marine-Offiziersschüler aus den Rieden-Kasernen.

Die ziemlich groß gewachsenen, gut durchtrainierten jungen Männer in ihren Seefahrts-Romantik heraufbeschwörenden klassischen Matrosenuniformen übten zumeist auf Thüringerinnen und Sachsen-Mädel eine bemerkenswerte Faszination aus.

Eigenartigerweise hatten es junge See-Offiziere – trotz ihrer für damalige DDR-Verhältnisse üppigen monetären Ausstattung – bei den jungen Frauen und Mädchen aus der FDGB-Klientel erheblich schwerer. Gerhard und ich konnten uns das, trotz eingehender Überlegungen, nicht plausibel erklären, und so brachten wir das Thema eines Abends in einem Gespräch mit zwei aufgeweckten Mädchen aus den Südbezirken zur Sprache.

„Na ja, ehe ihr hier im Norden etwas kapiert habt, dauert es eben etwas länger. Was meint ihr wohl, wer von uns hier an der See ganz gern mit euch ein Tänzchen wagt? Glaubt ihr etwa, dass alle diese Mädchen zu Hause solo sind? Na also! Die Ferienschecks für den Ostseeurlaub werden an Unverheiratete zumeist als Einzelschecks ausgegeben – arbeitet der Freund nicht im gleichen Betrieb, muss er folglich mit großer Wahrscheinlichkeit zu Hause bleiben, während du einmal das große Glück hast, im Sommer preiswert an die See reisen zu können. Aber das ist – bevor eines Tages wirklich der Ernst des Ehelebens beginnt – für viele von uns gar nicht so unangenehm, kann man doch auf diese Weise noch einmal ein anderes Gesicht kennenlernen, ohne zu Hause gleich alles riskieren zu müssen! Dabei sollte es in der Regel dann aber auch bleiben, und bei den süßen See-Mollis von der Marine kannst du sicher sein, dass die Urlaubsbekanntschaft nicht zwei oder drei Wochen später zu Hause vor deiner Haustür steht, alles durcheinanderbringt! Bei den Herren Genossen Offizieren ist das schon anders. Offiziere können an jedem Wochenende quer durch die Republik reisen – sie haben ständig Ausgang, das Fahrgeld sowieso. Der See-Molli hat weder das eine noch das andere, mit dem kann man also hier herrlich Spaß haben. Dann scheidet man mit einer schönen Erinnerung, aber man scheidet voneinander, und es gibt später kein ärgerliches Theater! So, nun wisst ihr langsamen Nordlichter etwas, worauf ihr von selbst wohl nie gekommen wärt!"

Gewiss – wir wussten es nun, und außerdem noch ein bisschen mehr.

Zum Schluss der Begegnung begleitete man seine Tanzboden-Bekanntschaft zu ihrem Quartier, bei Fortsetzung des neu gewonnenen Kontaktes, der aber durchweg recht harmlos blieb.

Anfang September war der – auf seine besondere Weise – auch wieder sehr schöne Sommer des Jahres 1956 für uns zu Ende.

Selbstverständlich war ich nicht nur meinen Famulanten-Pflichten nachgekommen und hatte mich bei abendlichen Flirts amüsiert, sondern vor allem die Sonntagvormittage zum Durcharbeiten der Standard-Literatur für mein Dissertations-Vorhaben genutzt. Als nun das Studium wieder begann – mein viertes Studienjahr – war ich ausreichend vorbereitet, um mit der Ausarbeitung der Erhebungsunterlagen und, daran anschließend, mit den Erhebungen an den etwa 100 jungen Müttern betreffs ihrer Still-Leistungen, ihrer Einstellungen und Kenntnisse, ihres sozialen und sonstigen Umfeldes beginnen zu können.

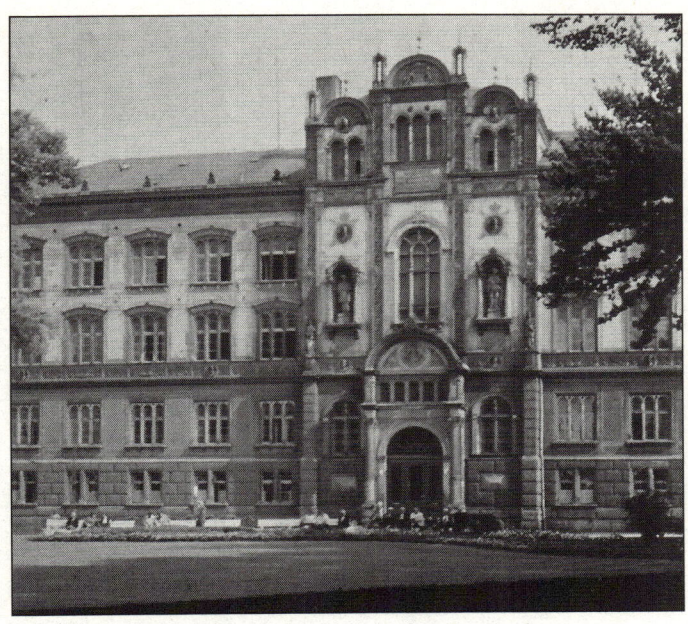

Abb. 20: Hauptgebäude der Universität Rostock

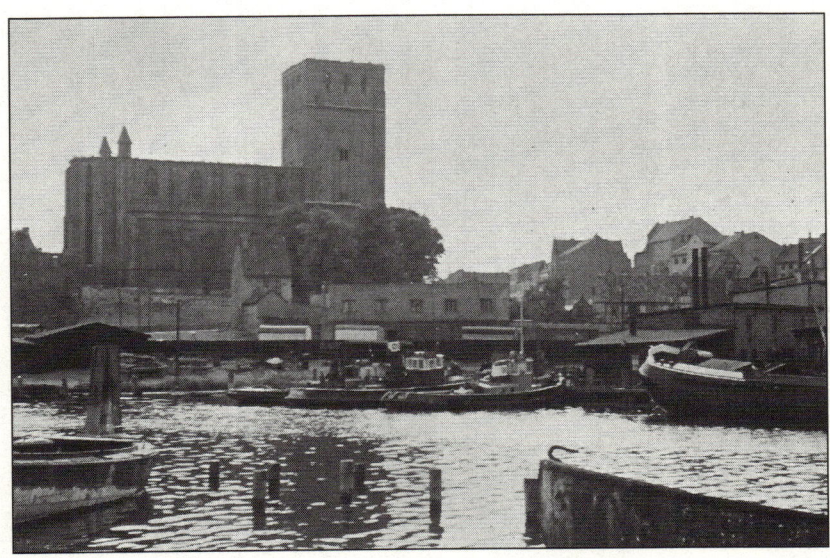

Abb. 21: Blick vom Osthafen auf die Altstadt von Rostock

Abb. 20: Am Universitätsplatz im Zentrum der Stadt; zu Zeiten meines Studienbeginns im Jahre 1953 trug dieser Platz noch die ihm nach 1945 zugeteilte Bezeichnung „Stalin-Platz". In dem gegen Ende des 19. Jahrhunderts errichteten Bau der bereits 1419 gegründeten „universitas literarum" befinden sich auch heute noch das Rektorat und die sonstige zentrale Administration des akademischen Großbetriebes, die Aula der Universität sowie eine Reihe von unverändert für Lehrzwecke genutzten kleineren Räumlichkeiten. In den 50er Jahren wurde selbst die Aula regelmäßig zum Abhalten von Vorlesungen in Anspruch genommen, zum Beispiel für die damals in den ersten Studienjahren meist sehr stark besetzten Mediziner-Semester.

Abb. 21: Blick vom Osthafen auf die Altstadt von Rostock, unter anderem auf die Kirche St. Petri ohne ihren von britischen Bomben im Zweiten Weltkrieg zerstörten Turm, einst eines der markantesten Wahrzeichen der Hansestadt. Heute ist der Turm originalgetreu wiederhergestellt. Während meiner Unterbringung in der damaligen Stadtrand-Siedlung Dierkow-West in den Jahren 1954 bis 56 bot sich mir in etwa die hier wiedergegebene östliche Ansicht des alten Rostocker Stadtkernes allmorgendlich während meiner Straßenbahn-Anfahrt zu den Lehrveranstaltungen.

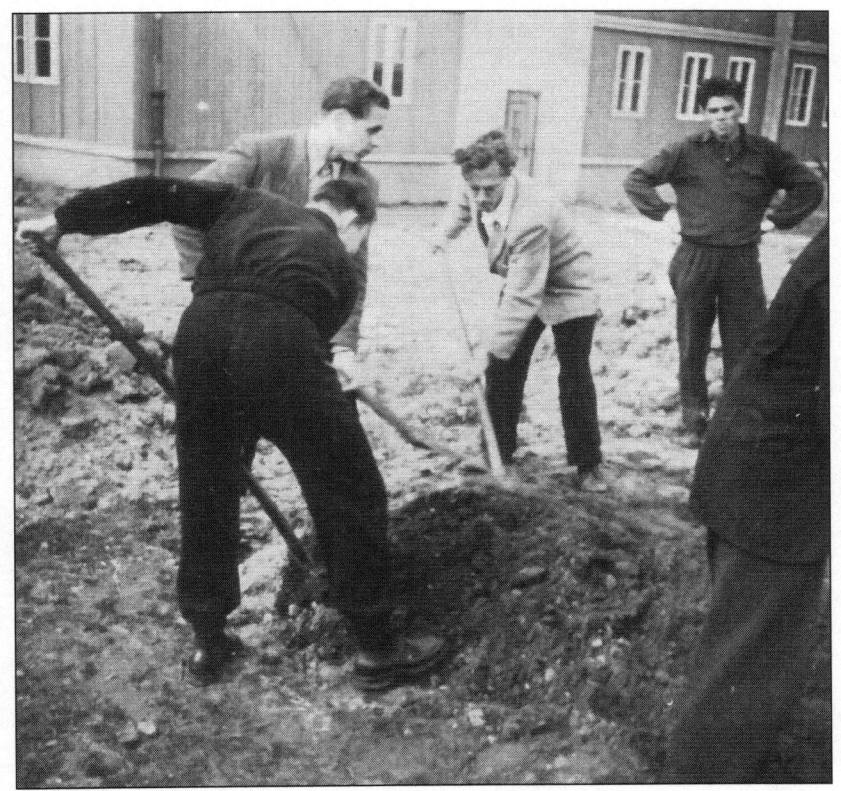

Abb. 22: Arbeitseinsatz auf dem Gelände des Studentenwohnheimes Thierfelder-Straße

Abb. 22: Vom Spätsommer 1953 bis zum März 1954 war auch ich in einem 10-Mann-Zimmer einer Baracke des Studentenwohnheimes Thierfelder-Straße einquartiert. Einer meiner damaligen Zimmergenossen war Karl Bennöhr aus Babst bei Neukloster in der Nähe Wismars. Auch Karl wurde später ein lebenslanger Freund von mir. Neben einer beeindruckenden Karriere als Chirurg machte er sich bei der Gestaltung des mecklenburgischen Jagdwesens besonders verdient. Im Jahre 2006 wurde er vom Deutschen Bundespräsidenten mit der Verleihung des Bundesverdienstkreuzes geehrt. Auf dem vorliegenden Bild lasse ich meinen prüfenden Blick über die eifrigen Schaufler gleiten, insbesondere zu Gerhard Schmidt und Karl Bennöhr. Wir arbeiten in jenem Bereich unseres Barackenlagers, in welchem die neuen Doppelstöcker für die weibliche Studentenschaft errichtet worden waren. Selbige waren spürbar komfortabler gestaltet als die alten deutschen Standard-Baracken für uns männliche Studenten.

Abb. 23: Mikroskopier-Kurs 1957

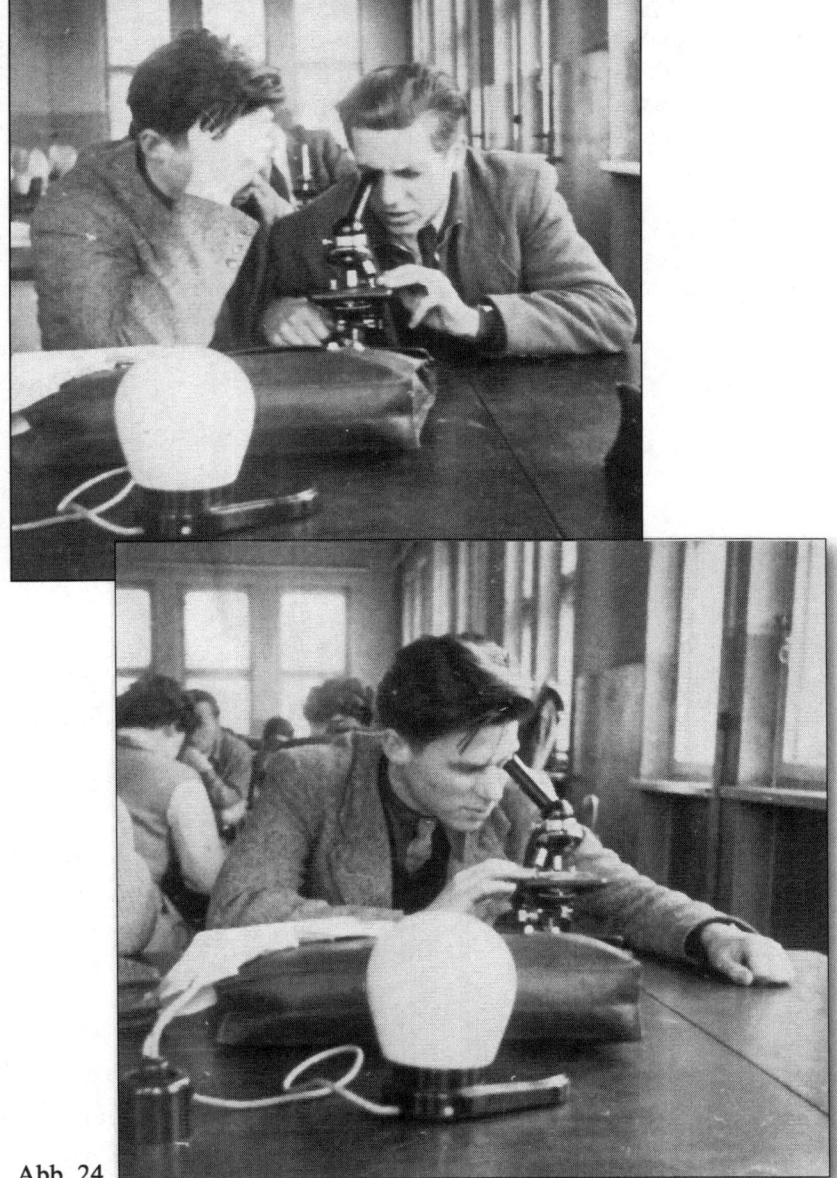

Abb. 24

Abb. 23: Insbesondere im dritten und im vierten Studienjahr hatten wir in den Fächern „Pathologie" und „Mikrobiologie" ausgedehnte Mikrosko-pier-Kurse zu absolvieren, um später die erforderlichen Grundkenntnisse betreffs histologischer Strukturen – auch für die Krebs-Diagnostik von zen-traler Wichtigkeit – und der Morphologie mikrobieller Krankheitserreger zu besitzen. Bei der Arbeit mit dem Mikroskop war oft kameradschaftliche Unterstützung gefragt – einer half dem anderen. Auf dem Bild hilft mir Karl Bennöhr.

Abb. 24: Dieses Bild schließt sich mit seiner Aussage an das vorangehende an. Es ist offensichtlich, dass letzten Endes auch ich mit der von uns abge-forderten Untersuchungsaufgabe zurechtkam – mit meinem linken Auge! Die unterschiedliche Sehkraft meiner beiden Augen war ebenfalls bei un-serer schützensportlichen Betätigung ein komplizierendes Element – rechts anlegen, doch links zielen setzt wahrlich einige Beweglichkeit im Genick voraus!

Abb. 25: Hans Lisson und ich als Aktive beim Leichtathletik-Hallensportfest in Rostock-Marienehe im Winter 1957. Hans Lisson, ein junger Ingenieur des Dieselmotoren-Werkes Rostock, war damals der einzige echte Langstreckler in unserer Sektion Leichtathletik der BSG Motor Nord-West Rostock.

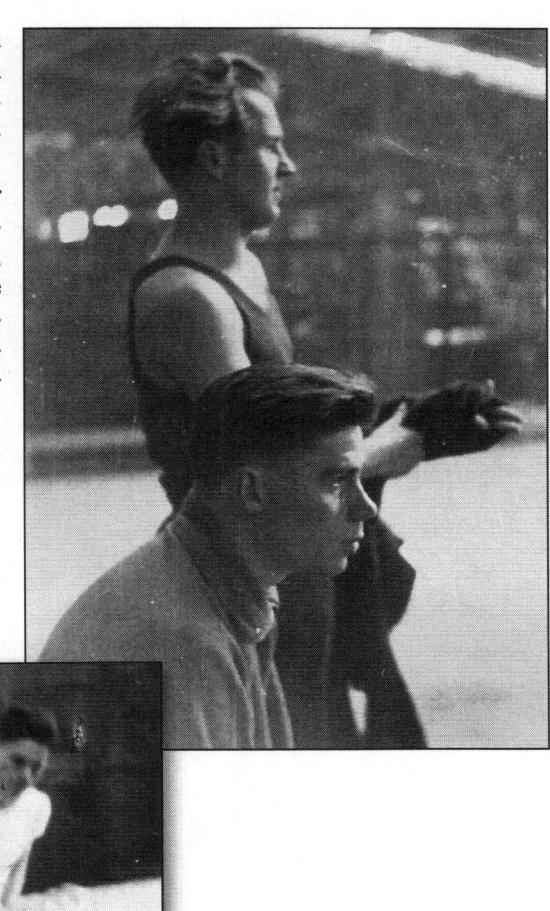

Abb. 26: Staffeleinsatz beim Hallensportfest 1957

Abb. 26: Beim besagten winterlichen Hallensportfest des Jahres 1957 in Rostock-Marienehe bin ich auch in einer Mittelstrecken-Staffel eingesetzt worden. Kurz nachdem die mich hierbei verewigende photographische Aufnahme angefertigt worden war, zog ich mir beim Umknicken des Fußes eine Sprunggelenks-Zerrung zu und musste daraufhin sofort humpelnd aus dem Wettbewerb ausscheiden, was natürlich gleichzeitig die Eliminierung unserer gesamten Staffel bedeutete, bei meinen Staffelkameraden verständliche Betrübnis auslöste. Doch das war ein kleines Malheur angesichts des Erlebens sportlichen Zusammengehörigkeitsgefühls, des Einbezogenseins in die belebende und verbindende Atmosphäre eines gut besuchten, locker organisierten Hallensportfestes!

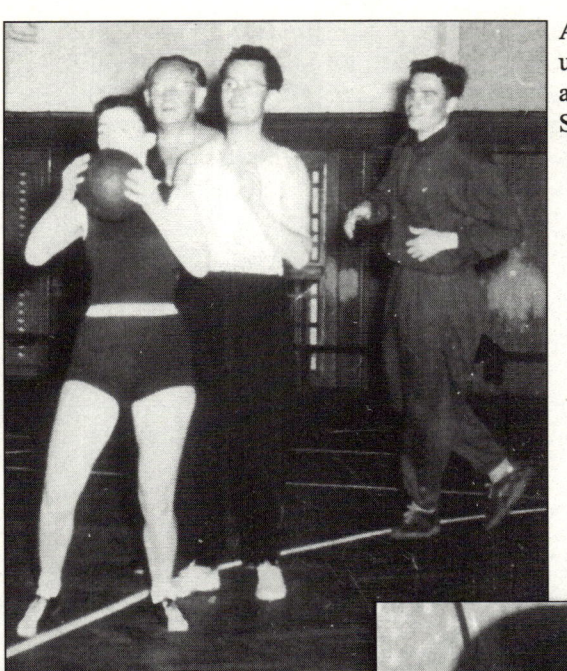

Abb. 27: K. F. Mahler und ich – sowie manch andere bei belebendem Sport.

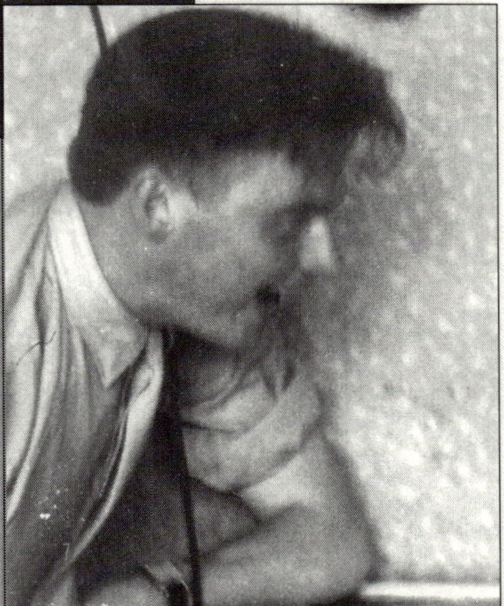

Abb. 28: Ein seltenes Bild – ungezügelte Freude am Spielautomaten.

Abb. 28: Dieses Photo ist ein echter Schnappschuss. Es zeigt mich beim eher seltenen ausgelassenen Treiben, dieses Mal – ausnahmsweise – an einem Spielautomaten. Besagte Geräte waren Raritäten in der DDR, aber es gab sie. Ihre Münzen verschlingende Eigenschaft ließ es angebracht erscheinen, im Allgemeinen um sie tunlichst einen großen Bogen zu machen. Doch umso größeren Spaß machte das gelegentliche Brechen einer solchen unstrittig weisen Regel!

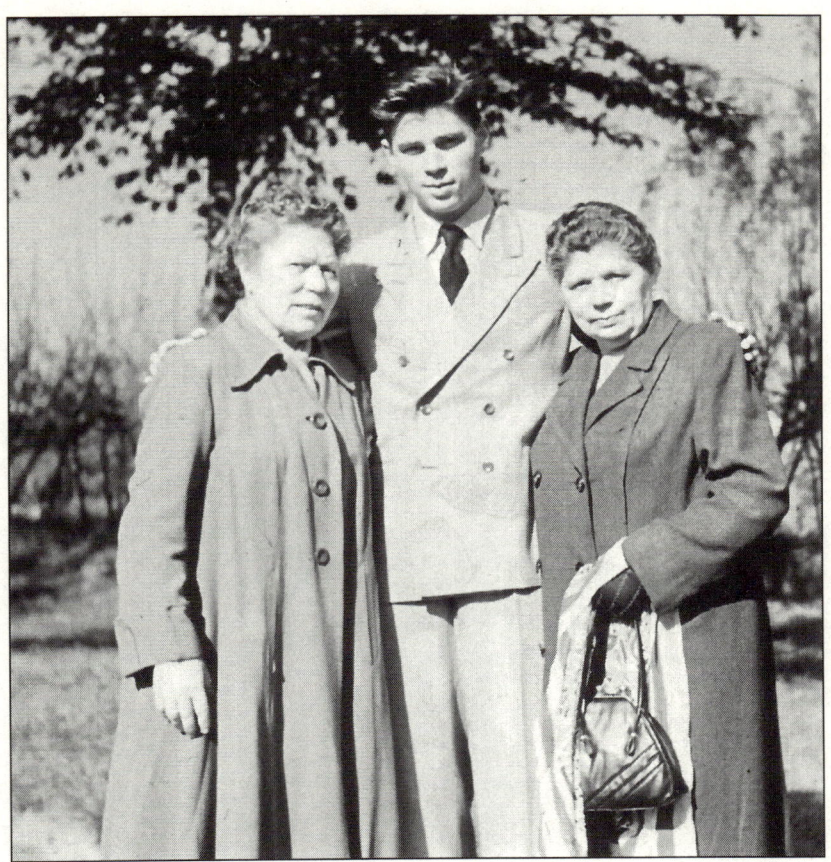

Abb. 29: Mein heller „Parade-Anzug" war unbestritten ein Meisterstück unseres Schneidermeisters Dahse in Kühlungsborn, Strand-Straße! Er wurde zu meiner Standard-Kluft bei abendlichen Unternehmungen in den Sommer-Monaten der Jahre 1956 und 1957. Natürlich ließen sich auch meine Mutter und Tante Lilly – ihre Schwester – gerne mit mir in diesem noblen Outfit ablichten.

46. Das 4. Studienjahr beginnt – ein Studentenleben neuer Qualität!

In der Rückschau auf meine Jugend erscheint mir mein viertes Studienjahr alles in allem als der Höhepunkt meines Studentenlebens, als eine Zeit vielfältiger und innerlich erfüllender Lern- und Forschungsarbeit, aber auch ausreichender zeitlicher und finanzieller Ressourcen für solche Erlebnisse und Erfahrungen, die neben berufsbezogenen Angelegenheiten zur persönlichen Reifung eines jungen Mannes nun einmal dazugehören. Wir werden in dieser Niederschrift bald eingehender darauf zurückkommen. Zunächst möchte ich jedoch auf den Beginn der konkreten Arbeiten für meine spätere Dissertation eingehen, deren schriftliche Urfassung ich – wenn irgend möglich – vor dem Anbruch der Staatsexamenszeit im Frühjahr 1958 fertigstellen wollte. Um es vorweg erwähnt zu haben – dieses Ziel konnte ich in den nächsten 18 Monaten tatsächlich erreichen.

Aber jetzt zurück zum September 1956.

Mein Doktorvater hatte sich seit der Vergabe des Promotionsthemas räumlich und in manch anderer Hinsicht erheblich verändert. Zum Studienjahresbeginn im Herbst 1956 war nach dem Südflügel auch der Mittelblock des neuen „theoretischen Instituts-Gebäudes" in der damaligen Leninallee fertig geworden, und in seiner obersten Etage hatte mein Doktorvater ein neues Domizil gefunden.

Zudem war der bisherige Oberarzt Dr. med. habil. Mehlan zum Professor berufen, sein ehedem minimales Personal deutlich aufgestockt worden. Zwei junge Ärzte aus der berühmten Berliner Charité standen ihm jetzt zur Seite: Dr. Otfried Schubert und Dr. Kurt Märker. Ihnen wurde die elementare Betreuung der Doktoranden übertragen, für mich war ab sofort direkt Dr. Märker zuständig. Er hat mir stets die erforderliche technische und organisatorische Unterstützung gewährt, in inhaltlichen Belangen manch brauchbaren Hinweis gegeben.

Märker war gebürtiger Brandenburger, stammte aus der alten Optiker-Stadt Rathenow. Einige Jahre später trennte er sich von Mehlan, nahm in der Folge verschiedene Ämter und Positionen im DDR-Medizinbetrieb ein; längere Zeit war er Bezirkssportarzt des Bezirkes Rostock, der Chef des gesamten staatlichen sportmedizinischen Dienstes in unserem Küstenbezirk, mit einer stattlichen Anzahl von hauptamtlich eingestellten Ärzten verschiedener Fachrichtungen, eingesetzt vorwiegend bei der Betreuung von Spitzensportlern und des Leistungsnachwuchses der Kinder- und Jugend-Sportschulen. International erlangte er Bekanntheit als Boxarzt, zum Beispiel als Ringarzt bei internationalen Box-Veranstaltungen. Am Ende seiner Berufslaufbahn bekleidete er eine Professur für Sportmedizin an der Universität Rostock.

In den Beziehungen zwischen Dr. Märker und mir ging es zunächst um banale, doch für meine Arbeit unerlässliche Dinge, zum Beispiel um einen offiziösen Ausweis, der meine Befragungen legitimierte, und um Adressen Rostocker Frauen, die vor kurzem ein Kind zur Welt gebracht hatten.

Anfang Oktober hatte mir mein Promotions-Betreuer beides beschafft.

Von nun an – den ganzen Herbst und Winter hindurch – machte ich mich allwöchentlich an bestimmten Spätnachmittagen auf den Weg, um eine junge Mutter nach der anderen gemäß einem von mir selbst entworfenen Schema zu befragen. Bei der Mehrzahl der besuchten Frauen hatte ich keine größeren Schwierigkeiten, mein Interview durchzuführen, auch wenn ein zu Interview-Beginn widerwilliges Reagieren auf mein Ansinnen keineswegs die seltene Ausnahme war.

Wir lebten damals in einer Zeit, in der heute als völlig unverfänglich angesehene Sachverhalte noch fast den Status tabuisierter Bereiche hatten. Ausgesprochen pikiert reagierten nicht verheiratete Säuglingsmütter auf meine Fragen nach ihrem aktuellen persönlichen Verhältnis zum leiblichen Vater des Kindes. Ich musste deshalb bei einzelnen Fragen gelegentlich Verweigerungen einer Antwort hinnehmen. Generell stellte ich sehr bald fest, die Kooperationsbereitschaft der befragten Frauen war umso größer, je stabiler die sozialen Verhältnisse waren, in denen sie lebten, sie eine umso bessere Schulbildung genossen hatten. Eine Totalverweigerung blieb mir jedenfalls erspart.

Bei den in der Tendenz eher reserviert reagierenden Müttern aus einem ausgesprochenen Problemmilieu war mir mein mit imposanten Dienstsiegeln versehener Ausweis äußerst hilfreich – die insbesondere im öffentlichen Leben sehr stark autoritäre Züge tragende Kriegs- und Nachkriegszeit lag zum Zeitpunkt meiner Befragungsaktion kaum ein Jahrzehnt zurück, und alles irgendwie Amtliche wurde – wenngleich oft widerstrebend – letztlich doch anerkannt oder einfach hingenommen.

Als ich meine erste Adressenliste abgearbeitet, zu Frühlingsbeginn etwa 85 Interviews im Kasten hatte, musste ich meine Interviews abbrechen; es gab augenscheinlich unerwartete Schwierigkeiten bei der Beschaffung weiterer Adressen. Die Sachlage wurde von Dr. Märker mit Prof. Mehlan besprochen. Schließlich empfahl man mir, auf die restlichen geplanten Befragungen zu verzichten unter anderem deshalb, weil von den noch ausstehenden etwa 15 Interviews kaum eine wesentliche Steigerung in der Aussagekraft der Studie zu erwarten sei.

Da auch allmählich die Zeit zu drücken begann, folgte ich der Empfehlung meines Doktorvaters und meines Betreuers. Ich stellte also meine, wie meine Wirtin Frau Bohm zu sagen beliebte, „Kundschaftsbesuche" ein, vertiefte mich an ruhigen Frühlingsabenden immer wieder in die etwa 85 Interviewbögen, bemühte mich, zunächst einen Überblick über das Interpretationspotential der Unterlagen meiner zwar kleinen, doch eingehend befragten Müttergruppe zu erlangen. Hierfür ungemein wichtig war, dass ich die Interviews persönlich durchgeführt hatte, aus den vielen Gesprächen schon vor jeder statistischen Auswertung der mir gegebenen Antworten recht gut wusste, wo und wie bei Rostocker Frauen in einer bestimmten Lebenssituation der Schuh drückte, wie sich dieses Drücken auf ihre Still-Leistung auszuwirken pflegte.

Mit der Übergabe des Mittelblocks unseres neu entstehenden Institutsgebäudes in der Leninallee hatten nicht nur Prof. Mehlan und seine Mitarbeiter eine neue Bleibe gefunden – wir Studenten freuten uns auch über den schönen großen neuen Hörsaal, der parallel zum großen Kurssaal entstanden war und nun von uns genutzt werden konnte. Damals ahnte ich noch nicht, dass ich schon 6 Jahre später – und dann jahrzehntelang – dort regelmäßig meine 90-Minuten-Kollegs abhalten würde.

Die Schlüsselgewalt über den neuen Hörsaal hatte damals Prof. Dr. Ruickhold, der Direktor des nunmehr ebenfalls im Mittelblock des entstehenden Institutsgebäudes untergebrachten Universitäts-Instituts für Pharmakologie. Prof. Ruickhold hatte auch die beiden Wahlsprüche ausgewählt, die den Hörsaal an seiner Stirnseite zierten: „Dosis facit venenum" und „In simplex veritas" („Die Dosis macht das Gift" und „Im Einfachen liegt die Wahrheit").

Der Direktor des Instituts für Pharmakologie gehörte zu jener Garde älterer Herren, die nach Kriegsende von der Universitätsleitung reaktiviert worden waren, um – mangels verfügbaren jüngeren, entsprechend qualifizierten akademischen Personals – die Ärzte-Ausbildung an der Rostocker Universität sicherzustellen. Zu meiner Studentenzeit in den 50er Jahren bekleideten sie, von Legenden und Anekdoten umrankt, trotz ihres inzwischen s e h r fortgeschrittenen Alters, immer noch ihre akademischen Ämter.

Die nachfolgende Episode aus seinem langen Leben hat uns Prof. Ruickhold in einer seiner Vorlesungen berichtet. Aus ihr lässt sich nicht nur einiges über die Charaktereigenheiten dieses Mannes, sondern auch manches hinsichtlich allgemeiner Lebensweisheit ableiten.

In jungen Jahren hatte ihn eine erhebliche Abneigung gegen die männliche Alltagsprozedur der Gesichtsrasur erfasst. Seinem damaligen Empfinden nach veranlasste die Rasur das Gros der Männlichkeit allmorgendlich wertvolle Lebenszeit sinnlos zu vertun. Die simpelste, vielfach auch geübte Lösung des Problems hätte sicher darin bestanden, sich wie zu Urväterzeiten grundsätzlich einen Bart stehen zu lassen. Aber das behagte ihm auch nicht.

Nach seinem Abitur studierte der junge Ruickhold Medizin, wurde Arzt.

Im Rahmen seiner wissenschaftlichen Arbeit als Assistenz-Arzt ergab es sich, dass er sich mit der Wirkungsweise sogenannter keratolytischer Substanzen – von Eiweißlösern – auseinandersetzen musste.

Er war schon immer eine erfindungs- und erneuerungseifrige Persönlichkeit mit manch ausgefallenen Ideen gewesen – doch das, was ihm eines Morgens anlässlich der obligatorischen Gesichtsrasur im Zusammenhang mit keratolytischen Substanzen ins Gehirn schoss, hielt er sofort für einen einmaligen Gedankenblitz von geradezu sensationeller Tragweite.

Bestand nicht auch das menschliche Haar, in Sonderheit das männliche Barthaar, überwiegend aus Eiweiß? Na also!

Im Sinne einer „grob orientierenden Voruntersuchung" schnitt er sich einen kleinen Haarbüschel von seinem Kopfhaar ab, legte diesen in eine Petri-Schale mit einem Keratolytikum, und – siehe da! – das Haar löste sich langsam auf!

Nun wurde besagte eiweißauflösende Substanz gründlich mit einer Fettsalbe verrührt, und am nachfolgenden Vormittag wagte er, ein sich auf dem Weg zur epochalen Erfindung von rasurersetzender Rasiercreme wähnender Jung-Wissenschaftler, den entscheidenden Selbstversuch – statt sich zu rasieren, rieb er seine Gesichtshaut mit dem Gemisch von Keratolytikum und Fett ein. Das brannte zwar ein wenig an Kinn, Wangen und oberhalb der Oberlippe, doch schon bald konnte er feststellen – die Bartstoppeln lösten sich tatsächlich auf!

HEUREKA!

Die Anmeldung als Deutsches Reichspatent könnte also umgehend vorgenommen werden – meinte der junge Himmelsstürmer.

Aber zunächst wurde das Brennen stärker. Es wurde so stark, dass der mutige Forscher recht bald zu Schwamm und kaltem Wasser griff, um den Rest des soeben erfundenen neuartigen Zaubermittels aus seinem Gesicht zu entfernen. Das, was er jetzt erblickte, entsetzte ihn so sehr, dass er darüber sogar für einige Augenblicke den inzwischen erheblich brennenden Schmerz vergaß – nicht nur die salbenartige Substanz mit den Resten seiner Bartstoppeln fand er auf dem Reinigungs-Schwamm, sondern auch beträchtliche Fragmente seiner soeben noch kerngesunden Gesichtshaut!

Das Keratolytikum hatte auch den der menschlichen Haut eigenen Eiweißcharakter als solchen erkannt und neben der Bartstoppel-Keratolyse eine gleichzeitige Auflösung der obersten Hautschichten in Gang gebracht.

Unser Pharmakologie-Professor hat jedenfalls damals – eigenem Bekunden nach – den lieben langen Tag über einem Waschbecken mit immer wieder erneuertem frischem Wasser verbracht, immer wieder seine allmählich zu einer einzigen Wunde sich verwandelnde Gesichts-Oberfläche gespült und gekühlt, bis schließlich das Brennen nachließ, der Zersetzungsprozess zur Ruhe kam, die „Überraschungssalbe" wieder vollständig entfernt war.

Es soll damals Monate gedauert haben, bis seine Gesichtshaut sich wieder regeneriert hatte. Und an eine Patentierung der Entdeckung war natürlich nicht mehr zu denken.

Dennoch – außergewöhnlichen Mut zum wissenschaftlichen Selbst-

experiment hatte der junge aufstrebende Akademiker zweifelsfrei unter
Beweis gestellt.

Oder war es nur unbedarfter Leichtsinn?

Wahrscheinlich hat das eine mit dem anderen wirklich viel mehr zu
tun, als allgemein angenommen wird.

Das vierte Studienjahr ließ sich insgesamt angenehm ruhig und unauf-
geregt an. Im Volumen der Pflichtveranstaltungen gab es kaum Veränderungen, es blieb moderat. Inhaltlich indessen veränderte sich einiges
– das L e r n e n a m K r a n k e n b e t t erhielt absoluten Vorrang, die sogenannten klinischen Grundlagen- beziehungsweise Hygiene-Fächer traten weitgehend zurück.

Ein als sehr wohltuend empfundener spezieller Akzent haftete damals dem vierten Studienjahr des deutschen Humanmedizin-Studiums
dadurch an, dass in und unmittelbar nach ihm keinerlei Examina zu
bestehen waren. Man konnte also im siebenten und achten Semester
noch einmal tief Luft holen, in aller Ruhe seine beruflichen und Le-
bensziele ordnen, bevor es dann ein Jahr später, nach dem fünften Studienjahr, in das sich über den langen Zeitraum von acht Monaten
erstreckende, sowohl in Bezug auf Zeitdauer als auch Belastungsintensi-
tät äußerst strapaziöse große Deutsche Medizinische Staatsexamen mit
seinen vielen Prüfungsprozeduren ging.

Für mich hatte der vorstehend zitierte spezielle Akzent den angenehmen Nebeneffekt, auf die Beibehaltung meiner erfreulich großzügig
gewordenen monatlichen Stipendienbezüge von 210,- DM bis zum
Ende meines Studiums hoffen zu dürfen – sofern keine neuen diesbezüglichen administrativen Verfügungen erlassen wurden.

Ich will es gleich hier offenbaren – es wurde nichts Derartiges erlassen, und ich erhielt besagtes Geld monatlich bis zum Jahresende 1958.

Wie schon gesagt – mein viertes Studienjahr, vom Herbst 1956 bis zum
Sommer 1957, bildete einen Zeitabschnitt meines Lebens, in dem mir
ein insgesamt entspanntes, materiell recht gut abgesichertes Studentenleben beschieden war, bei gleichbleibend guter Gesundheit und dem
Ausbleiben jedweder meine Lebensplanung ernsthaft gefährdenden
Geschehnisse. Ich erinnere mich noch heute an diesen Zeitabschnitt als
an die schönste Zeit meines Studiums.

Ich habe damals nicht nur bei der BSG Motor Nord-West meine

Leichathletik sowie den gelegentlichen GST-Schieß-Sport nach sehr persönlichem Gusto betrieben, ich habe mir in diesem Studienjahr auch manch anderes Erlebnis bereitet, auf Erlebnisfeldern, die ich aus verschiedenen Gründen bisher kaum hatte beachten können. Beispielsweise erlaubte ich es mir nun – nach drei diesbezüglich total abstinenten Jahren! – gelegentlich mit einem Reichsbahn-Zug nach Warnemünde zu fahren, das Flair dieses besonderen Stadtteils von Rostock zu genießen, im Frühsommer mich auch einmal für einige Stunden an den wunderbar feinsandigen Warnemünder Strand zu legen, im relativ warmen Wasser der vor der langen Westmole extrem flachen Ostsee zu baden.

In jenem Jahr wurde auch das Rostocker Theater in der Doberaner-Straße einige Male von mir besucht, hin und wieder leistete ich mir ein gepflegtes warmes Abendessen – unter anderem in der schon damals für ihr köstliches Eisbein stadtberühmten Gaststätte „Zum Stralsunder" in der Wismarschen-Straße, in der sich zu jener Zeit auch ein Stammtisch von Professoren und Oberärzten Rostocker Kliniken befand. Die betreffende gastronomische Einrichtung besteht bis heute, hat ihren legendären Eisbein-Ruf bewahrt.

47. „Ehret die Frauen – sie wirken und weben himmlische Kränze ins irdische Leben!"
(Schiller)

Während meines vierten Studienjahres gestatteten es mir meine Lebensumstände, mich weit mehr als bisher auch um die Herstellung mittelfristiger engerer Kontakte zu intelligenten und aufgeschlossenen jungen Frauen zu bemühen, einen Beziehungsbereich zu entwickeln, der in meinem bisherigen Leben – insbesondere während der ersten drei Studienjahre – durch die Umstände bedingt eher ein Schattendasein geführt hatte.

Bei meinen abendlichen Visiten im „Atlantik" und „Korso" hatte ich jüngst während der Kühlungsborner Famulatur die Erfahrung bestätigt gefunden – der Besuch von niveauvollen Tanzveranstaltungen bot am ehesten eine angemessene Gelegenheit, interessante neue Bekanntschaften mit Vertreterinnen des anderen Geschlechts zu machen, ohne peinliche Missverständnisse oder Komplikationen befürchten zu müssen. Dem locker-unverbindlichen Gespräch auf der Tanzfläche konnte – gegenseitiges Interesse vorausgesetzt – ein tiefer gehender Austausch von Gedanken und Erfahrungen folgen. Warum also nicht auch einmal in Rostock eine Tanzveranstaltung besuchen? Bisher hatte ich es kaum getan.

Leider gab es damals in Rostock das in späteren Jahrzehnten übliche studentische Klubleben selbst in Ansätzen nicht, die harte Nachkriegszeit hatte – zunächst – eine für die Umsetzung dahingehender Gedanken erforderliche elementare materielle Basis nicht gegeben.

Hinzu kam weiteres.

In den territorialen Machtorganen der SED hatten sich in der zweiten Hälfte der 50er Jahre leider wieder Ideologien durchgesetzt, nach denen selbst die Veranstaltung eines Semesterballes oder einer Karnevals-Festsitzung einer beliebigen akademischen Trägergruppe mit Argusaugen zu verfolgen waren; man fürchtete sogenannte unkontrollierte ideologische Entwicklungen. Während der hier besprochenen Zeit, in den Jahren 1956 und 1957, wurden noch solche gelegentlichen Veranstaltungen toleriert, aber mehr nicht! Ich habe verschiedene dieser bald für Jahre aus dem Veranstaltungskalender fast völlig verschwindenden studentischen Festivitäten besuchen können, und die bei diesen Gelegenheiten hergestellten Kontakte mit einem beachtlichen emotional-intellektuellen Gewinn für mich – und wohl auch für meine mir bald freundschaftlich verbundenen Wegbegleiterinnen – gepflegt.

Das genaue Datum ist mir nicht mehr erinnerlich, doch ich weiß noch sehr gut, wie betroffen unser ganzes Semester reagierte, als gegen Ende unserer Studienzeit ein Rollkommando des Ministeriums für Staatssicherheit den gesamten, in liebevoller Kleinarbeit von Studenten und Mitarbeitern der Universitäts-Zahnklinik aufgebauten Fundus für die Ausgestaltung phantastischer Faschingsveranstaltungen beschlagnahmte, den Stomatologen die Organisation einer eigenen größeren Festveranstaltung bis auf Weiteres brüsk untersagt wurde.

Und als sich etwa zur gleichen Zeit – im Rahmen der FDJ! – eine dezente Initiative zur Gründung eines studentischen Jugendklubs an unserer Universität entwickelte, wurden die betreffenden Jugendfreunde unserer inzwischen eindeutig sozialistisch orientierten Jugendorganisation von den maßgeblichen Vertretern der regionalen SED-Parteimacht sehr schnell „aufgeklärt und umerzogen", einschließlich der in diesen Belangen persönlich engagierten unteren Parteifunktionäre.

Begründet war das – wie schon angedeutet – in der panischen Angst bestimmter bildungsferner Amtsträger, insbesondere auf mittleren Leitungsebenen, vor dem Entstehen elitärer Separierungen, Diskussionsforen etc., die vielen damals amtierenden Parteileuten angesichts des eigenen dürftigen Potentials als kaum beherrschbar erschienen. Über ein Jahrzehnt später mussten die gleichen Parteiinstanzen nach zentral ergangener Weisung allerdings diese Linie radikal korrigieren – natürlich bei völliger Ausblendung jedweder Anerkennung einstiger Irrtümer.

Unter Erich Honeckers Ägide wurde die Kurzsichtigkeit bestimmter regionaler – aber auch zentraler – einstiger Direktiven erkannt, das studentische Klubleben fortan gefördert. Doch fast einer ganzen Rostocker Studentengeneration war dieses keineswegs unwichtige Element der akademischen Persönlichkeitsbildung und sozialen Reifung vor allem durch den vermeintlichen vorauseilenden Gehorsam bestimmter regionaler Partei-Fürsten entzogen worden.

Wenden wir uns wieder Erfreulicherem zu! Damals habe ich gelernt, die weibliche Sicht der Dinge unterscheidet sich in der Regel erheblich von der männlichen; Frauen sind weder klüger noch dümmer als Männer – sie sind anders! Das eingehende Wissen um die Andersartigkeit, die Fähigkeit zum grundsätzlichen Erkennen weiblicher Reaktionsmuster ist für jeden Mann ein erheblicher Gewinn – der betreffende Lernprozess fördert sehr das, was wohl am ehesten mit „menschlicher Reife" umschrieben werden kann.

Sicherlich kam bei meinen damaligen Beziehungen auch das der Jugend eigene, ausgeprägte Bedürfnis nach körperlicher Nähe zu seinem Recht, der Wunsch nach dem Erfassen und Begreifen des anderen – in des Wortes übertragenem wie in dessen direktem Sinn. Dessen ungeachtet war es für meine Generation charakteristisch, dass man sich in diesen Belangen mit großem Respekt vor den Gefühlen und Empfindungen der anderen Seite begegnete.

Meine Generation war in Bezug auf das eben Angesprochene – historisch gesehen – eine Zwischengeneration.

In den letzten Kriegs- und ersten Nachkriegsjahren waren wir noch zu jung gewesen, um von der allgemeinen Verwilderung sexueller Umgangsnormen – hervorgehend aus Not und Elend, ideellem Führungsversagen und einer extremen zahlenmäßigen Disproportion zwischen jungen Männern und jungen Frauen – direkt betroffen zu werden.

Spätestens Ende der 40er Jahre, etwa zur Zeit unseres Pubertätsbeginns, hatte sich im offiziellen Normenbild Ostdeutschlands wieder – wie schon an anderer Stelle angesprochen – ein sehr konservatives Rollenmodell zur Pflege von Intimbeziehungen durchgesetzt, in einer eigenartigen Symbiose orthodoxer marxistischer Maximen und klassischer Verhaltensvorgaben seitens der christlichen Kirchen. Für meine Studentenzeit ergab sich daraus, dass die im Vergleich zu mir und meinen unmittelbaren Altersgefährten um eine halbe Generation Älteren ihre lockeren Sitten aus der Zeit um 1945 teilweise weiterpflegten – mehr oder weniger sorgfältig verdeckt –, wir dagegen uns nur sehr langsam von den überwiegend starren Normen in unseren Elternhäusern lösen konnten, nicht selten dabei schmerzliche Reibereien mit den uns ansonsten aufopferungsvoll umhegenden Müttern und Vätern durchstehen mussten.

Eine halbe Generation später herrschte dann auch im deutschen Osten in diesen Belangen – zumindest tendenziell – das unter dem Schlagwort „der 68er" bekannte Stimmungs- und Verhaltensbild. In meiner Studentenzeit deutete sich eine solche Entwicklung, wenn überhaupt, nur in ersten Ansätzen an. Also beschäftigten wir uns im Rahmen unserer zweiseitigen Kontakte vor allem intellektuell miteinander sowie bei einer vielfältigen sportlichen Freizeitgestaltung.

Sehr beliebt war die Ausdeutung von Beziehungsszenarien, zum Beispiel der „Fährmann-Parabel".

Es ging darum, mit welcher Figur eines bestimmten Szenariums man sich am ehesten identifizieren würde, und welche andere Figur man am nachdrücklichsten ablehnte.

In der „Fährmann-Parabel" wurde das folgende Beziehungsszenarium zur vergleichenden Erörterung angeboten: Ein Junge und ein Mädchen waren in bedingungsloser Liebe einander verbunden, wollten aus tiefster Sehnsucht zueinander kommen. Doch zwischen beiden lag ein tiefer Fluss, ohne eine Brücke zwischen beiden Ufern. Auf der Seite des Mädchens lebte ein Fährmann, der über alle Voraussetzungen verfügte, es überzusetzen. Zu diesem ging das Mädchen, bat ihn, solches zu tun. Da antwortete der Fährmann: „Nun gut, ich mache das, aber nur, wenn du dich mir hingibst!" Dem Mädchen drohte das Herz zu zerreißen, sie schwankte lange, wusste nicht, was sie tun oder lassen sollte. Aber ihre Sehnsucht nach dem Jungen war so groß, dass sie sich schließlich dem Fährmann hingab, der seinen Spaß mit ihr hatte, doch sein Wort hielt, sie anschließend übersetzte. Am anderen Ufer angekommen, wurde sie vom sehnsüchtig wartenden Jungen mit heißen Küssen empfangen. Sie aber wollte nicht mit einer Lüge ihm entgegentreten und berichtete ihm von der Erpressung durch den Fährmann. Darauf weiteten sich die Augen des Jungen vor Entsetzen und Abscheu, er rief aus: „Geh von mir, du Treulose, ich kann dich nicht mehr lieben, ich will von dir nichts mehr wissen!" Und er verließ sie für immer. Da saß nun das Mädchen allein im fremden Land, denn auch der Fährmann war inzwischen an sein Ufer zurückgekehrt, und sie weinte vor Verzweiflung bitterlich. Nach langer Zeit kam ein einsamer Wanderer des Weges, sah das verzweifelte Mädchen, und bot ihm an: „Wer du auch sein magst, ich sehe dir an, wie verzweifelt du bist! Komm mit mir, dann können wir uns gegenseitig Stütze sein und wieder des Lebens froh werden!"

Sicherlich verbarg sich in der romantisch-zeitfernen Verkleidung, in der Hülle einer „Parabel", manche in Kriegs- und Nachkriegszeit vielfach gemachte sehr reale Lebenserfahrung, die jedoch für die damals aktuelle zweite 50er-Jahre-Hälfte kaum noch Alltagsrelevanz besaß, weshalb wir jungen Leute meiner Studentenzeit uns jenes Bezuges durchweg auch nicht mehr bewusst waren. Doch für Vier-Augen-Gespräche zwischen Frau und Mann, für die Auslotung von Einstellungen, Überzeugungen, gar für Rückschlüsse auf Persönlichkeitsstrukturen, war sie unvermindert geeignet, eine gewisse Zeit sehr in Mode.

Einig war man sich zumeist sehr schnell in der Verurteilung des schäbigen Fährmannes. Auch der moralisierende Knabe fand in der Regel nach meist nur kurzer Diskussion wenig Verständnis – die häufige, möglicherweise sogar typische Reaktion von Ehemännern vergewaltigter Frauen auf das ihrer Lebensgefährtin kurz vor oder kurz nach Kriegsende zugefügte Trauma war in der Regel uns damaligen Schulkindern nicht bekannt geworden, kaum jemand von uns ahnte, dass mit bewusstem Knaben unter Umständen eine männliche Person mittleren Alters aus der eigenen Umgebung hätte gemeint sein können. Hinsichtlich der am meisten zu achtenden Figur aber gingen die Auffassungen in der Tendenz auseinander. Während die Weiblichkeit zumeist vor allem von der Opferbereitschaft des Mädchens gerührt war, identifizierten sich die jungen Männer vorzugsweise mit dem vorurteilslosen Wanderer, der des Weges kam. Aber absolut eindeutig waren die Präferenzen – in beiden Lagern – keineswegs.

In jedem Falle konnte man über die individuell gefällten Urteile ausgiebig und mit beliebiger Emotionalität diskutieren, Rückschlüsse auf das vermeintliche Charakterbild des Diskussionspartners ableiten, sich dann auch darüber ereifern usw. usf.

Recht beliebt war des Weiteren das Verfassen von Nonsens-Versen, womit sich mancher Todpunkt in einer vertraulichen Zweisamkeit gut überbrücken ließ. Eine Kostprobe gefällig?

„In Kritzmow an der Kratze,
da wohnt ein Krokodil.
Da kam 'ne schwarze Katze
und haut ihm mit der Tatze
einen vor die Glatze!
April, April, April!"

Kritzmow ist ein Dorf in der Nähe Rostocks, am Südwestrand der Stadt gelegen.

48. Die Medizin-Studenten Rostocks, die DDR und das Weltgeschehen – 1956/57

Natürlich gab es unter uns „Kandidaten der Medizin" nicht nur fachlichen Gedankenaustausch und tiefschürfende, in trauter Zweisamkeit geführte psychologisch-soziologische Dispute, sondern auch Gespräche zu aktuellen allgemeinen Themen, nicht zuletzt zu solchen, die vom Geschehen in der Tagespolitik angeregt worden waren.

Im Großen und Ganzen waren wir Jung-Mediziner – selbst die meisten der als „Arbeiter- und Bauernkinder" Klassifizierten – noch weitgehend von den verschiedenen Schattierungen untergegangener deutscher Bürgerwelten vergangener Epochen geprägt worden. Aber wir waren andererseits ebenfalls – mehr oder weniger – loyale junge Bürger des Staates, der uns unsere Ausbildung zum hochangesehenen Arztberuf möglich machte, diese sogar weitestgehend finanzierte. Letztere waren wir nicht zuletzt deshalb, weil unser Realitätsbewusstsein vom erst wenige Jahre zurückliegenden ernüchternden Ausgang der politischen Abenteuer des Jahres 1953 erheblich geschärft worden war.

Unsere kameradschaftlichen Gespräche zu politischen Themen waren nie „von der heißen Glut des Kampfes beseelt", sondern eher bestimmt von nüchterner Prozess-Analytik und dem Bemühen, aus all dem Geschehen um uns herum halbwegs zuverlässige Orientierungen für das eigene Agieren zu gewinnen. Die handfesten Werte, die sich unter dem Motto des sozialistischen Weges in unserem Alltagsleben zunehmend zu konkretisieren begannen, wurden dabei keineswegs übersehen oder geringgeschätzt – zum Beispiel die nachprüfbare soziale Minimalabsicherung eines jeden DDR-Bürgers auf vielen Gebieten.

Als sich im Herbst 1956 in Ungarn ähnliche Vorgänge abspielten wie drei Jahre zuvor bei uns, hatten die ungarischen Heißsporne zwar in gewissem Umfang die grundsätzliche Sympathie von vielen, doch echte Erfolgsaussichten gab ihnen wohl keiner von uns. Und als dann –

auch von westdeutschen Rundfunkstationen berichtet – die Nachrichten von den keineswegs seltenen Lynchmorden an zufällig aufgegriffenen Streifenpolizisten und örtlichen marxistischen Parteifunktionären zu uns gelangten, relativierten sich selbst die grundsätzlichen Sympathien in unseren Reihen erheblich.

Sicherlich, die Übersiedlung in den Westen, in die Bundesrepublik, blieb während unseres gesamten Studentenlebens in meiner engeren und weiteren persönlichen Umgebung ein ständiges Thema – doch auch ein Thema, das höchst unterschiedliche sachlich vertretbare Antworten zuließ. Bis zum 13. August 1961 war dieser Schritt bekanntlich über die in Berlin offene Grenze fast gefahrlos möglich. Wer also damals trotz mancher persönlicher Einschränkungen zu Hause und des immer üppiger erblühenden bundesdeutschen Wirtschaftswunders in der DDR blieb, tat das grundsätzlich aus freiem Entschluss.

Wie unsicher man sich bei uns höchsten Ortes hinsichtlich des Verhaltens der medizinischen Studentenschaft angesichts der 56er Vorgänge in Ungarn war, wird meines Erachtens dadurch dokumentiert, dass uns DDR-Medizinern plötzlich und völlig unerwartet Avancen betreffs Wahlfamulaturen an beliebigen osteuropäischen Hochschuleinrichtungen gemacht wurden – zu einer Zeit, in der ein privat beantragter Prag-Besuch einem DDR-Bürger nur in Ausnahmefällen genehmigt wurde. Man forderte also uns Studenten hochoffiziell dazu auf, entsprechende Wünsche zu äußern, und einige meiner Kommilitonen bewarben sich daraufhin um Famulaturen an bekannten medizinischen Hochschuleinrichtungen in Polen und Tschechien.

Ich kramte meinen Schulatlas hervor, stellte fest, dass sich im nordwestlichen Kaukasus-Vorgebirge am Schwarzen Meer – also noch auf europäischem Boden – ein Ort namens Suchumi befand. In einem Lexikon fand ich unter diesem Stichwort die Bemerkung, dort hätte man das größte sowjetische Primatenzentrum errichtet, umgangssprachlich „Affenfarm" tituliert.

Warum nicht einmal etwas Verrücktes wagen?

Vor allem zum Jokus, kaum in Erwartung einer positiven Antwort, bewarb ich mich formgerecht um eine Auslandsfamulatur am „Zentral-Krankenhaus mit angeschlossener Primaten-Versuchsstation in Suchumi, Hauptstadt der Abchasischen Autonomen Republik, Sowjetrepublik Georgien, UdSSR".

Auf jeden Fall lieferte mein phantasievoller Antrag einigen Gesprächsstoff im Freundes- und Kameraden-Kreis, was ich durchaus ein wenig zu genießen verstand.

Und überhaupt – warum soll man nicht Ungewöhnliches gelegentlich zur Sprache bringen, zumal dann, wenn es nichts kostet und voll im Rahmen der Legalität liegt?!

Das gelegentliche Verfolgen ungewöhnlicher Wege hat mir in meinem späteren Leben tatsächlich manch überraschenden Erfolg eingetragen, in Sonderheit auf dem Felde der Wissenschaften.

Um auf die uns angebotenen Auslands-Wahlfamulaturen zurückzukommen – als in Ungarn, erwartungsgemäß, die altbekannten Verhältnisse wiederhergestellt waren, war dieses Thema, gleicherweise erwartungsgemäß, bei unserer Obrigkeit sehr schnell wieder vom Tisch.

Wir alle haben nach unserem vierten Studienjahr, im Sommer 1957, unsere berufspraktischen Kenntnisse und Fertigkeiten wieder brav im Lande gefestigt und erweitert, ohne jede Ausnahme! Auch die medizinischen Hochschuleinrichtungen in den räumlich nahen sozialistischen Nachbarstaaten, zum Beispiel die akademischen Ausbildungsstätten in Danzig oder Prag, blieben weiterhin außerhalb unserer Reichweite.

49. „Kristallnacht" – Terror gegen meine Eltern: 1957, 1958, 1959!

Was ich vorstehend über die politische Gemütsverfassung von uns Rostocker Medizinstudenten geäußert habe, sollte keineswegs für die Gesamtheit der damaligen jungen Generation in der DDR verallgemeinert werden. Wir Mediziner waren zu damaliger Zeit gewiss in mancherlei Hinsicht eine besondere Gruppe. Im Gegensatz zu uns gab es bei unseren Altersgenossen mit nicht derart herausgehobenen persönlichen Zukunftsaussichten sehr wohl Segmente von Befürwortern als auch Gegnern der sich wieder zunehmend konsequent sozialistisch vollziehenden gesellschaftlichen Entwicklungen in unserem Staat.

Mein Vater – und mit ihm unsere ganze Familie – hat die Existenz der zuletzt genannten Gruppe in drei aufeinanderfolgenden Jahren zu spüren bekommen, in den Jahren 1957, 1958 und 1959, jeweils in der Nacht zum 8. Mai.

Der 8. Mai, Tag der Kapitulation Deutschlands im Jahre 1945 – gemäß DDR-Diktion „Tag der Befreiung", eine Zeit lang auch offizieller Feiertag – war damals ein politisch stark akzentuiertes Datum, und wenn zu diesem Datum, Jahr für Jahr, kurz nach Mitternacht alle acht zur Straße führenden Wohnungsfensterscheiben im 1. Stock durch präzise, kraftvolle Steinwürfe eingeschlagen wurden, konnte man das bei der Wohnung eines allgemein bekannten Lehrers der russischen Sprache wohl kaum so ohne weiteres als wahrscheinlich politisch beziehungslosen Lausbuben-Streich irgendwelcher Schul-Rowdys abtun.

Bei der ersten der drei in präzisem Jahresabstand erfolgten Attacken weilte ich zufällig bei meinen Eltern, hatte mich etwa um 23.00 Uhr in einem der beiden zur Straße gelegenen Zimmer der Wohnung zur Nachtruhe gebettet. Ich begann gerade einzuschlummern, als – dem Motorengeräusch nach zu urteilen – ein Motorrad vor unserem Hause hielt, und kurz darauf, mit sehr kurzen Zeitabständen, die Scheiben der zweiflügeligen Fenster meines Zimmers zersplitterten. Nach einer kurzen Pause geschah Gleiches mit den vier Scheiben des Nebenraumes; unmittelbar darauf heulte der Motor des Krades auf, die Maschine brauste davon.

Meine Sofortreaktion bestand vor allem darin, die Bettdecke reflexartig über den Kopf zu reißen.

Als alles wieder ruhig war, steckte ich meinen Kopf wieder heraus – im fahlen Nachtlicht erkannte ich sofort, dass in den Fensterrahmen nunmehr statt der Glasscheiben nur noch traurige Reste von ihnen steckten.

Meine Eltern hatten den Lärm natürlich auch gehört, kamen aufgeregt in meinen Schlafraum, schalteten die elektrische Beleuchtung an – der Fußboden war, vor allem in Fensternähe, mit Glassplittern übersät, auch auf der Bettdecke lagen einige. Die Steine, die als Wurfgeschosse benutzt worden waren, fanden wir ausnahmslos kurz hinter den Fenstern auf dem Fußboden.

Der Nebenraum, in dem sich zurzeit der Attacke niemand aufgehalten hatte, bot das gleiche Bild. Offenbar waren die etwa zwei bis drei Pfund schweren Geschosse mit erheblicher Kraft geschleudert worden, was für eine von ausgewachsenen jungen Männern – und nicht von Halbwüchsigen – abgewickelte Aktion sprach.

Auch meine Eltern hatten wahrgenommen, dass nach den schussartigen Einschlägen in ihrer Wohnung ein Motorrad mit rasanter Beschleunigung weggefahren war.

Aber wer hatte sich diese Dreistigkeit erlaubt?!

Wir wussten es nicht, hatten auch keinerlei vagen Verdacht. Derzeitige Schüler meines Vaters konnten es auch deshalb nicht gewesen sein, weil Oberschüler zu jener Zeit in der DDR bekanntlich aus verschiedenen Gründen keine Motorräder fuhren – sie konnten, altersbedingt, noch nicht die erforderlichen Führerscheine erwerben, und sie hatten auch nicht die finanziellen Mittel, um zu einer solchen Maschine zu gelangen.

Meine Eltern und ich blieben in jener Nacht noch lange aufgewühlt beisammen, reinigten schließlich die Zimmer von den vielen Glassplittern. Am nächsten Tag wurde das Geschehen der vergangenen Nacht von einem Vertreter des Kühlungsborner Polizeireviers aufgenommen, auf Anraten des Polizisten eine Anzeige gegen Unbekannt wegen Sachbeschädigung erstattet sowie die Neuverglasung der lädierten Fenster in die Wege geleitet.

Zum Glück war das Wetter trocken und relativ warm, so dass in der Wohnung bis zum Reparatur-Vollzug keine Folgeschäden durch Witterungseinflüsse eintraten. Meine Eltern schliefen damals einige Wochen ausgesprochen schlecht. Doch als es das ganze weitere Frühjahr über ruhig blieb, kehrte auch wieder ihre normale Befindlichkeit zurück.

Ein Jahr später – das gleiche Szenarium!
Dieses Mal war ich in der Nacht vom 7. zum 8. Mai nicht zu Hause gewesen, hatte mich in Rostock auf die umgehend zu absolvierende erste Prüfung des Medizinischen Staatsexamens vorbereitet, im Fach „Haut- und Geschlechtskrankheiten".
Die polizeilichen Reaktionen in Kühlungsborn entsprachen weitgehend denen des Vorjahres; allerdings gab es nun keinen mehr, der den Übergriff als politisch unmotivierte Tat abtun wollte – der Bezug des Vorganges zum deutschen Kapitulationstag im Jahre 1945 war angesichts der sich abzeichnenden Attacken-Serie allzu offensichtlich. Einen konkreten Verdacht hinsichtlich der Täterschaft hatten meine Eltern – und auch die Polizei – nach wie vor nicht.

Ein weiteres Jahr später, 1959, ging mein Vater am Abend des 7. Mai nicht zu Bett, sondern hielt sich wach, setzte sich – bei abgeschalteter Zimmer-Beleuchtung – hinter eines der zur Straße gelegenen Fenster unserer Wohnung, harrte der Dinge, die da kommen konnten. Bei jedem Motorengeräusch trat er neben das Fenster, beobachtete durch einen Gardinenspalt die Straße, doch ein Fahrzeug nach dem anderen passierte das Haus „Hertha", ohne zu halten.
Aber dann, etwa gegen 1.00 Uhr nachts, hielt ein Motorrad!
Zwei kräftige, athletisch-gewandt wirkende Männer stiegen ab, bockten die Maschine bei laufendem Motor auf, kamen dann unverzüglich auf das Haus zu, und dann flogen – wie in den beiden Vorjahren – wieder die Steine, aus etwa 10 Metern Entfernung, schräg von unten gegen unsere Fenster. Zuerst wurden die Scheiben des Nebenzimmers eingeworfen, dann die Scheiben des Raumes, in dem sich mein Vater befand. Er hatte die Entwicklung der Situation schnell erfasst, war rechtzeitig zur Seite, hinter die schützende dicke Außenwand des Gebäudes getreten, wo er durch Steine und Glassplitter kaum gefährdet war. Den Steinewerfern unterlief kein einziger Fehlwurf, nach acht Würfen waren die Glas-Scheiben aller acht Flügel in den insgesamt vier

Fenstern der beiden Zimmer zerstört. Nach „getaner Arbeit" sprangen die beiden behände wieder auf ihr Motorrad und fuhren mit Vollgas davon.

Konnte jetzt die Täterschaft aufgeklärt werden? Nun, einen der beiden Täter hatte mein Vater trotz der nächtlichen Dunkelheit zweifelsfrei erkennen können, denn der keineswegs mehr sehr junge Mann wohnte in unserer entfernten Nachbarschaft, war uns also relativ vertraut, wie auch sein Motorrad. Er war schon vor Jahren aus der Schule ausgeschieden, inzwischen in einem Alter, in welchem man irgendeinen Unsinn nur aus Jux und Tollerei kaum noch begeht. Hinsichtlich seines Kumpans – er war nicht ganz so kräftig wie unser Nachbar – war sich mein Vater nicht ganz sicher.

Meine Eltern wussten also zumindest, wer als Hauptakteur der Attacken anzusehen war. Wie sollten sie sich verhalten?

Das nachbarschaftliche Verhältnis zur Familie des Motorradfahrers war eigentlich immer recht gut gewesen, man hatte sich im Laufe der Jahre in verschiedenen Belangen sogar gegenseitig den einen oder anderen guten Tipp gegeben. Ihre politische Einstellung – gegen alles und jedes, das sich in der DDR entwickelte – hatte die besagte Familie nie verheimlicht, es gab sehr wohl Meinungsunterschiede gegenüber meinen Eltern und ihrer erheblich stärker differenzierenden Sicht der Dinge. Dennoch – die Erkenntnis, der Mini-Terrorist sei ein Spross gerade dieser Familie, bedeutete für meinen Vater und meine Mutter eine sehr unangenehme, enttäuschende Überraschung.

Bei einer namentlichen Anzeige am nächsten Morgen hätte es angesichts der jahrelangen Vorgeschichte und der bewusst provozierenden tagespolitischen Einbettung des Ganzen vermutlich nicht nur zivilrechtliche Schadensersatz-Forderungen an die Übeltäter gegeben, sondern auch eine Freiheitsstrafe, selbst wenn die Täterschaft bei den Attacken in den Vorjahren vor Gericht offen bleiben sollte. Später hörten wir davon, dass nach ähnlichen Vorfällen andernorts bis zu zwei Jahren Gefängnis verhängt worden waren – das in der DDR zu geltendem Strafrecht gewordene „Gesetz zum Schutze des Friedens" machte ein solches Strafmaß selbst bei Bagatell-Delikten möglich, wenn die politische Motivation absolut eindeutig war.

Vielleicht legten die beiden Motorradfahrer es sogar darauf an, vor Gericht gestellt zu werden, um nach einer überschaubaren Haftstrafe in der DDR für die anschließend geplante Übersiedlung in die Bundesrepublik besonders gute Karten zu haben? Doch wussten die beiden – falls dies zutraf – welche Folgen, welche bleibenden gesundheitlichen Schäden selbst ein einjähriger Gefängnisaufenthalt hätte haben können? Meine Eltern entschlossen sich noch in jener Nacht, bei der unausweichlich folgenden polizeilichen Aufnahme des Vorfalls am nächsten Morgen zu der Frage nach verdächtigen Personen auch weiterhin keine Aussagen zu machen.

Als mein Vater einige Tage später auf der Straße dem Vater des Motorradfahrers zufällig begegnete, sprach er ihn an, wies ihn – in aller Ruhe und nachbarschaftlicher Freundschaft – auf die unverantwortlichen Handlungen seines erwachsenen Sohnes hin, forderte ihn auf, dem Filius gehörig den Kopf zu waschen.

In der Folgezeit hat es bei meinen Eltern nie wieder nächtens einge-schlagene Fensterscheiben gegeben.

50. Eine kleine familiäre „tour de horizont"

Was wäre aus jenen Jahren über unsere Familie ansonsten zu berichten?

Meine Tante Alma, die älteste Schwester meiner Mutter, übte auf der Basis ihrer im sehr fortgeschrittenen Alter von etwa 55 Jahren erlangten offiziellen Lehramtsberechtigung ihren Lehrerberuf weiter aus, unterrichtete an einer Schule in Bad Doberan Russisch. Sie tat das immer noch sehr gerne, auch auf Ersuchen der Schulbehörde, denn wirklich qualifizierte Lehrer für das Sprachfach Russisch waren nach wie vor rar. Alleinstehend lebend, füllte sie ihr Beruf völlig aus; immerhin hatte sie zu jener Zeit ihr 65. Lebensjahr bereits überschritten.

Tante Lilly dagegen – die andere Schwester meiner Mutter – sehnte damals den letzten Tag ihrer Berufstätigkeit von Monat zu Monat stärker herbei. Nach Vollendung ihres 60. Lebensjahres im Sommer 1957 hat sie dann sofort von ihrem Recht auf Verrentung Gebrauch gemacht. In den letzten Jahren ihrer Berufstätigkeit hatte ihr Gehör merklich nachgelassen, was für eine Mittelstufen-Lehrerin – die sich auch mit 12- bis 14-jährigen Rangen auseinandersetzen muss – sicher ein besonders schwer zu meisterndes Handicap mit sich bringt. Zusammen mit meiner Großmutter lebte sie damals weiterhin im Haus „Freischütz", in der Kühlungsborner Karl-Risch-Straße.

Meine von mir immer außerordentlich verehrte Oma konnte im Vorfrühling 1957 eine unerwartete und sie sehr bewegende Ehrung erleben: Ihr 90. Geburtstag wurde nicht nur im Familien-, Verwandten- und Bekanntenkreis gebührend gefeiert, sondern fand auch im kommunalen Rahmen eine bemerkenswerte öffentliche Aufmerksamkeit; sie gehörte zu den ältesten Einwohnern Kühlungsborns, nahm insbesondere am kirchlichen Leben des Ortes immer noch regen Anteil. Solange meine Tante ihren Lehrerberuf ausübte, wurde die meiste alltägliche Hausarbeit im kleinen Haushalt der beiden von meiner hochbetagten, immer noch sehr aktiven Großmutter verrichtet; nach dem Rentenbeginn entlastete meine Tante sie dann mehr und mehr. Gewisse Verrichtungen und Kompetenzen ließ sich aber meine Großmutter selbst in höchstem Alter nicht nehmen. Sie war eine ausgezeichnete Köchin und behielt bis in ihr letztes Lebensjahr hinein die Oberregie bei der Zubereitung der Mahlzeiten für ihre Tochter und sich selbst. Sie starb in der Sylvesternacht 1963, ein knappes Vierteljahr vor ihrem 97. Geburtstag, nach nur wenigen Wochen allgemeiner Unpässlichkeit.

Danach zog Tante Lilly in eine andere Wohnung, in das Haus „Rolandseck" in der Dünenstraße, in dem auch mein kommissarischer Schuldirektor Bodo Michels mit Eltern und Brüdern jahrzehntelang gelebt hatte. Einige weitere Jahre später verzog meine Tante schließlich für ihre letzten Lebensjahre in die Bundesrepublik Deutschland, wo ihr der Status einer „Studienrätin a. D." zuerkannt wurde. Trotz zunehmender Schwerhörigkeit behielt sie lebenslang ihre bemerkenswerte körperliche und geistige Vitalität. Ich selbst, und später auch meine eigene junge Familie, haben immer wieder ihre besondere Zuneigung erfahren.

Mein Vater war nach unserem Abitur 1953 wieder Klassenlehrer eines zu jenem Zeitpunkt sich im 9. Schuljahr befindlichen Klassenverbandes geworden, der im Verlauf der Jahre nun ebenfalls sein 12. Schuljahr erreicht hatte.

Meines Wissens wurden im Frühjahr 1957 die für lange Zeit letzten Reifeprüfungen in Kühlungsborn abgelegt. Unsere „Goethe-Oberschule" erhielt dann, wie schon erwähnt, den Status einer – in der DDR damals üblichen – „Polytechnischen allgemeinbildenden Oberschule" mit 10-Klassen-Abschluss, in etwa eine Entsprechung zur einstigen „Höheren Knaben- und Töchter-Lehranstalt" am gleichen Ort.

Neben den Unterrichts- und Klassenlehrer-Aufgaben waren meinem Vater inzwischen weitere zugewachsen. Er war beispielsweise vom Kreisschulrat mit der Koordination der berufsbegleitenden Weiterbildung für alle Russisch-Sprachlehrer des Kreises Bad Doberan beauftragt worden, einschließlich der mit einer solchen Aufgabe verbundenen Hospitationspflichten und Inspektionsrechte. Der Schulrat hatte meinem Vater damals die Aufgaben eines ehrenamtlichen Schulinspektors für den schulischen Unterricht im Sprachfach „Russisch" übertragen, was viel zusätzliche Arbeit und manchen Ärger mit sich brachte – in Sonderheit im Zusammenhang mit den gelegentlich unvermeidlichen Rügen für unzureichend für ihre Arbeit qualifizierte Kollegen.

Und dann war mein alter Herr auch noch von seiner Partei – der

NDPD – in die „Kommunale Wohnungskommission der Stadt Ost-seebad Kühlungsborn" delegiert worden. Das war sicher eine ebenfalls sehr ehrenwerte Berufung, der er sich nichtsdestoweniger sehr gerne entzogen hätte. Dort galt es, regelmäßig ein gerüttelt Maß ehrenamtli-cher Sitzungsstunden abzuleisten, für die es zu DDR-Zeiten weder Sitzungsgeld noch Aufwandsentschädigung gab.

Die kommunalen Wohnungskommissionen entschieden damals in der DDR über die Vergabe von freiwerdenden Mietwohnungen, sei es durch Tod oder Verzug des Vormieters, soweit der Nachzug nicht bereits durch andere Bestimmungen geregelt war. Das geschah meist im Konsens, gele-gentlich durch Abstimmung in der Kommission. Da es für jede Wohnung fast immer verschiedene Aspiranten gab, jedoch nur ein Bewerber den Zuschlag erhalten konnte, produzierte fast jeder Entscheid der Wohnungs-kommission logischerweise nur einen Glücklichen, aber mehrere Ent-täuschte. Die Kommissionsmitglieder bekamen das nicht selten persönlich zu spüren, in Sonderheit in kleineren Ortschaften, in denen jeder jeden kannte. Alles in allem – mein Vater hatte mehr als genug zu tun.

Nur um meine Mutter war es nach meinem Studienbeginn im Herbst 1953 und der Rückkehr meines langjährigen Pflegebruders Peter Henningsen auf seinen angestammten Bauernsitz in Westhof bei Rerik im Sommer des gleichen Jahres sehr ruhig geworden.

Gewiss – vor allem Peters Vorbereitung auf die damals auch für die 8. Klassen eingeführten Abschluss-Prüfungen hatte ihr viel Arbeit gebracht, und als Peter diese Hürde genommen hatte, genoss sie zunächst die Ruhe und Entspannung, auch die Zweisamkeit mit meinem Vater in ihrem auf eine Zwei-Personen-Gemeinschaft geschrumpften Alltag und Haushalt.

Schon im Winter 1953/54 begann sie sich aber in gärtnerische Fach-literatur zu vertiefen, und im nächsten Frühjahr wurden die inzwischen fast ausschließlich von ihr versorgten Gärten unserer Familie mit gera-dezu wissenschaftlicher Sorgfalt bestellt. Die Erträge waren dann in der Tat höchst beachtlich, sie wurde von Nachbarn und anderen Bekannten nun immer wieder um den einen oder anderen kleingärtnerischen Rat gebeten, genoss das ihr neu zufließende Renommee sichtlich.

Dennoch – auf die Dauer war das nicht ihr Ding, ihr fehlte etwas anderes! Dass sie wenig später von mir das Skatspiel erlernte, bald ein erhebliches Interesse für dieses Kartenspiel entwickelte, sich zusehends perfektionierte, habe ich bereits an anderer Stelle berichtet. Doch auch das war nicht ihr Ding, ihr fehlte immer noch etwas Ausfüllendes.

51. Meine Mutter wird Fachschul-Dozentin in Heiligendamm

Im Sommer 1956, endlich, machte man meiner Mutter ein Tätigkeits-Angebot, dessen Annahme ihre in den letzten Jahren kaum auf Dauer geforderten geistig-intellektuellen Potentiale wieder voll auszulasten versprach – ihr wurde die Offerte gemacht, als Honorar-Dozentin an der kurz zuvor gegründeten „Fachschule für angewandte Kunst" in Heiligendamm die in der DDR obligatorische Russisch-Ausbildung der Fachschul-Studenten zu übernehmen. Meine Mutter sagte sofort zu – denn das war ihr Ding!

Der Mangel an qualifizierten Russisch-Lehrkräften war offensichtlich so eklatant, dass man sich höheren Ortes entschlossen hatte, ihr – über ein Jahrzehnt nach ihrer Eliminierung aus dem staatlichen Schuldienst – die einst noch im Herbst 1944 eingegangene Kandidatur für eine spätere Aufnahme in die NSDAP nachzusehen, zumal sie als Honorar-Kraft ohnehin nicht zum Stamm-Lehrkörper der Fachschule gehören sollte.

An dieser Stelle sind einige einleitende Bemerkungen über die besagte Heiligendammer Fachschule angebracht.

Weder in Heiligendamm noch in seinem nähren Umfeld hatte es damals eine historisch verankerte Tradition gegeben, welche die Etablierung einer Kunst-Fachschule als logische Konsequenz von regionalen Entwicklungsprozessen begründet hätte. Desgleichen gab es keine aktuellen wirtschaftlichen oder sonstigen relevanten örtlichen Vorhaben, die hiermit in einen schlüssigen Zusammenhang zu bringen waren. Heiligendamm – kommunalrechtlich bis auf den heutigen Tag ein Stadtteil von Bad Doberan – war im Jahre 1945 in eine mehrjährige Agonie verfallen, bis ab 1947 in den allesamt recht gut erhaltenen Baulichkeiten des einstigen Nobel-Bades ein letztlich vom Staat getragenes

Heilbad eingerichtet worden war. In der Mitte der 50er Jahre fanden bereits jährlich Tausende von Lungen- und Hautkranken in Heiligendamm Linderung oder gar Heilung.

Aus einer solchen Entwicklung waren jedenfalls keine Argumente für die Ansiedlung einer künstlerischen Bildungseinrichtung am gleichen Orte erkennbar.

Vermutlich war die Gründung der Kunst-Fachschule deshalb in Heiligendamm erfolgt, weil die zentralen Planungsbehörden der DDR einen kulturpolitisch weißen Fleck auf der geopolitischen Landkarte des jungen Staates tilgen wollten. Zudem spielte gewiss auch die sehr attraktive landschaftliche Umgebung – die für jedwede künstlerische Inspiration von Vorteil zu sein pflegt – bei diesen Entscheidungsprozessen eine gewisse Rolle.

Langjährig in der Nähe Heiligendamms ansässige Bauern und sonstige Landbewohner sahen sich nicht selten dazu veranlasst, die Gründung der Fachschule mit manch respektlos vergleichender Bemerkung zu kommentieren – im Jahre 1938 war schon einmal der Anlauf für den Aufbau einer herausragenden Bildungseinrichtung im Ort gemacht worden, einer sogenannten Adolf-Hitler-Schule. Auch damals hatte die wunderschöne umgebende Natur erheblich zu dem Entscheid für Heiligendamm beigetragen.

Aber das war nun wirklich Schnee von gestern.

Als weit und breit konkurrenzlose Einrichtung erlangte die Heiligendammer Kunst-Fachschule – nicht zuletzt dank ihrer betont nutzungsorientierten Ausrichtung – schnell einen passablen Ruf, gewann im ostdeutschen Norden Einfluss auf die Produktästhetik in vielen Branchen.

Ein wenig irritiert war manch biederer Bürger im näheren Umfeld der Schule von dem exaltierten Verhalten nicht weniger Fachschüler. Da man indessen in den Städtchen und Dörfern zwischen Rostock und Wismar mit der Welt der schönen Künste bisher kaum hatte Erfahrungen sammeln können, die oft leicht überdreht empfundenen Studenten auch niemandem ihren eigenartigen Geschmack und manche neuen Sitten mit Gewalt überstülpen wollten, nahm die mecklenburgische Gelassenheit das von dieser neuen Fachschule ausgehende fremdartige Flair als unvermeidlich und von der Kunst bedingt hin, jedenfalls ohne jede Aufgeregtheit, gelegentlich auch amüsiert.

Meinen Eltern wird – wie den allermeisten anderen Kühlungsbornern – damals mit einiger Sicherheit das eine oder andere in diesen Belangen aus ihrem Nachbarort zu Ohren gekommen sein, zum Beispiel der Verlauf eines noch lange heiteren Gesprächsstoff liefernden, zu jener Zeit erst in jüngster Vergangenheit stattgehabten polizeilichen Groß-einsatzes zur – so wörtlich: „Wahrung von Anstand und Moral" am Badestrand von Heiligendamm.

Der Stein des Anstoßes, der Verursacher besagter konzentrierter staatlicher Aktion, war – wie konnte es denn anders sein! – die Studen-tenschaft der vor kurzem gegründeten Kunst-Fachschule. Der Vorfall scheint es wert, der Nachwelt etwas detaillierter überliefert zu werden. Ich will es versuchen.

Vermutlich hatten innereheliche Reibereien und von einzelnen al-ternden Ehefrauen mancher führender Partei- und Staatsfunktionäre ausgehende Eifersüchteleien dazu geführt, dass sich das Politbüro der SED eines Tages Höchstselbst mit der „um sich greifenden Unsitte der sogenannten Freikörperkultur und ihrem schädlichen Einfluss auf Mo-ral und Anstand bei der heranwachsenden Jugend" zu beschäftigen veranlasst sah. Auf gut Deutsch: Im Politbüro hatte sich kurzzeitig eine sehr verkrampfte Sicht auf eine sehr persönliche Seite individueller Freizeitgestaltung durchgesetzt, mit dem Resultat, dass die Freikörper-kultur (FKK) in der DDR kurzerhand verboten wurde, dabei den ekla-tanten Widerspruch zu einstiger Praxis vieler deutscher proletarischer Jugend- und Sportorganisationen in Kauf nehmend. Sollte unter den führenden Genossen in besagter Politbüro-Sitzung jemand gewesen sein, der seine Bedenken hinsichtlich des Sinnhaften eines solchen für die ganze DDR geltenden Beschlusses zum Ausdruck gebracht hatte, dürfte er vermutlich mit Hinweis auf sowjetrussische Praxis mundtot gemacht worden sein – bei den sowjetischen Freunden war freikörper-kulturelles Treiben schon lange strikt untersagt.

Also wurde umgehend dem ganzen Staatsvolk im Osten Deutsch-lands verkündet, unter beifälligem Nicken mancher Kirchenvertreter: FKK sei ab sofort ein Delikt, ausnahmslos an allen öffentlichen Bade-stellen habe jedermann – Kleinkinder ausgenommen – hinfort peinlich genau auf die züchtige Bedeckung seiner Blößen zu achten!

Die typische Reaktion auf diesen richtungsweisenden gesetzgeberi-schen Akt bei mitteleuropäischen Kunststudenten beliebigen Genres kann man sich wohl auch als Außenstehender und nur mäßig Phantasiebegabten recht leicht denken – zunächst totales Unverständnis, dann provokantes Hohnlachen, schließlich umgehendes kollektives Verabreden im Sinne eines sehr delikaten, sehr speziellen zivilen Ungehorsams. Statt ob ihres bisherigen gelegentlichen, wenn auch nicht bewusst sittenlosen, so doch jetzt eindeutig als solchen definierten hüllenfreien Bräunungs- und Badeverhaltens zerknirscht in sich zu gehen, tollte nunmehr fast die gesamte Studentenschaft der Fachschule bei schönem Wetter an einem bestimmten Strandabschnitt Heiligendamms im Adams- und Evakostüm umher!

Das war geradezu offener Aufruhr!

Natürlich sprach sich dieses Geschehen schnell in Heiligendamm und den umliegenden Ortschaften herum, doch wochenlang scheint niemand auf dem Dienstweg diese „unerhörte Gesetzwidrigkeit" den zuständigen Ordnungsorganen gemeldet zu haben – Mecklenburger haben eben ihre eigene Art mit unsinnigen Aufgeregtheiten umzugehen.

Wie riskant amtlich verordneter Blödsinn sein kann, zeigte sich darin, dass die neuerlich aufreizend lockere Strandkultur insbesondere verschiedener Kunststudentinnen eine unwiderstehliche Faszination auf einige ausgesprochen kunstferne, mit norddeutschem Strandleben völlig unvertraute Doberaner Amtsträger auszuüben begann, die erst vor kürzerem aus südlichen Bezirken an die Küste versetzt worden waren. Das ging so weit, dass ein wohlbestalltes Mitglied des Rates des Kreises sich in eigener Person wiederholt dem freizügigen studentischen Strandleben näherte. Er wurde von den jungen Leuten mit viel heiterer Sympathie – und vermutlich auch einer gehörigen Portion Ironie – in ihrer Mitte begrüßt, bald wie einer der Ihrigen behandelt.

Aber diese Ungeheuerlichkeit fand dann doch eines Tages ihren amtlichen Melder. Landestypische Gelassenheit hin oder her – nun musste etwas geschehen!

In den Doberaner Amtsstuben war es jedem bewusst, dass einem im Akt-Zeichnen ausgebildeten Kunststudenten die „moralische Verwerflichkeit" der Betrachtung eines unbekleideten menschlichen Körpers wohl kaum eingeredet werden könne. Die an sich naheliegende übliche Methode der sogenannten individuellen Aufklärung schied somit bei der Lösung der anstehenden pikanten Frage aus. Schweren Herzens entschied man sich nach intensivstem Abwägen im engsten Zirkel der Bad Doberaner Staatsmacht für den letzten Ausweg aus dem entstandenen Dilemma: zu einer strategischen Polizeiaktion.

Der Polizeichef des Kreises Bad Doberan erhielt jedenfalls den Auftrag, nach unauffällig-konspirativer Vorbereitung, mittels eines „überraschenden konzentrischen Schlages aller verfügbaren Kräfte" die Heiligendammer Nackten auf frischer Tat zu ertappen und in polizeilichen Gewahrsam zu nehmen. Danach werde man weitersehen.

Der Mann soll nach Erhalt der Weisung sich die Haare gerauft, seine Polizisten später bei der Bekanntgabe des Einsatzauftrages gefeixt, teilweise geradezu gewiehert haben.

Aber – Befehl ist Befehl!

Und eines schönen Sommertags rückte dann ein stattliches Kontingent Volkspolizei aus – mit ausreichend Freiraum auf ihren Mannschafts-LKW, um für die Rückfahrt eine größere Zahl Festgenommener aufnehmen zu können. In einer zügig durchgeführten Operation wurde das Zielobjekt „westlicher Heiligendammer Strandabschnitt" zunächst weiträumig umfasst, dann engmaschig umstellt. Die Anhänger der seit kurzem ungesetzlichen – da angeblich moralisch verwerflichen – Freikörperkultur sahen sich plötzlich eingekesselt, von zwar durchweg freundlich grinsenden, nichtsdestoweniger ausreichend bewaffneten Ordnungshütern. Man erkannte sofort – jeder Fluchtversuch sei zwecklos! Der Kommando-Führer gab nun die Anweisung, die in unbekleidetem Zustand Überraschten haben ihre Kleidung anzulegen und sich dann zwecks Abtransports in vorläufigen Polizeigewahrsam an einem bestimmten Punkt innerhalb des Kessels aufzustellen, was von den jetzt eher eingeschüchterten, kaum noch fröhlich-aufsässigen Studenten auch befolgt wurde.

Einen Ertappten traf die polizeiliche Überraschungsaktion besonders hart und offensichtlich absolut unvermittelt – und zwar den der Ästhetik nackter Körper verfallenen Ratsherrn, das bereits erwähnte Mitglied des Rates des Kreises Bad Doberan. Auch am bewussten Tag X hatte sich dieser Mann seinen heiteren, unbeschwerten jungen Strandfreunden und Strandfreundinnen von der Fachschule für angewandte Kunst bei ihrem munteren Treiben auf dem Ostseesand und in den Meereswellen angeschlossen, zuvor jedoch seine Kleidung ein wenig abseits deponiert, so dass sie nunmehr jenseits der Polizeibarriere lag und er sich außer Stande sah, der Bekleidungsanweisung des Kommando-Chefs nachzukommen.

Zunächst trat er – als Einziger der Nudistengemeinde – energisch dem Polizeichef entgegen, beschwerte sich nachdrücklich über das schikanöse Verhalten der Ordnungsmacht, wies auf seine Quasi-Immunität als Mitglied des Rates des Kreises hin. Es war auch später nicht zu erfahren, ob der Polizeioffizier ihn tatsächlich nicht persönlich kannte, oder ob er ihn zum gegebenen Zeitpunkt nicht erkennen wollte – das unbekleidete Ratsmitglied wurde im Ergebnis seines Protestes vom Kommandochef aufgefordert, sich zum Beleg der soeben gemachten Ausführungen entsprechend auszuweisen. Nun hat aber ein nackter Mann bekanntlich keine Hosentasche, aus der er einen allmächtigen Dienstausweis ziehen könnte – was der streng nach Dienstvorschrift vorgehende Polizeichef natürlich sehr genau wusste. Und ein Verlassen des polizeilich umstellten Raumes wurde dem vorgeblichen Ratsherrn im Adamskostüm auch nach dessen resoluten Auftritt – präzisen polizeilichen Richtlinien gemäß – nicht gestattet, selbst als er den barschen Ton aus der Stimme nahm, eher flehentlich darum bat. Der Kommandochef kam dem Verzweifelten schließlich insofern entgegen, als dass er dessen Kleidung sicherstellen ließ und ihm – nach genereller Beschlagnahme allen Tascheninhalts – vor der Expedierung auf die Mannschafts-LKW zugänglich machte.

Natürlich wurde auf dem Polizeirevier sofort die Identität des Ratsherrn festgestellt, der kurzfristig requirierte Inhalt seiner diversen Jackett- und Hosentaschen ihm wieder ausgehändigt, er bis auf weiteres nach Hause entlassen.

Auch die Studenten kamen nach Personalien-Aufnahme und kurzer Befragung noch am gleichen Tag wieder frei.

Sehr kurze Zeit später wurde die ganze unsinnige Anti-Freikörperkultur-Verordnung von Berliner Seite ziemlich geräuschlos wieder aufgehoben.

Welche dienstrechtliche Konsequenz die polizeilich festgestellte Ordnungswidrigkeit für den am Strandleben der freizügigen Kunst-Studentenschaft so außerordentlich interessierten Doberaner Ratsherrn nach sich zog, ist mir nicht bekannt. Gemunkelt wurde, es solle bei ihm nach der Polizei-Aktion am Heiligendammer Badestrand eine erhebliche Ehekrise gegeben haben.

Meiner Mutter waren damals diese und vermutlich auch noch einige andere pikante Histörchen über die Eigenheiten ihrer zukünftigen Fachschülerschaft sicherlich bekannt, doch das alles konnte sie nicht im Entferntesten davon abhalten, die ihr angebotene Honorardozentur anzunehmen. Es war unstrittig – meine Mutter beherrschte Russisch perfekt, nicht nur das übliche alltägliche Kommunikations-Russisch, sondern auch das gehobene Intellektuellen- und Literaten-Russisch der Zeitenwende vom 19. zum 20. Jahrhundert. Letzteres war ein Ergebnis ihrer noch zur Zarenzeit am einstigen Elite-Lyzeum in Wolossowo erhaltenen, mit dem Abitur abgeschlossenen Gymnasialausbildung. Bei ihren Auftritten gegenüber Vertretern der in Kühlungsborn einmarschierten Sowjetarmee im Frühjahr und Sommer 1945 erschien sie dank ihrer außergewöhnlich gepflegten Sprechweise vor allem den jungen Frontoffizieren stets als nach Deutschland verschlagene Repräsentantin einer in ihrer Heimat fast verschwundenen, umso verehrungswürdigeren einstigen intellektuellen russischen Führungsschicht. Nur der unüberhörbare deutsche Akzent in ihrem Russisch bewahrte sie davor, gelegentlich als genuine Russin vereinnahmt zu werden. Ein gewisser spontaner Respekt war ihr jedenfalls damals stets sicher gewesen, und diese Erfahrung vermittelte ihr für ihre neue Aufgabe sicher einen gewaltigen inneren Rückhalt.

Aber es sollte sich hierfür auch anderes als bedeutsam erweisen.

Meine Mutter hatte während ihres beruflichen Werdeganges nie russischen Sprachunterricht erteilt, als Lehrerin hatte sie zumeist in Unterstufen-Klassen gearbeitet, sehr selten in Mittelstufen-Klassen, meines Wissens nie in gymnasialen oder anderen Oberstufen-Klassen. Sie besaß also keine konkreten didaktischen Erfahrungen in der schulischen Vermittlung einer Fremdsprache, und war auch nicht im Gruppen-Unterricht Erwachsener geübt.

Die von ihren Fachschul-Studenten zuvor bereits während des obligatorischen Schulbesuchs erlangten russischen Sprachkenntnisse waren durchweg äußerst dürftig, standen zum Teil im krassen Gegensatz zu der guten oder gar sehr guten Benotung in den Abgangszeugnissen der Schulen.

Folglich hatte meine Mutter angesichts ihrer neuen Aufgabe einerseits bestimmte spezielle didaktische Defizite, war wiederum andererseits für diesen Unterricht linguistisch extrem überqualifiziert. Diese Konstellation sollte dann letztlich tatsächlich erhebliche Probleme nach sich ziehen, die jedoch erst einige Zeit später wirksam wurden. Zunächst ahnte wohl niemand etwas davon, auch meine Mutter nicht.

Kurz und gut – meine Mutter wurde im Herbst 1956 Honorar-Dozentin.

Ich kann mich auch heute noch daran erinnern, mit welch enthusiastischer Begeisterung sie unmittelbar nach Übernahme der Dozentur mir bei meinen Wochenend-Besuchen von ihrer neuen Arbeit, dem Milieu der Heiligendammer Kunst-Fachschule und ihren Studenten berichtete. Man hatte seitens des Direktorates an einem der ersten Arbeitstage für sie eine ausführliche Betriebsbegehung veranstaltet, sie die Werkstätten der Textil-Künstler, Kunstschmiede, Keramiker, Schmuck-Designer usw., ausgiebig bewundern lassen, und sehr wahrscheinlich begegnete man der so viel Interesse zeigenden, überall große Anerkennung zollenden älteren Dame mit dem leichten deutschbaltischen Akzent zunächst seitens der Studentenschaft freundlich und aufgeschlossen. Die Schuldirektion war jedenfalls sehr erleichtert, die bisher vakante obligatorische russische Sprachausbildung für die nähere Zukunft mit einer hochqualifizierten Fachkraft abgesichert zu sehen.

Und der Sprachunterricht ließ sich auch zunächst recht gut an. Meine Mutter stellte keine überhöhten Eingangsforderungen, ging didaktisch in s e h r kleinen Schritten vor.

Allerdings erwartete sie, ihre Studenten nähmen die aufgetragenen Lernaufgaben zwischen den Lektionen ernst.

In diesen Belangen gab es dann die ersten Enttäuschungen – nur wenige, durchweg Studentinnen, taten ihr den Gefallen, sich zwischen den Lektionen zumindest kursorisch mit dem aufgetragenen Lernstoff auseinanderzusetzen; für die meisten gab es Wichtigeres zu tun.

Meiner Mutter begann es erst jetzt wirklich bewusst zu werden, welch großer Unterschied zwischen einem Unterricht für ABC-Schützen und einem Unterricht für erwachsene Fachschüler bestand. Sie änderte ein wenig ihre Didaktik, bemühte sich darum, zumindest die ihr treu Gebliebenen von der vokalen Schönheit und dem Klangreichtum, den diffizilen Ausdrucksmöglichkeiten der russischen Sprache zu begeistern – keineswegs ohne Erfolg. Doch bei einer nicht gerade sehr kleinen Minderheit der Kunst-Fachschüler kamen diese sprachwissenschaftlichen Exkursionen zunehmend schlechter an.

Man kann sagen – die Hörerschaft polarisierte sich!

Im Spätwinter 1957 war von der warmen Freundlichkeit, mit der meine Mutter bei Beginn ihrer Tätigkeit in der Heiligendammer Fachschule allgemein begrüßt worden war, nur noch wenig übrig geblieben.

In der Regel begegnete ihr nunmehr eine eher unterkühlte Sachlichkeit, bei einer – insbesondere, was es die männlichen Studenten anbelangte – zunehmend „variierenden" Höflichkeit. Sie begann, darunter zu leiden, bei meinen Wochenend-Besuchen spürte ich es.

Im Frühling, gegen Semesterende, kam es dann zum Eklat.

Es gab in der Fachschule eine bestimmte Klasse, in der eine Clique junger Männer es sich angewöhnt hatte, während der von meiner Mutter abgehaltenen Sprachlektion recht ungeniert private Gespräche zu führen. Zunächst hatte man sich nur gelegentlich etwas zugeflüstert, was sicher auch andernorts in Kurs- und Seminarräumen nicht die große Ausnahme ist.

Doch die Unterhaltungen der am Russisch-Unterricht eindeutig überhaupt nicht interessierten jungen Leute gewannen Woche für Woche an Lautstärke, bis man sich in fast normalem Tonfall über dies und jenes während der Lehrveranstaltung austauschte, sie fortlaufend erheblich störte.

Als eines Tages sogar einige Lacher die vermutlich recht amüsante Unterhaltung der jungen Flegel würzten, wurde es meiner Mutter zu bunt. Sie unterbrach ihren fachlichen Diskurs, wandte sich an den auffälligsten Störer, forderte ihn auf, seinen Gedankenaustausch doch bitte in die bald beginnende Pause zu verlegen. Man merkte es ihrer Stimme an, dass sie inzwischen wegen der ständigen Störungen spürbar gereizt war.

Daraufhin wurde sie von diesem jungen Mann mit einem unangenehm-überheblichen Blick taxiert, hörte, wie der sich sehr überlegen wähnende, etwa zwanzigjährige „Herr" ihr in arrogant-schnoddrigem Tonfall antwortete: „Und Sie, Madame, würden mir und meinen Freunden einen großen Gefallen erweisen, wenn Sie uns in Zukunft mit Ihren Weisheiten verschonen würden!" Diesem Statement ließ er ein ostentatives, lautes und ausgedehntes Gähnen folgen – zweifelsohne eine beachtenswerte schauspielerische Nuance.

Seine Kumpane quittierten den Auftritt ihres Vorreiters mit überlautem und ausgiebigem Hohngelächter.

Die Reaktion der Seminargruppe war gemischt – mehrheitlich betretenes Schweigen, zum Teil aber auch gleichgültig-reservierte Mienen. Das war für meine Mutter eine vermutlich von ihr in einem Unterrichtsraum bisher noch nie erlebte Situation. Sie fühlte sich plötzlich einer Ohnmacht nahe, raffte mit letzter Energie ihre Utensilien vom

Katheder, stürzte, einen aufkommenden Weinkrampf nur mit Mühe unterdrückend, aus dem Unterrichtsraum, und auch sofort weiter aus dem Schulgebäude. Auf der Straße brach es aus ihr heraus – sie konnte Schluchzen und Tränen nicht mehr unterdrücken, eilte in den Heiligendammer Gespensterwald an der Steilküste, um sich dort im Verlauf der nächsten Stunden, ziellos herumlaufend, wieder hinreichend zu beruhigen, unter Kontrolle zu bringen.

Mit dem nächsten Kleinbahn-Zug fuhr sie dann nach Hause, besprach die entstandene Situation mit ihrem Ehegatten.

„Gib das Ganze auf, du zerreibst dich! Du bist es gewohnt, mit Kindern zu arbeiten, nicht mit jungen Rüpeln! Und wenn du dich jetzt mit Gewalt durchzusetzen versuchst, zu drakonischen Mitteln greifst, weißt du nicht, wie dir das vergolten wird!" Mein Vater hatte vermutlich an die erst vor wenigen Wochen erstmals zertrümmerten Fensterscheiben unserer Wohnung denken müssen.

Am nächsten Morgen hatte sich meine Mutter entschlossen, seinem Rat zu folgen.

Sie fuhr umgehend nach Heiligendamm, begab sich zum Sekretariat des Direktors der Fachschule, wo sie offensichtlich schon erwartet wurde.

Natürlich hatte sich der Vorfall in der Schule schnell herumgesprochen. Vom Direktorat war noch am gleichen Tag eine Aussprache anberaumt worden, bei der die Rüpel-Clique das Geschehen zu verharmlosen versucht hatte. Zu deren erheblicher Überraschung hatte daraufhin eine deutliche Mehrheit ihrer Kommilitonen einem solchen Tenor in der Bewertung des schnell eskalierten Konfliktes widersprochen, zum Teil mit sehr drastischen Formulierungen und Forderungen. Zum Schluss war der „Club der Helden" ziemlich kleinlaut geworden.

Das nunmehrige Erscheinen meiner Mutter am Vormittag nach dem Eklat wurde auch seitens der Studentenschaft sofort bemerkt. Kurz nachdem sie das Sekretariat betreten hatte, kam der Gähner des Vortages mit einem wunderschönen Rosenstrauß und einem strahlenden Lächeln durch die Tür, um meine Mutter mit der Gebärde des jugendlichen Charmeurs in seine Arme zu schließen – sie wich ihm aus. Mit eisiger Stimme bekam er zu hören: „Ich will heute von Ihnen keine Entschuldigung, und ich nehme auch keine Blumen von Ihnen an! Schämen Sie sich! Und gehen Sie in sich, denken Sie darüber nach, wie man sich als junger Mann Frauen gegenüber zu verhalten hat, die Ihre Mutter sein könnten!"

Er wurde vom Direktor sofort des Sekretariats verwiesen.

Meine Mutter erklärte gegenüber der Schulleitung, sie werde ohne Zeitverzug ihre Lehrtätigkeit einstellen, da an dieser Einrichtung die Voraussetzungen für einen ordnungsgemäßen Russischsprachunterricht nicht gewährleistet seien.

Sicherlich war es dem Chef des Hauses sofort bewusst, dass eine Kündigung der nach langem Suchen eingestellten Sprachlehrerin mit einer solchen, zudem mit detaillierten Fakten belegbaren Begründung für die ganze Fachschule und auch für ihn selbst recht unangenehm werden könne – das Vergraulen einer Russisch-Lehrerin war, neben allem anderen, immer auch noch eine politische Affäre!

Es gab eine längere Diskussion zwischen ihm und meiner Mutter, bis man sich auf einen „Aufhebungsvertrag in gegenseitigem Einvernehmen aus gesundheitlichen Gründen" einigte.

Als meine Mutter das daraufhin ausgefertigte Papier, den Aufhebungsvertrag, an dem dafür vereinbarten Termin abholte, wurde ihr – organisiert von einer Gruppe der ihr treu gebliebenen Studentinnen – ein beeindruckend großer Bahnhof bereitet, mit Dankesreden, Blumensträußen, applaudierendem Ehrenspalier bis zur Grundstücksgrenze des Fachschulkomplexes, Ehrengeleit und letzter Verabschiedung auf dem Heiligendammer Molli-Bahnhof.

Meine Mutter soll dann mit Blumen bepackt, tief bewegt und leicht verwirrt durch das beeindruckende Verabschiedungszeremoniell zu Hause in ihrer Kühlungsborner Wohnung angekommen sein.

Im Spätsommer wurde erneut eine Anfrage an sie herangetragen, ob sie eventuell vielleicht doch wieder den russischen Sprachunterricht bei den Kunst-Studenten übernehmen wolle. Ihre Antwort war genau so klar und eindeutig wie ein Jahr zuvor, doch dieses Mal lautete sie: NEIN.

Dennoch, es dauerte Jahre, bis diese Episode, deren Ausgang sie bis an ihr Lebensende trotz des versöhnlichen Schlussakkords als bittere persönliche Niederlage empfunden hat, von ihr psychisch verarbeitet worden war.

Meine Mutter strebte, nun endgültig, nie wieder eine Berufstätigkeit an, vollendete zudem wenig später ihr 60. Lebensjahr.

52. Famulatur in Arnstadt, mit „Charly"

Kehren wir zu meinem Studium, zum Ende meines vierten Studienjahres und zu meiner zweiten großen Famulatur zurück, zum Spätfrühling und Frühsommer der Jahres 1957.

Karl Bennöhr – „Charly" – und ich hatten uns verabredet, sich um einen Famulatur-Ort zu bemühen, der von unserer engeren mecklenburgischen Heimat etwas weiter entfernt war, um einmal auch ärztliches Tun außerhalb des direkten Einflussbereiches unserer Rostocker Universität kennenzulernen. Wir schrieben etwa ein Dutzend Krankenhäuser in Sachsen und Thüringen an, erhielten drei oder vier positive Antworten, doch nur das Kreiskrankenhaus im südlich von Erfurt gelegenen Arnstadt – Heimatstadt unseres einstigen Zimmergenossen Karl-Friedrich Mahler – sicherte uns gleichzeitig die erbetene kostenfreie Unterkunft zu. Also schlossen wir mit den Arnstädtern die betreffenden Vereinbarungen ab. Karl und ich famulierten dann in Arnstadt zunächst auf dem Fachgebiet der „Gynäkologie und Geburtshilfe", später in „Innerer Medizin". Es waren unsere letzten Famulaturen vor dem im Frühjahr 1958 beginnenden großen Medizinischen Staatsexamen zum Abschluss des Studiums.

Als wir nach langer Reichsbahn-Fahrt in Arnstadt eintrafen, war das für unsere Unterbringung vorgesehene Zimmer im Dachgeschoss der örtlichen Poliklinik aus irgendeinem Grunde noch nicht verfügbar, und wir wurden – es mochte schon 21.00 oder gar 22.00 Uhr gewesen sein – in einem Kellerraum des eigentlichen Krankenhauses für eine Nacht provisorisch untergebracht.

Diese Nacht habe ich deshalb bis heute nicht vergessen, weil sich in meine morgendlichen Träume, sich eigenartig in das Traumgeschehen einbindend, vielstimmiger Chorgesang zu drängen begann, ich dadurch in einen eigenartigen Zwischenzustand geriet, zwischen Wachsein und fortlaufendem Traum schwebte, bis sich der Traum allmählich zu verlieren begann. Umso eigenartiger empfand ich aber nun meine reale Existenz – meine Augen blieben geschlossen, der nachdrücklich religiöse Inhalt des volltönenden Gesanges löste bei mir, an der Schwelle des endgültigen Erwachens, höchst eigenartige Assoziationen aus. Für einige Augenblicke wähnte ich mich gar in einer Art Himmel, was mich indessen zutiefst erschreckte, weil ich doch eigentlich auf unserer schönen Erde zuminderst noch eine kleine Zeit weiterleben wollte!

Karl muss es ähnlich ergangen sein, denn als ich meine Augen dann doch öffnete und zu ihm hinüberblickte, schaute auch er mich mit großen Augen ernst und etwas verwirrt an.

Aber wir träumten nicht – durch das ganze Kellergeschoss erklangen die gut eingestimmten Choräle einer christlichen Morgenandacht, mit welcher – was uns völlig unbekannt gewesen war – die im Arnstädter Kreiskrankenhaus tätigen Diakonie-Krankenschwestern und Diakonie-Schwesternschülerinnen jeden Arbeitstag zu beginnen pflegten. Es war keine lange Andacht, und als sich der Pulk jüngerer und älterer Frauen mit den bei Weiblichkeit beliebiger Art üblichen undefinierbaren Gesprächsgeräuschen wieder aus dem Andachtsraum drängte, um ihren Aufgaben auf den Krankenstationen nachzugehen, klärte sich auch unser von den ungewohnten Wahrnehmungen leicht verwirrtes Gemüt wieder auf.

Sehr erleichtert war ich insbesondere wegen der mir wieder bewusst werdenden Gewissheit, uns keineswegs in irgendwelchen überirdischen Gefilden, sondern – zum ersten Mal in unserem Leben – im äußerst irdischen Kellergemäuer des Kreiskrankenhauses einer geschichtsträchtigen, über 1000 Jahre alten thüringischen Stadt, in Arnstadt, zu befinden.

Wir wurden damals am anderen Ende der Republik überall überaus freundlich aufgenommen.

Auch das Zimmer im Dachgeschoss der im Ortszentrum gelegenen Poliklinik, das wir gleich nach der denkwürdigen Nacht im Keller beziehen konnten, war schlicht, doch für die Ansprüche damaliger Zeit durchaus angemessen ausgestattet.

Was das Arnstädter Kreiskrankenhaus als solches anbelangte, konnten wir – soweit unser damaliger Ausbildungsstand eine kompetente fachliche Beurteilung zuließ – hinsichtlich apparativer Ausstattung, baulicher Gegebenheiten, des pflegerischen beziehungsweise ärztlichen Niveaus keine nennenswerten Unterschiede zu dem festzustellen, was wir in Mecklenburgs Krankenhäusern in den Vorjahren gesehen und erlebt hatten.

Gleiches galt für die von uns als Famulanten abverlangten Tätigkeiten und Arbeiten.

Deutliche Andersartigkeiten gab es dagegen in Bezug auf das soziale und Arbeitsklima. Die Arnstädter Diakonie-Schwestern, vor allem jedoch die in diese kirchliche Organisation eingebundenen Schwesternschülerinnen, unterlagen sehr viel strengeren disziplinarischen Regeln als die Kühlungsborner oder Rostocker Krankenschwestern. Für die Patienten in Arnstadt war das sicherlich nicht von Nachteil. Andererseits ging man mit uns Famulanten aus dem hohen Norden seitens der langjährig etablierten Ärzteschaft außerordentlich kollegial um. Wir wurden nicht nur in die üblichen und für die innerärztliche Kommunikation unerlässlichen fachmedizinischen Gespräche einbezogen, sondern man diskutierte mit uns bei gegebenem Anlass auch sehr offen die Probleme des ärztlichen Arbeitsalltags, zum Beispiel der Dienstplan-Gestaltung, der Einkommensverhältnisse, aber auch der Freizeitgestaltung, bis hin zu den Aspekten der beruflichen Lebensplanung, den allgemeinen Rahmenbedingungen für ärztliches Arbeiten in der DDR usw. Zumindest mir war solche kollegial-persönliche ärztliche Zuwendung bisher nicht widerfahren.

Karl und mir ist unsere Arnstädter Zeit in sehr guter Erinnerung geblieben, auch weil uns gegenüber das Arbeitszeit-Regime äußerst kulant gehandhabt wurde, wir bei gutem Sommerwetter nicht selten bereits nach dem Mittagessen mit der Bemerkung: „Ihnen wird sicher für den Nachmittag etwas Vernünftiges einfallen!", nach Hause geschickt wurden.

Natürlich ließen wir uns das nicht ein zweites Mal sagen, erkundeten zunächst den Ort und seine nähere Umgebung; wir machten uns über die Beziehungen Arnstadts zu der auch dort einst aktiv gewesenen Musiker- und Komponisten-Sippe Bach ein näheres Bild, besuchten die bekannte Puppensammlung „Mon plaisier" im Arnstädter Schloss, statteten dem legendenumrankten Jonas-Tal einen ausgedehnten Besuch ab. Zu NS-Zeiten soll im Jonas-Tal eifrig an einer deutschen Atombombe gewerkelt worden sein.

Gut erinnerlich ist mir eine Gewaltwanderung, in deren Verlauf wir an e i n e m Tag die „drei Gleichen", die drei mit dem mittelalterlichen Grafen von Gleichen in Beziehung stehenden Burgen bzw. Burgruinen besuchten. Ich plagte mich nach dieser Strapaze wochenlang mit einem nur langsam nachlassenden heftigen Muskelkater meiner Waden umher, den ich mir vermutlich insbesondere durch unsere wiederholten unkonventionellen Abstiege quer durch die Natur zugezogen hatte.

Damals konnte ich natürlich nicht ahnen, dass es 34 Jahre später für mich mit einer der „drei Gleichen", der Wachsenburg, ein Wiedersehen geben sollte, als ich in dem inzwischen zu einem beeindruckenden Kongress-Zentrum in historischem Gemäuer gewandelten Burg-Komplex nach der deutschen Wiedervereinigung an einer hochkarätigen Diskussionsrunde zu Fragen der Angleichung des Gesundheitswesens in beiden Teilen Deutschlands als Direktor des Instituts für Sozialmedizin der Universität Rostock teilnahm. Im Jahre 1957 diente die recht gut erhaltene, aber in einem sehr urtümlichen Zustand belassene Burg profanerem Zweck – als schlichtes Wohnquartier für in den landwirtschaftlichen Betrieben der Umgebung beschäftigte Arbeiter und deren Familien.

Eine besonders freundschaftliche Aufnahme fanden Karl und ich bei der Familie unseres einstigen Rostocker Stubengenossen Karl-Friedrich Mahler, ihn selbst trafen wir leider nicht an.

Einige Tage vor unserem Eintreffen hatte Karl-Friedrich in Begleitung eines Thüringer Freundes eine für damalige Verhältnisse sehr waghalsige Reise angetreten. Fast ohne finanzielle Reserven, ausgestattet lediglich mit leichtem Marschgepäck, einer kleinen Liste mit Anlaufadressen und mit einer gehörigen Portion Courage hatten sich die beiden illegal über die noch ziemlich junge innerdeutsche Staatsgrenze in die Bundesrepublik begeben, um dort in Form einer ausgedehnten Tramptour Deutschlands Süd-West-Ecke und einen guten Teil der Schweiz zu erkunden.

Sein jüngerer Bruder – damals etwa 16 Jahre alt – sprang für ihn ein, besorgte immer wieder die für die Erkundung der weiteren Umgebung Arnstadts unerlässlichen Fahrräder. Gemeinsam mit ihm haben wir uns dann bei einigen wunderschönen Rad-Ausflügen den Thüringer Wald in des Wortes direktester Bedeutung „erfahren".

Die längste dieser Fahrten führte bei Kaiser-Wetter über einen landschaftlich äußerst reizvollen Dreieckskurs – von Arnstadt nach Ilmenau, von dort auf der Klassiker-Straße nach Rudolstadt, schließlich auf der Deutschen Alleen-Straße über Stadtilm zurück nach Arnstadt. Die den speziellen Charakter dieser Wegstrecken charakterisierenden heutigen Bezeichnungen waren zu jener Zeit noch nicht vergeben, aber ich bestätige gerne, dass das Bereisen besagter Route auch damals ein unvergessliches Erleben brachte.

Die Eltern der beiden Brüder luden uns mehrmals zu einem abendlichen gemütlichen Beisammensein in ihre Häuslichkeit ein. Karl-Friedrichs Vater, damals schon in fortgeschrittenem Alter, ein akademisch hoch qualifizierter Forstwirt, bewohnte mit seiner Familie ein dienstliches Anwesen, das sich zentrumsnah in der Stadt befand, und über einen großen, fast parkähnlichen Garten verfügte. In diesem Milieu ließ es sich wunderbar erzählen und diskutieren. Im Grundsätzlichen waren die Entwicklungen in den diversen gesellschaftlichen Bereichen und die allgemeinen Lebensbedingungen in Mecklenburg und Thüringen etwa gleich, im Konkreten offenbarten sich aber auch bei dem Gedanken- und Erfahrungsaustausch mit Karl-Friedrichs Eltern manche Unterschiede. Die Etablierung einer studentischen Fest-Tradition wurde beispielsweise schon damals von den tonangebenden politischen Autoritäten Thüringens bei weitem nicht so verklemmt-ängstlich beargwöhnt, wie bei uns im Norden der DDR.

Karl und ich haben durch die Gespräche mit Karl-Friedrichs Eltern manche gedankliche Bereicherung erfahren.

Nach unseren Besuchen bei Familie Mahler gab es anschließend, in unserer Bude im Dachgeschoss der Poliklinik, regelmäßig sich bis in die Nachtstunden hinziehende Nacherörterungen. Karl – mein Freund „Charly" – und ich haben damals überhaupt an den Abenden sehr oft lange Gespräche geführt, uns in großer Offenheit über die Erfahrungen unserer Kindheit und Schulzeit ausgetauscht, uns unsere Ansichten zum Heute und Morgen vermittelt. Im Mittelpunkt dieser Diskurse stand häufig unsere persönliche Zukunftsplanung. Nach knapp zwei Jahren hatten wir vermutlich unser Medizinisches Staatsexamen in der Tasche – wie und wo sollte es dann mit uns weitergehen? Es galt, sehr viel zu bedenken und zu erwägen.

Kurz vor unserer Abreise nach Famulatur-Ende traf Karl-Friedrich von seinem abenteuerlichen Törn durch den deutschen Südwesten und die angrenzende Schweiz wieder bei seinen Eltern ein – abgekämpft, aber unbeschadet, und nach wiederum illegalem Grenzübertritt. Wir haben noch einen langen Abend zusammengesessen und uns von seinen vielen Erlebnissen erzählen lassen. Ich weiß noch, dass ich sehr überrascht war, als er uns von den für östliche Verhältnisse horrenden Einzelhandels-Preisen für Brot und andere banale Backwaren berichtete.

In unserer letzten Arnstädter Woche wurde das Wetter wärmer als angenehm, soll heißen, es wurde ausgesprochen heiß mit Temperaturen weit über 30 Grad Celsius, die wir in Mecklenburg damals absolut nicht gewohnt waren. Trotz der lähmenden Hitze gab es im Ort immer noch einige Straßen-Stände, an denen man die köstlichen Thüringer Rostbratwürste und Rostbrätel – markenfrei! – erstehen konnte.

Wir bekamen nunmehr fast regelmäßig von unseren Chefs für den Nachmittag hitzefrei, verlebten die zweite Tageshälfte wiederholt am Freibecken des Arnstädter Stadtbades, direkt neben der Bahntrasse nach Ilmenau und Suhl gelegen. In späteren Jahren besuchte ich einige Male wissenschaftliche Veranstaltungen im renommierten Wintersport-Ort Oberhof – bei der Reichsbahn-Passage durch Arnstadt habe ich es nie versäumt, einen wehmütig-erinnernden Blick auf besagte Badeanstalt zu werfen.

Schließlich wurde die Hitze in unserer Bude unter dem Dach der Poliklinik so unerträglich, dass wir einige Nächte im Freien, auf dem Dach eines Nebengebäudes der Poliklinik verbrachten, zu dem wir durch eines unserer Mansarden-Fenster gelangen konnten.

In bleibender Erinnerung an unsere Arnstädter Episode im Frühling und Sommer 1957 ist Karl und mir auch unsere Teilnahme an einem per Bus absolvierten Betriebsausflug der Krankenhaus-Mitarbeiterinnen und -Mitarbeiter geblieben.

Vorbei am Trusetaler Wasserfall ging es zunächst nach Schmalkalden – die Vorgänge im spätmittelalterlichen deutschen Bauernkrieg wurden in unser Gedächtnis gerufen, zumal dieses Thema zu Beginn der 50er Jahre in unserem Geschichtsunterricht recht viel Raum eingenommen hatte.

Nach einem geschmacklich sehr guten Mittagsessen ging es weiter nach Meiningen, das damals noch eine besondere Aura umgab, die jeden Besucher an die erst vor 40 Jahren zu Ende gegangene Residenz-Ära erinnerte. Die Storys um den einst dort Hof haltenden Theater-Herzog – der unter anderem durch ein passdiplomatisches Kabinettstückchen seinerzeit dem Walzerkönig Johann Strauss eine neuerliche Eheschließung ermöglicht hatte – waren insbesondere den damaligen Mitarbeiterinnen der Arnstädter Krankenanstalten äußerst geläufig. Man setzte uns während der Bus-Fahrt darüber in Kenntnis, und zwar in allen Nuancen und mit unüberhörbarem Thüringer Heimatstolz.

Auf der Rück-Tour sangen wir nach Herzenslust, vorzugsweise klassische deutsche Volkslieder, die zu damaliger Zeit in unserer Gastregion noch das fehlerfrei beherrschte Liedgut nicht nur der älteren Generation waren.

Unsere Famulatur in Arnstadt hat uns wahrlich viel gegeben, nicht nur in fachlicher Hinsicht.

Der Gedanke eines einheitlichen Deutschlands war damals noch sehr aktuell, fest im Denken breitester Bevölkerungsschichten verankert, wobei von der großen Mehrheit der Thüringer die Rolle der damaligen Bundesrepublik beim Zustandekommen der inzwischen eingetretenen Zweistaatlichkeit meines Erachtens realitätsnäher und spürbar kritischer gesehen wurde als in unserem gelegentlich doch allzu verträumt-beschaulichen Mecklenburg. Andererseits litt man emotional stark unter den zunehmend deutlicheren ideologischen Abgrenzungsbemühungen seitens der DDR – Thüringen, das grüne Herz Deutschlands, war nicht gewillt, seine Position ohne weiteres einzubüßen. Auch das außergewöhnliche allgemeine Entgegenkommen, die Freundlichkeit, gar Herzlichkeit, mit der wir Männer aus dem hohen Norden überall behandelt wurden, hing vermutlich mit diesem Teil tief verinnerlichten thüringischen Selbstverständnisses zusammen – hatte sich schon der deutsche Westen von uns abgetrennt, wurde das westliche Deutschland dem DDR-Bürger nun auch durch die Politik seines eigenen Staates mehr und mehr entfremdet, so sollte dem Thüringer Land und seinen Menschen nicht auch noch die verbindende Beziehung zum deutschen Norden verloren gehen!

Es ist unbestreitbar – unser 57er Sommer in Arnstadt hat damals für Karl und mich auf vielen Gebieten wertvolle Erfahrungen und Erkenntnisse erbracht.

Und, ähnlich wie mit Gerhard Schmidt, blieb ich mit Karl – oder „Charly", wie er nun von mir auf Dauer angesprochen wurde – mein ganzes weiteres Leben lang freundschaftlich verbunden. Auch unsere

Ehefrauen wurden später enge Freundinnen. Leider verstarb Charlys Partnerin, die charmante und intelligente Dr. med. Gudrun Bennöhr, geb. Rohloff, schon im Alter von 57 Jahren an einer bösartigen Blutkrankheit.

Ärzte-Schicksal? Vermutlich!

Neben seiner beeindruckenden Karriere als Chirurg am recht großen Güstrower Krankenhaus wurde Charly in späteren Jahren über die Grenzen Mecklenburgs hinweg einer breiteren Öffentlichkeit als Verbandschef aller Jäger in Mecklenburg-Vorpommern bekannt. In dieser Eigenschaft hat er sich nach der deutschen Wiedervereinigung große Verdienste bei der Eingliederung des Jagdwesens seiner engeren Heimat in die bundesdeutschen Gegebenheiten erworben.

Im Jahre 2006 wurde ihm vom Bundespräsidenten das Bundesverdienstkreuz verliehen.

53. Gerichtsmedizin – ein faszinierendes Kapitel unseres fünften Studienjahres

Zu den wenigen Fächern und medizinischen Teildisziplinen, die in meinem fünften und letzten Studienjahr vom Herbst 1957 bis zum Frühjahr 1958 neu auf unserer Stundentafel erschienen, gehörte die Gerichtsmedizin.

Dem breiten Publikum dürfte die Gerichtsmedizin – auch forensische Medizin genannt – heute aus vielen Fernsehserien bekannt sein. Aber die mit Abenteuern beladenen, von prickelnder Exotik und genialen Gedankenblitzen kriminologisch aktiver Ärzte getragenen, fast täglich präsentierten Show-Veranstaltungen haben mit dem Alltag eines Forensikers wenig zu tun. Das ist ein Bild, das mit dem Physis und Psyche hart belastenden Beruf eines Gerichtsmediziners genauso wenig zu tun hat, wie die Operettenwelt der Unterhaltungsindustrie vergangener Epochen mit den Realitäten der damaligen Lebenswirklichkeit.

In keinem anderen medizinischen Fachgebiet – auch in der Pathologie und Anatomie nicht – wird man als Arzt mit menschlichen Leichen konfrontiert, die wegen ihres fortgeschrittenen Verwesungszustandes eine derart starke Belastung für den Untersuchenden mit sich bringen, wie in der Gerichtsmedizin. Wer einmal einer nach Monaten geborgenen Wasserleiche in einem geschlossenen Raum gegenübergestanden hat, wird vermutlich insbesondere den widerlichen Geruch ihrer gasigen Ausdünstungen kaum je wirklich vergessen haben.

Dennoch verfolgten auch wir Medizinstudenten des 9. und 10. Semesters die Darlegungen und Falldemonstrationen unseres forensischen akademischen Lehrers mit besonderem Interesse, unter anderem deshalb, weil die Probleme und Konflikte des realen menschlichen Lebens in einem bestimmten gesellschaftlich-sozialen Umfeld, in einem bestimmten historisch gegebenen Rahmen sich bei den in der Forensik zu erörternden Geschehnissen oft in einer besonders dramatischen, in gewissem Sinn auch besonders aussagekräftigen Form bündeln – „Die Toten lügen nicht!"

Wie wahr!

Als Medizin-Student wird man im Verlauf seiner mindestens fünf Studienjahre mit Hunderten ausführlich im Hörsaal erörterten Fallbeispielen aller klinischen Fächer konfrontiert, deren Details man in aller Regel spätestens zwei oder drei Wochen nach der Fall-Demonstration wieder vergessen hat – was sich einprägt, das sind die typischen Beziehungen zwischen einem bestimmten Lebensumfeld und dem Entstehen, der Fortentwicklung konkreter pathophysiologischer beziehungsweise pathomorphologischer Sachverhalte. Daraus entsteht im Lauf der Zeit ein wichtiger Teil des individuellen ärztlichen Wissens jedes praktizierenden Mediziners, jenes in seinem Gedächtnis vielfach vernetzten Fakten-Fundus', der dem Arzt bei seiner Arbeit am Patienten abrufbereit zur Verfügung steht. Die konkreten Details der Kasuistik von einzelnen Demonstrationsfällen dagegen sind fast immer bald vergessen. Ausnahmen von dieser Regel waren auch bei uns extrem selten, allerdings hinsichtlich im Kolleg vorgestellter forensischer Fälle gelegentlich doch gegeben, und dies umso eher, je größer die öffentliche Aufmerksamkeit für die uns Studenten vorgestellten Toten war.

Ein bestimmter Kasus sei in diesem Zusammenhang exemplarisch geschildert.

Ich erinnere mich noch heute an die Leiche einer wohlproportionierten jungen Frau sicher auch deshalb, weil das skandalöse Geschehen um ihre Tötung damals in unserer ganzen Region zu erheblicher öffentlichen Erregung geführt hatte. Eines Tages wurde sie uns im Hörsaal vorgestellt, mit drei oder vier diagonal über ihren Torso gestreuten Einschusswunden.

Was hatte sich ereignet?

Die Tote stammte aus dem östlich von Rostock gelegenen mecklenburgischen Ostseebad Graal-Müritz, war ein 17-jähriges Mädchen, hatte sich in einer Berufs-Ausbildung befunden, war ihrer attraktiven Ausstrahlung wegen von verschiedenen Männern intensiv umworben worden.

Wie alle anderen Ostseebäder galt auch Graal-Müritz damals als Grenzort – die Ostseeküste war Staatsgrenze der DDR. Die aus diesem Sachverhalt resultierenden, zeitweilig sehr rigorosen Grenzschutzmaßnahmen dürften auch heute noch, über eineinhalb Jahrzehnte nach der deutschen Wiedervereinigung, allgemein geläufig sein. Hier wäre festzuhalten, dass es – wie in anderen Küstenorten – während der 50er Jahre in und um Graal-Müritz regelmäßige bewaffnete Grenzpatrouillen gab, die von Angehörigen bewaffneter Formationen der DDR nach einem Dienstplan durchgeführt wurden.

An einem schönen Herbstwochenende hatte eine der größten Gaststätten des Ortes die übliche Samstagabend-Tanzveranstaltung organisiert, zu der sich – die Sommer-Saison war vorüber – fast ausschließlich einheimische Jugendliche und einige Soldaten aus der in der Nähe stationierten Grenzsicherungseinheit eingefunden hatten. Auch das spätere Opfer hatte sich mit einer Freundin dorthin begeben, war, wie gewohnt, wieder einmal eine vielfach gefragte Tanzpartnerin.

Unter den Männern in Uniform im Tanzlokal befand sich ein schmächtiger, erst kürzlich zum Gefreiten beförderter junger Mann, der in Anbetracht zahlreicher Aknepusteln von der Damenwelt generell gemieden wurde. Wie später zu erfahren war, litt er seit längerer Zeit erheblich darunter, neigte zu ausgeprägten Stimmungsschwankungen, zeigte phasenweise schon Wochen vor den hier besprochenen Geschehnissen ein massiv überzogenes Imponiergehabe, wodurch er sich in seiner Kompanie weitgehend isoliert, den kameradschaftlichen Kontakt auch zu seinen Stubengenossen fast eingebüßt hatte. Und ausgerechnet dieser, seitens seiner aus der Balance geratenen Hormone wahrlich deutlich benachteiligte junge Mann hatte es sich an besagtem Abend in den Kopf gesetzt, die allseits umworbene Ballprinzessin zu erobern.

Als er sie zum ersten Mal zu einem Tanz aufforderte, soll sie – um korrekte Höflichkeit bemüht – dieser Aufforderung kommentarlos gefolgt sein; als dann aber der junge Soldat, von seinem Auftakterfolg ermutigt, sie bei den folgenden Tanz-Touren immer hartnäckiger bedrängte, holte er sich mehrere, zum Schluss sehr eindeutige Körbe von ihr.

Daraufhin setzte er sich zu einigen anderen Soldaten an einen Nebentisch, ließ sich langsam mit Bier volllaufen, zunächst laut schwadronierend, dann immer ruhiger werdend. Gegen 2.00 Uhr nachts hatte er dann, mäßig betrunken, den Heimweg zu seiner Kaserne angetreten. Er wusste, dass er bereits um 6.00 Uhr zu einer Grenzpatrouille als Postenführer eingeteilt war, zu diesem Zeitpunkt völlig nüchtern und ausgeruht sein musste – angesichts seiner Zecherei kaum einhaltbare Vorgaben.

Um 5.30 Uhr wollte der Wachhabende ihn vorschriftsmäßig wecken, doch er reagierte kaum, schlief weiter. Sein Kamerad wollte ihn nicht verpfeifen, ließ ihn in seinem Bett, machte nicht die für eine solche Situation vorgeschriebene Meldung – die Sonntagmorgen-Patrouillen wurden aus „menschlich nachfühlbaren Gründen" öfter recht lax gehandhabt.

Doch um 8.00 Uhr wurde der immer noch alkoholisch leicht Benebelte wachgerüttelt, rappelte sich auch auf, bereitete sich eine Tasse starken Kaffee, holte den zweiten Mann seiner Patrouille – der es sich angesichts des Zustandes seines Chefs auch noch einmal in seinem Bett gemütlich gemacht hatte – und mit mehrstündiger Verspätung zogen die beiden dann los.

Es war inzwischen fast 9.00 Uhr.

Die von ihnen zu absolvierende Streifenroute umfasste auch den gesamten kilometerlangen Strandweg des Seebades zwischen seinen beiden Ortsteilen Graal und Müritz. Einzelne ihnen begegnende morgendliche Spaziergänger – durchweg Einwohner des Ortes – wurden von den beiden Streifengängern unbehelligt gelassen. Ihre Patrouille geriet in Anbetracht des immer noch leicht benommenen Chefs zu einem schweigsam-eintönigen Einhertrotten.

Doch plötzlich schien der Gefreite mit den vielen Aknepusteln im Gesicht wach zu werden – schon von weitem erkannte er in einer kleinen Gruppe Entgegenkommender die junge attraktive Dame des letzten Abends, die ihn so eindeutig verschmäht hatte! Sie machte ihren Morgenspaziergang mit einer weiteren jungen Frau – ihrer um wenige Jahre älteren Schwester –, mit deren Ehemann und mit einem Kleinkind, der Tochter ihrer Schwester.

Als sich diese Gruppe und die Patrouille bis auf wenige Meter einander genähert hatten, blieb der Postenführer überraschend stehen, und rief übermäßig laut: „Halt! Personenkontrolle!", worauf das spätere Opfer breit gegrinst und „bei dir piept es wohl!" gesagt haben soll. Das war natürlich nun wirklich nicht der richtige Umgangston im Dialog mit dem Postenführer einer bewaffneten Patrouille, dessen intensive Annäherungsversuche in einem Tanzlokal man erst am Abend zuvor brüsk zurückgewiesen hatte. Die Gruppe wurde jedenfalls nochmals mit Kommando-Stimme zum Stehenbleiben aufgefordert, was sie dann tat.

„Ausweiskontrolle!" Die junge Frau hatte ihren Personalausweis nicht bei sich.

„Sie sind vorläufig festgenommen!"

Das war nun der Ballprinzessin zu viel. Sie machte Anstalten mit indigniertem Gesicht einfach weiterzugehen; ihr Schwager meinte, zum Soldaten gerichtet: „Muss das sein? Du kennst uns doch alle!"

Als der Soldat daraufhin mit einem wütend-wilden Blick reagierte, hielt das Mädchen wieder inne, soll – um Entspannung der Situation bemüht – zu ihrem augenscheinlich die Selbstkontrolle verlierenden Verehrer in etwa gesagt haben: „Beruhige dich erst einmal, und dann schlafe nachher deinen Kater aus! Und uns lässt du bitte jetzt friedlich nach Hause gehen! Ich schlage vor, dass wir uns am Nachmittag zu einer Tasse Kaffee noch einmal dort treffen, wo wir gestern Abend waren, und dann – das verspreche ich dir – zeige ich dir auch meinen Personalausweis!"

Ihr war es vermutlich nicht bewusst, dass sie sich mit dieser kleinen Rede zur Chefin des Augenblicks aufgeschwungen hatte, und dass diese von ihr eingenommene Rolle den ohnehin konfus gewordenen jungen Mann in Uniform völlig kopflos hätte machen können.

Und in der Tat – der vom Schicksal wegen eines unansehnlichen Äußeren geschlagene Postenführer wusste nun überhaupt nicht mehr, wie er seine durch dumpfe männliche Instinkte übersteigerte Position als Vertreter der Staatsgewalt weiter behaupten könne, und da ihm nichts Besseres einfiel, brüllte er jetzt: „Bei Fluchtversuch wird geschossen!"

Nun geschah das Schreckliche.

Der Postenführer wollte sicherlich nichts weiter, als durch einen imponierenden Schwenk mit seiner Waffe die soeben ausgestoßene martialische Drohung zu unterstreichen, betätigte dabei aber versehentlich den Abzug und mähte mit einer MP-Salve den Schwager der jungen Frau und seine Angebetete selbst nieder.

Der Schwager hatte einen Durchschuss durch seinen linken Oberschenkel erhalten, er überlebte.

Seine Tanzpartnerin des letzten Abends jedoch war gleich von drei oder vier Projektilen, vom rechten unteren Bauchraum, bis zum linken oberen Brustkorb, durchlöchert worden.

Die andere Frau aus der Gruppe und das Kleinkind waren von der MP-Salve nicht erfasst worden.

Es wurde dem Todesschützen später zugute gehalten, dass er – nun plötzlich wirklich hellwach – sich sofort intensiv um die Versorgung und Rettung der von ihm Angeschossenen bemühte, im Fall der von ihm heiß begehrten jungen Frau leider ohne Erfolg.

Er erhielt in einem ordentlichen militärgerichtlichen Verfahren eine langjährige Freiheitsstrafe.

Armeeseitig zog man aus dem Vorfall insofern Konsequenzen, als dass der Alkoholkonsum bei Patrouille-Gängern sehr viel straffer kontrolliert, ernsthafte Bemühungen zur Gestaltung einer kulturvollen Freizeit-Betätigung von Soldaten auch abgelegener Standorte eingeleitet wurden.

Wieso es an jenem Sonntagmorgen in Graal-Müritz zur Auslösung der MP-Salve beim Schwenk der Waffe kommen konnte, wieso insbesondere die Waffe offenkundig entsichert war, ist nie einwandfrei festgestellt worden.

54. Privatissimum

Neben dem Besuch der akademischen Pflichtveranstaltungen war mein fünftes Studienjahr weitgehend von den Arbeiten an der Erstfassung meiner Dissertationsschrift ausgefüllt.

Um die einzelnen Schritte bei diesem Unterfangen zielsicher vollziehen zu können, mussten jetzt öfter mit Dr. Märker, meinem Promotionsbetreuer, Rücksprachen erfolgen. Als ich aus einem solchen Anlass wieder einmal die Treppen zu der im dritten Stockwerk unseres neuen Institutsgebäudes untergebrachten „Sozialhygiene" – zu der von Prof. Dr. Mehlan geleiteten Einrichtung – erklomm, begegneten mir Prof. Dr. Ruickhold und, in seiner Begleitung, eine auffallend natürlich-attraktive junge Frau im weißen Assistenten-Kittel. Sie mochte kaum 20 Jahre alt sein, trug ihr blondes Haar zu einem Pferdeschwanz zusammengebunden, hatte leuchtend blaue Augen, vermittelte insgesamt eine sehr angenehme Ausstrahlung. Selbstverständlich grüßte ich den Chef des Instituts für Pharmakologie und seine Begleiterin; mein Gruß wurde von beiden kurz, aber freundlich erwidert. Im Gespräch mit Dr. Märker erlaubte ich mir die Bemerkung, der Ordinarius für Pharmakologie habe wohl kürzlich eine neue Mitarbeiterin eingestellt, worauf mir – eher nebenbei – geantwortet wurde: „Ja, ja, das ist Fräulein Ahrens, neuerdings Chefsekretärin der Pharmakologie – jung, flink und hübsch!"

Damals wusste ich natürlich nicht, dass ich an diesem Tag zum ersten Mal meiner späteren Ehefrau begegnet bin.

Auch an den Wochenenden, die ich nach wie vor in der Regel bei meinen Eltern in Kühlungsborn verlebte, arbeitete ich viel an meiner Dissertationsschrift.

In meinem Elternhaus begann sich damals – im Spätherbst 1957 und zu Beginn des Jahres 1958 – ein Problem besonderer Art zu entwickeln. Meine Mutter, immer noch an dem – ihrem Empfinden nach – unrühmlichen Ende ihrer Heiligendammer Honorar-Dozentur leidend, vertiefte sich zu jener Zeit systematisch in die spieltheoretischen Grundlagen des Skat-Spieles, wurde bald die unbestreitbar leistungsstärkste Skatspielerin unserer Familie und unseres näheren privaten Umfeldes.

Der Hauptleittragende ihrer zusehends wachsenden Spielperfektion war mein Vater.

Er stand noch voll in seinem Lehrerberuf, näherte sich auch allmählich seinem sechzigsten Lebensjahr, hatte – wie seine Ehefrau – das Skatspiel erst in fortgeschrittenem Alter erlernt, fand aber im Gegensatz zu ihr nicht die Muße, um sich jetzt in diese Materie besonders intensiv einzuarbeiten.

Zuerst nahm er seine regelmäßigen Niederlagen gelassen hin, doch nach und nach – ich merkte es – begann ihn das regelmäßige Verlieren zu ärgern. Auch wenn ich mich manchmal im Spiel „irrte", sich deshalb sein Minus-Saldo mit dem meinigen lange in der Waage hielt – gegen Ende des Abends unternahm er immer öfter Versuche, das Glück energisch zu zwingen, startete äußerst riskante, mit wachsender Emotionalität gespielte Partien, verlor diese fast ausnahmslos hoch.

Im Januar 1958 war meine liebe Frau Mama von ihrer Spielmeisterschaft inzwischen so begeistert, dass sie kein rechtes Gespür mehr für die sich langsam und dezent, doch stetig zuspitzenden mikrosozialpsychologischen Verhältnisse in ihrer Ehe hatte.

Als ich meinen Vater unter vier Augen zu einer weniger radikalen Spielphilosophie bewegen wollte, reagierte er leicht gereizt – als Sohn habe man seinem Vater keine weisen Lehren zu erteilen!

Und dann geschah eines Abends, was angesichts der Entwicklung in den letzten Monaten irgendwann geschehen musste – nach zwei in den Sand gesetzten Grand Hand ohne vier, also nach Grand Hand-Spielen ohne einen einzigen der im Skatspiel ungemein wichtigen „Buben", bekam er einen sehr ernst zu nehmenden, schweren Herzkrampf. Wir baten Dr. Nissen um einen dringlichen Hausbesuch. Er kam sofort, äußerte einen Infarkt-Verdacht, der sich dann aber bei der EKG-Untersuchung glücklicherweise nicht bestätigte. Die massiven pektanginösen Beschwerden meines Vaters legten sich dennoch nur sehr langsam, er wurde für mehrere Wochen arbeitsunfähig erklärt.

Der nach diesem Ereignis von meiner Mutter gefällte Beschluss war konsequent und radikal: „Skat ist nur für herzgesunde Menschen ein geeignetes Kartenspiel!" Es wurde von ihr – von einem Tag auf den anderen – verbannt, und blieb es im Hause meiner Eltern bis zum Ende ihrer Tage.

55. Meine Dissertationsschrift gewinnt Kontur

Von Ende Januar bis April 1958 habe ich mich in jeder verfügbaren Stunde darum bemüht, die Ergebnisse meiner Auswertungen der zum Thema „Abstillen" ausgefüllten Fragebögen zu einer ersten Textfassung aufzubereiten; meine Dissertationsschrift nahm damit langsam eine konkrete Form an.

Ich will mich hier nicht über das analytisch-methodische Vorgehen auslassen, nur die wesentlichsten Aussagen meiner Arbeit kursorisch skizzieren.

Die von mir bereits unmittelbar nach den Interviews vermutete Beziehung zwischen grundlegenden sozialen Gegebenheiten und der Still-Leistung konnte durch die statistische Aufbereitung des Datenmaterials eindeutig belegt werden.

Indessen – diese kardinale Korrelation war nicht linear!

Die besten Stillergebnisse wurden von den Müttern der sozial insgesamt recht gut gestellten, der o b e r e n von den beiden zahlenmäßig stark besetzten Mittelgruppen erbracht, weit unbefriedigendere Stillergebnisse von den Frauen ihrer Nachbargruppe, also von den Vertreterinnen der u n t e r e n sozialen Mittelgruppe. An den Rändern der sozialen Skalierung setzte sich aber diese, insgesamt unstrittig d o m i n a n t e Relation n i c h t fort, folglich war auch eine eindeutige Trendaussage n i c h t zu erlangen – im zahlenmäßig schwach besetzten sozialen Spitzensegment gab es nämlich eher unbefriedigende, im ähnlich schwach belegten sozialen Endsegment dagegen recht gute Stillresultate. Das war in dieser Differenziertheit bisher nicht bekannt gewesen und auch nicht erwartet worden – auch von Prof. Mehlan und von Dr. Märker nicht.

Noch vor ihrer ordnungsgemäßen akademischen Bewertung im Rahmen des Promotionsverfahrens fanden diese Aussagen umgehend

Eingang in die praktische Arbeit der staatlichen Mütterberatungsstellen unserer Universitätsstadt.

Besondere Aufmerksamkeit erweckte damals die nachgewiesene e r h e b l i c h e Differenz zwischen den durchschnittlichen Still-Leistungen der Frauen aus den beiden benachbarten sozialen M i t t e l g r u p p e n.

Sie wurde erklärlich, nachdem charakteristische Unterschiede hinsichtlich Lebensauffassung und Lebensstil herausgearbeitet worden waren – bei nur relativ geringen Differenzen im Bereich der vordergründig materiellen beziehungsweise finanziellen Existenzgrundlagen.

Die Frauen der oberen sozialen Mittelgruppe waren die eindeutig besseren Schülerinnen gewesen, waren jetzt in ihrer ganzen aktuellen Lebenseinstellung in hohem Maße auf Mutterschafts- und sonstige Familienpflichten konzentriert, ohne dabei ihre weiteren persönlichen beruflichen Perspektiven völlig aus dem Blickfeld zu verlieren.

Die Frauen der unteren sozialen Mittelgruppe dagegen begeisterten sich fast ausnahmslos – mehr oder weniger ekstatisch – für Show-Größen der Schlager- oder Film-Branche, waren gelegentlichen Abstechern in das bescheidene Rostocker Nachtleben nicht abgeneigt, legten sehr großen Wert auf moderne Kleidung und teures Make-up.

Die guten Stillergebnisse der Mütter mit der schwächsten ökonomischen und schulischen Basis erklärten sich uns vermittels ihres sehr schlichten, stark traditionsgebundenen Lebensstils – in diesen Familien wurden die Kinder traditionell so lange gestillt, wie die mütterliche Brust genügend Milch gab, zumal dies auch die kostengünstigste Ernährung eines Kindes war.

Die schlechten Stillergebnisse in der sozialen Spitzengruppe – Akademikerinnen, Unternehmer-Ehefrauen – hingen vermutlich mit den zu jener Zeit vorzugsweise d i e s e Frauen sehr stark fordernden beruflichen und gesellschaftlichen Belastungen zusammen.

Ende April 1958 ließ ich die vielen Seiten meiner handschriftlichen Endfassung in eine maschinenschriftliche Form bringen und lieferte mein Elaborat bei Prof. Mehlan ab. Er sagte mir zu, es spätestens bis zum Ende des Kalenderjahres durchgesehen zu haben.

Und dann – im Mai 1958 – begannen für mich die direkten Vorbereitungen auf die strapaziösen, oft mehrtägigen Prüfungen des großen „Deutschen Medizinischen Staatsexamens".

56. Medizinisches Staatsexamen – acht harte Monate
bis zum Jahresende 1958

Wir sind Ende Mai 1958 als Prüfungsgruppe im wesentlichen in der gleichen Formation in unser Staatsexamen gegangen, wie drei Jahre zuvor in das Physikum, nur für Udo Schrodt – er musste damals an die Medizinische Akademie Magdeburg wechseln – war jetzt mein Freund Charly, Karl Bennöhr, in unserer Gruppe.

Zu jener Zeit gab es an der Universität Rostock im Medizinischen Staatsexamen keinerlei vorgegebene Termine für die einzelnen Prüfungen, nur der Gesamtprüfungszeitraum war exakt definiert – spätestens am 31. 12. 1958 hatten wir unsere letzte Prüfung abgelegt zu haben. Die Prüfungstermine der einzelnen Fächer – somit auch die zeitlichen Zwischenräume von einer Prüfung bis zur nächsten – mussten mit den zuständigen Sekretariaten der jeweiligen Prüfer von den Prüfungsgruppen direkt ausgehandelt werden.

Hannes, Charly, Gerhard und ich wurden uns schnell bewusst, dass wir uns möglichst zügig vor allem über zwei Aspekte des Prüfungsgeschehens einigen mussten:

1. In welcher Reihenfolge der Fächer wollten wir das Staatsexamen absolvieren?

2. Welche Zeitspannen sollten wir zwischen den diversen Prüfungen anstreben, in welcher Weise war der uns bis zum 31. 12. gegebene Zeitraum optimal aufzuteilen?

Es lag in der Logik der Dinge, dass man sich zunächst über den ersten dieser beiden Punkte einig sein musste.

Hinsichtlich der Zweckmäßigkeit bestimmter Fächer-Reihenfolgen gab es damals unterschiedliche Ansichten. Am häufigsten wurde man mit der sachlogisch überzeugend erscheinenden Meinung konfrontiert, zunächst die nach dem Physikum noch übrig gebliebenen Theorie-Fächer abzuschließen – insbesondere Pathologie und Pharmakologie –, dann mit dem auf diese Weise generell aufgefrischten Basiswissen die sogenannten g r o ß e n klinischen Fächer zu bewältigen wie Innere Medizin, Chirurgie, Pädiatrie, Gynäkologie und Geburtshilfe. Schließlich waren mit den Prüfungen in den sogenannten kleinen klinischen Fächern die monatelangen Prüfungsstrapazen zu einem guten Ende zu bringen.

Ich hatte im Winter in Kühlungsborn zufällig wieder einmal Hans Rabe getroffen, der sein Medizinisches Staatsexamen kurz zuvor – mit Auszeichnung! – bestanden hatte, und ihn nach seiner Meinung betreffs zweckmäßigster Fächer-Abfolge gefragt.

„Die vorherrschende Meinung auch bei uns war: Erstens – Theorie; zweitens – große Klinik; drittens – kleine Klinik. Aber nach meinen kürzlich gemachten Erfahrungen muss eine solche Reihenfolge nicht unbedingt das Zweckmäßigste sein. Sehr wichtig bei der ganzen Prüferei ist, dass man sich schon in der Startphase, das heißt bei den ersten Prüfungen, einen passablen Zensurenspiegel sichert – solange dein Prüfungsprotokoll frei von Dreien ist, wirst du von jedem nachfolgenden Prüfer mit mehr Respekt behandelt, als wenn du offensichtlich nur allgemeiner Durchschnitt bist. Ein guter Zensuren-Vorlauf wirkt sich grundsätzlich vorteilhaft auf die Prüfungsatmosphäre aus. Natürlich darfst du nie der Versuchung erliegen, sich auf frischen Lorbeeren ausruhen zu wollen. Aber mit einem durch gute Noten begründeten Ruf übersteht man in jedem Fall auch die letzten Prüfungen, wenn einem manchmal die Luft knapper zu werden beginnt, leichter. Ich würde dir raten: Fange mit einigen gut überschaubaren k l e i n e n klinischen Fächern an, aber bereite dich auf diese Prüfungen wirklich gut vor!"

Auch Hannes und Charly hatten bei unserem Vorgänger-Studienjahr herumgehorcht, zum Teil Ähnliches erfahren, und somit entschlossen wir uns, tatsächlich mit sogenannten kleinen Fächern zu beginnen, die großen Brocken erst in der zweiten Hälfte des Prüfungsmarathons in Angriff zu nehmen.

Es sollte sich bald herausstellen, dass unsere Strukturierung des Prüfungsablaufes tatsächlich spürbar vom Mainstream abwich, was bei den Terminverhandlungen den zusätzlichen Vorteil mit sich brachte, in den Sekretariaten der Fachvertreter fast immer die jeweiligen Wunschtermine bestätigt zu bekommen – der von uns geäußerte Wunsch, ein bestimmtes Fach betreffend, bezog sich überwiegend jeweils auf eine Zeit, in der die Mehrheit unserer Kommilitonen gerade in völlig anderen Fächern geprüft werden wollte. Bei ihnen waren dann sehr ungünstige Terminballungen beziehungsweise unerwünscht lange Zeiträume zwischen Prüfungen in eher kleinen Fächern nicht immer zu vermeiden. Uns ist Derartiges nie widerfahren, was gewiss seinen Anteil an unseren überdurchschnittlichen Zensurenspiegeln hatte – nur selten führt das gläubige Trotten auf den Wegen der breiten Masse zu überdurchschnittlichen Erfolgen!

Nach Klärung der Prüfungs-Abfolge und Festlegung der einzelnen Prüfungstermine begann die Vorbereitung auf die erste Staatsexamens-Prüfung; wir hatten dazu das „kleine" klinische Fach der „Haut- und Geschlechtskrankheiten" ausgewählt.

Noch heute habe ich recht konkrete Erinnerungsbilder von jeder einzelnen Staatsexamensprüfung in jenem strapaziösen Jahr 1958, auch in Bezug auf die spezielle Vorbereitung auf die diversen Examina. Ich glaube aber nicht, dass diese vielen Details wirklich von nennenswertem allgemeinem Interesse sind, weshalb ich an dieser Stelle auf betreffende Schilderungen verzichten möchte.

Als die Prüfungen begonnen hatten, erkannten wir sehr bald – für das optimale Überstehen der vielen Examensrunden reichte es nicht aus, ein Standardlehrbuch des betreffenden Faches gründlich durchzuarbeiten, man musste mehr tun.

Ungemein hilfreich war, sich rechtzeitig über bevorzugt seitens der einzelnen Prüfer aktuell angesprochene Fragenkomplexe ein möglichst genaues Bild zu verschaffen. Auch deshalb haben die meisten von uns sich damals auf das Staatsexamen fast ausschließlich in Rostock vorbereitet, und nicht in den Heimatorten.

Mein typischer Tagesablauf zwischen den einzelnen Examina gestaltete sich etwa wie folgt: Ich schlief morgens meist recht lange, bis 10.00 Uhr, oder auch noch eine halbe Stunde länger, stand dann auf, verrichtete meine Morgentoilette, und begab mich in aller Gemütlichkeit zu unserer Mensa. Dort nahm ich – als erste Tagesmahlzeit – zunächst mein Mittagessen ein, und verblieb anschließend meist geraume Weile in der taberna academica, um mich entweder selbst über den Verlauf unserer letzten Prüfung ausfragen zu lassen, oder – was für mich verständlicherweise wichtiger war – den entsprechenden Berichten anderer Kommilitonen zu lauschen. Insbesondere dann, wenn diese Berichte gerade dasjenige Fach betrafen, in welchem unsere Gruppe ihr nächstes Examen zu bestehen hatte, waren sie natürlich besonders interessant.

Einige Tage vor jeder Prüfung fand sich unsere Gruppe zumindest kurz zusammen, tauschte sich noch einmal über alles aus, was wir aus den Gesprächen mit den bereits im betreffenden Fach Geprüften in Erfahrung gebracht hatten.

Nach dem Mensa-Besuch ging ich ohne jede Hast nach Hause, setzte mich an meine Lehrbücher. Am frühen Abend pflegte ich eine ein- bis zweistündige Pause zu machen, nahm mein Abendessen zu mir. Bei gutem Wetter machte ich anschließend einen kleinen Spaziergang, bei schlechtem Wetter suchte ich mir in meinem Kofferradio fast immer eine Sendung klassischer Musik aus, die ich, um Entspannung bemüht, auf mich einwirken ließ. Dann ging es wieder an das Lehrbuch.

Zum Schlafen legte ich mich selten vor 2.00 Uhr nachts.

Den „Mensaaufklärungsdienst" haben wir die ganze Prüfungszeit über, vom Mai bis Dezember 1958, durchgehalten – mit dem Ergebnis, dass wir von Monat zu Monat subtiler vorbereitet in die Examina gingen, schließlich selbst die zu Recht gefürchteten großen klinischen Fächer mit ihren jeweils mehrtägigen Prüfungen von uns allen vieren recht locker gepackt wurden.

Hans Rabes Prophezeiung über die günstige Beeinflussung jedweden Prüfungsgeschehens durch stabile Zensurenspiegel in den Prüfungsprotokollen erfüllte sich. Wir alle – Hannes, Charly, Gerhard und ich – haben unser „Deutsches Medizinisches Staatsexamen" mit dem Gesamtprädikat „sehr gut" abgeschlossen.

Unser letztes Examensfach, zwischen Weihnachten und Sylvester 1958 bestanden, war die Pharmakologie, geprüft von Prof. Ruickhold.

Nach der Prüfung gab seine Sekretärin die von ihrem Chef unterschriebenen und nunmehr kompletten Prüfungsprotokolle uns mit freundlichem Lächeln und einem persönlichen Glückwunsch anlässlich des damit bestandenen gesamten Examens zurück – es war Fräulein Ahrens, die junge Frau, die mir schon vor über einem Jahr aufgefallen war. An jenem Tag, der das Ende meiner Studentenzeit markierte, haben meine spätere Ehefrau und ich zum ersten Mal einige kurze Worte miteinander gewechselt.

Anschließend fuhren Hannes, Charly, Gerhard und ich mit der Straßenbahn zum damaligen ersten Haus am Platze, zur Gaststätte des HO-Hotels „Nordland" in der Stein-Straße. Zum Abschluss von Examen und Studium leisteten wir uns einen Entenbraten mit Thüringer Klößen; die Lebensmittelkarten waren in der Zeit unserer Examensbüffelei in der DDR endgültig abgeschafft worden, auch für unseren Examens-Abschluss-Festtags-Enten-Braten hatte sich damit die Frage nach noch verfügbaren Fleischmarken ein für alle Mal erledigt.

Nach unserem Festtags-Menü ließen wir uns noch im Atelier eines renommierten Photographen in unseren schwarzen Examens-Anzügen fachgerecht als Gruppe ablichten, verzogen uns dann aber auf unsere Buden, um endlich, frei von allem Prüfungs-Stress, lange und gründlich auszuschlafen.

Uns stand nunmehr der Start in das eigentliche ärztliche Berufsleben bevor.

Im 5. Studienjahr und in der Examenszeit haben uns Staatsexamen und Dissertationsarbeit geistig völlig in Anspruch genommen.

Gewiss nahmen wir welthistorische Ereignisse jener anderthalb Jahre wahr, zum Beispiel den sowjetischen „Sputnik", die sonstigen Erfolge der sowjetischen Raumfahrt und die Pleitenserie bei analogen Bemühungen der USA – doch irgendwie tangierte uns das alles nur sehr marginal.

Als wir jetzt uns wieder mehr dem Tagesgeschehen zuwenden konnten, kamen wir zu der Überzeugung – das damalige Technologie-Duell im Weltraum ließ es Ende der 50er Jahre durchaus offen erscheinen, welche der beiden globalen Supermächte sich eines fernen Tages durchsetzen werde.

Schlussbemerkungen

Kurz nach meinem 24. Geburtstag, Anfang Februar 1959, begann meine ärztliche Laufbahn am Institut für Hygiene der Universität Rostock, Lehrstuhl Sozialhygiene; unter dem Direktorat von Prof. Dr. Karl-Heinz Mehlan; im September des gleichen Jahres promovierte ich zum „Dr. med.", mit „magna cum laude".

Nachwort

Nachdem meine Familien- und Kindheitserinnerungen unter dem Titel „Jenseits von Riga" auf dem Büchermarkt erschienen waren, bin ich von verschiedener Seite aufgefordert worden, mit der Veröffentlichung meiner biographischen Reminiszenzen fortzufahren. Mit den vorliegenden Darlegungen habe ich mich bemüht, diesen Wünschen nachzukommen.

Ich hoffe, es ist etwas Lesbares entstanden.

Siegfried Akkermann

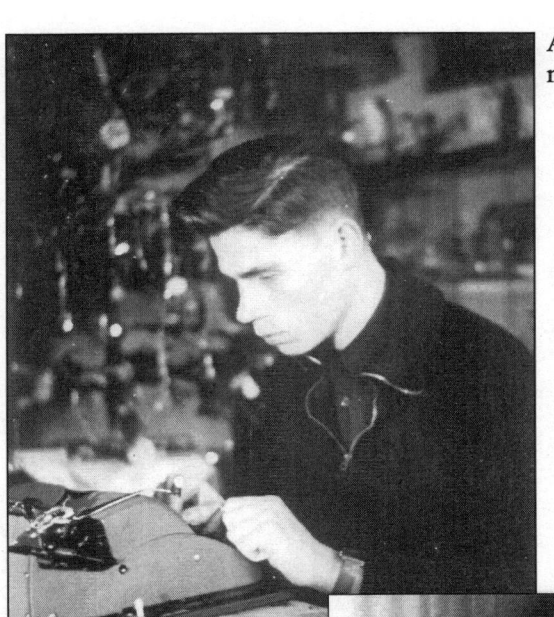

Abb. 30: Meine Schreib-
maschine und ich.

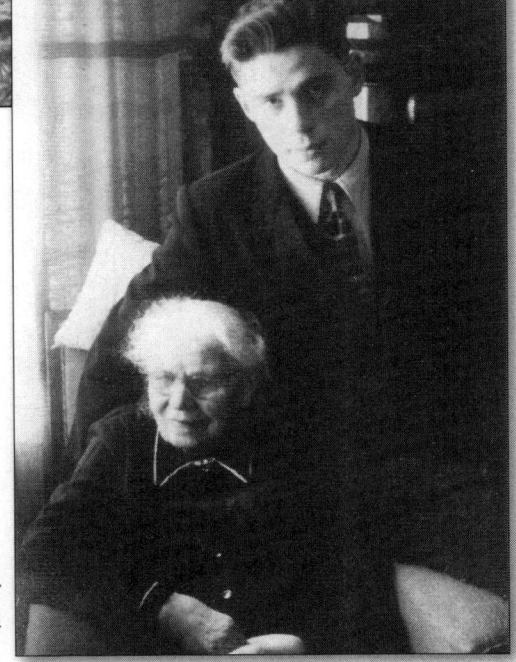

Abb. 31: Meine Großmutter
an ihrem 90. Geburtstag und
ich.

Abb. 30: Auch wenn ich mir insbesondere in meinem vierten Studienjahr die eine oder andere Abwechselung erlaubt habe – das Studium verlangte nach dem strapaziösen Physikum weiterhin Aufmerksamkeit und Engagement. Zudem ist damals in die Anfertigung der Erstfassung meiner Dissertationsschrift „Über die Ursachen des vorzeitigen Abstillens" von mir viel Zeit und Mühe investiert worden – das Photo von der Schreibmaschinen-Arbeit unter dem Weihnachtsbaum belegt es.

Abb. 31: Am 20. 3. 1957 feierte meine Großmutter Anna Jessulat, die Mutter meiner Mutter, bei guter Gesundheit und unter bemerkenswerter öffentlicher Resonanz in unserem Ostseebad Kühlungsborn ihren 90. Geburtstag – zu jener Zeit ein ausgesprochen seltenes Ereignis. Mein Vater photographierte mich zusammen mit dieser Frau, der ich während meiner Kindheit sehr viel zu verdanken hatte.

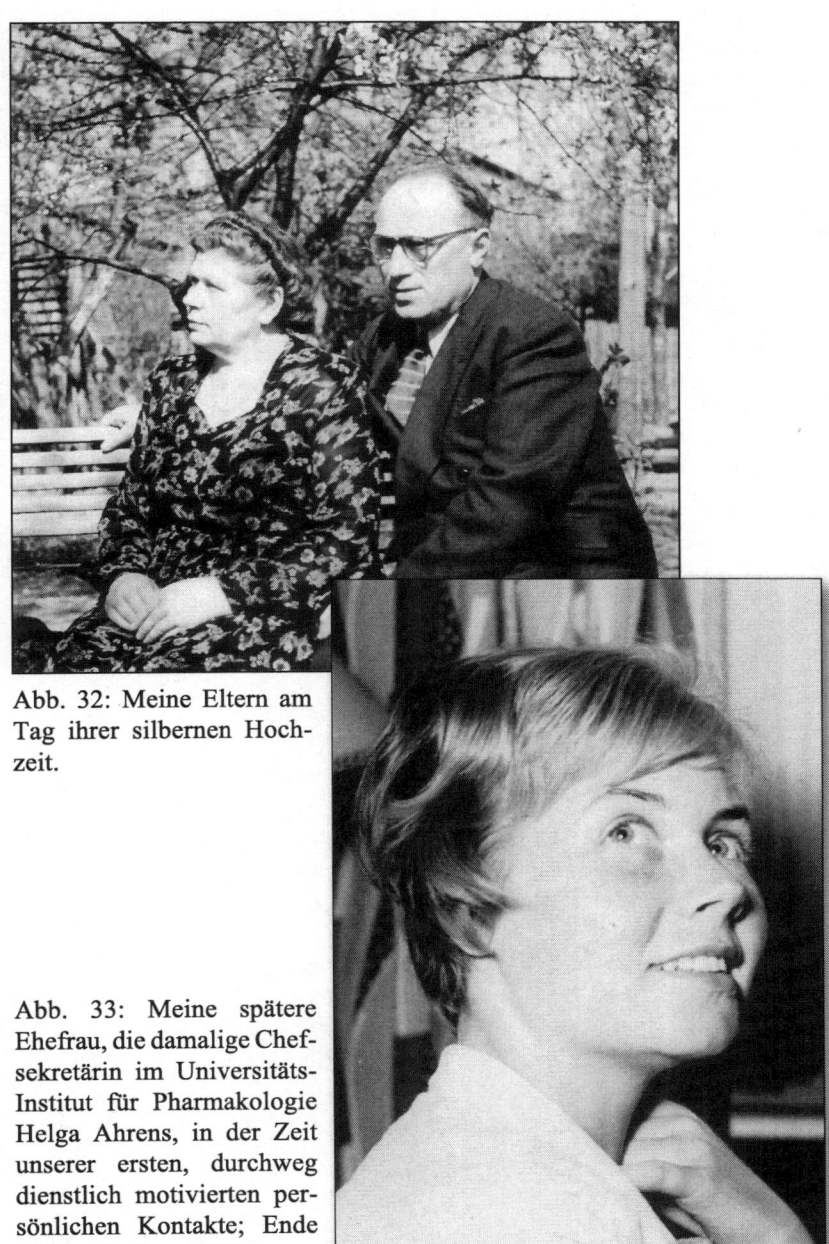

Abb. 32: Meine Eltern am Tag ihrer silbernen Hochzeit.

Abb. 33: Meine spätere Ehefrau, die damalige Chefsekretärin im Universitäts-Institut für Pharmakologie Helga Ahrens, in der Zeit unserer ersten, durchweg dienstlich motivierten persönlichen Kontakte; Ende 1958 – Anfang 1959.

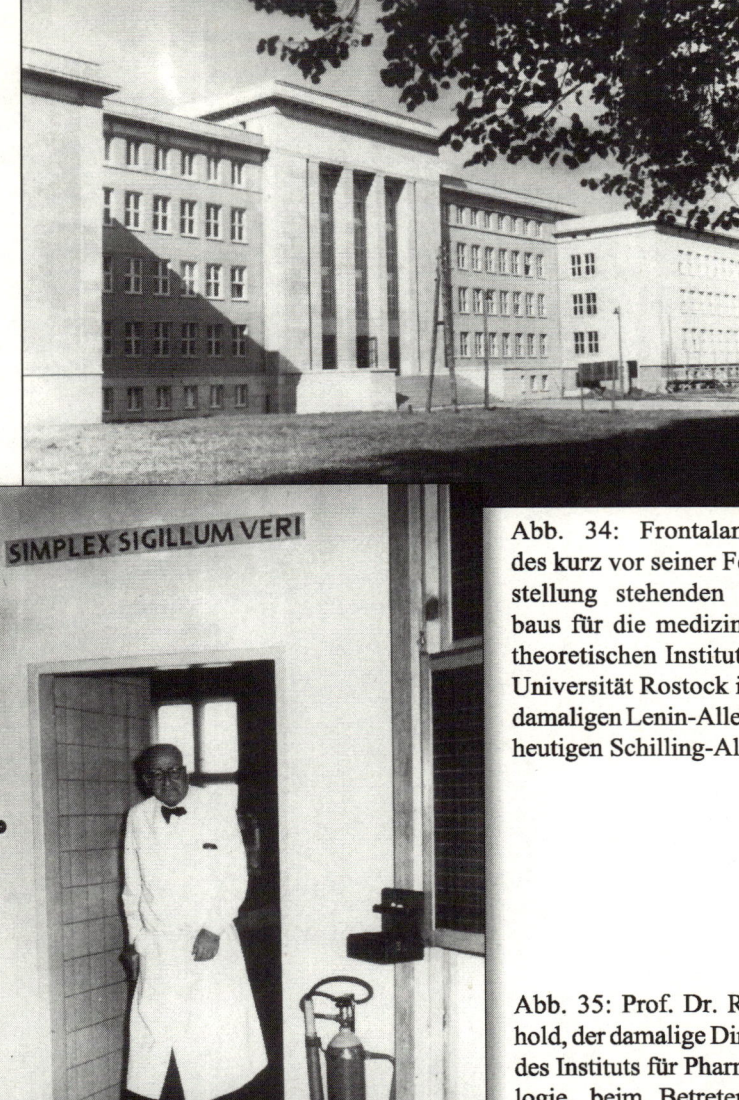

Abb. 34: Frontalansicht des kurz vor seiner Fertigstellung stehenden Neubaus für die medizinisch-theoretischen Institute der Universität Rostock in der damaligen Lenin-Allee, der heutigen Schilling-Allee.

SIMPLEX SIGILLUM VERI

Abb. 35: Prof. Dr. Ruickhold, der damalige Direktor des Instituts für Pharmakologie, beim Betreten des großen Hörsaals im neuen Gebäude der Rostocker medizinisch-theoretischen Universitäts-Institute.

Abb. 34: Im dritten Stockwerk des Gebäudes waren – in ursprünglich als Gästezimmer reservierten Räumen – die Vertreter des Fachgebietes „Sozialhygiene" untergebracht worden, unter der Leitung meines Doktorvaters und späteren Chefs Prof. Dr. Mehlan. Neben weiteren Instituten beherbergte das Haus auch das Institut für Pharmakologie unter der Leitung von Prof. Dr. Ruickhold, dessen Chefsekretärin Helga Ahrens meine Ehefrau wurde.

Abb. 35: Ruickhold war erheblich gehbehindert infolge eine Poliomyelitis-Infektion in der Nachkriegszeit sowie eines schweren Sturzes beim Inspizieren der durch britisches Bombardement im Zweiten Weltkrieg zerstörten Universitäts-Bibliothek. Er war zu jener Zeit Rektor der Universität. Die Wahlsprüche an der Hörsaal-Wand sind von ihm ausgewählt worden, auch das auf dem Photo zu erkennende Motto „Die Schlichtheit ist das Siegel des Wahren".

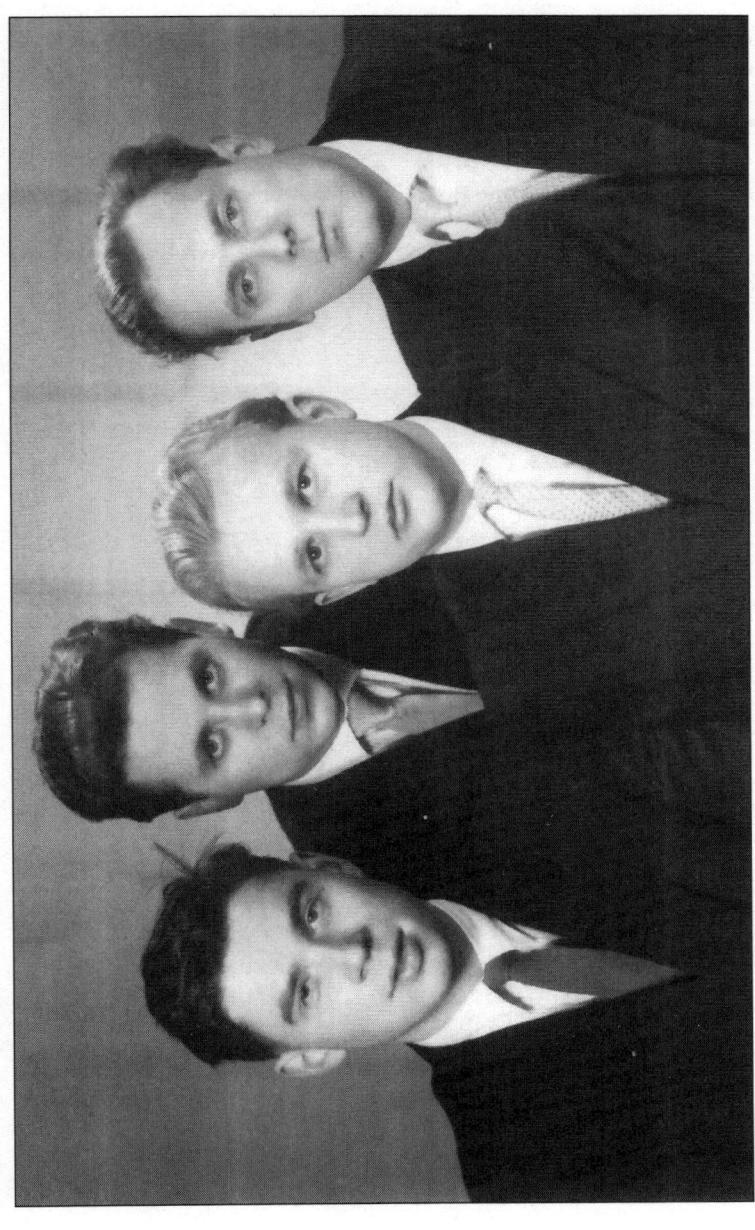

Abb. 36: Unsere Staatsexamensgruppe am Tage der Absolvierung unserer letzten Prüfung im großen Deutschen Medizinischen Staatsexamen, Ende Dezember 1958.

Abb. 36: Von links: Siegfried Akkermann, Karl Bennöhr, Hans Bellin, Gerhard Schmidt. Trotz mancher fortbestehender Beschränktheit in den allgemeinen Lebensverhältnissen – eine andere Bekleidung als der feierliche schwarze Anzug war zu meiner Studentenzeit für den Auftritt in den mündlichen Prüfungen des Medizinischen Staatsexamens absolut undenkbar. Wäre damals jemand von uns in dieser obligatorischen Stilfrage aus der Reihe getanzt, hätte er vermutlich riskiert, von den Prüfungen zurückgestellt zu werden.

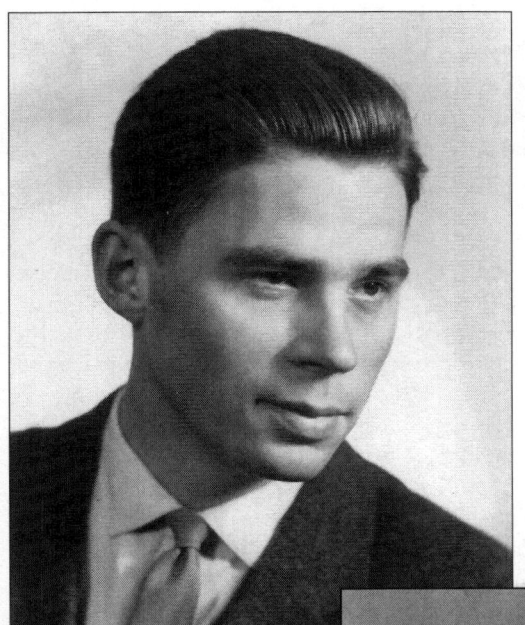

Abb. 37: Porträt-Aufnah-
me von mir, nach meiner
mit „sehr gut" erfolgten
Promotion zum „Dr. med."
im Herbst 1959.

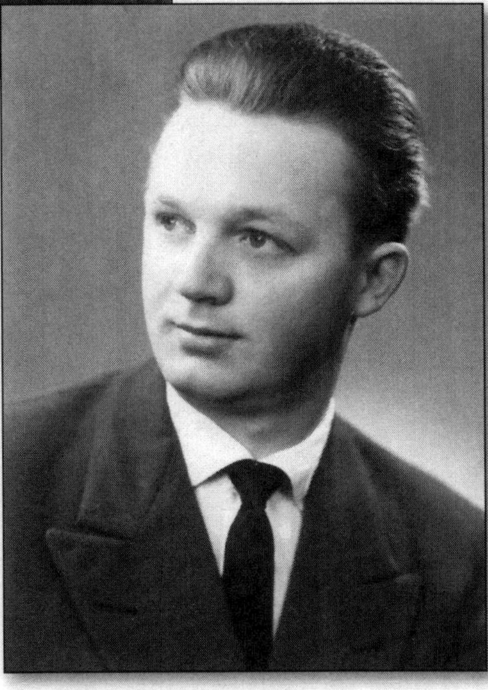

Abb. 38: Etwa zur gleichen
Zeit mit der vorstehend erörterten eigenen Porträtaufnah-
me entstandenes Bild meines
langjährigen Pflegebruders
Peter Henningsen.

Abb. 37: Ich bin zu diesem Zeitpunkt 24 Jahre alt. Bei genauer Betrachtung des Bildes erahnt man einen dezenten sarkastisch-ironischen Zug in meinem Gesichtsausdruck. Nunmehr im achten Lebensjahrzehnt befindlich räume ich freimütig ein, dass die sehr erfolgreich absolvierten Examina von Staatsexamen und Promotion, ein darauf einsetzendes allgemeines Umworben-Werden meiner Jungmänner-Eitelkeit sicherlich sehr geschmeichelt haben. Mein Selbstbewusstsein begann ein Niveau zu erreichen, das man als übersteigert definieren muss. Anderen jungen Leuten meiner persönlichen Umgebung erging es ähnlich, auch weil wir uns als passabel honorierte Jungakademiker nunmehr in rundum gesicherten materiellen Verhältnissen etabliert fanden, konnte es geschehen, dass sich bei manchen von uns schnell eine Kultur leicht überheblich-arroganten Lästerns entwickelte, so jedenfalls bei mir. Unter den eher stringenten Bedingungen unseres kürzlichen Studentenlebens hat sich – nach meiner Erinnerung – ein derartiger Kommunikationsstil niemals spürbar entfalten können. Es dauerte seine Zeit, bis ich mir seines tendenziell destruktiven, zwischenmenschliche Beziehungen gelegentlich grundlos belastenden Charakters bewusst wurde, und es lernte, die inzwischen zur Gewohnheit gewordene Spottlust im Zaume zu halten, mir auch einmal auf die Zunge zu beißen. Die Gründung meiner eigenen Familie, die Übernahme der damit verbundenen Verpflichtungen im Jahre 1961, anspruchsvolle berufliche Aufgaben – und auch gelegentliche fachliche Niederlagen – entzogen meiner vorstehend beschriebenen spätjugendlichen Selbstverliebtheit schließlich vollends ihre speziellen sozialpsychologischen Grundlagen.

Abb. 38: Peter, zweieinhalb Jahre jünger als ich, war im Herbst 1959 22 Jahre alt geworden, hatte vor kurzem mit großem persönlichem Einsatz seinen Berufsabschluss als „Staatlich geprüfter Landwirt" erreicht.

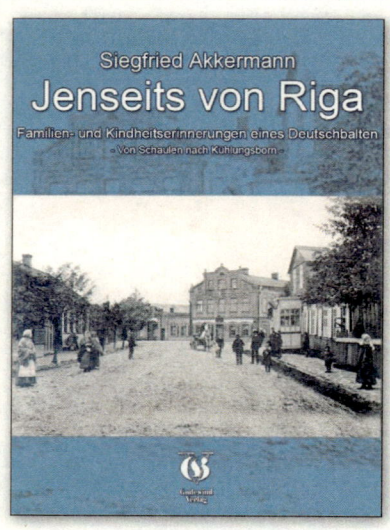

Siegfried Akkermann
Jenseits von Riga

Familien- und Kindheitserinnerungen eines Deutschbalten,
340 Seiten, Paperback.
ISBN: 978-3-938347-70-6
Preis: 17,50 Euro

„Jenseits von Riga" war unter
Deutschbalten zur Zarenzeit
ein geflügeltes Wort - ganz allgemein bezeichnete man damit
gerne Geschehnisse, Zustän-
de, aber auch Erwartungen und
Hoffnungen, die weit entfernt vom Hier und Heute angesiedelt
waren. In diesem Sinne war es vor allem bei Deutschen aus
dem lettisch-livländischen Raum geläufig. Wenn ein Litauen-
Deutscher es in den Mund nahm, meinte er dagegen oft auch
sehr konkret das Geschehen, das sich aus litauischer Sicht tatsächlich jenseits der Baltenmetropole, also in der Residenz des
großen Zarenreiches, in St. Petersburg abspielte. Deutschbalten
aus Estland dagegen verwandten es nicht selten in bezug auf
jene Vorgänge, die aus ihrer nördlichen Perspektive sich südlich
von Riga vollzogen, wobei kaum Litauen, sondern vor allem das
deutsche Ostpreußen, beziehungsweise das Deutsche Reich in
seiner Gesamtheit gemeint war:
Die vorstehend schriftlich niedergelegten Erinnerungen nehmen
alternierend jede dieser Perspektiven in Anspruch, wobei sich
der mentale Mittelpunkt des Deutschbaltentums – Riga – in dieser Eigenschaft mehr und mehr verliert, insbesondere nach den
Schicksalsjahren 1939 und 1945.

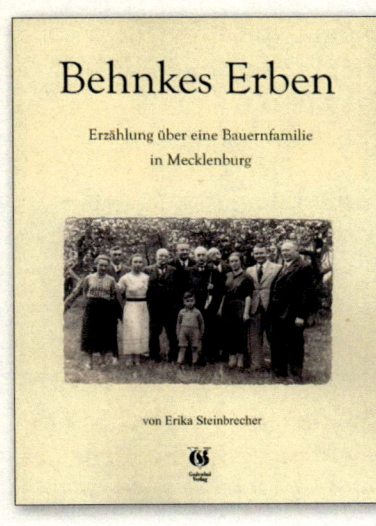

Erika Steinbrecher
Behnkes Erben

Erzählung über eine Bauern-
familie in Mecklenburg,
232 Seiten, Paperback.
ISBN: 978-3-938347-45-4
Preis: 12,95 Euro

In diesem Buch werden die Erinnerungen der Bauerntochter Gerda Behnke aufgeschrieben. Ihre
Lebensgeschichte beleuchtet
vier verschiedene Staatsformen:
Das Kaiserreich, die Weimarer
Republik, das Dritte Reich und die DDR. Des weiteren werden
dem Leser interessante Dokumente und Urkunden aus dem Familienbesitz zugänglich gemacht. Sie umfassen ungefähr 200
Jahre der dörflichen Geschichte. Diese spielt in Mecklenburg in
einem Ort zwischen Güstrow und Rostock. Neben der Familie
wird über Menschen und Ereignissen in Wiendorf, Schwaan und
Rostock geschrieben. Wir erleben Hausbälle, Bauernhochzeiten,
den Rostocker Pfingstmarkt um 1920, aber auch die Ereignisse
um Hitlers Machtantritt, die Bombardierung Rostocks und die
Geschichte der Schwaaner Juden. Sehr humorvoll wird der Umgang der Dorfbevölkerung untereinander geschildert, sowie ihr
Verhältnis zu den Städtern. Der Alltag nach dem Krieg und in
der DDR ist ebenfalls Thema dieses Buches. Gerda Behnke war
36 Jahre Gemeindesekretärin in Wiendorf und der "heimliche
Bürgermeister"

www.godewindverlag.de

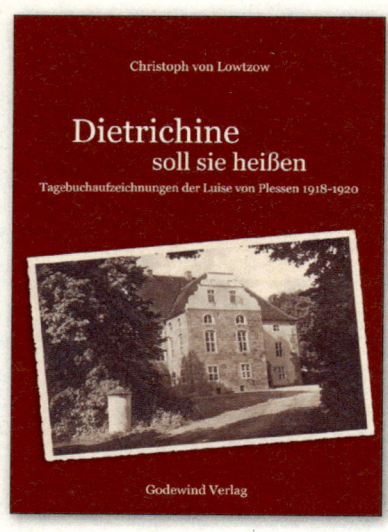

Christoph von Lowtzow
Dietrichine soll sie heißen

Tagebuchaufzeichnungen der
Luise von Plessen,
122 Seiten, Paperback.
ISBN: 978-3-939198-01-7
Preis: 12,95 Euro

Luise von Plessen (1898 - 1974)
war die Tochter des damals bekannten mecklenburgischen Ori-
ginals Reimar von Plessen, des
Besitzers der Güter Kurzen und
Langen Trechow bei Bützow. Sie
hinterließ ein Tagebuch aus den Jahren 1918 bis 1920, in dessen
Mittelpunkt ihr Vater steht und in dem darum viele der mit ihm
verbundenen Anekdoten vorkommen. Die Zeit war turbulent
und für eine Gutsbesitzerfamilie manchmal lebensgefährlich.
Dies gilt vor allem für die Tage des sogenannten Kapp-Putsches
im März 1920. Hier werden die Aufzeichnungen der Luise von
Plessen ausgesprochen spannend.

Das Tagebuch seiner Mutter hat Christoph von Lowtzow ge-
kürzt, neu verknüpft sowie mit einigen Ergänzungen aus anderen auf die Autorin zurückgehenden Quellen versehen.

Dem Büchlein sind Fotos von den einst staunenswerten Innen-
räumen des Gutshauses Kurzen Trechow beigegeben worden.

www.godewindverlag.de

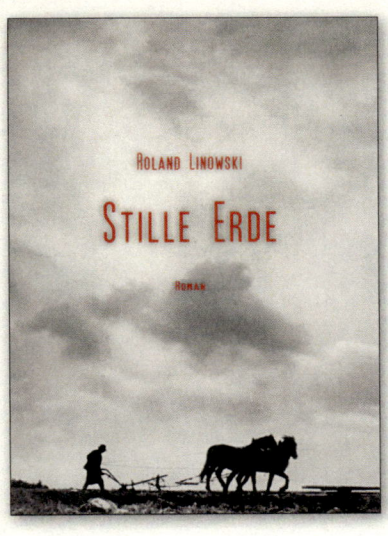

Roland Linowski
Stille Erde

Ein großer Roman, der
die Herzen berührt,
704 Seiten, Paperback.
ISBN: 978-3-939198-90-1
Preis: 29,90 Euro

Als die Deutschen das russische
Dorf Tichaja Semlja (Stille Erde)
besetzen, kommen sie nicht mit
Panzern und Kanonendonner,
sondern mit vielen Pferden.

Deutsche und Russen wissen nichts voneinander, sind verunsichert von der Kriegspropaganda und begegnen einander misstrauisch. Schon bald erkennen sie in ihrem Gegenüber den pflügenden, den sich plagenden Bruder. Gegen die Befehle deutscher Generäle und russischer Partisanenführer lernen es deutsche Bauernsöhne, die in einer Veterinärkompanie dienen und alte Russen, als einsichtige „Feinde" zu überleben. 18 Monate herrscht im Dorf Frieden.

Doch welcher Krieg, mit seinem Appetit auf Menschenblut und Menschenglück, kann das ungestraft dulden? Der Autor, Jahrgang 1941, schreibt über das Leben von Russen und Deutschen. Er erzählt die Geschichte zweier russischer und zweier deutscher Familien, deren Schicksale mit dem des Dorfes Tichaja Semlja auf eine erstaunliche Weise verknüpft sind.

www.godewindverlag.de/Roland-Linowksi.html